JEFFREY REDIGER

GEHEILT!

arkana

JEFFREY REDIGER

GEHEILT!

Spontanheilung und Psychoneuroimmunologie – die neue Medizin der Hoffnung

Mit faszinierenden Fallgeschichten

Aus dem amerikanischen Englisch von Andrea Panster

arkana

Die US-amerikanische Originalausgabe erschien 2020 unter dem Titel
»Cured: The Life-Changing Science of Spontaneous Healing«
bei Flatiron Books, New York, USA.

MIX
Papier | Fördert
gute Waldnutzung
FSC® C014496
FSC
www.fsc.org

Penguin Random House Verlagsgruppe FSC® N001967

3. Auflage
Deutsche Erstausgabe

in der Penguin Random House Verlagsgruppe GmbH,
Neumarkter Straße 28, 81673 München
produktsicherheit@penguinrandomhouse.de
(Vorstehende Angaben sind zugleich Pflichtinformationen nach GPSR)

Lektorat: Ralf Lay
Umschlaggestaltung: ki 36 Editorial Design, München, Daniela Hofner, unter
Verwendung der Designvorlage der Originalausgabe: © Omar Chapa
Umschlagmotiv: © Daniela Hofner / ki 36
Textauszug mit freundlicher Genehmigung: S. 324 aus:
Stephen W. Hawking: Eine kurze Geschichte der Zeit – Die Suche nach
der Urkraft des Universums. Mit einer Einleitung von Carl Sagan,
unterstützt von Bernd Schmidt. In der Übersetzung von Hainer Kober
© 1988, Rowohlt Verlag GmbH, Hamburg
Trotz sorgfältiger Recherche und Nachforschungen konnten
leider nicht alle Rechteinhaber ermittelt werden.
Bei berechtigten Ansprüchen werden Sie sich bitte an den Verlag.
Satz: Uhl + Massopust, Aalen
Druck und Bindung: GGP Media GmbH, Pößneck.
Printed in Germany
ISBN 978-3-442-34250-1

www.arkana-verlag.de

Dieses Buch widme ich Rachael Ann Donalds,
die meinem Leben so wunderbar Farbe verleiht, und allen,
deren Geschichte noch nicht erzählt ist.

INHALT

EINFÜHRUNG

EIN BLICK IN DIE BLACKBOX DER MEDIZINISCHEN WUNDER

Man kann ja auf mancherlei Art betrogen werden; man kann dadurch betrogen werden, dass man das Unwahre glaubt, aber man wird doch wohl auch dadurch betrogen, dass man das Wahre nicht glaubt.

Søren Kierkegaard

Im Jahr 2008 hatte es den Anschein, als würde Claire Hasers weiterer Weg problemlos verlaufen. Die 63-Jährige hatte sich in den Rhythmus ihres Lebens eingefunden und meisterte dessen Höhen und Tiefen mühelos. Ihre Zukunft entfaltete sich wie geplant: In wenigen Jahren würden sie und ihr Mann in den Ruhestand gehen. Den erwachsenen Kindern ging es gut, und sie hatten eine Schar gesunder Enkel. Die meiste Zeit ihres Lebens hatten sie in der Stadt Portland im US-Bundesstaat Oregon mit ihrem sanften Regen, ihren üppig grünen Parks und ihren Backsteingebäuden verbracht. Und die meiste Zeit ihres Berufslebens war Claire im Gesundheitswesen in der Verwaltung tätig gewesen und hatte den lieben langen Tag unter riesigen Bergen von Schreibkram begraben im Neonlicht am Schreibtisch gesessen.

Claire und ihr Mann fanden Portland entzückend, aber sie träumten davon, ihren Ruhestand auf Hawaii zu verbringen. Jahrelang hatten sie geplant und gespart, und bald sollte es losgehen. Doch dann geriet Claires behagliches, normales Leben allmählich aus den Fugen. Unklare, aber beunruhigende Symptome trieben sie zum Arzt: Ihr wurde immer öfter übel, und stechende Schmerzen fuhren ihr in den Bauch. Ihr Arzt riet besorgt zu einer Computertomografie (CT). Claire lag mit über den Kopf gestreckten Armen auf der Liege des CT-Geräts und versuchte, normal zu atmen. Sie hoffte, das starke Magnetfeld, durch das ihr Körper gerade geschoben wurde, würde nichts Auffälliges zutage fördern. Doch die Untersuchung offenbarte eine etwa zwei Zentimeter große Geschwulst an der Bauchspeicheldrüse. Eine Biopsie machte auch ihre letzten Hoffnungen zunichte: Die Geschwulst war bösartig; es war Krebs. Die Diagnose lautete Adenokarzinom des Pankreas – eine grausame, unheilbare Form von Bauchspeicheldrüsenkrebs.

In unserer Kultur ist »Krebs« ein Reizwort, ein Schreckgespenst und mehr als viele andere Krankheiten mit der Vorstellung von Verlust und Tod verbunden. In Wahrheit jedoch unterscheiden sich Krebserkrankungen bezüglich ihrer Heilungsmöglichkeiten und Remissionswahrscheinlichkeit. Einige Krebsarten sind nicht tödlich, und in diesen Fällen sterben die Betroffenen nicht *an* Krebs, sondern *mit* dem Krebs, der sich viele Jahre lang unauffällig verhalten kann, bis sie durch etwas anderes zu Tode kommen. Manche Krebsarten wachsen langsam, aber stetig; bei anderen schwankt die Größe ein paar Jahre lang. Viele Krebsarten sind unbehandelt tödlich, sprechen aber hervorragend auf eine Behandlung an – ob Operation, Chemo- oder Strahlentherapie. Bestimmte Krebsarten verschwinden sogar von allein, andere reagieren auf keine Therapie und werden ausschließlich palliativ versorgt in der Hoffnung, die Symptome zu lindern. Und viele unterschiedlich schwerwiegende Krebsarten fallen zwischen alle diese Kategorien.

Über Claires Krebserkrankung ist Folgendes bekannt: Das Pankreaskarzinom ist die tödlichste Form des Bauchspeicheldrüsenkrebses. Die Erkrankung schreitet schnell voran und endet mit einem grausamen Tod. Jedes Jahr wird sie bei ungefähr 45 000 Menschen in den Vereinigten Staaten und doppelt so vielen in Europa diagnostiziert. Die meisten von ihnen sterben innerhalb des ersten Jahres. Das Pankreaskarzinom steht sowohl bei Männern als auch bei Frauen an vierter Stelle der tödlichen Krebserkrankungen und wird vermutlich bald auf den dritten Platz vorrücken.

Diese Diagnose ist ein Todesurteil. Die Frage ist nicht, *ob* Sie an der Krankheit sterben werden, sondern *wann*. Warum ist Bauchspeicheldrüsenkrebs so tödlich? In den frühen Stadien verursacht die Erkrankung keine Symptome. Der Krebs schreitet heimlich, still und leise voran. Bei den ersten Anzeichen – Appetitverlust, Gewichtsverlust, Rückenschmerzen, gelegentlich auch eine leichte Gelbfärbung von Haut und Augen – ist es bereits zu spät. Zu diesem Zeitpunkt hat der Krebs meist schon gestreut. Eine Behandlung kann das Leben verlängern, aber nicht retten. Die Mehrzahl der Patienten mit Bauchspeicheldrüsenkrebs (96 Prozent) stirbt innerhalb von fünf Jahren an der Erkrankung, die meisten erliegen ihr aber schon viel früher. Nach Diagnosestellung werden die Überlebensaussichten mit einer Behandlung üblicherweise auf drei bis sechs Monate geschätzt. Daran gemessen hatte Claire noch Glück; die Ärzte gaben ihr ein Jahr.

Die Zukunft, der Claire entgegengesehen hatte – ihr Garten, Hawaii und ein beschaulicher Ruhestand mit ihrem Mann –, löste sich über Nacht in Luft auf. Wie ein Hurrikan fegte der Krebs hindurch und riss alles mit sich fort.

Nach der Diagnose musste Claire zwei Wochen auf einen Termin bei einem Chirurgen warten. Familie und Freunde waren über die lange Wartezeit entsetzt. Schließlich litt Claire an aggressivem Bauchspeicheldrüsenkrebs! Sollte der denn nicht so schnell wie möglich entfernt werden? Wie sollte sie wochenlang in dem Wissen weiterleben, dass sie diesen Krebs in sich trug, der möglicherweise weiterwuchs und sich vielleicht sogar ausbreitete? Doch Claire war froh um die Pause. Sie musste sich wieder fangen. Nach der tödlichen Diagnose erschien ihr alles wie ein bizarrer Traum. Mit einem Mal hatte ihr Leben ein klar definiertes Ende. Die Eisenbahnschienen liefen vor ihren Augen geradewegs auf einen Abgrund zu. Es war unwirklich. Hinzu kam die Art und Weise, wie sie von den Ärzten behandelt wurde: wie eine Aufgabe, die es abzuhaken galt; wie ein Körper, der zur nächsten Behandlung weitergeschoben werden musste. Als Patientin hatte Claire das Gefühl, in der Maschinerie des Gesundheitssystems gefangen zu sein und wie auf einem Fließband unerbittlich von einer Station zur nächsten befördert zu werden. Es fühlte sich vorgezeichnet, unpersönlich, wie reine Routine an.

Zu Hause stürzte sie sich mit ganzer Kraft in die Recherchen zu ihrer Krankheit. Sie verschlang Bücher, Artikel und Internettexte auf der Suche nach einem Hoffnungsschimmer – nach etwas, was ihre Ärzte unerwähnt gelassen hatten. Doch die ganze Lektüre bestätigte nur, was man ihr bereits gesagt hatte: dass niemand diesen Krebs überlebte. Claire durchforstete das Internet nach Geschichten von Remission oder Überleben und wäre schon mit einer einzigen zufrieden gewesen. Doch sie fand nichts.

Ihre einzige Überlebenschance war die sogenannte Kausch-Whipple-Operation, kurz »Whipple-OP«. Dabei würden die Ärzte einen Teil der Bauchspeicheldrüse, die Gallenblase, Teile des Dünndarms (Zwölffingerdarm und Leerdarm) sowie möglicherweise auch Teile des Magens und der Milz entfernen. Bei dieser Operation konnten ernste Nebenwirkungen und Komplikationen auftreten. Schließlich sollte ein Teil der Bauchspeicheldrüse entfernt werden, die wichtige Aufgaben erfüllte – unter anderem bei der Blutzuckerregulierung und der Aufspaltung der Nahrung. Pankreasenzyme sind sehr stark. Wenn sie durchsickern, was nach einer Whipple-OP häufig vorkommt, kann dies unerträgliche Schmerzen verursachen. Nach dem Eingriff musste Claire also mit dem schmerzhaften Austreten von Pankreasenzymen sowie Wassereinlagerungen, Magenkrämpfen und quälenden Blähungen rechnen. Es bestand die Gefahr, dass sich langfristig Diabetes, Anämie und Verdauungsstörungen einstellten, die Symptome wie Abgeschlagenheit, Schwäche sowie einen Vitamin- und Mineralstoffmangel verursachten.

Claire konnte nicht schlafen und notierte sich bis spät in die Nacht Fragen für die Besprechung mit ihrem Chirurgen.

Ist die Whipple-OP die einzige Möglichkeit? Werde ich Diabetes oder eine Magenlähmung bekommen, wenn ich mich für die Operation entscheide? Werde ich je wieder normal essen können? Werde ich Schmerzen haben? Wenn ja, wie lange? Wie lange wird die Genesung dauern? Geht die Erschöpfung, von der man so viel liest, irgendwann auch wieder weg? Wie oft haben Sie diese Operation schon gemacht? Mit welchen Ergebnissen? Wie oft wird diese Operation in diesem Krankenhaus durchgeführt? Wie sind die Resultate?

Die Ergebnisse der Operation, sagte Claires Chirurg bei ihrem Termin, seien nicht berauschend. Er war ehrlich und direkt, und das wusste sie zu schätzen. Sie bat ihn, aufrichtig zu ihr zu sein, und das war er. Ihr zwei Zentimeter großes Pankreaskarzinom sei resektabel, könne also mit der Whipple-OP chirurgisch entfernt werden. Dies sei ihre einzige Chance auf Heilung. Doch der Eingriff sei riskant – lang, unvollkommen und von zweifelhaftem Ausgang. Er legte seinen Operationsatlas auf den Tisch und schlug die Seite mit den Möglichkeiten auf, die Operationswunde zu schließen: Es war eine enzyklopädische Auflistung verschiedener Techniken, den Patienten wieder zusammenzuflicken, nachdem man ihn auseinandergenommen hatte.

»Sehen Sie, wie viele verschiedene Möglichkeiten es gibt, diese Operation abzuschließen? Wissen Sie, was das heißt?« Er sah ihr fest in die Augen. »Es heißt, dass es keine guten Möglichkeiten gibt.«

Er sagte, der Eingriff könne bis zu acht Stunden dauern. Sollte sie einen Herzinfarkt oder einen Schlaganfall erleiden, dann auf dem Operationstisch. Die Statistiken widersprachen sich. Einige Quellen bezifferten Claires Risiko, bei der Operation zu sterben, auf lediglich 2 Prozent, andere auf 15 Prozent. Dem Chirurgen zufolge lag ihre Chance, danach noch fünf Jahre zu leben, bei ungefähr 5 Prozent. Die meisten Menschen mit ihrer Krebserkrankung würden auch mit einer Whipple-OP innerhalb dieses Zeitraums an der Krankheit sterben. An dieser Stelle warf der Onkologe ein, dass die Fünf-Jahres-Überlebensrate eher bei 20 Prozent liege, doch der Chirurg beharrte auf seinen Zahlen, und es kam zum Streit.

»Hören Sie«, sagte der Chirurg schließlich. »Manche Ärzte würden versuchen, Ihnen diese Operation zu verkaufen. Aber ich muss nichts mehr beweisen. Ich habe diesen Eingriff oft genug gemacht. Ich brauche das Geld nicht. Ich habe mein Boot.«

Claire merkte ihm an, dass er sie heilen wollte. Er war Chirurg und darauf geschult, »Dinge zu reparieren« und einen Zauber aus wissenschaftlicher Präzision zu wirken.

Doch auf ihre Bitte hin sagte er ihr auch die ungeschminkte Wahrheit.

Daheim schaute sie sich YouTube-Videos an, in denen Patienten die furchtbaren Nebenwirkungen der Whipple-OP schilderten und sich dabei vor Schmerzen krümmten. Sie suchte nach statistischen Angaben zu den Überlebensraten. Sie weinte. Sie betete. Sie stellte sich schwierige Fragen: *Wie viele Schmerzen halte ich aus? Wie viele Schmerzen will ich den Rest meines Lebens ertragen? Mit wie vielen Einschränkungen bin ich bereit zu leben? Kann ich damit leben, nie wieder in den Bergen zu wandern?*

Am Ende entschied sich Claire gegen die Operation. Sie wollte ihre restliche Zeit nicht damit verbringen, einer aller Wahrscheinlichkeit nicht zu erwartenden Heilung nachzujagen und in den Sprech- und Wartezimmern von Ärzten herumzusitzen. »Ich wollte den Dingen ihren Lauf lassen«, sagt sie. »Ich wollte in der Zeit, die mir noch blieb, mit so viel Begeisterung und Freude leben wie möglich.«

Im Jahr 2013, fünf Jahre nach ihrer Diagnose und ihrer düsteren Prognose, musste Claire wegen einer Sache ins Krankenhaus, die nichts mit dem Krebs zu tun hatte und eine computertomografische Untersuchung ihres Bauchs erforderlich machte. Es war das erste Mal seit der Diagnose, dass irgendwelche Aufnahmen gemacht wurden. Sie war davon ausgegangen, dass sie sterben würde, und hatte sich einfach aufs Leben konzentriert. Und die Zeit war verstrichen. Die Ärzte hatten zwar nicht vorgehabt, sich die Bauchspeicheldrüse anzuschauen, doch sie war auf der Aufnahme ebenfalls zu erkennen – und sie war gesund. Von dem Tumor war nichts mehr zu sehen.

Ihre verblüfften Ärzte setzten eine Konferenz zur Prüfung

ihrer Diagnose an und ließen die Gewebeschnitte ihrer Biopsie kommen. Sie waren überzeugt, dass ein Fehler passiert war. Doch die Diagnose war korrekt gewesen. Obwohl dies eigentlich unmöglich schien, war Claires Pankreaskarzinom ohne Behandlung oder Operation verschwunden.

Wie war das möglich? Das wusste keiner so genau, auch nicht Claire selbst. Ihre Ärzte wussten nur, was sie nicht gemacht hatte: keine Operation, keine Chemo- und keine Strahlentherapie. Wie ich von ihr wusste, hatte Claire nach der Diagnose durchaus wichtige Veränderungen vorgenommen, doch keiner ihrer Ärzte interessierte sich dafür. Sie sagten, ihre Erfahrung habe »keinerlei medizinischen Wert«. Sie gehöre schlicht zu jenen unerklärlichen Phänomenen, jenen Glücksfällen, die bei einer Million Patienten ein Mal vorkämen.

Viele Menschen würden einen Fall wie Claires als »Wunder« bezeichnen. Wir Ärzte sprechen in solchen Fällen von »Spontanremission«. Aber unabhängig von der Bezeichnung sind und bleiben solche Heilungen eine Blackbox, welche die medizinische Wissenschaft nur in den seltensten Fällen öffnet und untersucht.

»Spontan« bedeutet »ohne Ursache«, doch in Wahrheit suchen wir meist gar nicht erst danach. In der Geschichte der Medizin wurden außergewöhnliche Fälle der Heilung von unheilbaren Krankheiten bislang so gut wie nie mit streng wissenschaftlichen Mitteln untersucht. Der gesunde Menschenverstand würde uns sagen, dass wir diese Fälle unbedingt erforschen sollten; dass diese Menschen über tiefgreifende Heilungsstrategien gestolpert sein könnten, die uns interessieren sollten. Und doch sind Spontanremissionen ein beinah gänzlich unerforschtes Terrain. Wir stufen Menschen wie Claire als »Glücksfälle« und »Ausreißer« ein und akzeptieren die

Geschichte von der Unerklärbarkeit ihrer Heilung. Ich aber betrachte Menschen, die eine außergewöhnliche Heilung erfahren haben, ebenso wenig als »Glücksfälle« oder »Ausreißer« wie Menschen, die in anderen Bereichen Außergewöhnliches leisten. Natürlich sind Serena Williams und Michael Jordan »Ausreißer« oder besser »Überflieger«. Aber sie sind auch leuchtende Beispiele menschlichen Könnens; und indem wir ihre Methoden und Techniken untersuchen, verstehen wir möglicherweise besser, wie wir die eigenen optimieren können.

Im Jahr 1968 nahm der amerikanische Weitspringer Bob Beamon bei den Olympischen Sommerspielen in Mexico City Anlauf auf die mit Sand gefüllte Sprunggrube und sprang in die Luft. In der Aufzeichnung des Wettkampfs hat es den Anschein, als fliege er mit der Brust voraus wie ein Vogel, ehe er die Füße nach vorn streckte, um nach dem Sand zu greifen. Er brach den Weltrekord um 55 Zentimeter: Die Menge war erschüttert, und der Wettkampf war damit im Grunde zu Ende. Beobachter sagten, der Sprung sei »unglaublich« gewesen. Er war weiter, als die Geräte messen konnten, und wurde als »Sprung ins 21. Jahrhundert« bekannt.

Sofort versuchten Sportler und Wissenschaftler herauszufinden, wie Beamon es gemacht hatte und wie man ihn schlagen konnte. Dennoch vergingen fast 23 Jahre, bis der neue Weltrekord gebrochen wurde. Wenn etwas Ähnliches im Gesundheitswesen geschieht – wenn es einem Menschen, den die Medizin im Grunde zum Tode verurteilt hat, mit einem Mal besser geht –, sind wir dagegen beinahe peinlich berührt. Man betrachtet diese bemerkenswerten Fälle weniger als Inspiration, sondern vielmehr als Bedrohung für das System, und geht ungeprüft darüber hinweg. »Rätsel«, »Wunder«, »Glücksfall«, »Ausreißer«: Wir haben viele Bezeichnungen, aber kaum Erklärungen dafür.

In der Geschichte der Menschheit gab es zahlreiche Vorstellungen über den Ursprung von Krankheit und Leiden. Vor nicht allzu langer Zeit – vor grob gesagt etwa zweihundert Jahren – dachte man in den meisten Kulturen, dass Krankheiten aus der Geistwelt kamen: Sie waren der Wille Gottes, vielleicht eine Strafe oder aber der Fluch eines bösen Geistes. Im alten Ägypten hätten Sie vielleicht ein Amulett zum Schutz vor Krankheiten getragen und Schnitt- und Schürfwunden mit Honig (einem natürlichen Antibiotikum) behandelt. Im Falle einer schweren Erkrankung hätte Ihr Arzt vielleicht entschieden, Sie zum Erbrechen zu bringen. Aufgrund der Theorie, dass der Körper von vielen Gängen durchzogen sei, konnte Ihre Erkrankung ein Hinweis auf eine Blockade sein, die beseitigt werden musste. Wären Sie zufällig im alten Griechenland zur Welt gekommen, hätten Sie geglaubt, der menschliche Körper bestünde aus Elementen, die im Gleichgewicht sein müssen. Krankheit galt als Hinweis darauf, dass das Gleichgewicht gestört war und wiederhergestellt werden musste. Möglicherweise hätten Sie sich dazu in eines der altgriechischen Asklepios-Heiligtümer (Asklepieia) begeben, um sich einer Katharsis (Reinigung), Traumtherapie und medizinischer Behandlung zu unterziehen – einer Mischung aus körperlichen und spirituellen Verfahren unter dem wachsamen Auge von Asklepios, dem Gott der Heilkunst.

Viele Kulturen des Altertums verließen sich in ihrer medizinischen Praxis stark auf Magie, Religion und Aberglauben. Es gab aber auch bedeutende Fortschritte: tiefgehendes anatomisches Wissen, durch Beobachtungen und Experimente gewonnene Theorien zu Krankheit und Gesundheit sowie wiederholbare Methoden zur Behandlung von Verletzungen und Erkrankungen, wobei man oft mit Heilpflanzen arbeitete, den Vorläufern der modernen Arzneimittel. Nur der Ursprung der

Erkrankung blieb weiter im Dunkeln. Woher kam sie? Warum suchte sie sich ausgerechnet diese und keine andere Person aus? Während der Mensch auf Heilmethoden wie Aderlass und Astrologie baute, beobachtete er zunehmend, dass viele Krankheiten von Schmutz- und Abwasser verursacht wurden und dass es wichtig war, Körper, Städte und Wasserquellen sauber zu halten – wenngleich noch nicht ganz klar war, weshalb.

Im Jahr 36 v. Chr. veröffentlichte der römische Gelehrte Marcus Terentius Varro seinen praktischen Ratgeber *Rerum Rusticarum* (»Gespräche über die Landwirtschaft«). In einem Abschnitt über die Viehhaltung warnte er davor, Tiere in der Nähe von Sümpfen zu halten, »weil dort, wenn es nicht austrocknet, etliche winzige Lebewesen gedeihen, die die Augen nicht wahrnehmen können, über die Atemluft durch Mund und Nase tief in den Körper eindringen und ernste Krankheiten verursachen«.[1] Eine interessante Hypothese, die zur damaligen Zeit aber nicht zu beweisen war.

Im Jahr 1546 erschien das Werk *De contagionibus et contagiosis morbis et eorum curatione libri tres* (»Drei Bücher von den Kontagien, den kontagiösen Krankheiten und deren Behandlung«) des italienischen Arztes Girolamo Fracastoro. Darin schilderte er ausführlich seine These, dass sich winzige und sich rasend schnell vermehrende krankheitserregende Tierchen – Mikroorganismen – mit dem Wind oder durch Berührung von Mensch zu Mensch verbreiten würden. Seine These wurde positiv aufgenommen, doch da es wieder keine stichhaltigen Beweise dafür gab, blieb sie letztlich auf der Strecke und geriet weitgehend in Vergessenheit. Erst der französische Chemiker Louis Pasteur erbrachte in den 1860er-Jahren den Beweis für die Keimtheorie und erfand das nach ihm benannte Verfahren zur Abtötung von Krankheitserregern: die

Pasteurisierung. Dies war ein enormer Entwicklungssprung für die Medizin, kettete uns aber gleichzeitig an eine bestimmte Philosophie von Gesundheit und Krankheit, die auf dem Ethos »Tötet den Erreger« basiert. Konzentrieren wir uns heutzutage möglicherweise so sehr auf diesen Auftrag, dass wir wichtige Wege zur Gesundheit übersehen?

Ärzte lernen, die Geschichte eines Menschen und sein Privatleben zu ignorieren, um zu den grundlegenden Symptomen der Patienten vorzudringen, die an einer speziellen Krankheit leiden. Es schränkt uns ein, dass wir vom Krankheitsbild, dem Fehlenden oder Erkrankten ausgehen, statt all das zu sehen und zu aktivieren, was richtig, besonders und großartig im Leben jedes Einzelnen – in Ihrem Leben – ist. Infolgedessen unterlaufen uns regelmäßig tödliche Fehler bei dem Versuch zu heilen. Wir behandeln die Krankheit, nicht den Menschen. Dabei entgeht uns die umfassendere Lebensgeschichte des Patienten – gespickt mit Tipps und Hinweisen, wie wir ihn am besten zur Gesundheit führen können. Wir konzentrieren uns auf die Symptome, nicht auf die eigentlichen Ursachen, und verordnen Medikamente, die diese Symptome oft nur überdecken, statt uns auf den langwierigeren und schwierigeren Versuch einzulassen, Abwehrkräfte und Vitalität aufzubauen. Beharrlich trennen wir Krankheiten nach körperlichem oder geistigem Ursprung, statt die Verbindung von Körper und Geist zu verstehen und zu akzeptieren, in der die meisten Erkrankungen wurzeln.

Zu guter Letzt verdrängen wir ungewöhnliche Genesungsgeschichten, die nicht in unser Paradigma von einer Ursache und einer Lösung passen. Aufgrund meiner Erfahrung bin ich bereit zu wetten, dass den meisten Ärzten bereits außergewöhnliche Genesungsfälle begegnet sind. Wir wissen nicht, was wir davon halten sollen. Da sie nicht in unser Schema passen, stecken wir sie in eine geistige Schublade und vergessen sie. Vielleicht denken wir gelegentlich spätabends bei einer Tasse Kaffee im Stationszimmer oder ganz im Stillen privat darüber nach. Wir können sie nicht erklären. Wir scheuen uns davor, sie öffentlich zu machen, weil wir den Spott der Kollegen fürchten. Und wir wiederholen nichts davon gegenüber unseren Patienten, die an genau den gleichen Erkrankungen leiden. Wir wollen keine »falschen Hoffnungen« wecken.

Meine erste Begegnung mit Geschichten unerwarteter Heilung liegt siebzehn Jahre zurück. Damals hatte ich gerade die Facharztausbildung abgeschlossen und begonnen, als Psychiater zu arbeiten. Ich besetzte eine Doppelstelle am McLean Hospital und der Harvard Medical School, hatte eine kleine Privatpraxis eröffnet – und stand unter Druck. Ich verspürte den Drang, mich sowohl als Arzt wie auch als Professor zu beweisen.

Nikki war Onkologieschwester und arbeitete ein paar Häuser weiter am Massachusetts General Hospital (kurz: Mass General). Wir lernten uns kennen, als sie zu einer Sitzung mit ihrem erwachsenen Sohn zu mir kam. Sie hatte die Diagnose Bauchspeicheldrüsenkrebs bekommen und wünschte sich Unterstützung, wenn sie ihm die Nachricht überbringen würde.

Kurz darauf erzählte sie, sie habe sich auf unbestimmte Zeit beurlauben lassen. Ihr Gesundheitszustand hatte sich so stark verschlechtert, dass sie nicht mehr arbeiten konnte. Sie war erschöpft, konnte kaum etwas essen und verlor an Gewicht. Sie wollte nach Brasilien in eine winzige Stadt namens Abadiânia reisen, irgendwo auf dem Land, zu einem brasilianischen Heiler. Im Kampf gegen die Krankheit hatte sie alles ausprobiert, was die westliche Medizin zu bieten hatte, und war zu dem Entschluss gelangt, dass sie nichts zu verlieren hätte.

Ungefähr zwei Wochen nach ihrer Abreise klingelte das Telefon in meinem Büro. Es war Nikki aus Brasilien.

»Sie müssen unbedingt herkommen«, sagte sie. »Ich erhole mich, und ich sehe Unglaubliches.«

Sie erzählte eine Geschichte nach der anderen von Menschen, denen sie begegnet war, und Heilungen, die sie gesehen hatte. Es waren die Klassiker von den Lahmen, die anfingen zu gehen, und den Blinden, die ihr Augenlicht wiedererlangten. Eine an Brustkrebs erkrankte Frau spürte, wie bei der Berührung des Heilers eine »schwarze Wolke« aus ihrer Brust fuhr. Anschließend sah sie ihren Tumor schrumpfen. Monatelang kamen Anrufe und Briefe von Nikki aus Brasilien, aber ich blieb zu Hause. Es war viel los im Krankenhaus, ich musste Kurse unterrichten und war zudem zutiefst skeptisch. Ich verbuchte all diese Dinge als erklärbare Phänomene. Wahrscheinlich handelte es sich um vorübergehende Besserungen, um Fehldiagnosen und Menschen, die sich ohnehin erholt hätten.

Als Nikki wiederkam, schien sie neue Kraft geschöpft zu haben. Ihr Gesundheitszustand hatte sich dramatisch verbessert. Sie genoss das Leben, aß Steaks (eine ihrer Leibspeisen) und Salate. Der Aufenthalt in Brasilien hatte ihr Auftrieb gegeben. Sie sagte, sie habe neuerdings wieder das Gefühl, Liebe geben und empfangen zu können. Der quälende Kontrollzwang war von ihr abgefallen. Sie fühlte sich energiegeladen und freudvoll. Verglichen mit dem Zustand vor ihrer Abreise, war ihre Lebensqualität sprunghaft angestiegen. Leider endete ihre Geschichte anders als bei Claire. Ehrlich gesagt gilt das für die meisten Geschichten. Am Ende erlitt sie einen Rückfall und erlag ein knappes Jahr später ihrer Krebserkrankung. Davor aber hatte sie mich erneut gedrängt, die Vorgänge in Brasilien zu untersuchen.

In wissenschaftlichen Fachzeitschriften hatte ich gelesen,

echte Fälle von Spontanremission seien selten und das Verhältnis liege bei ungefähr eins zu hunderttausend. Diese Zahlen wurden ständig in Zeitschriftenartikeln wiederholt – stets mit dem Anstrich absoluter Wahrhaftigkeit. Daher beschloss ich, sie zu ihrem Ursprung zurückzuverfolgen. Wie sich herausstellte, hatte man die Zahlen frei erfunden, für wahr gehalten und in späteren Artikeln immer wiederholt.

Als ich etwas tiefer grub und in der wissenschaftlichen Forschung nach aktuellen wie historischen Fällen von Spontanremission suchte, war ich schockiert von dem, was ich fand. In den letzten hundert Jahren ist sowohl die Zahl als auch die Häufigkeit der Berichte über die Spontanheilung allmählich gestiegen. Typisch sind Spitzen nach wichtigen Konferenzen, dem Erscheinen bedeutender Bücher oder großer Medienberichte. Im Jahr 1990 begann das Institute of Noetic Sciences alle Fälle von Spontanremission zusammenzutragen, die irgendwo in der medizinischen Fachliteratur beschrieben waren. Der im Jahr 1993 unter dem Titel *Spontaneous Remission: An Annotated Bibliography*[2] veröffentlichte Datenbestand verzeichnete 3500 Hinweise auf Spontanheilung in achthundert Zeitschriften. Und die gemeldeten Fälle waren nur die Spitze des Eisbergs. In dem ersten Vortrag, in dem ich über Spontanremissionen sprach und was wir als Ärzte daraus lernen können, fragte ich das medizinische Fachpublikum, wer schon einmal Zeuge einer Genesung geworden sei, die aus medizinischer Sicht keinen Sinn ergab. Überall im Saal schossen Hände nach oben. Als ich fragte, wie viele diese Fälle niedergeschrieben und ihre Beobachtungen veröffentlicht hätten, gingen alle Hände wieder herunter.

Es war nicht so, dass Fälle von Spontanremission selten waren. Vielmehr hinderte uns eine Kultur der Angst und der Verurteilung daran, das Ausmaß zu erkennen. Wie viele Fälle gab es dort draußen, die aus Angst vor kollegialem Spott niemals Eingang in die medizinische Fachliteratur fanden? Als neuer ärztlicher Leiter am McLean Hospital, einer der altehrwürdigen psychiatrischen Einrichtungen der Vereinigten Staaten, war ich mir dieser Angst deutlich bewusst. Ich zögerte, meine Beobachtungen öffentlich zu machen oder mir in ärztlichen Kreisen Unterstützung zu suchen. Und doch erlebte ich jeden Tag, wie gut bestimmte Fälle von Spontanremission zu den Problemen meiner Patientinnen und Patienten im medizinischen und psychiatrischen Bereich sowie in der Notaufnahme passten. Jeden Tag sah ich Menschen mit den häufigsten und gleichzeitig tödlichsten Erkrankungen, die es gibt: Krebs, Diabetes, Herzkrankheiten, Autoimmun- und Lungenerkrankungen – mit jenen Krankheiten, die im Westen die meisten Menschen töteten. Inzwischen wird zunehmend bekannt, dass bei vielen von ihnen Aspekte der Lebensführung eine erhebliche Rolle spielen. Allmählich gelangte ich zu der Überzeugung: Könnten meine Patienten nur die Hälfte der Strategien ausprobieren, die unerwartet genesene Menschen nutzen, würde sich der allgemeine Gesundheitszustand deutlich verbessern – nicht nur bei den Erkrankten, sondern in der gesamten Bevölkerung. Aber der Druck war groß, die dogmatischen Grenzen meines Berufsstandes nicht zu überschreiten, und es fiel mir schwer, mich davon zu befreien.

Ich bin im ländlichen Indiana auf einer kleinen Familienfarm zwischen schier endlosen Mais- und Sojafeldern und unter der weiten Himmelskuppel des Mittelwestens aufgewachsen. Ich habe einen amischen Hintergrund. Meine Eltern verließen die amische Gemeinschaft, als ich zwei Jahre alt war, doch wir lebten weiter nach ihren Prinzipien. Wir züchteten Tiere und produzierten einen großen Teil unserer Nahrung selbst, einschließlich Fleisch und Weizenmehl. Meine Mutter nähte unsere Kleidung von Hand. Funk, Fernsehen und die meisten modernen Gerätschaften und Beschäftigungen galten als »böse«. Sie waren zu fürchten und zu meiden. Ich empfand diese Welt als isolierend und schwierig und brach so bald wie möglich aus, um zunächst das Wheaton College bei Chicago zu besuchen. Danach studierte ich Theologie an der Princeton University, Medizin an der Indiana University School of Medicine und absolvierte schließlich meine Facharztausbildung an der Harvard University. Ich weiß noch, wie die Welt weit zu werden schien – wie sich eine bislang verschlossene Tür öffnete und sich unzählige Möglichkeiten vor mir auftaten. Zu Beginn des Theologiestudiums war ich voller Fragen, befand mich auf der Suche nach Antworten und versuchte, die fundamentalistischen Überzeugungen meiner Kindheit mit neuem Wissen und neuen Erfahrungen in Einklang zu bringen. Statt Antworten fand ich in Princeton noch mehr Fragen. Von meinem Mentor lernte ich aber auch, dass Fragen genauso wichtig sind wie Antworten.

»Das Ziel«, so sagte er, »besteht nicht zwangsläufig darin, eine absolute Antwort zu finden. Es besteht darin, bessere Fragen zu stellen. Die Qualität deiner Fragen bestimmt die Qualität deiner Antwort.«

Unsere Fragen sind die Kraft, die uns vorantreibt. Wenn wir gute Fragen stellen, ist es durchaus möglich, dass wir uns in eine gute Richtung bewegen.

Die Philosophie des Medizinstudiums unterschied sich so sehr davon, dass es sich wie ein Schleudertrauma anfühlte. Ich weiß noch genau, wann mir klar wurde, dass die in der Medizin herrschende Kultur so gar nicht meinen Hoffnungen oder Erwartungen entsprach. Ich stand ganz vorn in einem wie ein Amphitheater gestalteten Hörsaal und stellte dem Professor eine Frage zu seiner Vorlesung.

»Lernen Sie einfach den Stoff auswendig«, sagte er. »Und stellen Sie keine Fragen.«

Es war ein Satz, den ich im Laufe des Medizinstudiums immer wieder hören sollte: *Stellen Sie keine Fragen. Stellen Sie keine Fragen. Stellen Sie keine Fragen…* Natürlich muss man als Medizinstudent den Stoff lernen. Man muss sehr viel Zeit und Kraft aufwenden, um die für den Arztberuf nötige Wissensgrundlage zu schaffen. Doch in meinen Ohren klang dieser Satz wie ein unschönes Echo der Philosophie, mit der ich aufgewachsen war: dass man das Dogma nicht infrage stellen durfte.

Auswendig lernen zu müssen und keine Fragen stellen zu dürfen prägt Ärzte dahin gehend, dass sie den Kopf einziehen und keinen Staub aufwirbeln. Am Ende sind wir Teil eines Systems, das zwar unglaubliche wissenschaftliche und technische Fortschritte hervorbringt, aber tagtäglich Patientinnen und Patienten im Stich lässt und wichtige Möglichkeiten der Heilung übersieht. In meiner zwanzigjährigen medizinischen Tätigkeit gab es reichlich verpasste Gelegenheiten – Augenblicke, in denen wir die Möglichkeit hatten, den Lauf eines Lebens zu verändern, und sie nicht nutzten. Es wird Zeit, ein wenig Staub aufzuwirbeln. Ich bin nun endlich an dem Punkt, dass ich mutig die nötigen Fragen stelle und ihrer Spur folge, wohin sie führt: so weit, wie es die aktuelle Wissenschaft zulässt – und noch ein wenig weiter.

Es gibt keine klinischen Studien zur Erforschung von Spontanremissionen, keine Doppelblindstudien – Goldstandard der medizinischen Welt. Dies wäre unmöglich, da wir derzeit nicht kontrollieren können, unter welchen Bedingungen Spontanremissionen stattfinden. Außerdem wäre es moralisch verwerflich, unsere Theorien an todkranken Patientinnen und Patienten zu testen. Bei der Spontanremission müssen wir zu

Anthropologen, Detektiven, medizinischen Forschern werden und persönliche Berichte, Krankenakten sowie die aktuelle Forschung durchkämmen, um die Puzzleteile zusammenzufügen. Das vorliegende Buch ist mein Versuch, dies zu tun.

Seit 2003 spreche ich mit Menschen, die unheilbare Krankheiten überlebt haben, und studiere ihre Krankenakten. Dabei ist mir ein Muster bestimmter Prinzipien und Verhaltensweisen aufgefallen. Das unerwartete Verschwinden von Krankheiten überrascht mich nicht mehr. Ich bin nach Brasilien gereist und habe die Heilzentren besucht, wohin die Menschen zu Tausenden strömen in dem Glauben, dort Heilung zu finden – was häufiger geschieht, als innerhalb unseres medizinischen Paradigmas einen Sinn ergibt. Ich begleitete einen sogenannten Gesundbeter im Herzen der Vereinigten Staaten und beobachtete das überraschende Verschwinden von Erkrankungen bei Patientinnen und Patienten, die bei mir in Behandlung sind. Ich rang mit meinen Zweifeln und tue es immer noch, obwohl ich weitermache.

Dieses Buch plädiert nicht dafür, dass Patienten ihre Medikamente absetzen oder medizinische Maßnahmen ablehnen sollen. Wir haben Arzneimittel und Medizintechnik entwickelt, die innovativ, notwendig und oft lebensrettend sind. Wie die Geschichten zeigen, treten viele Fälle von Spontanremission in Verbindung mit den außergewöhnlichen Bemühungen von engagierten Ärzten auf, die an der Spitze ihrer Fachgebiete stehen. Fälle von unerwarteter Heilung zeigen lediglich, dass diese Maßnahmen nicht immer ausreichen und die Heilung weitere Facetten hat.

Im Zuge meiner Nachforschungen lernte ich, dass wir tiefer gehen und über eine langfristige medikamentöse Behandlung der Symptome hinaus zu den Wurzeln der Krankheit vordringen müssen, wie ich es bei meinen eigenen Patientinnen und Patienten praktiziere. Es ist mitfühlend und wichtig, kurzfristig bei den Symptomen anzusetzen. Langfristig aber muss die Ursache einer Erkrankung angegangen werden, die oft im Verborgenen liegt. Spontanheilungen ermöglichen einen seltenen Einblick in die wahren Krankheitsursachen. Wir müssen diese Fälle untersuchen und so viel wie möglich daraus lernen. Das gewonnene Wissen können wir in die Behandlung chronischer und unheilbarer Krankheiten einfließen lassen, um sowohl die Mittel der modernen Medizin als auch die Weisheit dieser unerwarteten Genesungen zu nutzen.

Dieses Buch zeichnet meine Forschungen zum Phänomen der Spontanremission nach, mit denen ich mich seit siebzehn Jahren beschäftige. Der erste Teil setzt dort an, wo auch ich angefangen habe, und betrachtet die Bausteine der Gesundheit. Bei einer spontanen Remission verändert irgendetwas die voraussichtliche Krankheitsentwicklung – und zwar auf radikale Weise. Logischer Ausgangspunkt waren das Immunsystem, die erste und wichtigste Verteidigungslinie des Körpers gegen Infektionen und Krankheiten, sowie die Faktoren, die es beeinflussen: Ernährung, Lebensführung und Stress. Immer wieder konnte ich beobachten, wie Menschen, die unheilbare Krankheiten überstanden, umwälzende Veränderungen in diesen Bereichen vornahmen (die in der medizinischen Routineversorgung oft ausgeklammert werden). Ich musste gründlicher untersuchen, was genau geschehen war und warum. Dabei entdeckte ich nicht nur überrascht, was für eine heilende Wirkung derartige Veränderungen entfalten können. Es führte mich auch tiefer in die Feinheiten der Verbindung von Körper und Geist und die Mysterien des menschlichen Herzens hinein.

Es überraschte mich nicht, dass in der Verbindung von Körper und Geist ein großes Potenzial für radikale Heilung schlummert. Sogar die Schulmedizin akzeptiert, dass etwa das Stressniveau und die Denkmuster Einfluss auf die körperliche Gesundheit haben können. Mich überraschten vielmehr die Ausmaße dieses Potenzials, das größer ist als alles, worauf mich die medizinische Ausbildung vorbereitet hatte. Im zweiten Teil nehme ich Sie mit, wenn ich untersuche, wie stark die Verbindung zwischen radikaler Heilung und unseren Gedanken, Überzeugungen und sogar unserem tiefsten und meist ungeprüften Selbstbild ist. Ich ertappte mich dabei, dass ich mich fragte: »Kann meine *Identität* irgendwie über meine Genesungsfähigkeit entscheiden?« Die Antwort darauf ist sowohl komplex als auch aufschlussreich.

Ich werde hier immer wieder ausführlich von Menschen berichten, die unheilbare Krankheiten überlebten und mir auf meiner Suche nach Antworten Einblick in ihre Krankenakten und ihr Leben gewährten. Ich versuche, die Vielfalt und die Einzigartigkeit ihrer Geschichten einzufangen, denn ich glaube, dass nicht nur die Gemeinsamkeiten, sondern auch die Unterschiede Licht auf die Geheimnisse der Spontanheilung werfen. Oder wie der berühmte Psychologe Carl Rogers sagte: »Das Persönlichste ist das Allgemeinste.«[3]

Diese Fälle lehren uns, dass wir körperlich wie geistig eine heilungsfördernde biologische Umgebung schaffen müssen. Denn der Körper will gesund werden. Und es gehört viel mehr dazu, diese Voraussetzungen zu schaffen, als man uns lehrt. Ich möchte Sie an diesem Prozess teilhaben lassen und Sie auf eine Reise mitnehmen, auf der ich diese Fälle nacheinander untersuche, mich mit der bahnbrechenden neuen Wissenschaft von Körper und Geist auseinandersetze und dem von diesen Geschichten beleuchteten Weg zur Heilung folge. Diese Reise führte mich letztlich zu einem neuen Modell der Medizin, das auf den »vier Säulen der Gesundheit« ruht, wie ich sie inzwischen nenne: der Heilung des Immunsystems, der Heilung der Ernährung, der Heilung der Stressreaktion und der Heilung der Identität.

Die Entwicklung auf diesem Forschungsgebiet ist noch lange nicht abgeschlossen, und ich weiß längst nicht alles. Aber ich habe ein paar vorläufige Antworten und viele wichtige Fragen, und beides hat mich dem Verständnis für das, was hinter diesen medizinischen »Wundern« stecken könnte, ein großes Stück näher gebracht. Das Wörtchen »Wunder« dient sehr oft als Sammelbegriff für Dinge, die wir nicht erklären können. Aber sogar Wunder haben ihre Erklärung – wir kennen sie nur noch nicht. Bisweilen scheuen wir Erklärungsversuche, weil wir glauben, wenn wir den wahren Mechanismus aufdecken, würde dies das »Wunder« irgendwie kleiner machen, es irgendwie schmälern. Doch überraschende Entwicklungen dieser Art verlieren für mich nichts von ihrem Zauber, wenn ich weiß, wie sie funktionieren. Sie erscheinen mir sogar noch wunderbarer, wenn ich den Deckel öffnen, hineinsehen und den Mechanismus hinter einem bislang rätselhaften Phänomen betrachten kann, kunstvoll wie ein Uhrwerk.

Ich habe mir vor langer Zeit geschworen, nur zu schreiben, wenn ich etwas zu sagen hatte, das unbedingt gesagt werden musste. Der Philosoph Søren Kierkegaard beschrieb eindringlich, was der Lärm und das Getöse des modernen Lebens für den Einzelnen bedeuten. Anders als andere Autoren wollte er weder eine weitere noch die lauteste Stimme unter vielen in der Öffentlichkeit sein. Er wollte vielmehr etwas wegnehmen, damit die Leserinnen und Leser die Wahrheit, die sie benötigten, finden und wieder zu leben beginnen konnten.

Ich hoffe, dieses Buch wird das Gleiche tun. Ich melde mich nun ebenfalls zu Wort, weil ich glaube, dass wir dringend über diese Fälle sprechen müssen. Die Geschichten in diesem Buch lüften den Vorhang und zeigen, dass wir schon einiges über die Dinge wissen, die das Leben gesund, lebendig und sogar wunderbar machen. Sie zeigen aber auch, dass wir sie vergessen haben. Es gibt nur eine Möglichkeit, dieses Wissen wiederzufinden: Wir müssen sowohl den inneren als auch den äußeren Lärm und die Meinungen zum Verstummen bringen und zu einer unverfälschteren, wahreren Basis zurückkehren – der verschütteten, aber unauslöschlichen Flamme des Wissens, die in jedem Menschen brennt.

Es ist eine neue Wissenschaft, und wir werden in den kommenden Jahrzehnten noch viel mehr dazu in Erfahrung bringen. Doch die aktuellen Forschungen und das Potenzial, das sie für Millionen von Menschen bergen, sind zu wichtig, um sie einem breiteren Publikum vorzuenthalten.

Ich habe die große Hoffnung, dass das vorliegende Buch all jenen einen klaren Weg zur Heilung aufzeigen wird, die mit chronischen oder gar unheilbaren Krankheiten ringen, die einen Menschen lieben, der davon betroffen ist, oder einfach so gesund und vital wie möglich leben möchten.

Die moderne Medizin erklärt für gewöhnlich, wie die Situation ist und womit Sie künftig leben müssen, aber sie hilft Ihnen nicht zu verstehen, was möglich ist oder was sein könnte. Unabhängig davon, ob die Diagnose auf Diabetes, eine Herzerkrankung, Depressionen, Krebs, eine Autoimmunerkrankung oder etwas anderes lautet, gibt man Ihnen vielleicht weder die nötige Hoffnung noch das nötige Handwerkszeug, damit Sie wieder ganz gesund werden können. Wir müssen das Außergewöhnliche auf den Operationstisch legen, um es zu sezieren und daraus zu lernen und die außergewöhnlichen Möglichkeiten, die in jedem von uns stecken, für alle sichtbar zu machen.

Heute lebt Claire auf Hawaii – wie sie es geplant hatte, bevor sie krank geworden war.

»Nach der Diagnose dachte ich nicht, dass ich es schaffen würde«, sagt sie. »Aber wir liegen genau im Zeitplan.«

Sie lebt auf O'ahu mit ihrem Mann, ihrer Tochter und ihrem Schwiegersohn, die beide Musiker sind. Die Abende verbringt sie auf ihrem Lanai – einer Art offenen, überdachten Veranda, wie man sie auf Hawaii überall findet – und genießt die Aussicht. Sie kann die Lichter von Honolulu sehen und den Himmel, der sich mit dem Wetter verändert. Vor Kurzem zog ein Hurrikan durch, der großen Schaden anzurichten drohte. Doch es wurde lange nicht so schlimm wie befürchtet. Ich musste daran denken, dass auch der Krebs ihre Welt wie ein verheerender Wirbelsturm zu zerstören drohte.

»Wir wurden ein wenig durchgerüttelt, aber es geht uns gut«, erzählt sie über den jüngsten Sturm. »Wir hatten Glück. Er ist vorübergezogen.«

Was können wir tun, damit der Sturm an uns vorüberzieht? Die Antwort ist nicht einfach, und dies ist kein Buch für Menschen, die einfache Antworten suchen. Es erzählt von einer langen Reise zur Erkundung der Geheimnisse der Spontanremission – die vielleicht auch die Geheimnisse dauerhafter Gesundheit und Vitalität in sich bergen. Die Arbeit hielt keine einfachen Lösungen für mich bereit. Jedes Mal, wenn ich auf der Suche nach Antworten einen Stein umdrehte, schien eine weitere Frage darunter zum Vorschein zu kommen. Ich musste mir ins Gedächtnis rufen, dass das Ziel nicht darin bestand, sofort Schlussfolgerungen zu ziehen, wenn ich auf eine vermeintliche »Antwort« stieß. Sondern dass es darin bestand, bessere Fragen zu stellen. Und die erste Frage lautete: *Was ging in Brasilien wirklich vor?*

TEIL 1

UNGLAUBLICHE IMMUNITÄT

1

SPRUNG INS UNMÖGLICHE

> Ich glaube, bei der Erforschung der Natur täuscht nichts mehr als die unverrückbare Überzeugung, dass gewisse Phänomene unmöglich sind.
>
> *William James*

Meine allererste selbstständige Operation war eine Beinamputation. Es war 2 Uhr morgens, und ich war bereits seit Stunden auf Station. Ich wurde angepiept, dass ich in den Operationssaal (OP) kommen sollte, und über den Patienten informiert. Es war ein älterer Herr, der mit extrem starken Schmerzen im linken Bein ins Krankenhaus gekommen war. Als die Schwestern ihn untersuchten, entdeckten sie mehrere Gangränen am Unterschenkel und am Fuß. Ein fortgeschrittener, schlecht eingestellter Diabetes kann wie in diesem Fall zu schweren Durchblutungsstörungen führen, sodass die Gliedmaßen schlechter versorgt werden. Als der Mann mitten in der Nacht in die Notaufnahme kam, hatte er bereits umfangreiche Gewebeschäden und eine gefährliche Infektion. Das Bein war nicht zu retten.

Ich wusch mir die vorgeschriebenen fünf Minuten Hände und Arme, schrubbte zwischen den Fingern und bis zu den Ellenbogen hinauf. Ich hielt die Arme nach oben, damit sie an der Luft trocknen konnten, und schob mich mit dem Rücken voraus durch die Tür zum OP-Vorraum. Die chirurgisch-technische Assistentin streifte mir den Operationskittel über, legte mir den Mundschutz an und streckte ihre Arme, um mir die Haube aufzusetzen, aber sie waren nicht lang genug. Ich bin ziemlich groß. Sie stellte sich genau in dem Augenblick auf die Zehenspitzen, als ich versuchte, ein wenig in die Knie zu gehen. Wir mussten beide lachen, und ich merkte, wie nervös ich eigentlich war. Ich war Assistenzarzt, frisch von der Universität, und trug zum ersten Mal die Verantwortung im OP.

Meine nervöse Anspannung legte sich beim ersten Schnitt. Als ich mit dem Skalpell einmal sauber um das Bein fuhr und eine tiefe, dünne Linie hinterließ, überkam mich eine Art meditative Ruhe, ein Gefühl von höchster, vollkommener Konzentration. Ich weiß nicht genau, wie viele Minuten vergingen, während ich einen Schnitt nach dem anderen machte und die Wunde immer wieder kauterisierte, um die Blutung zu stoppen und dafür zu sorgen, dass die Operationsstelle sauber und übersichtlich blieb. Nie werde ich den Geruch von versengtem Fleisch oder das Geräusch der Knochensäge vergessen, als ich das Schienbein durchtrennte. Es erinnerte mich ein wenig an die Kettensägen, mit denen ich als junger Bursche auf der Farm gearbeitet hatte. Aber sie hatten rau und kratzig geklungen, und dieses Geräusch war zarter, feiner und auch schrecklicher. Irgendwie empfand ich den Augenblick als unwirklich: Ich konnte nicht glauben, dass wirklich ich im Operationskittel und hinter dem Mundschutz steckte. Es war so unwahrscheinlich, dass ich einmal hier landen würde.

Als Jugendlicher war ich furchtbar still. Vielleicht war ich auch deshalb so schüchtern, weil ich in einer fundamentalistischen Familie aufwuchs und nie das Gefühl hatte dazuzugehören. In der Highschool wurde ich zum »schüchternsten Jungen« gewählt. In meinen selbst genähten Kleidern fühlte ich mich immer fehl am Platz, wenn ich aus dem Schulbus stieg und nach Hause ging, was sich wie eine Reise in die Vergangenheit anfühlte. Radio und Fernsehen waren verboten, und damals empfand ich die Welt als sehr eng. Alle Erwachsenen, die ich kannte, arbeiteten auf einer Farm oder hatten gelegentlich eine andere körperliche Arbeit. Meine Mutter hatte eine Teilzeitstelle als Krankenschwester in einem lutherischen Krankenhaus in Fort Wayne, und als ich siebzehn wurde, empfahl sie mir, mich dort als Pflegehelfer zu bewerben. Ich war groß und stark – ich war es gewohnt, schwere Heuballen und Eimer mit Wasser oder Getreide zu schleppen – und konnte spielend einen erwachsenen Mann auf eine Transportliege heben oder eine Patientin in den Rollstuhl setzen.

In diesem Job lernte ich das gesamte Spektrum menschlicher Erfahrung kennen. Ich schob Mütter mit ihren Neugeborenen im Arm auf den Gehweg hinaus. Ich setzte Patienten auf Bettpfannen und trug den Abfall hinaus. Ich sammelte die Wäsche ein. Ich wischte nach einer schwierigen Operation das Blut vom Boden. Ich sah, wie einem krebskranken Jungen die Haare ausgingen und er ein paar Monate später das Krankenhaus verließ, mit neuem Flaum auf dem Kopf und einem Strauß Luftballons in der kleinen Hand. Ich half den Schwestern, Patienten auf die Seite zu rollen, und hielt sie in den Armen, während sie gewaschen und verbunden wurden. Ich schob Tote in die Leichenhalle, das Laken übers Gesicht gezogen.

Dabei lernte ich die Schwestern und Pfleger besser kennen als die Ärzte. Sie waren diejenigen, die immer da, immer am Bett der Patienten waren. Sie halfen mir und brachten mir bei, wie man Blut abnimmt, Patienten an die Geräte anschließt und ein EKG macht.

»Du kannst gut mit Patienten umgehen«, sagten sie. »Du solltest Arzt werden.«

Der Gedanke war überraschend und landete wie ein Same im fruchtbaren Boden meines Gehirns, wo er keimte und wuchs. Es war mir nie in den Sinn gekommen, dass eine solche Zukunft möglich war.

Und nun stand ich hier und operierte in einem OP, der genauso aussah wie damals, als ich die Patienten abgeholt hatte, wenn die Chirurgen fertig waren und Mundschutz und Hauben auf den Boden warfen.

Bei einer Amputation muss der Muskel den Knochenrand so weit überlappen, dass man einen Stummel formen kann, der später gut und im Idealfall schmerzfrei in eine Beinprothese passt. Als ich mit der langen gebogenen Nadel die Stiche setzte, bemühte ich mich, den Schenkel entsprechend zu formen, obwohl ich bezweifelte, dass dieser Mann je wieder aus dem Rollstuhl herauskommen und eine Prothese bekommen würde. Die Operation war gut verlaufen, aber ich machte mir Sorgen um ihn. Er war alt und krank. Das Insulin, das er beinah sein ganzes Leben lang genommen hatte, ließ ihn im Stich, und sein Körper schaltete allmählich ab – Glied für Glied. Ich fragte mich, ob wir schon vor langer Zeit mehr für ihn hätten tun können, um ihn auf einen anderen Weg zu bringen.

Ich war Arzt geworden, weil ich dachte, ich könnte Menschen helfen. Ich hatte mir ausgemalt, dass ich meinen Patientinnen und Patienten zu einem gesünderen – einem besseren – Leben verhelfen würde. Doch oft war das, was wir Ärzte taten, zu wenig und kam zu spät. Ich sah meine Kolleginnen und Kollegen rund um die Uhr arbeiten und von einem Patienten zum nächsten eilen. Es lag nicht an mangelndem Einsatz oder Engagement, dass es uns oft schwerfiel, Menschen bei ihrer Genesung zu helfen. Wir arbeiteten immer mit einem so kleinen Ausschnitt der Geschichte, dass uns der größere Zusammenhang entging und wir die Symptome, nicht die dahinterliegenden Krankheitsursachen behandelten. Tag für Tag sah ich Menschen, die an echten Erkrankungen litten und echte Lösungen brauchten.

Noch Jahre später dachte ich an meine erste Operation und an diesen Mann, der an Diabetes erkrankt war, lange bevor er in meinem Operationssaal aufgetaucht war. Die Krankheit hatte eine Abwärtsspirale in Gang gesetzt, aus der er sich nicht hatte befreien können. Ich dachte auch daran, dass die unerforschten Fälle von Spontanremission vielleicht genau die Hinweise enthielten, die wir brauchten, um Menschen wie ihm zu helfen, bevor es zu spät war. Also buchte ich im Jahr 2003 einen Flug nach Brasilien.

SEKTION EINES »WUNDERS«

Als ich in der brasilianischen Hauptstadt Brasília aus dem Flugzeug stieg, war die Luft warm und weich wie Badewasser. Es war März und Spätsommer auf der Südhalbkugel. Ich hatte das Gefühl, dass die Sonne tief in meine Knochen drang, und allmählich schwand die Kälte des Winters in Boston, die ich zurückgelassen hatte. *Vielleicht ist diese Reise doch keine so schlechte Idee,* dachte ich. Aber ich hatte immer noch Zweifel.

Als ich die Entscheidung getroffen hatte, Berichten von »wundersamen« Heilungen in einigen brasilianischen Heilzentren nachzugehen, hatte ich keine Ahnung, worauf ich mich da einließ. Ich dachte, dass ich für eine Woche hinfliegen, Nachforschungen anstellen und die Fragen klären würde, die mich umtrieben, nämlich ob diese Behauptungen irgendwie berechtigt waren. Heute ist es mir peinlich, dies zuzugeben, aber im Grunde hatte ich bereits abschlägig entschieden. Ich war mir sicher, dass ich nur an der Oberfläche kratzen musste, und schon würde der glänzende Anstrich von »Wunderheilungen« abblättern und der Betrug dahinter zum Vorschein kommen. Eine kurze Reise, ein reines Gewissen, und anschließend würde ich mit meinem Leben und meiner Karriere weitermachen und mir nicht mehr den Kopf über Spontanheilungen zerbrechen und darüber, ob da irgendetwas dran war.

Im Jahr davor hatte ich immer wieder Berichte über die plötzliche Heilung unheilbarer Krankheiten aus Brasilien und anderswo gehört. Nikki hatte den Anfang gemacht, und dann wurden es schnell mehr. Aus allen Ecken der Vereinigten Staaten riefen Menschen an, die mir unbedingt ihre Genesungsgeschichten erzählen wollten. Nachdem ich weitere Nachforschungen abgelehnt hatte, bat Nikki ihre neuen Freundinnen und Freunde aus Brasilien, sich mit mir in Verbindung zu setzen. Es hatte sich schnell herumgesprochen, dass ich das Phänomen der Spontanheilung erforschte. Einige der Fälle, die mir dabei zu Ohren kamen, schienen unglaublich. Aber die Menschen waren sehr offen. Sie tippten ihre Geschichten in den Computer und schickten sie per E-Mail. Sie hängten Röntgenaufnahmen, MRT-Bilder und Krankenakten mit den krakeligen Randnotizen ihrer Ärzte an.

In einigen Fällen reichten die Beweise einfach nicht aus, um die Behauptung einer Spontanheilung zu erhärten, oder die ursprüngliche Diagnose erschien mir wackelig. Andere wirkten vielversprechend, doch der Zeitraum war zu kurz – es konnte sich auch um Fälle von vorübergehender Remission handeln, um einen kurzen Aufschub während eines letztlich tödlichen Verlaufs. In wieder anderen sehnten sich die Menschen derart verzweifelt nach Heilung, dass sie trotz des Fortschreitens der Erkrankung glaubten, geheilt zu sein. Es tat mir unendlich leid für sie. Ich verstand ihren Wunsch nach Besserung; sie sehnten sich so sehr danach, dass sie sich einredeten, geheilt zu sein. Was nicht hieß, dass dies wirklich so war.

Wenn Menschen anriefen oder E-Mails schickten, um ihre Geschichte zu erzählen, hörte ich zu. Mehr nicht. Die Last meiner Verantwortung in den Bereichen Verwaltung, Medizin und Lehre hatte sich wie ein Joch auf meine Schultern gelegt. Es war nicht der richtige Zeitpunkt, um Hirngespinsten nachzujagen und mich auf die Suche nach einem Phänomen zu machen, das sich nur schwer definieren ließ und sich mit an Sicherheit grenzender Wahrscheinlichkeit wie eine Fata Morgana, wie ein moderner Jungbrunnen in Luft auflösen würde.

»Sie haben die richtige Ausbildung und die richtige Perspektive«, beharrte Nikki und bezog sich damit auf die Kombination aus meiner medizinischen Ausbildung und meinem theologischen Abschluss. Sie war der Ansicht, ich hätte die optimalen Voraussetzungen für eine unvoreingenommene Untersuchung des Phänomens spontaner Heilung. Und die Berichte waren fesselnd: Tumoren schmolzen wie Eiswürfel; Lahme erhoben sich zum Gehen; Sterbenskranke waren noch jahrelang gesund und munter, obwohl sie längst hätten tot sein müssen. Doch es waren nur Geschichten – es gab keine Beweise, zumindest noch nicht. Es beunruhigte mich, dass ich diesen Sprung wagen, dabei meine Karriere und meinen Ruf aufs Spiel setzen und keine stichhaltigen Beweise für irgendeine dieser Behauptungen finden würde.

Aber konnte ich einem Thema, bei dem es sich möglicherweise um ein noch gänzlich unerschlossenes Forschungs- und Studiengebiet handelte, weiterhin den Rücken zukehren? Von einigen der eingehenden Fälle konnte ich mich nur schwer abwenden. Diese Menschen hatten echte Beweise für Diagnose und Remission. Bei der Prüfung ihrer Krankenakten fand ich keine Erklärung. Was, wenn hier tatsächlich etwas vor sich ging – etwas, vor dem die moderne Medizin die Augen verschloss?

Nachdem ich erkannt hatte, wie fehlerhaft die Daten zur Häufigkeit von Spontanheilungen waren, weitete ich meine Recherchen aus. Abend für Abend ertappte ich mich dabei, wie ich mich nach der Visite an den Computer setzte, durch Zeitschriftenartikel klickte, den Begriff »Spontanremission« in medizinische Datenbanken eingab und der Spur der Brotkrumen folgte, wohin sie mich führte. Ich war erschüttert davon, wie viel ich darüber fand.

Beispiele für Spontanremissionen bei unheilbaren Krankheiten waren überall. Sie waren nur schwer zu erkennen. Da sie als »Ausreißer« galten, wurden sie in Diskussionen über Krankheitsverläufe und Behandlungsmöglichkeiten üblicherweise nicht erwähnt. Beim Sammeln und Zusammenfassen der Daten gingen Fälle von unerwarteter Heilung, die wie Glücksfälle oder Fehler in einem Diagramm aus Datenpunkten aussahen, in der Masse der Mittelwerte unter. Die Wissenschaft der Medizin basiert auf dem Durchschnitt – auf dem, was normalerweise geschieht und was die Durchschnittsperson tut. Wenn ich dagegen gezielt nach Fällen von Spontanremission suchte, hatte es den Anschein, als würde ich überall fündig. Sie waren die ganze Zeit vor meiner Nase gewesen, und ich hatte sie doch nicht gesehen.

Als ich vor langer Zeit beschlossen hatte, mein Leben in ländlicher Abgeschiedenheit aufzugeben und nach höherer Bildung zu streben, hatte ich mir geschworen, der Wahrheit zu folgen, wohin sie mich führte. In der Wissenschaft muss man dorthin gehen, wohin man manchmal nicht gehen will – selbst wenn es politisch unangenehm ist. Es wurde Zeit, die Fragen zu stellen, die in der Medizin sonst niemand stellte, nämlich wie diese Fälle von Spontanremission zustande kamen. Es war meine Verantwortung, diesen Fragen nachzugehen, auch wenn meine Nachforschungen die Behauptungen widerlegten.

Immer wieder musste ich an meinen Mentor an der Princeton University und an sein Mantra denken: »Die Qualität deiner Fragen bestimmt die Qualität deiner Antwort.« Wie konnten wir eine Antwort finden, wenn wir gar nicht erst fragten?

Die Taxifahrt vom Flughafen zum ersten von mehreren »spirituellen« Zentren sollte eineinhalb Stunden dauern. Als wir die Randbezirke von Brasília hinter uns ließen, wurde die Landschaft weit und verwandelte sich in sanfte grüne Hügel. Ich versuchte, mich abzulenken und die Aussicht zu genießen, aber Fragen und Zweifel schwirrten mir durch den Kopf. Würde sich die ganze Sache als Fehler entpuppen? Ich musste mich daran erinnern, aufgeschlossen zu bleiben. Ich war bereit, endlich Fragen zu stellen, aber diese Fragen mussten auch zu etwas führen.

Die brasilianischen Heilzentren waren in Kleinstädten auf dem Land versteckt. Sie zeigten mir die tiefe Spiritualität der Brasilianerinnen und Brasilianer. Ihre Kultur ist ganz anders als meine. Ihre Weltanschauung akzeptiert, dass ein Heiler mit Geistern oder der Energie einer anderen Ebene kommunizieren und sie übermitteln (channeln) kann – einer unsichtbaren Welt, die realer und wichtiger ist als die Welt, die wir sehen und anfassen können. Sie halten die materielle Welt für den schwachen Schatten dieser tieferen und wahrhaftigeren Welt. Ihrer Auffassung nach haben Qualitäten, die sich nicht beschreiben lassen, wie die Liebe und die menschliche Seele eine enorme Kraft, besonders im Hinblick auf Krankheit und Heilung: Krankheiten nehmen in der Seele ihren Anfang; wird die Seele geheilt, passt sich der physische Körper an diese neue Realität an.

Aus dem ganzen Land strömten die Menschen scharenweise in diese Zentren. Mitunter verkauften sie sogar einen

Teil ihres Besitzes, um sich die Reise leisten zu können. Das Zentrum, das im Mittelpunkt meiner eigenen Reise stand, war die Casa de Dom Inácio Loyola in Abadiânia. Der Ort unterschied sich ein wenig von den anderen, da er Menschen aus aller Welt anzog. Aus diesem Personenkreis kamen besonders viele Berichte über Remissionen, und zumindest einige der Fälle, die ich vor meiner Abreise auf Herz und Nieren geprüft hatte, erschienen mir interessant genug, um ihnen nachzugehen. Außerdem war dies der Ort, den unter die Lupe zu nehmen mich Nikki gebeten hatte.

Bei meiner Ankunft ließ ich die Umgebung der Casa auf mich wirken – einer Villa mit vielen offenen Räumen, die von grünen Hügeln umgeben war. Es gab Orte zum Meditieren und Beten, Gärten, durch die sich viele kleine Wege schlängelten, Bänke im Schatten von Palisanderbäumen. Ein solcher Ort, der sich so ganz anders anfühlte als der Alltag mit seiner Last und seinen Sorgen, konnte durchaus einen gewissen körperlichen und geistigen Neustart begünstigen – und vielleicht auch dazu beitragen, Kraftreserven für den Kampf gegen bestimmte körperliche wie geistige Erkrankungen und Leiden zu entdecken. Selbst ich spürte, wie meine Sorgen schwanden, wie sich der Stress und die Angst, die ich aus Boston mitgebracht hatte, unter der warmen Sonne und in der sanften Brise Abadiânias verflüchtigten. Aber selbstverständlich heilt ein Urlaub keine unheilbaren Krankheiten. Wenn die Berichte, die mir zu Ohren gekommen waren, der Wahrheit entsprachen, musste mehr dahinterstecken.

Bei unserer ersten Begegnung saß der Heiler João Teixeira de Faria, auch bekannt als John of God, dem so viele Besucher ihre Genesung zuschrieben, in einem großen Sessel jenseits eines Meers von Meditierenden. Er hatte schütteres dunkles Haar, eine Brille und war ganz in Weiß gekleidet. Die

Menschen warteten in einer langen Schlange darauf, von ihm empfangen zu werden, kurz vor ihn zu treten und in Sekundenschnelle Diagnose und Verordnung zu erhalten, um anschließend zur Meditation zurückzukehren. Ich schüttelte ihm die Hand in dem Bewusstsein, dass ihn die einen für einen Wundertäter, die anderen für einen Betrüger hielten (später sollten auch noch weitere Anschuldigungen laut werden).

Meine Skepsis gegenüber Faria war berechtigt. Ich wusste, dass er behauptete, »spirituelle Operationen« vorzunehmen, und obwohl die Behandlungen ebenso kostenlos waren wie das tägliche Mittagessen, verdiente sein Heilzentrum unter anderem an einer hauseigenen Kräutermischung. Und immer dann, wenn einem Menschen oder einem Ort »Wunderheilungen« zugeschrieben werden, schrillen bei mir die Alarmglocken. Vor vielen Hundert Jahren behaupteten Menschen, das heilige Wasser im französischen Lourdes habe sie geheilt. Doch ein zur Prüfung dieser Behauptungen einberufener Ausschuss konnte keine statistisch bedeutsamen Zusammenhänge zwischen Wasser und Genesungen feststellen. Wäre es mir damals möglich gewesen, die Heilungen in Lourdes zu untersuchen, hätte meine Aufmerksamkeit nicht dem Quellwasser gegolten, sondern den Menschen, denen Heilung widerfuhr. Auch in Abadiânia interessierte mich vor allem die Gemeinschaft der Menschen. Es handelte sich um eine einzigartige Population mit einer hohen Dichte an Remissionsberichten.

Insgeheim zog ich eine klare Grenze: Ich würde mich ausschließlich mit Fällen beschäftigen, bei denen unstrittig medizinische Beweise vorlagen, dass etwas Unerklärliches geschehen war.[4]

Einer der Ersten, mit denen ich sprach, war Juan. Er war ein lebhafter älterer Herr in den Achtzigern und kam jedes Jahr mit seiner Familie in die Casa. Er lebte als Sojabauer in einer anderen ländlichen Region Brasiliens, und seine sonnengebräunten Hände, wie abgegriffenes und glatt poliertes Holz, zeugten von der jahrelangen Arbeit auf den Feldern. Jahrzehnte zuvor hatte eine Biopsie ergeben, dass er an einem Glioblastom (Glioblastoma multiforme) litt, einem schnell wachsenden tödlichen Hirntumor. Das Glioblastom gehört nicht zu den Arten von Krebs, die man überlebt: Fünf Jahre nach der Diagnose leben nur noch 2 bis 5 Prozent der Patienten. Danach geht auch dieser geringe Prozentsatz schnell gegen null. Bei einem Glioblastom gibt es keine Heilung. Es erfolgt eine palliative Behandlung in der Absicht, den Patienten das Leben zu erleichtern und es – so weit wie möglich – ein wenig zu verlängern. Dennoch sitzt mir Juan Jahrzehnte nach seiner Diagnose gegenüber. Er ist ungewöhnlich gesund für sein Alter und strahlt eine stille, meditative Ruhe aus.

Ich fragte ihn, worauf er seine eigentlich unmögliche Genesung zurückführte. Er breitete die Arme aus und zuckte mit den Schultern. Wer konnte das schon wissen? Er sagte, nach der Diagnose habe er damit begonnen, in die Casa zu fahren. Seither komme er jedes Jahr, um im Energieraum zu sitzen und zu meditieren. Er betrachtete es als eine Art Jahresinspektion wie einen Ölwechsel für ein Auto.

»Haben Sie nach der Diagnose etwas in Ihrem Leben verändert?«, wollte ich von ihm wissen.

Er dachte nach, dann schüttelte er den Kopf. Er wisse es nicht, sagte er. Er denke aber, nicht.

Seine Frau saß während des Gesprächs neben ihm und brach mit einem Mal in Tränen aus. Alle sahen sie erstaunt an.

»Es hat sich einfach alles verändert«, sagte sie. Sie begann zu erzählen, dass Juan vor der Diagnose so gut wie keine Zeit mit ihr oder den Kindern verbracht habe. Er sei entweder bei der Arbeit oder auf Sauftour oder wer weiß wo gewesen. Es habe viele Spannungen, viel Streit gegeben. Er sei ihr wie ein Boot vorgekommen, das seinem eigenen Kurs folgte und immer weiter aufs Meer hinaustrieb. Als er die Diagnose bekommen habe und dem Tod ins Auge sah, habe er sein Leben und seine Prioritäten völlig neu geordnet. Es schien, als sei er beinah über Nacht ein anderer Mensch geworden.

»Er ist zu uns nach Hause gekommen«, sagte sie. »Er ist jetzt so viel stärker mit uns verbunden.«

In allen Gesprächen hörte ich immer wieder den gleichen Satz: *Alles hat sich verändert.* Die Menschen, die nach Abadiânia fuhren, tauchten nicht einfach dort auf und erwarteten ein Wunder. Sie hatten Grundlegendes in ihrem Leben verändert, wie sie lebten und wer sie waren. Sie trennten sich von Jobs und Ehepartnern. Sie entdeckten vergessene Träume wieder und stürzten sich in ihre Verwirklichung. Sie setzten völlig neue Prioritäten und verbrachten ihre Zeit nun ganz anders. Sie fuhren in die Casa in der Hoffnung, ein wenig Orientierung zu bekommen und zu einer tieferen Ebene des Glaubens vorzudringen, auf der sie darauf vertrauen konnten, dass Heilung wirklich möglich war. Und manchmal war sie es auch. Ich sah mir MRT-Bilder von inoperablen tödlichen Tumoren sowie den Nachfolgeuntersuchungen an, als die Tumoren schrumpften und verschwanden. Ich versuchte, mir einen Reim darauf zu machen. Natürlich war es komplexer, als es den Anschein hatte.

Vor meiner Reise hatte ich das gesamte Material durchforstet, dessen ich habhaft werden konnte. Einige von der Casa freigegebene Quellen behaupteten, die Heilungsrate liege zwischen 90 und 95 Prozent. 95 Prozent! Wenn diese Zahlen stimmten, waren sie fantastisch. Quellen verwiesen auf brasilianische Studien, die diese Statistik angeblich untermauerten.

Ich suchte danach, konnte aber nichts finden. Ein Hindernis war die Sprache, und die Sprachbarriere machte es mir noch schwerer, etwas zu entdecken. Später stieß ich auf eine oder zwei Studien, doch sie waren zweifelhaft, und die ursprünglich portugiesischen Texte waren noch nicht übersetzt.

Eine Woche lang sprach ich mit Patienten, wälzte Akten und durchkämmte medizinische Datenbanken nach Studien, die diese Vorgänge eventuell bestätigen konnten. Die gesammelten Informationen machten klar, dass die Heilungsrate nicht annähernd 95 Prozent betrug, wie die Einrichtung behauptete. Zwar fühlten sich viele Besucher nach dem Aufenthalt tatsächlich besser, und auf den ersten Blick konnten diese Fälle wie echte Remissionen wirken. Aber als ich den Begriff des »Wunders« hinterfragte, kamen die wahren Geschichten zum Vorschein.

Wie ich anfangs vermutet hatte, erlebten einige Menschen tatsächlich einen dramatischen Rückgang der Symptome, erlitten aber später einen Rückfall. Andere erholten sich, während sie sich weiteren schulmedizinischen Behandlungen unterzogen. Obwohl sie beharrlich behaupteten, dass die Casa der wahre Auslöser ihrer Genesung sei, ließ sich unmöglich sagen, ob die dort verbrachte Zeit die wirkliche Ursache gewesen war. Wieder andere erholten sich ein wenig, und ihre Lebensqualität nahm tatsächlich zu. Es war großartig zu hören, wie viel besser ihr Leben geworden war, seit die Krankheit ihren Griff gelockert hatte. Trotzdem konnte ich diese Fälle nicht zweifelsfrei als Spontanheilungen einstufen. In die letzte, herzzerreißendste Kategorie fielen diejenigen, die inbrünstig glaubten, wirklich geheilt zu sein, während alle medizinischen Befunde das Gegenteil belegten. Der Glaube hatte sie über eine gewisse Entfernung getragen wie ein Flugzeug, das ohne Motor dahinsegelte. Doch das Problem blieb bestehen. Die Krankheit blieb ungeachtet des Wunschs der Patienten, dass sie verschwinden möge, im Körper – und das Flugzeug würde bald abstürzen.

Es war nicht leicht, den Betreffenden beizubringen, wenn ich ihre Fälle nicht verwenden konnte. Diese Geschichten, komplex und widersprüchlich, gehörten zu echten Menschen, die mir gegenübersaßen und unbedingt glauben wollten, dass es ihnen besser ging. Ich lauschte den Schilderungen von Männern oder Frauen, wie es war, in ihrem Körper zu stecken – und zu spüren, wie eine tödliche Krankheit wie das Meer bei Ebbe aus dem Körper floss. Es war etwas ganz anderes, als einen Ausdruck mit Spalten zu lesen, der die Tumorlast eines Patienten zeigte, oder eine MRT-Aufnahme gegen das Licht zu halten – die unpersönliche Schwarz-Weiß-Aufnahme eines Rumpfes, der zu einem x-beliebigen Menschen gehören konnte.

Am Anfang war es schwierig zu unterscheiden, was echt war und was Illusion. Ich ging aussichtsreichen Hinweisen nach, die im Sande verliefen; und musste Monate später auf Fälle zurückkommen, die ich zunächst als an den Haaren herbeigezogen verworfen hatte, wenn ich mit den medizinischen Unterlagen konfrontiert wurde. Während ich ein ums andere Gespräch mitschrieb und die Geschichten der Menschen mit dem Inhalt ihrer Krankenakten verglich, kristallisierten sich bestimmte Fälle heraus. Es handelte sich um unwiderlegbare, gut dokumentierte Diagnosen, auf die Wochen, Monate und manchmal auch Jahre später der Nachweis vollständiger Remission folgte, den für gewöhnlich völlig verdutzte Ärzte und Techniker dokumentiert hatten. Allmählich traten die echten Fälle von spontaner Heilung aus dem Nebel, strahlend wie Diamanten.

Bei Matthew hatte man einen aggressiven Hirntumor festgestellt und mittels Biopsie bestätigt. Er ging nach Brasilien, blieb zunächst ein paar Wochen, dann ein paar Monate und verliebte sich. Sein Tumor verschwand bis auf eine kleine Narbe in seinem Gehirn, wo einst der Krebs gewesen war: ein unmögliches Ergebnis. Jan war mit Lupus erythematodes im Endstadium und bevorstehendem Multiorganversagen nach Brasilien gekommen. Sie war in Begleitung eines Arztes, der sicher war, dass sie die Reise nicht überleben würde. Nun saß sie mir gesund und strahlend gegenüber – mit einem Lächeln, das bis zu ihren Augen reichte. Lynn sagte, sie sei von Brustkrebs genesen. Sam schilderte, wie der Tumor an seiner Wirbelsäule verschwunden war.

Es tauchten immer weitere unwahrscheinliche, ja sogar unmögliche Heilungen auf. Sie erreichten zwar keineswegs einen Anteil von 95 Prozent, aber es war deutlich mehr, als die moderne Medizin erklären konnte. Es waren mehr als genug, um mich zu überzeugen, dass hier tatsächlich etwas geschah; dass Menschen in Brasilien wirklich beispiellose Heilungen erlebten. Und weder meine medizinische Ausbildung noch meine theologischen Studien erlaubten es mir, diese Vorgänge als unerklärliche »Wunder« zu verbuchen. Schließlich ist ein Wunder nur eine verblüffende Laune der Natur, deren Geheimnis wir noch nicht ergründet haben. Es gelingt dem Menschen immer wieder, das Unerklärliche zu überrunden, das Wunderbare zu erklären und es zur Routine zu machen. Wir Ärzte verwenden ständig Medikamente, ohne ihren Wirkmechanismus genau zu kennen. Ein Großteil der Technik, die für uns selbstverständlich ist – Mobiltelefone, Radio, Fernsehen und dergleichen –, hätte man früher für Wunder gehalten. Bedenken Sie, was ein Mensch im 17. Jahrhundert wohl empfunden hätte, wenn er beim Blick in den Himmel gesehen hätte, wie ein riesengroßer Jumbojet über seinen Kopf hinwegröhrt – ein tonnenschwerer Metallbrocken, der durch die Luft fliegt. Unmöglich. Aber heute kennen wir die Bernoulli-Gleichung und bauen Düsenflugzeuge, die sicher sind und regelmäßig fliegen. Man kann wohl sagen, dass angesichts des geschichtlichen Fortschritts die Wunder von heute zur »Normalität« von morgen werden.

Die Woche in Brasilien verging wie im Flug, sie war blitzschnell vorüber. Ich warf die Tasche mit den Akten und meinen Notizen über die Schulter und sah mich auf dem Weg zum Taxi ein letztes Mal um. Ein Huhn zuckelte auf der Suche nach Maiskörnern über die Straße. Ein Esel zog mühsam einen Wagen und seinen runzeligen Fahrer hinter sich her. Ich verließ eine Welt, die ich nicht verstand, um in eine Welt zurückzukehren, von der ich – wie mir nun klar wurde – viel weniger verstand, als ich vor einer Woche gedacht hatte. Meine Fragen waren noch mehr und die Antworten noch weniger geworden. Dies war eine andere Kultur, die von anderen Annahmen über das Wesen von Gesundheit und Heilung sowie die Beziehung zwischen Körper und Geist ausging. Ich stand vor einem Rätsel. Ich fühlte mich davon angezogen und hatte zugleich Angst vor dem, was ich finden würde.

Auf dem Heimflug überflog ich meine Notizen und versuchte, Ordnung in all das zu bringen, was ich gesehen und gehört hatte. Ich war mir sicher, einem echten Phänomen auf der Spur zu sein. Aber noch fehlten zu viele wichtige Puzzleteile, als dass ich mir darauf bereits einen Reim hätte machen können.

Nichts von dem, was ich in Brasilien zutage gefördert hatte, überzeugte mich davon, dass ich es hier mit dem Fall eines Wunderheilers zu tun hatte. Genau genommen war das Gegenteil der Fall. Es kursierten vage Berichte, dass John of God Frauen zu privaten Sitzungen einladen würde, die in sexuelle Begegnungen und manchmal sogar Übergriffe mündeten. Ich konnte die Gerüchte zum damaligen Zeitpunkt zwar nicht bestätigen, fand sie aber so besorgniserregend, dass ich beschloss, keine potenziell verletzlichen Interessentinnen und Interessenten an ihn zu verweisen. Als Presse und Fernsehen mit mir Kontakt aufnahmen, damit ich über die Casa sprach, lehnte ich dies ab, weil ich nicht zu Reisen dorthin ermutigen mochte. Ich wollte nicht das geringste Risiko eingehen, dass am Ende irgendjemand verletzt oder verwirrt würde.

Ich wollte mich aber auch nicht von den faszinierenden Fällen abwenden, die ich entdeckt hatte und die mir zeigten, dass eine Heilung stattgefunden hatte. Ich würde mich vielmehr auf die von den Menschen vorgenommenen Veränderungen konzentrieren, weil ich hoffte, so die inneren Wurzeln der Heilung zu verstehen. Ich glaubte, dass unerwartete Heilungen oder unwahrscheinliche Genesungen nicht viel mit dem Heiler oder dem Arzt zu tun hatten – einmal abgesehen von der Rolle, die diese Menschen vielleicht bei der Aktivierung einer Kraft spielen, die bereits in uns steckt. Wie die Vorwürfe gegenüber John of God zeigten, können Menschen in Heiltraditionen auch Schaden anrichten. Umso dringender müssen wir klären, welche Faktoren tatsächlich mit einer Heilung in Zusammenhang stehen, um sie selbst erkennen und aktivieren zu können.

Ich möchte die Wirkung, die ein großer Heiler oder Arzt auf einen Menschen haben kann, keineswegs abwerten. Die Verbindung zwischen Heiler und Patient kann sehr tief gehen und zu einem wesentlichen Bestandteil des Heilungsprozesses werden. Aber als ich überlegte, was ich beim Trennen der Spreu von den echten Fällen von Spontanheilung gelernt hatte, wusste ich: Was hier auch vor sich ging, es hatte nicht in erster Linie äußere Ursachen. Der Schlüssel zur Heilung dieser Menschen waren weder eine Pille noch ein Medikament, eine Operation oder die wundertätigen Hände eines Heilers – so verlockend es auch sein mochte, an diese einfachen und scheinbar klaren Lösungen zu glauben. Irgendetwas geschah in diesen Menschen, was ihre Heilung ermöglichte.

EIN HINWEIS, VERBORGEN IN DER GESCHICHTE

Einige Monate später wühlte ich mich bei der Vorbereitung eines Vortrags durch alte Notizen und Lehrbücher. Dabei stolperte ich über eine Geschichte, an die ich mich dumpf aus dem Medizinstudium erinnern konnte. Damals war sie mir ein paarmal begegnet, aber immer nur kurz erwähnt worden – als Absatz hier oder da in einem Pathologie-Lehrbuch, als Randbemerkung in der Vorlesung eines Professors. Sie wurde als Fußnote der Geschichte präsentiert und stets nur oberflächlich gestreift. Dieses Mal hatte ich die Frage der Spontanheilung im Hinterkopf, und die Anekdote erregte meine Aufmerksamkeit. Ich legte die Arbeit an meinem Vortrag beiseite und setzte mich, um sie zu lesen.

Sie begann im Herbst des Jahres 1890 mit William Coley, einem jungen Chirurgen am New York Memorial Hospital, und einer neuen Patientin. Eine junge Frau namens Bessie Dashiell suchte ihn wegen einer Verletzung auf, die nicht heilen wollte. Die Wunde an der Hand bereitete ihr schon seit Wochen Probleme. Im Untersuchungszimmer erzählte sie Coley ihre Geschichte: Unterwegs im Sommerurlaub hatte sie sich die Hand zwischen zwei Sitzen eines klapprigen Reisezugs gequetscht. Anfangs hatte sie sich wegen der daraus resultierenden Schwellung und der Schmerzen keine Sorgen gemacht. Doch sie hatten angehalten und waren schlimmer statt besser geworden. Coley entnahm an der Stelle der Verletzung eine Gewebeprobe. Er war überzeugt davon, dass er Anzeichen einer Infektion finden würde. Stattdessen entdeckte er einen sehr seltenen und aggressiven Knochentumor, ein sogenanntes Sarkom.

Damals war die Amputation die einzige Möglichkeit, Bessies Art von Krebs zu behandeln. Man betäubte sie mit einer schwachen Dosis süßlich riechenden Chloroforms, und Coley entfernte ihren Arm unterhalb des Ellenbogens.

Aber es war zu spät, der Krebs hatte bereits gestreut. Bessie erholte sich nicht, und einige Wochen später entdeckte Coley einen schmerzempfindlichen mandelgroßen Knoten in ihrer rechten Brust. Am nächsten Tag war er doppelt so groß, und in ihrer linken Brust waren zwei weitere Knoten aufgetaucht. Blitzschnell wuchsen überall in ihrem Körper Sarkome, die erst groß wie Golfbälle, dann wie Pampelmusen unter ihrer Haut anschwollen. In ihrem Bauch tastete Coley einen »kindskopfgroßen« Tumor.[5] Im Januar 1891 starb Bessie mit achtzehn Jahren nur wenige Monate nach der Diagnose.

Bessie Dashiells Geschichte handelt zwar von einer seltenen Krebsart, aber sie ist für die Zeit nicht ungewöhnlich und würde normalerweise keine Erwähnung in den Geschichtsbüchern der Medizin rechtfertigen. Doch der Verlust seiner Patientin, die so jung und deren Tod qualvoll gewesen war, hatte Coley derart erschüttert, dass ihm die Sache keine Ruhe ließ. Statt sich dem nächsten Fall zu widmen, begann er mit Nachforschungen, ob er etwas hätte anders machen können. Systematisch durchsuchte er die Akten des Krankenhauses, bis er einen Fall entdeckte, der bis auf einen Punkt nahezu identisch war: Der Patient hatte überlebt.

Worin unterschieden sich die beiden Fälle? Der überlebende Patient, ein Deutscher namens Stein, bekam in den Tagen nach der Amputation gefährlich hohes Fieber. Die damit einhergehende Infektion – vermutlich eine »Erysipel« (»Rotlauf,

Wundrose«) genannte Infektion der Haut – kostete ihn beinah das Leben. Doch es gelang seinem Immunsystem, die ursächlichen Bakterien zurückzudrängen, und allmählich sank das Fieber. Seltsamerweise begannen auch die Sarkome zu schrumpfen. Als er sich von der Infektion erholt hatte, waren sie vollständig verschwunden. Die Ärzte entließen ihn verblüfft. Seine Genesung war ein Wunder.

Bei der Überprüfung weiterer Fälle eines Erysipels entdeckte Coley noch mehr Hinweise auf Patienten, die unerwartet von einer Krebserkrankung genesen waren, nachdem sie im Anschluss an die Tumoroperation eine Infektion und Fieber bekommen hatten. Er bemerkte, dass auch andere Pioniere der Medizin wie Louis Pasteur von ähnlichen Befunden bei einem Erysipel berichtet hatten. Allmählich kam ihm der Verdacht, dass postoperative Infektionen den Patienten in einigen Fällen sogar helfen konnten, eine Krebserkrankung zu überwinden. Coley vermutete, dass die Infektionen eine Immunreaktion auslösten, die den Körper nicht nur von den bakteriellen Eindringlingen befreite, was der Zweck eines Fiebers ist, sondern sein Immunsystem auch dazu anregten, gegen die Krebszellen vorzugehen.

Coley testete seine Theorie umgehend an einem Krebspatienten, bei dem alle anderen Behandlungsmethoden versagt hatten, und spritzte ihm lebende Streptokokken. Der Mann hatte einen hühnereigroßen Tumor am Hals, konnte kaum sprechen oder schlucken, und die Ärzte hatten ihm nur noch wenige Wochen zu leben gegeben. Nach der Injektion flammte sein Fieber auf, und sein Zustand verschlechterte sich dramatisch. Als er sich jedoch von der Infektion erholte, konnten er und Coley zusehen, wie sich der Tumor auflöste und verschwand. Der Mann überlebte und kehrte frei von Krebs nach Hause zurück.

Die Tragweite des Falls war enorm: Auf irgendeine Weise vernichteten die natürlichen körperlichen Vorgänge bei der Infektionsbekämpfung auch Krebsgeschwüre. Sie brachten sie zum Schmelzen und spülten sie fort, als sei nie etwas gewesen.

Als ich die Geschichte von William Coley und Bessie Dashiell nun noch einmal las, war ich beeindruckt davon, wie visionär seine Entdeckungen damals gewesen waren. Coley, der heute als »Vater der Immuntherapie« gilt, entdeckte einen entscheidenden Aspekt der Kraft des menschlichen Immunsystems – eine Möglichkeit, es im Kampf gegen unheilbare Krankheiten zu aktivieren. Er entwickelte eine Mischung aus abgetöteten Bakterien und begann, sie in der Krebstherapie einzusetzen. Die neue Mischung war sicherer, da die Wahrscheinlichkeit geringer war, dass sie kranke Menschen noch kranker machte und an die Schwelle des Todes brachte. Doch die Vorstellung, den Körper »schlechten« Bakterien auszusetzen, war für die Menschen schwer zu akzeptieren.

Mit seinen Neuerungen war Coley seiner Zeit voraus. Er wollte eine starke Immunreaktion auslösen und den Körper so dazu veranlassen, dass er seine Pflicht tat und die mutierenden Krebszellen davonspülte. Doch der Zeitgeist begünstigte die Unterdrückung der Immunreaktion. Zur damaligen Zeit entdeckte die Medizin gerade die Kraft der Arzneimittel, und die Stimmung kippte schnell zugunsten der neuen Immunsuppressiva und Antipyretika, die Immunsystem und Fieber unterdrücken und Krebszellen töten sollten. Schließlich sollte auch die Strahlentherapie Teil dieses neuen Instrumentariums werden. Eine Nebenwirkung dieser neuen Behandlungen war, dass sie auch viele gesunde Zellen töteten. Aber da sie Leben retteten, übernahmen wir die Praxis, das Immunsystem bei der Behandlung von Krankheiten nicht anzuregen, sondern zu unterdrücken. Coleys Arbeit landete auf der Müllhalde der

Geschichte. Er hatte jedoch die richtigen Ideen; er wollte sie der Welt nur zur falschen Zeit präsentieren.

Therapien, die das Immunsystem unterdrücken, sind wichtig und haben sich als lebensrettende medizinische Entwicklung erwiesen. Dennoch konnte ich nicht umhin, mich zu fragen, wo wir heute stünden, wenn wir auch an Coleys Erkenntnissen festgehalten hätten, dass das eigene Immunsystem zur Geheimwaffe werden kann, um unheilbare Erkrankungen rückgängig zu machen.

RÜCKBESINNUNG AUF EINE LEKTION AUS DER VERGANGENHEIT

Bei der Visite im Krankenhaus und der Vorbereitung meiner Vorträge betrachtete ich auch weiterhin alles unter dem Aspekt der Spontanheilung – was sie verursachte und wie sie sich reproduzieren ließ. Alte, bislang unbeachtet gebliebene Lektionen aus dem Medizinstudium wie die von Coley und seinen Bemühungen stiegen wie Luftblasen an die Oberfläche meines Bewusstseins. Bemerkungen von aktuellen Patientinnen und Patienten, die sich ungewöhnlich gut erholten, gingen mir nicht mehr aus dem Kopf; sie waren ein Echo dessen, was ich von den Überlebenden in Brasilien gehört hatte.

Ich war davon ausgegangen, dass ich nach Brasilien fahren und die Behauptungen von wunderbaren Heilungen entkräften würde, um die Sache abzuhaken und mein Leben wie bisher fortzusetzen. Stattdessen hatte ich eine neue Leidenschaft entdeckt. Ich war mir sicher, dass da wirklich etwas vor sich ging. Ich wusste zwar noch nicht genau, warum; aber ich hatte das Gefühl, dass es zumindest teilweise auf die neuen wissenschaftlichen Erkenntnisse über das Immunsystem und auf die Faktoren zurückging, die es beeinflussen.

Das Immunsystem ist der wichtigste Faktor bei der Bekämpfung von Erkältungen und der Abwehr weiterer Viren, mit denen wir in Berührung kommen. »Ich bin ziemlich ausgelaugt«, erzählen wir Freunden und Kollegen, während wir die Nase putzen oder beim Niesen in die Ellenbeuge schnäuzen. Haben wir uns eine Erkältung eingefangen, gehen wir fast schon wie selbstverständlich davon aus, dass aufgrund einer Schwachstelle im Immunsystem ein Virus in den Körper schlüpfen konnte, das anderenfalls an unserem Schutzschild abgeprallt wäre. Vielleicht haben wir nicht genügend geschlafen, haben Stress in der Arbeit oder zu Hause. Doch wenn es um Krebs, Herzerkrankungen, Diabetes sowie weitere chronische und unheilbare Krankheiten geht, die so vielen Menschen zu schaffen machen, berücksichtigen wir eher selten, was der Körper und das Immunsystem für uns tun oder auch nicht tun. Wir blicken sofort nach außen und greifen oft zu Maßnahmen, welche die schlimmsten Symptome dieser Krankheiten behandeln sollen, statt nach innen zu schauen und nach der grundlegenden Ursache zu suchen. Möglicherweise liegt sie sogar darin, dass das Immunsystem selbst durch chronische Entzündungsprozesse aus der Bahn geraten ist, wodurch es einerseits an Effektivität eingebüßt hat und andererseits Probleme und Krankheiten verursacht. Obwohl die westliche Medizin in mancher Hinsicht hervorragend ist, behandelt sie Patientinnen und Patienten sehr häufig mit Medikamenten, die ihnen im besten Fall helfen, eine Verschlechterung ihres Zustands zu verhindern. Für gewöhnlich widmen wir uns aber weder dem Studium der Gesundheit noch – und hier widerspricht das Ausmaß der Tatenlosigkeit jeder Vernunft – dem Studium derjenigen, die Wege zur Heilung gefunden haben.

Coleys Experiment zeigte: Zuweilen konnte ein Fieber das

menschliche Immunsystem zurücksetzen, damit es die Krebszellen zu »sehen« und anzugreifen vermochte, die es davor hatte wachsen und gedeihen lassen, fast so, wie der Neustart eines Computers die Festplatte zurück in den Ausgangszustand versetzt. Aus dem Medizinstudium und der jahrelangen psychiatrischen Praxis weiß ich, dass alles, was wir uns einverleiben – von Nahrung und Giftstoffen bis hin zu Gedanken und Gefühlen –, die Immunfunktion grundlegend verändern kann. Unsere Ernährung beeinflusst die Leistung unseres Immunsystems, indem sie den Organsystemen und Zellen die Mikronährstoffe zuführt oder vorenthält, die für Spitzenleistungen nötig sind. Auch unser unmittelbares Umfeld wirkt sich aus: Eine Studie der Stanford University[6] zum Beispiel ergab, dass unsere Umgebung (vom mütterlichen Schoß über das häusliche Umfeld in der Kindheit bis zur aktuellen Lebens- und Arbeitssituation) unsere Immunfunktion stärker beeinflusst und prägt als unsere Gene. Genauer gesagt sind 90 Prozent der chronischen Erkrankungen nicht durch das Genom, sondern durch krank machende Umweltfaktoren bedingt.[7] Der Umgang mit Stress spielt ebenfalls eine Rolle: Wir wissen schon lange, dass chronischer Stress die Funktion des Immunsystems schwächt. Richtungsweisende Arbeiten auf dem Gebiet der Psychoneuroimmunologie und nun auch der positiven Gesundheit, welche die komplexe Verbindung zwischen Gehirn und Immunsystem ausloten, beweisen, dass positive Gefühle und Glück die Immunfunktion steigern und uns damit im wahrsten Sinne des Wortes gesünder machen.

In Brasilien und anderswo erholten sich Patienten vereinzelt ohne medizinische Behandlung von unheilbaren Krankheiten oder weil die Ergebnisse dieser Behandlungen auch die kühnsten Prognosen weit übertrafen. Bei einem bunten Querschnitt von Patienten und Erkrankungen kam es zu einer unsichtbaren, aber wesentlichen Veränderung, sodass sich ihr Immunsystem aufbäumen und das Blatt zugunsten der Gesundheit wenden konnte. Auf dieses »Wie« musste ich mein Augenmerk richten. Ob João de Deus wirklich ein »Wunderheiler« war oder die von der Casa aufgestellten Behauptungen auch tatsächlich alle berechtigt waren, schien mir letztlich bedeutungslos zu sein. Wenn es auch nur vereinzelt echte Spontanremissionen gab, war eine wissenschaftliche Untersuchung möglich, sofern ich alle oberflächlichen Störfaktoren ausschaltete: die Unwahrheiten, die Geringschätzigkeit der Schulmedizin und meine eigenen Ängste, was man wohl von mir halten würde.

Ich hatte zum Teil deshalb mit den Recherchen zum Thema »Spontanremission« begonnen, weil ich bessere Fragen stellen wollte. Daher galt meine erste Frage der Immunfunktion und der Überlegung, warum sie in der modernen Medizin keine höhere Priorität genießt. Warum betrachten wir nicht zuerst die Immunfunktion, wenn sich ein Patient mit einer chronischen oder unheilbaren Erkrankung an uns wendet?

2

GEBORENE KILLER

> In der Wissenschaft geht es weniger darum, neue Fakten aufzudecken, als vielmehr darum, Möglichkeiten zu finden, sie neu zu betrachten.
>
> *Sir William Bragg*

Die moderne Medizin kann man allegorisch mit einer langen Schlange von Rettungswagen vergleichen, die am Fuße einer hohen Klippe parken. Hoch oben wandern Menschen über den Rand der Klippe und stürzen in die Tiefe. Die Rettungswagen sammeln die lädierten Körper ein und bringen sie umgehend ins Krankenhaus, wo man sie mithilfe der neuesten Technik und der neuesten Medikamente zusammenflickt, so gut es geht. Und es geht in vielen Fällen auch ziemlich gut. Wirklich helfen aber würde den Menschen vor allem eins: Man müsste ein Geländer anbringen, sprich Methoden anwenden, die sie darin unterstützen, auf Basis des Immunsystems ein gesundes und vitales Leben aufzubauen, damit sie gar nicht erst von der Klippe stürzen.[8]

Die in diesem Buch porträtierten Menschen haben gesundheitliche Höchstleistungen erbracht. Sie zeigen, dass auch wir die von ihnen verwendeten Prinzipien und Praktiken nutzen können. Diese diagnoseübergreifenden Faktoren lassen sich bei einem breiten Spektrum von Krankheiten einsetzen und verhindern wie ein Geländer, dass manche Menschen in die Tiefe stürzen. Darüber hinaus können sie denjenigen am Fuße der Klippe als Leiter dienen. Wenn man sich intensiver damit auseinandersetzt, können sie vielleicht auch den Menschen ganz unten helfen, wieder ein Stück oder in den »wunderbaren« Fällen von spontaner Heilung sogar ganz nach oben zu klettern.

Wobei ein Absturz schwer zu verhindern sein kann, solange Sie nicht wirklich wissen, welche Faktoren dazu beitragen. Falls Sie zu den vielen Menschen gehören, die an einem fehlenden Geländer gescheitert sind, kann es sogar noch schwieriger werden, den Abhang wieder hinaufzuklettern. Lassen Sie uns auf dem boomenden Gebiet der Immuntherapie nach Hinweisen suchen, wo wir anfangen sollen.

Im Bereich der Immuntherapie schreitet die Entwicklung rasant voran. Ärzte und Wissenschaftler versuchen, die Grenzen unseres Wissens über die natürliche Krankheitsabwehr des menschlichen Körpers zu überwinden. Im Grunde werden bei der Immuntherapie die körpereigenen Immunzellen des Patienten so manipuliert, dass sie Krankheiten bekämpfen – für gewöhnlich Krebs. Der Onkologe Jedd Wolchok revolutioniert die Immuntherapie am zukunftsweisenden Memorial Sloan Kettering Cancer Center. Er sagt, die Ursache für Spontanremissionen sei »entweder göttliche Intervention oder das Immunsystem«.[9]

Was ist unser Immunsystem? Für gewöhnlich bemerken wir es erst, wenn es uns im Stich lässt; und obwohl es für unser Überleben unerlässlich ist, kann es manchmal nicht ganz einfach sein, sich ein Bild davon zu machen. Es erscheint zuweilen ziemlich abstrakt: ein unsichtbarer Schild, der uns hoffentlich auch weiterhin schützt. Dabei ist das Immunsystem durchaus greifbar und real. Es ist neben dem Nervenkostüm das komplexeste System des menschlichen Körpers. Seine Organe, Gewebe und Zellen bilden ein kompliziertes schützendes Netz, das sich durch den ganzen Organismus zieht und mehrere Aufgaben erfüllt. Man könnte sagen, es beginnt bei der Haut, dem Speichel und den Schleimhäuten in den Nasengängen. Hier werden viele Krankheitserreger aufgehalten, eingefangen und neutralisiert, noch bevor sie in den Körper gelangen. Das Immunsystem reicht bis ins Knochenmark, wo die weißen Blutkörperchen gebildet werden: seine intelligenten, hoch spezialisierten, flinken und gnadenlosen Soldaten. Ob eindringende Krankheitserreger oder wuchernde Krebszellen – sie bringen sie zur Strecke und schalten sie aus.

Das Immunsystem verteidigt uns in jeder Sekunde entschlossen gegen fremde Eindringlinge und aufkeimende innere Probleme, ob wir wachen oder schlafen. Wie ein erstklassiges Antivirenprogramm ist es ununterbrochen im Hintergrund aktiv, analysiert die Lage, sucht nach Problemen, korrigiert Fehler und blockt Viren. Sogar während Sie hier sitzen und lesen, ist das Immunsystem fleißig. Jeder Ihrer Atemzüge wird auf Eindringlinge geprüft. Nachts, wenn wir schlafen, produziert es vermehrt Proteine, die es bei der Identifikation und Beseitigung schädlicher Krankheitserreger und entarteter Zellen unterstützen. Wenn es mit den nötigen körperlichen und emotionalen Nährstoffen ausgestattet ist, ermittelt es geschickt, wie es uns am besten schützen kann, und entwickelt maßgeschneiderte und individuell auf die jeweilige Situation abgestimmte Lösungen. Bekommt es dagegen nicht, was es für eine optimale Funktion benötigt, arbeiten Zellen und Nachrichtenübermittlung schleppend, neigen zu Fehlern und Missverständnissen.

Damit diese stete Wachsamkeit gewahrt bleibt, werden im Knochenmark ständig neue weiße Blutkörperchen gebildet.

Anschließend werden sie zum Thymus geschickt, einem kleinen Organ hinter dem Brustbein, wo sie wachsen und reifen, ehe die voll entwickelten kampfbereiten Zellen ins Blut ausschwärmen. Sie bewegen sich sogar schneller durch den Körper als das Blut. Ziemlich erstaunlich, wenn man bedenkt, dass ein rotes Blutkörperchen etwa eine Minute für eine Runde durch den Körper braucht. Es gibt viele verschiedene Arten von weißen Blutkörperchen. Sie alle haben eigene Aufgaben und können Hunderte von winzigen Beinchen ausbilden, um sich damit an den Gefäßwänden festzuhalten und wie Tausendfüßler an Stellen zu eilen, an denen es zu einem Schnitt oder einer Infektion gekommen ist, wo die Immunbarriere anderweitig durchbrochen wurde oder an denen ein interner Notfall wie eine bedrohlich mutierte entartete Zelle vorliegt.[10]

Viele körperliche Symptome, die wir für »schlecht« halten und üblicherweise mit Medikamenten abstellen, sind in Wirklichkeit wichtige Aspekte im Kampf des Immunsystems gegen Krankheitserreger. Nehmen wir zum Beispiel die Rötung und Schwellung im Bereich einer Schnitt- oder Schürfwunde. Die Rötung entsteht dadurch, dass sich Blutgefäße und Kapillaren weiten, damit die Immunzellen zur Infektionsbekämpfung die Verletzungsstelle so schnell wie möglich erreichen: wie der Verkehr, der eine Rettungsgasse für den Krankenwagen bildet. Dort angekommen bilden die Zellen selbstständig Teams: Die einen sind für Aufräumarbeiten, die anderen für Reparaturen und wieder andere für die Bildung neuen Gewebes zuständig. Wenn die Zellen ihre Arbeit verrichten, kommt es zur Schwellung. Solange eine Infektion erfolgreich verhindert werden kann, ist diese Art von Entzündung eine normale, gesunde und für die Heilung notwendige Reaktion.

Das beste Beispiel für eine oft missverstandene Immunreaktion dürfte aber das Fieber sein. Wenn wir Fieber bekommen, suchen wir meist sofort nach einer Möglichkeit, es wieder loszuwerden. Bis vor nicht allzu langer Zeit lautete die medizinische Standardempfehlung, Fieber mit frei verkäuflichen Medikamenten, sogenannten Antipyretika, zu kontrollieren. Dann tauchten Theorien auf, dass das Fieber unser Immunsystem in Wirklichkeit vielleicht sogar unterstützt – vorausgesetzt, es ist nicht gefährlich hoch.

Im Jahr 2011 beschloss ein Forscherteam der Abteilung für Immunbiologie am Roswell Park Comprehensive Cancer Center in Buffalo im US-Bundesstaat New York, sich die Sache ein wenig genauer anzusehen. Die Wissenschaftler beobachteten, dass Tiere in freier Wildbahn nicht versuchten, ihr Fieber durch Kühlung zu senken. Sie versuchten vielmehr, den Zustand des Fiebers zu erhalten, indem sie einen wärmeren Ort aufsuchten.

Warum sollten sie so etwas tun?

Bei einem Experiment mit Mäusen lösten die Wissenschaftler bei einem Teil der Tiere Fieber aus, bei den anderen nicht. Sie stellten fest, dass die Fiebergruppe signifikant mehr T-Zellen zur Bekämpfung von Krankheitserregern produzierte als die Kontrollgruppe. Darüber hinaus schien die höhere Temperatur den Zellen des Immunsystems zu helfen, schneller und genauer zu arbeiten. Im Grunde machten die T-Zellen bereits einen ziemlich guten Job, doch wenn ihnen bei ihren Razzien und Überprüfungen etwas entging, konnte der Faktor Wärme Superkräfte entfesseln und sie zu Höchstleistungen antreiben.

Fieber ist eines der vielen genialen Instrumente des Immunsystems, so unangenehm es auch ist. Es hilft dem Körper, zusätzliche Zellen zur Virenbekämpfung herzustellen, um ihn schneller von einer Erkältung oder Grippe zu befreien. Diese Erkenntnis knüpft an Coleys Entdeckung vor über hundert

Jahren an, dass eine Verbindung zwischen hohem Fieber und dem Verschwinden von Krebsgeschwüren besteht. Coley war durch Zufall über die folgende Erkenntnis gestolpert, ohne sie voll und ganz zu verstehen: Wenn das Immunsystem einheizte, um die Infektionsbekämpfung in Schwung zu bringen, bestand eine unerwartete Nebenwirkung darin, dass es auch Krebs besser bekämpfte. Wenn wir also eine Fieberreaktion mit Medikamenten unterdrücken, sabotieren wir möglicherweise auch die Bemühungen unseres Immunsystems, uns gesund zu machen.

So großartig das menschliche Immunsystem auch ist, arbeitet es doch nicht immer ganz perfekt. Manchmal geht etwas schief. Wenn es an den nötigen körperlichen und emotionalen Nährstoffen fehlt, kann das Immunsystem bei der Vorbereitung des Angriffs gegen eine Bedrohung durcheinanderkommen. Es kann überreagieren oder das falsche Ziel anvisieren. Allergien sind ein Beispiel dafür, dass es zu heftig auf etwas reagiert, das keine echte Bedrohung darstellt. Bei manchen Menschen verursacht ein Hauch von Pollen pochende Kopfschmerzen und eine laufende Nase; bei anderen kann ein winziges Stückchen Erdnuss geradewegs in einen anaphylaktischen Schock münden. Die Reaktionen – bei der einen handelt es sich um eine Unannehmlichkeit, bei der anderen um einen lebensbedrohlichen Notfall – unterscheiden sich, aber der Mechanismus ist der gleiche. Es ist eine Störung des Immunsystems, ein Fehler in der Programmierung; und sobald er im Code des Körpers festgeschrieben ist, kann es schwierig werden, ihn wieder auszumerzen. Allein in den Vereinigten Staaten leiden fünfzig Millionen Menschen an irgendwelchen Allergien, und in den meisten Fällen behandeln wir lediglich die Symptome. Obwohl einige Forschungen inzwischen andeuten, dass industriell verarbeitete Nahrungsmittel und chemische Stoffe eine Rolle spielen könnten, wissen wir noch immer nicht genau, warum es zu dieser häufigen Störung des Immunsystems kommt und wie wir sie beseitigen können.

Bei Autoimmunstörungen spielt das Immunsystem ganz besonders verrückt. Bei diesen Erkrankungen wendet sich der Körper gegen sich selbst und greift an, was er eigentlich schützen sollte. Er markiert körpereigene Zellen, Gewebe oder Organe als »körperfremd« und geht dann dagegen vor. Ein Beispiel ist der Typ-1-Diabetes. Dabei zerstört das Immunsystem die Zellen der Bauchspeicheldrüse, sodass der Körper kein Insulin mehr herstellen kann, das er für den Zuckerstoffwechsel und sein Überleben benötigt. Einige Autoimmunerkrankungen wie Typ-1-Diabetes treten bereits in jungen Jahren auf und sind in der DNS der Betroffenen codiert. Viele andere machen sich jedoch erst zu einem viel späteren Zeitpunkt im Leben bemerkbar und haben oft keine starke genetische Komponente. Wenn sie erst einmal vorhanden sind und allmählich voranschreiten, gelten sie meist als »unheilbar«. Dann rückt eher die Frage in den Mittelpunkt, wie man mit der Krankheit leben und umgehen kann, statt sie zu heilen. Einige der Personen, die ich im ersten Teil des Buches vorstelle, sind vollständig von Autoimmunerkrankungen genesen, dic als unheilbar gelten: Krankheiten wie Typ-2-Diabetes, Lupus erythematodes und Morbus Bechterew (Spondylitis ankylosans), einer verheerenden und schnell voranschreitenden Form von Arthritis, bei der Wirbelsäule und Becken »versteifen«. In allen diesen Fällen haben die Betreffenden zufällig eine Möglichkeit gefunden, das Immunsystem neu hochzufahren und die falsche Programmierung zu löschen, die dafür sorgte, dass es körpereigene Zellen und Gewebe attackierte, und es komplett auf eine normale, gesunde Immunfunktion zurückzusetzen.

ZÜCKEN SIE IHRE GEHEIMWAFFE

Wie haben diese Menschen das geschafft, und wie entstehen Autoimmunstörungen überhaupt? In einigen Fällen vermuten wir einen Zusammenhang zwischen den auslösenden Faktoren, unserer Umgebung und unserer Ernährung. Noch vor wenigen Jahrzehnten waren Autoimmunstörungen so gut wie unbekannt. Aber mit dem sprunghaften Anstieg des routinemäßigen Einsatzes von Chemikalien in Landwirtschaft und Handel stiegen auch die Fälle von Autoimmunerkrankungen. Autoimmunstörungen gehören heute sogar zu den häufigsten Todesursachen bei jungen Frauen und Frauen mittleren Alters.[11] Es gibt Hinweise, wonach verschiedenste Faktoren von Umweltgiften über frühere Infektionen bis hin zu langfristigem Verschleiß durch chronischen Stress eine solche Störung anstoßen können. Sogar eine Schwangerschaft kann der Auslöser sein! Bei einer Studie in Dänemark fanden Wissenschaftler heraus, dass Frauen, die Kinder geboren hatten, deutlich häufiger Autoimmunerkrankungen entwickelten als Geschlechtsgenossinnen, die nicht Mutter waren. Sie wussten bereits, dass in der Schwangerschaft Zellen vom Fötus auf den mütterlichen Blutkreislauf übergehen und sich überall in ihrem Körper einnisten. Noch Jahrzehnte später lassen sich Fötuszellen der Kinder in Hirngewebe oder Knochenmark der Mutter nachweisen. Die Wissenschaftler stellten die These auf, dass der Körper vieler Frauen in dem Versuch, diese Zellen aufzuspüren und dagegen vorzugehen, in ein selbstzerstörerisches Muster verfalle.

Bei Autoimmunerkrankungen wie Diabetes, rheumatoider Arthritis, Lupus erythematodes und vielen mehr gibt es zahlreiche unbekannte Faktoren. Die Auslöser sind höchst individuell und von Mensch zu Mensch verschieden. Am Ende aber läuft es darauf hinaus, dass irgendetwas das Immunsystem zum Entgleisen gebracht hat wie ein Felsbrocken, der auf Eisenbahnschienen liegt. Unabhängig davon, ob es eine angeborene Gensequenz, ein vom Körper aufgenommenes Toxin oder eine heiß ersehnte Schwangerschaft war, bleibt die anschließende Mission immer gleich: Wir müssen den Zug wieder auf die Schienen setzen, statt Zeit zu vergeuden, in der unser Körper weiter Schaden nimmt.

Es wäre unglaublich, wenn unser Immunsystem niemals entgleiste oder in die Irre geleitet würde, wenn es perfekt funktionsfähig bliebe wie eine gut geölte Maschine. Aber selbst Maschinen müssen gewartet werden. Wie können wir erwarten, dass unser Immunsystem ständig Höchstleistungen erbringt und gesunde Zellen korrekt und zügig auf Anweisungen von oben reagieren, wenn wir es anders als unser Auto nicht einmal warten? Ich weiß, dass ich meinem Körper und meinem Immunsystem lange Zeit weniger Aufmerksamkeit geschenkt habe als meinem Wagen, den ich regelmäßig zum Ölwechsel und zu den empfohlenen Kundendiensten in die Werkstatt brachte. Das ist schon seltsam, denn anders als ein Körper ist ein Pkw letztlich ersetzbar.

Wie also können wir dafür sorgen, dass unser Immunsystem auch weiterhin erstklassig funktioniert, oder es wieder aufladen, falls es gerade erschöpft ist? Wie können wir die Faktoren meiden, die eine der inzwischen allzu verbreiteten Autoimmunstörungen auslösen können, oder das Immunsystem neu hochfahren, sofern wir bereits an einer Autoimmunerkrankung leiden?

Eine der Geheimwaffen unseres Immunsystems ist seit dem Beginn menschlichen Lebens auf Erden ein fester Bestandteil unserer Biologie: die »natürliche Killerzelle«. Sie gehört zu den weißen Blutkörperchen (Leukozyten), die im Knochenmark gebildet und auf bestimmte Aufgaben programmiert werden. Zu den Leukozyten zählen unter anderem die Helferzellen, die kritische Zellen für die Beseitigung markieren, sowie die Gedächtniszellen, die sich Viren und Bakterien merken, damit sie beim nächsten Mal besser bekämpft werden können. Die natürliche Killerzelle ist gewissermaßen der James Bond des Immunsystems. Sie ist eine Spionin mit Spezialausbildung und hat die Lizenz zu töten. Sie spielt eine wesentliche Rolle bei der Eliminierung von Tumoren und virenbefallenen Zellen. Sie spürt sie auf, verschlingt sie und spült sie aus dem Körper.

Die natürlichen Killerzellen gehören zu den Leukozytenarten, denen ein Fieber Superkräfte verleiht. Sie waren zweifellos auch Mitglieder des Teams, das bei Coleys Experimenten für den Tumorabbau im Einsatz war. Nun können wir selbstverständlich nicht herumlaufen und versuchen, uns Infektionen einzufangen und gefährlich hohes Fieber zu provozieren, um unser Immunsystem auf Trab zu bringen. Wir können aber sehr wohl aus Coleys Experiment lernen, das den Beweis erbrachte, dass man dem Immunsystem durchaus einen Schubs geben kann, damit es seine Aufgabe besser erfüllt.

75 Jahre nachdem William Coley neben der sterbenden Bessie Dashiell saß und sich fragte, wie er sie hätte retten können, nahm ein anderer junger Chirurg das Skalpell zur Hand und schickte sich an, mit der routinemäßigen Entfernung einer Gallenblase zu beginnen. Dr. Steven Rosenbergs Patient strotzte nicht gerade vor Gesundheit. Der ältere Herr war schon sein Leben lang Alkoholiker und bekannt dafür, dass er jede Woche ein paar Liter Bourbon tankte. Bei einem der ersten Termine hatte er zudem offenbart, dass man vor Jahren Magenkrebs im Endstadium mit Metastasen in der Leber bei ihm festgestellt habe. Doch der sei offenbar einfach »verschwunden«.[12]

Rosenberg glaubte ihm nicht. *Aber sicher doch,* dachte er. Er wusste, dass diese Art von Magenkrebs unheilbar war. Der Mann musste verwirrt sein. Aber er fand den ursprünglichen Pathologiebericht und stellte zu seinem Erstaunen fest, dass der alte Knabe die Wahrheit gesagt hatte. Zum Zeitpunkt der Diagnose hatten die Ärzte den Tumor entfernt, um dem Mann Zeit zu verschaffen und ihm das Leben etwas angenehmer zu machen. Aber der Krebs hatte bereits gestreut, und in seiner Leber wuchsen zahlreiche Tumoren heran. Er befand sich im Endstadium der Erkrankung. Es war nur noch eine Frage der Zeit. Man ging davon aus, dass er innerhalb weniger Monate stürbe.

Es war eigentlich unmöglich, dass dieser Mann zwölf Jahre später wegen einer Gallenblasen-OP auf Rosenbergs Operationstisch liegen würde. Der Arzt wusste nicht, wie er noch am Leben sein konnte. Und er war sich nicht sicher, was er bei der Entfernung der Gallenblase finden würde.

Er setzte einen seitlichen Schnitt direkt unterhalb des Brustkorbs entlang der untersten Rippe. Die birnenförmige Gallenblase, die Galle abgibt und die Verdauung unterstützt, befindet sich unter der Leber, die wie eine Decke darübergebreitet ist. Bevor Rosenberg mit der Gallenblasenentfernung fortfuhr, hielt er neugierig inne und betastete die Leber. Inzwischen sollte sie von Tumoren nur so wimmeln. Zwölf Jahre zuvor hatte der Chirurg notiert, das gesamte Organ sei von dichten, steinharten Knoten wie Kies durchzogen. Aber die Leber war wie Seide. *Nicht schlecht für einen Alkoholiker,* dachte er. *Was er wohl für eine Marke trinkt?*

Perplex fuhr Rosenberg mit der Gallenblasen-OP fort und machte den Patienten wieder zu. Diesem scheinbar in jeder Hinsicht ganz gewöhnlichen Herrn war Außergewöhnliches widerfahren.

In den Tagen nach dem Eingriff gingen dem jungen Chirurgen viele Fragen durch den Kopf. Es war eine unglaubliche Entdeckung: Ein Mann, von dem man erwartet hatte, dass er innerhalb weniger Monate einer der aggressivsten, tödlichsten Krebsarten überhaupt erliegen würde, hatte zugesehen, wie sein Körper die Krankheit abschüttelte, als sei sie nicht mehr als eine Erkältung. Und niemand hatte davon gewusst. Denn nach der Entfernung des Tumors war es dem Patienten besser gegangen, und er hatte sich einfach nicht mehr im Krankenhaus gemeldet. Als er nicht mehr aufgetaucht war, war auch niemand der Sache nachgegangen. Man hatte wohl angenommen, dass er woanders hingegangen oder schlicht gestorben war. Für das behandelnde Krankenhaus wurde er zu einem Blatt Papier in einer Akte. Indes war der Mann einfach ins Leben hinausmarschiert – glücklich und gesund, ohne zu wissen, warum. Am Ende war seine beispiellose Heilung nur wegen eines Gallensteins ans Licht gekommen. Für Rosenberg war sie »ein Rätsel von letztlich gigantischen Ausmaßen«,[13] als stieße man beim Graben eines Brunnens im Garten auf Rohöl. Irgendwie musste sich auch diese Sache raffinieren und etwas Nützliches daraus gewinnen lassen, etwas, was anderen Menschen helfen konnte.

Da er einen biologischen Mechanismus, eine einzigartige physiologische Eigenschaft dieses Patienten vermutete, spritzte er sein Blut versuchsweise einem anderen Magenkrebspatienten. Aber er konnte an dem Blut nichts Besonderes entdecken, jedenfalls nichts, was sich auf diese Weise übertragen ließe; und am Ende starb der andere Patient. Rosenberg wurde klar, dass das Blut seines Patienten keine magischen oder wunderbaren Eigenschaften besaß, welche die Tumoren zum Schmelzen gebracht hatten. Es war etwas anderes geschehen. Irgendetwas hatte einen Schalter in seinem Immunsystem umgelegt, das daraufhin angesprungen und die Krebszellen selbstständig beseitigt hatte. Und wenn dies so war, wäre das sicher kein einmaliges, sondern ein reproduzierbares Ereignis. Man wäre in der Lage herauszufinden, wie man diesen Schalter auch im Immunsystem anderer Menschen umlegen konnte, als könne man es anschalten, um Krankheiten zu beseitigen.

Wie bei Coley und Bessie Dashiell regte der Fall der verschwundenen Magenkrebserkrankung Rosenberg zu einer lebenslangen Suche nach einem besseren Verständnis für das menschliche Immunsystem und nach Möglichkeiten an, wie man seine angeborenen Fähigkeiten und Kräfte im Kampf gegen tödliche Krankheiten nutzen und schärfen konnte. Heute leitet er die Tumor Immunology Section (etwa »Abteilung für Tumorimmunologie«) des National Cancer Institute in den Vereinigten Staaten und ist Vorreiter einer neuen Behandlungsrichtung, der Immuntherapie bei Krebs. Sie sucht nach Möglichkeiten, das Immunsystem im Kampf gegen den Krebs zu nutzen, statt es zu unterdrücken. Wie ein Archäologe, der ein verscharrtes Skelett Knochen für Knochen freilegt, hat er in den vergangenen vierzig Jahren nach und nach viele Geheimnisse des Immunsystems gelüftet und sich dem Gesamtbild immer weiter angenähert.

Rosenberg konnte nie herausfinden, was damals im Jahr 1968 zu Beginn seiner medizinischen Laufbahn den Fall von Spontanremission verursacht hatte. Warum die Magenkrebserkrankung des Mannes verschwunden ist, bleibt ein Rätsel. Wie bei so vielen ähnlichen Fällen geschah es sozusagen im Dunkeln, als niemand hinsah. Die Erforschung von Spontanheilungen ist häufig Detektivarbeit. Man versucht, anhand einer stets lückenhaften Reihe von Hinweisen zusammenzustoppeln, was wann passiert sein könnte.

Heute gelten derartige Fälle noch immer als »Wunder«.

Morgen werden wir wie gesagt darauf zurückblicken und erkennen, was sie wirklich waren: Stufen auf der langen, steilen Treppe des Wissens. Allerdings fördern wir schon heute neue Möglichkeiten zutage, wie wir Einfluss auf das Immunsystem nehmen können, so als würden wir ein Programm hacken, um einen fehlerhaften Code zu korrigieren.

Mithilfe der Immuntherapie lassen sich zwar noch nicht alle Arten von Krebs oder unheilbaren Krankheiten bekämpfen, doch die Fortschritte Rosenbergs und weiterer Immunologen sind bahnbrechend. Er fand heraus, wie man bestimmte Zellen entnehmen, sie so »trainieren« kann, dass sie ihre Aufgaben besser erfüllen, und wieder in den Körper einbringen kann, damit sie dort Krebszellen jagen und vernichten. In letzter Zeit arbeiten Rosenberg und sein Team an einer neuen Therapie mit sogenannten Immuncheckpoint-Inhibitoren zur Reaktivierung von Immunzellen, die von einem wachsenden Tumor abgeschaltet wurden: einer von vielen Tricks, mit denen der Krebs die Kontrollen unseres Immunsystems umgeht.

Diese Fortschritte sind unglaublich und retten Menschen mit bestimmten Arten von Krebs das Leben. Aber zum aktuellen Zeitpunkt funktioniert die Immuntherapie weder bei allen Patienten noch bei allen Erkrankungen. Es ist immer noch eine Nischentherapie, die nur in bestimmten Situationen verfügbar ist. Was also können auch alle anderen daraus lernen?

Die Erfolge der aktuellen Immuntherapie offenbaren, dass durchaus in allen Menschen die Kraft verborgen sein könnte, unheilbare Krankheiten zu überwinden. Die Immuntherapie ist eine hochtechnische und äußerst präzise Möglichkeit, bestimmte Zellen des Immunsystems gezielt dazu zu veranlassen, gegen Krebs vorzugehen. Eine Immuntherapie kann man zwar nicht selbstständig zu Hause machen. Man kann aber sehr wohl mit dem eigenen Immunsystem kommunizieren, und vielleicht gelingt dies – wie bei vielen, die eine Spontanheilung erfahren – sogar so gut, dass man seine Funktion verändern und das Blatt zugunsten der Gesundheit wendet.

KOMMUNIKATIONSAUFBAU: WIE MAN MIT DEM IMMUNSYSTEM SPRICHT

Warum gehen unsere natürlichen Killerzellen manchmal auf mutierende Krebszellen los und schaffen sie weg, um sie ein anderes Mal zu übersehen? Wann arbeiten sie für uns und bringen Krankheitserreger und virale Eindringlinge zur Strecke, und wann wenden sie sich gegen uns, greifen körpereigene Gewebe und biologische Systeme an?

In den Fünfzigerjahren ging ein junger Theologiestudent und Priesteramtskandidat in die Geschichte der Spontanremission ein. Er war der Erste, der nach einer schweren Erkrankung eine aufsehenerregende Spontanheilung erlebte, während er sich in Behandlung und unter der genauen Beobachtung mehrerer Ärzte befand.[14]

Mit Anfang zwanzig begab sich Daniel in Therapie. Es ging ihm nicht gut. Er war in einer streng religiösen Familie aufgewachsen und kämpfte mit tief sitzenden Schuldgefühlen im Hinblick auf Sex und Sünde. Er hatte gewaltige Probleme im sozialen Umgang. Sein Arzt beschrieb ihn als »rebellisch, verängstigt, furchtsam und rigide«. Daniel wusste nicht, was er mit seinem Leben anfangen sollte, und das quälte ihn. Die Studienzeit beschrieb er gegenüber seinem Therapeuten als »wandelnden Albtraum«. Nach dem Studienabschluss wurde es nur noch schlimmer. Er hatte immer geglaubt, einmal Pastor zu werden, hielt sich aber des Berufs, den er als seine Berufung betrachtete, nicht für würdig. Er verweigerte die Ordination. Er lernte eine Frau kennen und glaubte, eine Beziehung zu ihr aufbauen zu können, aber es war schwierig. Er hielt sie auf Abstand, verhielt sich starr und kontrollierend. Die Therapie brachte ihn nicht weiter. Völlig verloren zog er sich in ein virtuelles Gefängnis aus Wut, Schuld und Scham zurück.

Im Januar 1959, mit 26 Jahren, tastete Daniel etwas Hartes in seinem linken Hoden und begab sich umgehend in ärztliche Behandlung. Die Diagnose lautete schließlich Embryonalzellkarzinom. Seine Ärzte versuchten, den Krebs sofort mit einer Tumoroperation zu entfernen. Anfangs hofften sie, dass sie damit erfolgreich gewesen waren. Doch nach der Operation stürzte Daniel noch tiefer in die Depression. Er hatte das Gefühl, Gott würde ihn mit der Krankheit für seine Sünden strafen. Außerdem überwältigte ihn die Sorge wegen seiner Arztrechnungen, die zu begleichen ihn in arge Not brachte.

Vier Monate nach der Operation entdeckten seine Ärzte, dass der Krebs erneut aufgeblüht war, auf sein lymphatisches System übergegriffen und im ganzen Körper gestreut hatte. Tumoren wucherten in den Lymphknoten der Achseln und des Halses, sodass er den Kopf kaum aufrecht halten konnte. Metastasen waren überall in seiner Lunge und seiner Brusthöhle verstreut. Eine Lymphknotenbiopsie bestätigte, dass es sich dabei wieder um das Embryonalzellkarzinom handelte.

Die Prognose hätte schlechter nicht sein können: Seine Chancen, noch ein Jahr zu leben, waren gleich null. Als er die Ärzte um eine ehrliche Auskunft bat, wie viel Zeit ihm noch blieb, sagten sie: »Wochen.«

Sein Therapeut stellte ihm eine Frage: »Was möchten Sie noch tun, bevor Sie sterben?«

Ohne zu zögern, erwiderte er: »Ich möchte ordiniert werden und heiraten.«[15]

Die verheerende Krankheit hatte seine Wünsche und Träume überdeutlich hervortreten lassen. Trotz des bevorstehenden Todes empfand Daniel einen nie gekannten Frieden und eine völlig neue Klarheit. Es wurden sofort Vorkehrungen für seine Ordination getroffen, und seine Familie begann mit den Vorbereitungen zu einer improvisierten Hochzeit. Trotz allem waren Daniel und Constance glücklich.

Sie heirateten ein paar Wochen später, am 13. Juli. In seinem Hochzeitsanzug wirkte Daniel wie ein Gespenst. Er sah aus, als würde er die Zeremonie nicht überstehen. Aber seltsamerweise waren die Geschwüre an seinem Hals merklich kleiner geworden. Daniel und seine frisch angetraute Ehefrau betrachteten dies als kurzen Aufschub, als eine Art letztes Aufbäumen, bevor der Krebs ihn umbringen würde.

Aber wenige Tage nach der Zeremonie waren die Tumoren an Daniels Hals vollständig verschwunden. Eine Woche später, am 20. Juli, ordneten die neugierig gewordenen Ärzte eine Röntgenaufnahme an. Zu ihrem großen Erstaunen zeigte sie nicht nur, dass die sichtbaren Tumoren im lymphatischen System gänzlich verschwunden waren; sie ergab auch, dass die Lungenmetastasen in seiner Brust schrumpften. Eine Erklärung hatten sie nicht dafür. Seit das Ausmaß seiner Erkrankung bekannt geworden war, hatte er sich lediglich einer palliativen Behandlung unterzogen. Eine weitere Röntgenuntersuchung am 31. Juli erbrachte das Ergebnis, dass die Metastasen verschwunden waren. Die dunklen Flecken auf dem Röntgenbild waren wie ausradiert.

Ein paar Tage später wurde Daniel ordiniert, und am 8. August 1959 informierte man ihn darüber, dass sich der Krebs vollständig zurückgebildet hatte. In seinem Körper war keine Spur von Krankheit mehr nachzuweisen. Er war vollständig genesen.

Da die psychischen Faktoren in diesem Fall bekannt und haarklein aufgezeichnet worden waren, gewährt er einen unglaublichen Einblick in die Verbindung zwischen Geist und Immunsystem. Es ist der einzige bekannte Fall von Spontanremission, bei dem sich der Patient vor der Erkrankung sowie während ihres Ausbruchs, ihrer Entwicklung und ihrer verblüffenden Regression in Therapie und unter psychiatrischer Beobachtung befunden hatte. Das Auf und Ab von Daniels aggressiver Krebserkrankung spiegelte auf Schritt und Tritt seinen psychischen Zustand, was viele wichtige Fragen aufwirft: Inwiefern hatte ihm die tödliche Bedrohung die Freiheit gegeben zu leben? Ging es angesichts der zahlreichen medizinischen wie psychischen Veränderungen im Laufe seiner Genesung um den Tod seines falschen und die Geburt seines wahren Selbst? Darum, die Angst zu überwinden und das Leben und seine Aufgabe anzunehmen? Um die Erlösung durch das Gefühl, geliebt zu werden?

Werfen wir einen kurzen Blick auf das Nervensystem: ein komplexes Netz aus Nervenzellen, das sich blitzend durch den ganzen Körper schlängelt. Sie verfügen im wahrsten Sinne des Wortes über Milliarden von Nervenzellen oder Neuronen, die einfach alles möglich machen – von der Bewegung eines Fingers bis hin zu starken emotionalen Empfindungen. Die Nervenzellen schicken unablässig Nachrichten durch das System, die ebenso schnell durch den Körper flitzen wie elektrischer Strom.

Wie wir inzwischen wissen, sind Immun- und Nervensystem eng miteinander verbunden. Es sind keine getrennten Funktionskreise, die unabhängig voneinander in unterschiedlichen Bereichen des Körpers agieren, sondern überlappende Netze, die Informationen austauschen, also miteinander kommunizieren.

Zunächst einmal ist das Nervensystem unmittelbar mit dem Thymus verbunden, einer der Triebfedern des Immunsystems. Der Thymus lässt natürliche Killerzellen und andere Leukozytenarten reifen und schickt sie auf Befehl in den Körper hinaus. Noch faszinierender aber: Wie den Wissenschaftlern inzwischen bekannt ist, verfügen auch die Zellen des Immunsystems über Neurorezeptoren. Früher glaubte man, dass Neurorezeptoren ausschließlich in Gehirn und Nervensystem vorkämen, bis Candace Pert, die oft als »Mutter der Psychoneuroimmunologie« bezeichnet wird, Rezeptoren für Neurotransmitter und Neuropeptide auf den Wänden der Zellen des Gehirns und des Immunsystems entdeckte.

Was genau sind Neurorezeptoren? Im Grunde ermöglichen sie die Kommunikation zwischen den Nervenzellen. Es ist wie eine offene Funkfrequenz, über die man sich mit einem Walkie-Talkie unterhalten kann. Bei den Immunzellen, die unaufhörlich durch unseren ganzen Körper streifen, ist dieser Kanal immer offen. Sie stehen in direkter Kommunikation mit unserem Nervensystem. Deshalb wird alles, was in unserem Kopf so vor sich geht, geradewegs ans Immunsystem übertragen. Fälle wie der von Daniel zeigen, dass unsere Emotionen zu unserem Immunsystem sprechen können – zuweilen mit unerwartet dramatischen Folgen.[16]

Bei eingehender Beschäftigung mit Daniels Fall fand ich heraus, dass er sich in den Tagen seiner raschen und erstaunlichen Genesung einer hypnotischen Regression bei seinem Therapeuten unterzogen und dabei erneut die tiefe, bedingungslose Liebe seiner geliebten Urgroßmutter erlebt hatte. Später schrieb Daniel seine Heilung zu einem großen Teil dem anhaltenden und unerschütterlichen Gefühl zu, dass ihn diese für ihn so wichtige Frau geliebt hatte. War es möglich, dass dieses intensive Gefühl, geliebt zu werden, an sein Immunsystem übermittelt worden war und etwas tief in ihm wieder zum Leben erweckt hatte? Es spielt keine Rolle, ob eine Therapiesitzung, eine liebevolle Beziehung, eine tiefe Meditation oder der gezielte Einsatz geistiger Bilder der Ursprung sind: Die Liebe berührt und heilt etwas, was für Medikamente unerreichbar ist.

Außerdem senden nicht nur Immun- und Nervensystem auf der gleichen Frequenz. Hatten auch Sie schon einmal eine dieser Ahnungen, die man gemeinhin als »Bauchgefühl« bezeichnet? Nun, das hat seinen Grund.

Im Darm (besser gesagt im gesamten Verdauungsapparat mit Speiseröhre, Magen, Dünn- und Dickdarm) befinden sich über hundert Millionen Nervenzellen – mehr als im Rückenmark. Der Neurotransmitter Serotonin unterstützt die Regulation von Stimmung, Gedächtnis, Sozialverhalten, sexuellem Verlangen und Sexualfunktion, aber auch Appetit, Verdauung und Schlaf (und viele Antidepressiva setzen an diesem Punkt an).[17] Er wird im Wesentlichen im Darm synthetisiert, wo mehr als 90 Prozent des im Körper vorhandenen Serotonins ihren Ursprung haben.[18] Da der Darm so starke Auswirkungen auf die Stimmung, die Gefühle und sogar die Gedanken hat, betrachten ihn die Forscher inzwischen als eigenständiges »Gehirn«. Die Zellen des Darms produzieren das Serotonin jedoch nicht allein: Sie arbeiten mit den Mikroorganismen im Darm zusammen, die auch »Mikrobiom« (früher »Darmflora«) genannt werden.[19]

Das Mikrobiom ist ein ganzes, mikroskopisch kleines Ökosystem, das in unserem Körper wächst und gedeiht. Es ist komplex, intelligent und so einflussreich, dass es durchaus darüber entscheiden könnte, ob wir genesen … oder nicht.

DAS MIKROBIOM

Wenn vom Mikrobiom die Rede ist, sprechen wir im Grunde über uns und die Billionen Bakterien, die in und auf unserem Körper leben. Obwohl sich die meisten von ihnen im Darm befinden, sind sie im ganzen Körper verteilt. Es ist ein Netz des Lebens, das in vielerlei Hinsicht wie ein zusätzliches Organ funktioniert. Die meisten dieser Bakterien, die in allen Ecken und auf allen Oberflächen des Körpers leben, sind nützlich. Da wir ihnen ein Zuhause geben, arbeiten sie für uns: Sie verdauen unsere Nahrung, produzieren Vitamine und Neurotransmitter, die der Körper braucht, und hindern sogar »schlechte« Bakterien daran, Fuß zu fassen. Die nützlichen Mikroorganismen, die in Symbiose mit uns leben, machen bis zu 3 Prozent der Körpermasse aus. Und sie sind in der Überzahl: Auf jede Körperzelle kommen hundert Bakterienzellen.

Die Frage ist also, wo wir aufhören und unsere Bakterien beginnen. Sie ist schwieriger zu beantworten, als uns vielleicht lieb ist. Die Bakterien unserer Mikrobiota haben einen enormen Einfluss auf unsere Gesundheit und können eine große Rolle dabei spielen, ob wir erkranken und ob wir uns im Falle einer Erkrankung wieder erholen.

Unser individuelles Mikrobiom ist so einzigartig wie ein Fingerabdruck. Es wurde bei der Geburt geprägt, als wir den Geburtskanal passierten und dabei von den mütterlichen Bakterien besiedelt wurden. Seither wird es von unserer Umgebung, unserer Ernährung, den von uns bereisten Orten sowie unseren beruflichen Tätigkeiten geformt. Sobald wir in eine neue Umgebung kommen, erweitert sich unser Mikrobiom, das immer im Wandel ist, und wird im besten Falle bunter und vielfältiger. Eines aber kann ihm einen massiven Rückschlag versetzen: Antibiotika.

Antibiotika stellen einen großen medizinischen Entwicklungssprung dar und retten Leben. Aber sie haben auch typische Nebenwirkungen und vernichten zusammen mit den »schlechten« Bakterien, die sie angreifen, auch die »guten«, die zu einer gesunden Immunfunktion beitragen. Genau genommen befinden sich 80 Prozent der Immunzellen im Darm, und es gibt vermehrt Anzeichen dafür, dass ein gesundes, buntes und vielfältiges Mikrobiom die Effektivität des Immunsystems erhöhen kann, und zwar sowohl gegen äußere Bedrohungen wie Viren und Infektionen als auch gegen innere Bedrohungen wie mutierende Zellen, aus denen sich Krebs entwickeln kann, wenn sie nicht erwischt werden.

Wie also tragen die »guten« Bakterien unseres Mikrobioms zu einem gesunden Immunsystem bei? Die hundert Billionen Bakterien in unserem Körper besitzen ihre ganz eigene DNS, die in ihrer Gesamtheit als ihr »Genom« bezeichnet wird. Das menschliche Genom ist von Grund auf darauf programmiert, bestimmten Krankheiten zu widerstehen, und es kann lernen, weitere Krankheiten zu bekämpfen, wenn es ihnen ausgesetzt ist oder geimpft wird. Allerdings stellt sich gerade heraus, dass nicht genügend »Code« vorhanden ist, um uns vor allen gesundheitlichen Gefahren zu schützen. Es ist, als sei die Festplatte bereits voll; es fehlt schlicht an Platz. Darum verlassen wir uns darauf, dass das Genom unseres Mikrobioms, unser Darmhirn, zusätzliche Informationen, Strategien und Erkenntnisse zur Bekämpfung von Krankheiten für uns speichert. Wenn wir zu viele Antibiotika nehmen, löschen wir diesen Speicher. Es ist, als hätten wir eine Bibliothek vernichtet.

Eine einzige Antibiotikabehandlung kann die Darmbakterien bis zu ein Jahr lang beeinflussen. Selbstverständlich sind Antibiotika und andere Maßnahmen, die das Immunsystem unterdrücken und Folgen für das Mikrobiom haben wie etwa die Chemotherapie, zuweilen notwendig oder gar lebensrettend. Entscheidend ist, dass man weiß, wann man sie einsetzen sollte, und dies mit Bedacht tut. Das Problem ist, dass wir grundsätzlich nicht auf unsere Gesundheit und unseren Körper achten, um die Erkrankungswahrscheinlichkeit zu senken. Stattdessen haben wir eine verordnungsfreudige Medizinkultur geschaffen, die sich auf derartige nachträgliche Maßnahmen stürzt, statt uns beim Bau der bereits erwähnten Geländer und Leitern zu helfen. Im Grunde ist das Mikrobiom eine Erweiterung des Immunsystems, doch es wird durch den Standardansatz bei der Behandlung größerer Erkrankungen meist dezimiert.

Wenn wir also wissen, wie wichtig das Mikrobiom für die Immunfunktion ist, wieso gehen wir dann immer noch mit einer Politik der verbrannten Erde gegen Krankheiten vor, die mit dem Schlechten auch das Gute vernichtet? Wie ist es dazu gekommen?

WAS MACHT KRANK, DIE MIKROBE ODER DAS MILIEU?

Vor 150 Jahren glaubten wir noch an »Spontanzeugung«. Es war die Vorstellung, dass Krankheiten im Körper selbst entstanden und aus dem Nichts in menschlichen Zellen auftauchten. Wir hielten Krankheit auch für ein moralisches Problem, für eine Nebenwirkung von Armut oder schlechten Entscheidungen. Wenn jemand krank war, hatte er vermutlich etwas falsch gemacht. Es war eine Strafe Gottes.

Als Pasteur sich daranmachte, die Spontanzeugung zu widerlegen, hatten viele seiner Vorgänger dies bereits versucht. Einer dieser Versuche sticht besonders hervor. Anfang des 19. Jahrhunderts erkrankten einige Frauen am sogenannten »Kindbettfieber«, das ein Viertel der jungen Mütter das Leben kostete. Es kursierten die unterschiedlichsten Theorien darüber, wodurch es verursacht wurde und womit es sich heilen ließ. Die behandelnden Ärzte waren überzeugt, dass die Krankheit nicht übertragbar war, und fürchteten nicht, sich anzustecken. Da damals allgemein angenommen wurde, dass Krankheiten durch Spontanzeugung entstanden, dachten alle, dass das Kindbettfieber in den Tagen nach der Entbindung »von selbst« in den weiblichen Organen entstand.

In Österreich aber stellte ein Chirurg namens Ignaz Semmelweis diese Annahme infrage. In dem Krankenhaus, in dem er tätig war, gab es zwei Abteilungen für Geburtshilfe. In der einen Abteilung entsprach die Müttersterblichkeit dem Durchschnitt der damaligen Zeit: Im 19. Jahrhundert war das Kinderkriegen gefährlicher als heute, und sowohl die Wehen als auch die Entbindung waren riskant. In dieser Abteilung starben zwar durchaus Frauen an Präeklampsie und anderen Komplikationen während der Wehen und der Entbindung. Kindbettfieber war dagegen ausgesprochen selten. In der zweiten Abteilung war die Situation völlig anders: Was den Tod junger Mütter an Kindbettfieber anging, hatte sie einen so schlechten Ruf, dass die völlig verängstigten Frauen auf Knien flehten, nicht dorthin gebracht zu werden. Einige weigerten sich sogar rundheraus und brachten ihre Kinder lieber auf der Straße zur Welt. Das kam so häufig vor, dass diese Praxis als Straßengeburt bezeichnet wurde. Semmelweis untersuchte die Straßengeburten und rechnete mit schlechten Ergebnissen. Denn in der Gosse zu hocken konnte der Entbindung in einem Krankenhaus unter der Aufsicht ausgebildeter Ärzte und der besten Medizinstudenten kaum vorzuziehen sein. Was er herausfand, erschütterte ihn: Bei den Straßengeburten war die Sterblichkeit infolge von Kindbettfieber verschwindend gering und tauchte in der Tabelle der Sterberaten so gut wie nicht auf.

Semmelweis begann, die Unterschiede zwischen den beiden Abteilungen genauer zu untersuchen. Die Abteilung mit den besseren Zahlen war mit Hebammen, die andere mit Medizinstudenten besetzt. Vielleicht, so dachte er, bedienten sie sich unterschiedlicher Strategien? Die Hebammen wiesen die Frauen etwa an, sich auf die Seite zu legen, während sie sich bei den Medizinstudenten auf den Rücken legen sollten. Semmelweis ordnete an, dass die Studenten die Frauen ebenfalls auf der Seite gebären lassen sollten, aber ohne Erfolg. Er ging eine Liste mit möglichen Unterschieden durch und änderte mal den einen, mal den anderen Aspekt. Aber das Ergebnis war immer gleich: Es machte keinen Unterschied. Erst eine persönliche Tragödie brachte schließlich einen Geistesblitz.

Ein Chirurg, ein Freund und Kollege von Semmelweis, stach sich bei der Obduktion einer kürzlich an Kindbettfieber verstorbenen Frau mit dem Skalpell in den Finger. Innerhalb weniger Tage starb auch er an der Krankheit, die jedes Jahr Tausende von Frauen in der Geburtshilfeklinik das Leben kostete.

Semmelweis war wegen des Verlusts seines Freundes am Boden zerstört, bekam dadurch aber auch den entscheidenden Hinweis: Kindbettfieber entstand nicht spontan in den weiblichen Organen, sondern wurde von einem Arzt, der zuvor eine Obduktion vorgenommen und sich anschließend nicht gründlich genug die Hände gewaschen hatte, auf die Patientin übertragen. Bei einer Obduktion gelangten bestimmte Bakterien auf die Haut der Ärzte. Wenn diese unmittelbar darauf zum Bett einer Gebärenden gingen und mit ihren nicht sterilisierten Händen ein Kind entbanden, gingen die Bakterien auf die Frau über und verdammten damit auch sie zu diesem schmerzhaften Tod. Das war der Unterschied zwischen den beiden Abteilungen: Die Hebammen der ersten nahmen keine Obduktionen vor, die Medizinstudenten der zweiten dagegen schon. Sie hatten Mikroorganismen von den Leichnamen auf die Frauen übertragen und so die eigenen Patientinnen getötet.

Inzwischen wissen wir, dass es sich beim Kindbettfieber um eine von einem Stamm hochinfektiöser Streptokokken ausgelöste Art der Sepsis handelt. Einmal im Körper, verursachen diese Bakterien eine schmerzhafte und tödliche Infektion. Die Lösung bestand darin, die Bakterien zu töten, bevor sie auf ein weiteres Opfer übertragen werden konnten. Semmelweis war durch Zufall darauf gestoßen, ohne genau zu wissen, warum: Er wies seine Medizinstudenten an, nach einer Obduktion die Hände in einer Chlorkalklösung zu waschen, bevor sie Babys entbanden. Die Sterberate infolge von Kindbettfieber sank rapide von ihrem Höchststand von satten 25 auf lediglich 1 bis 2 Prozent.

Es war unbestreitbar ein spektakulärer Erfolg. Doch die medizinische Fachwelt konnte oder wollte die These nicht akzeptieren, dass Krankheiten auf diese Weise übertragen wurden. Zum einen wurde die Vorstellung, Ärzte könnten eine ansteckende Substanz an den Händen haben, als völliger Blödsinn verlacht. Der Gedanke, dass winzige unsichtbare Tierchen auf Oberflächen saßen, durch die Luft flogen und Krankheiten verbreiteten, schien absurd. Zum anderen konnte man nicht glauben, dass die Ärzte die ganze Zeit über für das Leiden und den Tod ihrer Patientinnen verantwortlich gewesen sein sollten, was so gar nicht zum Bild vom Arzt als Retter passte. »Ärzte sind Gentlemen«, sagte ein prominenter Arzt aus Philadelphia, »und ein Gentleman hat saubere Hände.«

Semmelweis wurde verspottet und bedroht und schließlich ganz aus dem Ärztestand vertrieben. Er soll angefangen haben, Schwangere auf der Straße anzusprechen und sie zu drängen, sie sollten »darauf achten, dass Ihr Arzt sich die Hände wäscht«. Er wurde für geisteskrank erklärt und in eine psychiatrische Anstalt eingewiesen, wo er schließlich starb, höchstwahrscheinlich an der gleichen Art Sepsis, die einst so viele seiner Patientinnen getötet hatte.

Unterdessen hatte auch der französische Chemiker Louis Pasteur schon länger den Verdacht, dass das Konzept von der »Spontanzeugung« unzutreffend war. Er bemerkte, dass Brot schimmelte, Wein gärte und Milch nicht nur verdarb, sondern dass der Verzehr der schlechten Milch auch potenziell tödliche Krankheiten verursachte. Er vermutete, dass irgendetwas in der Luft diese Veränderungen herbeiführte. Er hatte nacheinander drei seiner Kinder an Typhus sterben sehen. Er glaubte, dass wir von Mikroorganismen umgeben waren, die Nahrungsmittel vergifteten, in den menschlichen Körper eindrangen und Krankheiten verursachten. Er musste es nur noch beweisen. Im Jahr 1862 gelang dies mit dem Experiment mit der Schwanenhalsflasche.

In einer speziellen Flasche mit einem schmalen, lang gezogenen Hals kochte er nährstoffreiche Brühe ab, um vorhandene Mikroorganismen abzutöten. Anschließend ließ er die Brühe stehen. Nichts passierte, die Brühe blieb klar. Doch als er die Flaschen kippte, sodass die Flüssigkeit in den Schwanenhals lief und dabei die Mikroben mitnahm, die sich zusammen mit Staub und anderen Kleinstteilchen in der Flaschenöffnung angesammelt hatten, vermehrten sich die Bakterien und trübten die Brühe ein.

Mit diesem Experiment widerlegte Pasteur erfolgreich die »Spontanzeugung« und erbrachte den Beweis für die Keimtheorie; die gleiche Vorstellung, für die Semmelweis so leidenschaftlich gekämpft hatte. Wie die »Spontanremission«

entpuppte sich auch der Begriff der »Spontanzeugung« – die einst eine akzeptierte medizinische »Tatsache« gewesen war – als eine Art »Mogelpackung«, in der sich eine Fülle lebensrettenden Wissens verbarg. In den unmittelbar darauf folgenden Jahren half eine Kaskade von Fortschritten, die neue Theorie zu erhärten: Stärkere Mikroskope konnten die winzigen und bislang unsichtbaren Tierchen fürs Auge erkennbar machen, deren Existenz man einst für eine unwahrscheinliche, verrückte Theorie gehalten hatte. Es war nicht mehr zu leugnen: Keime gab es wirklich.

Die Geschichten von Semmelweis, Pasteur und der Entstehung der Keimtheorie zeigen, wie widerwillig das medizinische Establishment mit Veränderungen auf die neuen Informationen reagierte (was auch heute oft nicht anders ist!) und welche tiefgreifenden Folgen die Keimtheorie für die öffentliche Gesundheit hatte. Es war eine bahnbrechende Erkenntnis, dass Mikroben die verheerenden Infektionen und Epidemien verursachten, die regelmäßig über die Bevölkerung hinwegfegten und Millionen von Menschen töteten. Als die Wissenschaftler erkannt hatten, dass Krankheiten von Bakterien und anderen Mikroorganismen verbreitet wurden, erarbeiteten sie Standards für den Bereich der öffentlichen Gesundheit, Medikamente und Sterilisationsprozesse (wie die Pasteurisierung), um die Keime zu töten. Die Sterblichkeit infolge von Fleckfieber, Typhus, Cholera und Tuberkulose ging stark zurück. Krankheiten, die durch Lebensmittel und Wasser übertragen wurden, verschwanden allmählich. Als in den Dreißigerjahren die ersten Antibiotika entwickelt wurden, hatte sich das Leben innerhalb von wenigen Jahrzehnten dramatisch verändert: Frauen konnten nun davon ausgehen, dass sie die Geburt aller Wahrscheinlichkeit nach überlebten und ihre Kinder aufwachsen sahen.

Es hatte den Anschein, als sei das Geheimnis der Gesundheit gelüftet: *Töte den Keim.*

Zur gleichen Zeit hatte ein weiterer Wissenschaftler an einer eigenen – und völlig gegensätzlichen – Keimtheorie gearbeitet. Antoine Béchamp war ein Kollege Pasteurs, und die beiden verstanden sich nicht sonderlich gut. Sie waren im Laufe ihrer Karriere mehrmals aneinandergeraten und hatten sich im Wettlauf um Entdeckungen und Veröffentlichungen gegenseitig des Plagiats und des Diebstahls bezichtigt. Ihre Rivalität wurde noch erbitterter, als die Keimtheorie immer breitere Akzeptanz fand und die Forscher mit der Entwicklung chemischer Mittel begannen, die Bakterien töten und die Ausbreitung von Infektionskrankheiten aufhalten konnten.

Béchamp hielt Pasteurs Ansatz, dass man »den Keim um jeden Preis vernichten« müsse, für gefährlich. Er sprach als Erster über das, was wir heute als »Mikrobiom« bezeichnen. Er hielt die meisten Mikroorganismen in, auf und um den menschlichen Körper herum für nützlich und sogar symbiotisch. Béchamp drängte die Ärzte, nicht auf die völlige Vernichtung der Mikroben zu setzen, sondern sich vielmehr auf das zu konzentrieren, was er das »innere Milieu« des menschlichen Körpers nannte. Wenn das Gewebe gesund sei und die Zellen mit den für eine optimale Funktion erforderlichen Nährstoffen versorgt seien, so seine Behauptung, konnten keine Keime im Körper Fuß fassen. Er verglich die Situation mit einem Kothaufen auf dem Boden, der die Fliegen anzog. Würde man bis in alle Ewigkeit eine Fliege nach der anderen verjagen? Oder würde man den Kothaufen beseitigen? Béchamp hielt es für wichtiger, eine gesunde, vitale, giftstofffreie Grundlage zu schaffen und für ein starkes, ausgewogenes Immunsystem zu sorgen, statt Krankheitserreger zu töten.

Sein Freund und Kollege Claude Bernard stimmte ihm zu:

Vorrangig sei das *milieu intérieur* oder die innere Umgebung. In einem Vortrag zum Thema vor einer Gruppe Studenten und Ärzte erklärte Bernard: »Der Keim ist nichts, das Milieu ist alles!« Er nahm ein Glas Wasser, das mit tödlichen Cholerabakterien verseucht war, und trank es aus.

Bernard blieb gesund und bewies damit, dass sein »Milieu« so gut war, wie er behauptete.[20] Er hatte seine Position deutlich gemacht: Keime machen nicht krank. Wenn sie Krankheiten verursachen, ist dies symptomatisch für eine Störung im Körper.[21] Trotzdem konnte er nicht verhindern, dass sich die öffentliche Meinung dem medizinischen Ansatz Pasteurs zuwandte und von seinem sowie Béchamps Ansatz abrückte. Ihre These war weniger eindeutig: dass Mikroben sowohl schlecht als auch gut sein konnten und dass die Gesundheit davon abhing, dass man das körperliche »Milieu« stetig pflegte, und nicht von »Allheilmitteln«, die Krankheiten im Nu beseitigten.

Am Ende lief es auf die Frage hinaus, was wichtiger war: Milieu oder Mikrobe? Béchamp und Bernard sagten: »Milieu.« Pasteur sagte: »Mikrobe«, und er gewann. Rettungswagen: 1. Geländer: 0.

VOM »ALLHEILMITTEL« ZUR »ANTIBIOTIKARESISTENZ«

Als die Medizin ins 20. Jahrhundert voranstürmte, blieben wir auch weiterhin auf eine einzige Aufgabe fixiert – die Mikroben zu vernichten. Die neuen Antibiotika rotteten Infektionen aus, die uns früher ungestraft dahingerafft hatten. Dank der Entwicklung des Insulins war es Kindern mit Typ-1-Diabetes mit einem Mal möglich zu überleben, und ihr ganzes Leben tat sich vor ihnen auf. Es muss wie ein Wunder für die Generation gewesen sein, die miterleben durfte, wie die »Vernichtet-den-Keim-Strategie« viele beängstigende Serienkiller der damaligen Zeit wie Fleckfieber, Typhus, Gonorrhö, Syphilis, Tuberkulose, Diphtherie und andere mehr unschädlich machte. Kein Wunder, dass wir seit hundert Jahren nach weiteren Allheilmitteln dieser Art suchen; nach Medikamenten oder Maßnahmen, die Krankheiten schlagartig beseitigen können. Aber trotz der großen Fortschritte ist es uns bislang nicht gelungen, einige der schwersten Erkrankungen überhaupt zu heilen, die sich auch heute noch vielen Behandlungsmodellen widersetzen.

Die moderne Medizin hat noch viele tödliche blinde Flecken, die lebensrettende Fortschritte verhindern. Ein wesentliches Überbleibsel ist, dass wir weiterhin mit einem Pathologiemodell arbeiten: Wir versteifen uns darauf, Krankheiten um jeden Preis auszumerzen, statt strahlende Gesundheit und Immunität aufzubauen. Seit Pasteur haben wir eine medizinische Philosophie entwickelt, die in erster Linie eine Wissenschaft der Krankheit, keine Wissenschaft von Gesundheit und Vitalität ist. Wir sind in einem Modus gefangen, in dem die Zerstörung der Mikrobe unser einziges Werkzeug ist; dabei ist der Spruch »Wer als Werkzeug nur einen Hammer hat, sieht in jedem Problem einen Nagel« weithin bekannt.

Wir verschreiben Patienten seit Jahrzehnten zu viele Antibiotika. Das Ausmaß ist beunruhigend. Es wird allmählich weniger, aber die Entwicklung ist schon weit fortgeschritten, und wir helfen den Menschen noch immer nicht, ein gesundes inneres Milieu aufzubauen. Darüber hinaus fordert der übermäßige Einsatz inzwischen seinen Tribut. Wir wissen zum Beispiel, dass Antibiotika das Brustkrebsrisiko bei Frauen erhöhen. Studien zeigen einen auffälligen Zusammenhang zwischen der wiederholten Behandlung mit Antibiotika und

Brustkrebs: Bei Frauen, die vor dem achtzehnten Lebensjahr mehrmals mit Antibiotika behandelt worden waren, war das Risiko beinah doppelt so hoch. Es ist eine Dosis-Wirkungs-Beziehung: Je mehr sie eingenommen hatten, desto größer war das Risiko. Die Forscher wissen nicht genau, auf welche Weise Antibiotika Brustkrebs begünstigen. Sie vermuten jedoch, dass sie das Immunsystem schwächen und seine Fähigkeit, mutierende Krebszellen natürlich zu bekämpfen. Möglich wäre auch, dass die Antibiotika das Mikrobiom zerstören und dadurch die Verdauung und Verwendung von Nährstoffen stören, die Krebs bekämpfen helfen, bevor er sich etabliert. So oder so ist klar: Wir zahlen einen hohen Preis dafür, dass wir beim ersten Anzeichen von Schwierigkeiten sofort zu vermeintlichen Allheilmitteln greifen, statt auf ein gesundes Immunsystem und Mikrobiom zu setzen. Früher dachten wir, dass es keinerlei Nachteile hätte, Antibiotika einfach »sicherheitshalber« einzusetzen. Wie wir inzwischen wissen, lagen wir damit völlig falsch.

Dies ist nur eine der verheerenden Folgen unserer Suche nach Wundermitteln. Schädliche Bakterien werden zunehmend resistenter gegen die Antibiotika, die sie eigentlich töten sollen. Sie haben sich angepasst und sind stärker geworden. Heute schätzt die US-Seuchenschutzbehörde, die Centers for Disease Control and Prevention (CDC), dass jährlich 23 000 Menschen an Infektionen mit antibiotikaresistenten Keimen sterben, bei denen die verschriebenen Antibiotika nichts gegen die Bakterien ausrichten können, die sich in ihrem Körper festgesetzt haben. Weitere 15 000 Menschen sterben an der Infektion mit einem Bakterium namens Chlostridioides difficile (C. difficile). Sie kann durch den intensiven Einsatz von Antibiotika sogar verursacht werden. Wenn Antibiotika das Mikrobiom schwächen, vernichten sie die guten

Bakterien, die zum Schutz des Körpers vor potenziell tödlichen Bakterien wie C. difficile beitragen. Ohne den Schutzschild des Mikrobioms nistet sich C. difficile ein, wächst und gedeiht.

Als wäre all das noch nicht verhängnisvoll genug, ist vor Kurzem der erste vollkommen resistente Superbazillus aufgetaucht. Anfang des Jahres 2017 sprach die Infektion einer Frau auf keines der zunehmend stärkeren Antibiotika an, die ihre Ärzte einsetzten. In den Vereinigten Staaten sind 26 verschiedene Arten von Antibiotika erhältlich, und ihr Behandlungsteam probierte sie alle durch. Nichts funktionierte, und die Infektion verlief tödlich. Der Kreis hat sich geschlossen: Wie schon vor der Entdeckung der Antibiotika gibt es erneut »unheilbare« Infektionen. Wir werden noch mehr davon sehen, wenn die Bakterien in unserer Umgebung immer besser lernen, unsere »Allheilmittel« zu umgehen. Im Laufe eines Jahrhunderts einschneidender medizinischer und technischer Fortschritte ist aus dem »Allheilmittel« eine »Antibiotikaresistenz« hervorgegangen.

Über diesen umfassenden Fortschritten ist eines in Vergessenheit geraten: das unglaubliche Potenzial des menschlichen Immunsystems. »Könnte ich mein Leben noch einmal leben«, soll der heute als Begründer der Pathologie geltende Rudolf Virchow geschrieben haben, »würde ich mich dem Beweis widmen, dass Keime nur krankes Gewebe als ihr natürliches Umfeld aufsuchen, anstatt es zu verursachen. Vergleichbar mit Moskitos, die stehende Gewässer aufsuchen, Wasser aber nicht in solche verwandeln.«

Stellen Sie sich vor, wo die Medizin heute wäre, wenn wir sowohl Pasteurs als auch Béchamps Entdeckungen bewahrt hätten, wenn wir uns einerseits an Pasteurs, andererseits an Béchamps Wissen orientiert hätten? Wenn wir uns ebenso viel

Mühe gegeben hätten, unsere Gesundheit und unser Immunsystem aufzubauen, wie Krankheiten zu vernichten?

Pasteurs Ansatz trieb den Fortschritt in großen Sprüngen voran, doch nun ist das Ende seiner Effektivität erreicht. Es ist an der Zeit, eine andere Richtung einzuschlagen: zurück zu Béchamp.

Wir wünschen uns ein Immunsystem mit Zellen, die bestens mit Nährstoffen versorgt sind, die schnell, intelligent, präzise und bereit sind, für uns zu kämpfen. Wir wünschen uns ein voll funktionsfähiges, kein träges und ineffizientes Immunsystem, das achtlose Truppen losschickt, die sich auf die falschen Ziele stürzen oder nichts ausrichten. Wir möchten, dass unserem Immunsystem nichts entgeht, dass es die Viren sieht, die in den Körper eindringen, und die entarteten Zellen, aus denen ein Tumor entstehen könnte. Die bedauerliche Wahrheit ist, dass viele Menschen ein chronisch erschöpftes Immunsystem haben. Es ist ausgelaugt und träge und wird von unserem schlechten Umgang mit Stress und Nahrung gehemmt. In der Armee der kämpfenden Zellen sind Schlüsselpositionen unbesetzt, und die Reihen sind dünn und lückenhaft. Das macht uns nicht nur anfälliger für normale Erkältungen und grippale Infekte, sondern – wie wir noch sehen werden – auch für Krebs, Herzkrankheiten, Diabetes und eine breite Palette schwerer Autoimmunerkrankungen.

Spontanremissionen verraten uns sehr viel darüber, wie wir das Immunsystem unterstützen und verhindern können, dass sich diese Krankheiten breitmachen, oder wie wir den Schaden beheben können, sofern dies bereits geschehen ist. Angesichts immer neuer Studien zum Immunsystem fällt mir auf, dass die Faktoren, welche die Aktivität der natürlichen Killerzellen anregen, den Veränderungen entsprechen, die Überlebende vornehmen, bevor sie spontan von unheilbaren Krankheiten genesen. Wie man weiß, unterstützen Ernährungsumstellungen wie eine Verbesserung der Nährstoffversorgung die Aktivität der natürlichen Killerzellen ebenso wie der Abbau von (oder der effizientere Umgang mit) Stress. Manche Studien lassen sogar einen Zusammenhang zwischen Vergebung und einem kräftigen Anstieg der natürlichen Killerzellen erkennen.

Angesichts dieser Forschungsergebnisse kann man leicht zu dem voreiligen Schluss gelangen, dass man nur den Speiseplan umstellen oder das Meditieren lernen müsse, um die natürlichen Killerzellen zu aktivieren und die Krankheit auszuschalten, als könne man auf solch wundersame Weise einen Schalter umlegen. Doch die Arbeit mit Menschen, die außergewöhnliche Genesungen erlebt haben, hat mich gelehrt, dass es nicht so einfach ist. Es gibt weder Allheilmittel noch schnelle Lösungen für eine spontane Heilung. Genau genommen sind Spontanremissionen alles andere als spontan. In vielen Fällen wurden die Voraussetzungen dafür bereits lange vor dem »wunderbaren« Nachlassen der Symptome geschaffen.

Eine beschädigte und unwirksame Immunbarriere lässt sich am besten dadurch wiederherstellen, dass man Gesundheit und Vitalität von Grund auf aufbaut. Der Körper ist – sofern man ihm nicht im Wege steht – ein genialer, selbstkorrigierender Organismus, der sich erholen will. Fälle von Spontanremission sind individuell und einzigartig. Trotzdem geben sie Hinweise darauf, wie Sie die Bahn frei machen und Ihrem Körper geben können, was er braucht, um ein dauerhaft erfolgreiches und intelligentes Immunsystem aufzubauen.

VORAUSSETZUNGEN FÜR DIE SPONTANE HEILUNG

Als Claire Haser (die wir in der Einführung kennengelernt haben) die von ihrem Chirurgen empfohlene Whipple-OP abgelehnt hatte und sein Büro verließ, wusste sie, was sie zu tun hatte. Sie ging nach Hause, um sich auf den Tod vorzubereiten.

Für Claire bedeutet das mehrere Dinge: Sie musste sich ihrer Angst vor dem Tod stellen. Sie musste akzeptieren, dass ihr Leben enden würde. Sie musste Familie und Freunde um Hilfe bitten, sich mit hilfreichen Menschen umgeben, ihre Beziehungen vertiefen. Sie nahm sich Zeit und arbeitete daran, Menschen in ihrem Leben zu vergeben. Sie ließ ihren Groll los. Sie wollte die restliche Zeit auf Erden nicht damit verbringen, andere zu hassen oder sich über sie zu ärgern. Da sie keine Zeit mit Angst und Stress verschwenden wollte, bemühte sie sich, anders auf belastende Situation zu reagieren. Man kann weder die Welt ändern, noch kann man sich Belastungen und Sorgen gänzlich entledigen, aber man kann anders damit umgehen, und das war ihr Ziel.

Ganz am Anfang, als sie nicht wusste, wie viel Zeit ihr noch blieb, mietete sie mit ihren engsten Freunden ein Strandhaus an der Küste von Oregon. Diese Menschen kannten sie seit ihrer Kindheit. Sie bastelten Karten für sie, schrieben auf, was sie für sie empfanden, und bildeten einen Kreis, um sie ihr zu überreichen. Es war eine der bewegendsten Erfahrungen ihres Lebens.

»Aber es war keine allzu ernste Angelegenheit«, sagt sie jetzt. »Wir hatten so viel Spaß. Wir haben Cupcakes verziert – ziemlich erotisch, wenn ich mich recht entsinne. Wir haben uns drei Tage lang köstlich amüsiert.«

Als Claire nach diesem Wochenende nach Portland zurückkehrte, glitt sie auf der Liebe und Unterstützung ihrer Freunde sozusagen wie in einem Boot dahin.[22]

»Ich kann gar nicht oft genug betonen, wie wichtig das alles war«, sagt sie nun. Die Erfahrung gab ihr die Kraft, all die anderen Veränderungen in ihrem Alltag in Angriff zu nehmen, die sie vornehmen zu müssen glaubte, um in der ihr verbleibenden Zeit ein gutes Leben zu haben. Sie half ihr, nicht in ein Loch aus Hass oder Verbitterung zu fallen und sich zu fragen, warum ihr das passiert war. Sie half ihr, »nur die schönen Dinge zu sehen«. Sie übte sich jeden Tag in der Bauchatmung, um die Angst in Schach zu halten und dafür zu sorgen, dass sie ruhig und in ihrer Mitte blieb: vier Sekunden einatmen, vier Sekunden Atem anhalten, vier Sekunden ausatmen.

Nach und nach stellte sie ihre Ernährung um. Sie wechselte von Nahrungsmitteln, nach deren Verzehr sie sich müde oder unwohl fühlte oder das Reizdarmsyndrom aufflammte, mit dem sie ständig zu kämpfen hatte, zu Lebensmitteln, mit denen sie sich besser fühlte. Sie stellte fest, dass sie sich alles in allem gesünder und pflanzenbetonter ernährte. Sie verzichtete zum Beispiel auf Zucker. Aber sie hielt an Vorlieben fest wie Pizza und Kaffee, weil sie diese Dinge glücklich machten.

»Ich habe nur versucht, gut zu leben«, sagt sie. »Ich wollte mein Leben nicht retten.«

Einige Monate lang fühlte sie sich auch weiterhin elend. Sie war erschöpft, hatte Schmerzen, fühlte sich schwach und hatte Bauchschmerzen. Dann schien sich ihr Zustand einzupendeln. Und eines Tages wurde ihr klar, dass sie sich in letzter Zeit etwas besser fühlte. Sie ging davon aus, dass dies ein kurzer Aufschub war – das Auge des Orkans. Aber sie fühlte sich auch weiterhin besser, stärker. Nicht dass sie sich gänzlich erholt und wieder so gefühlt hätte wie vor ihrer Erkrankung.

Die Krankheit war wie ein Feuer gewesen, durch das sie gegangen war. Es hatte sie zerstört und neu erschaffen. Sie hatte das Gefühl, eine andere zu sein. Sie hatte ein völlig neues Verständnis dafür, wer sie war und was sie auf dieser Welt tat.

Sie ging nicht zum Arzt, um herauszufinden, was da vor sich ging. Sie dachte, es sei der Mühe nicht wert. Wieso sollte sie in die fensterlosen Wartezimmer zurückkehren, obwohl sie sich geschworen hatte, dass sie keine Minute mehr dort verbringen würde, und Auskunft verlangen, weshalb sie noch nicht tot war?

Sie hatte mehr Zeit bekommen – aus welchen Gründen auch immer. Zeit, in der es ihr gut ging und sie sich immer besser fühlte. Sie konnte das Leben genießen, und das tat sie. Und als fünf Jahre später aus einem anderen Grund eine Aufnahme gemacht wurde, die zeigte, dass ihre Bauchspeicheldrüse nun gesund und völlig tumorfrei war, war sie selbst nicht weniger überrascht, ja fast schockierter, als die Ärzte.

Bei meiner ersten Unterhaltung mit Claire über das mysteriöse Verschwinden ihres Bauchspeicheldrüsenkrebses fiel mir mit einem Mal die alte Fehde bezüglich der Bedeutung des »Milieus« wieder ein. Claire wusste nicht, woran sie ihre bemerkenswerte Remission festmachen sollte. Sie wusste nur eines: Irgendwann, nachdem sie das Büro des Chirurgen verlassen hatte und bevor sie Jahre später wegen einer Sache, die in keinerlei Zusammenhang mit ihrer Krebserkrankung stand, ins Krankenhaus zurückgekehrt war, war der Tumor verschwunden. Claire hatte die tiefgreifenden Veränderungen in ihrem Leben keineswegs in der Absicht vorgenommen, sich zu heilen. Sie hegte nicht den geringsten Zweifel daran, dass der Krebs sie umbringen würde. Hinter den Veränderungen stand die Absicht, in der ihr verbliebenen Zeit ein vollständigeres und authentischeres Leben zu führen. Es ging darum, sich Ängsten und anderen Hindernissen zu stellen, die sie davon abhielten zu tun, was sie wirklich wollte. Möglicherweise aber hatte die Kombination der Faktoren – die Umstellung von Ernährung und Lebensführung sowie die tiefen emotionalen und spirituellen Veränderungen – das Milieu ihres Körpers tatsächlich verändert wie nährstoffreicher Kompost, der unter eine karge, magere Erde gemischt wurde.

In Fällen von spontaner Remission geschieht etwas, was es dem Immunsystem erlaubt, seiner Aufgabe wieder nachzukommen. In mehreren brasilianischen Heilzentren stieß ich auf einen ungewöhnlich hohen Anteil an Spontanremissionen. Offenbar begünstigte irgendetwas dort diese grundlegenden Veränderungen im Immunsystem, sodass die Heilung in Gang gesetzt werden konnte. Vielleicht handelte es sich bei diesen Fällen um eine Häufung von Beispielen für ein Phänomen, das es überall gibt, doch niemand sieht, weil es in Statistiken und Mittelwerten aufgeht. In Abadiânia zum Beispiel ernährten sich die Menschen nährstoffreich. Sie bewegten sich und meditierten. Sie hatten die Belastungen des Alltags hinter sich gelassen. Sie blickten nach innen und begegneten sich selbst: ihren Ängsten, ihren vergessenen Träumen, ihren Überzeugungen über sich und die Welt, die sie bislang nie infrage gestellt hatten. Sie erfanden sich neu und veränderten oft ihre ganze Lebensgrundlage. Sie glaubten daran, dass Heilung möglich war.

Irgendwo in diesen körperlichen, geistigen und spirituellen Veränderungen, die so viele Besucher durchmachten – und die auch andere Überlebende beschrieben, die aus allen Ecken des Landes ihre verblüffenden Heilungsgeschichten schickten –, ist vielleicht der Code für die Spontanheilung verborgen: die genaue Kombination von Zahlen, die zusammen eingegeben werden müssen, um die Tür zur Heilung zu entriegeln. Ich vermutete, dass es nicht nur auf einen einzigen Aspekt, sondern auf eine zufällige Kombination der richtigen Faktoren hinauslaufen würde, die zusammen ein seltenes und »wunderbares« Phänomen hervorriefen, etwas Vergleichbares wie eine Sonnen- oder Mondfinsternis.

Alles, was wir dem Körper einverleiben, hat Auswirkungen auf das Milieu: die Nahrung, die Giftstoffe, die Medikamente und die Bakterien, die den Körper besiedeln. Sogar Gedanken, Gefühle und Überzeugungen über uns und die Welt beeinflussen das »Milieu« unseres Immunsystems. Es besteht einerseits ein Zusammenhang zwischen der Kraft unseres Teams aus natürlichen Killerzellen und anderen krankheitsbekämpfenden Immunzellen und dem, was wir essen, wie wir uns bewegen, sowie weiteren Entscheidungen bezüglich des Lebensstils; und andererseits mit der Art und Weise, wie wir mit Stress, Beziehungen und alten Traumata umgehen, woran wir glauben und wie wir uns selbst sehen und verstehen.

Laut der von Pasteurs Schwiegersohn verfassten Biografie widerrief sogar der »Begründer der Keimtheorie« in den letzten Tagen seines Lebens die eigene These. Er litt unter den Folgen eines Schlaganfalls und wusste, dass sich sein Leben dem Ende zuneigte. Als er auf sein Leben und seine berufliche Laufbahn zurückblickte, überdachte er seine Haltung. »Bernard hatte recht«, soll er über Claude Bernard, den Kollegen Béchamps, gesagt haben. »Der Krankheitserreger ist nichts, das Milieu ist alles.«

DAS MILIEU IST ALLES

Die meisten Menschen in der Casa führten ihre Heilung auf göttliche Intervention zurück, auf das Wirken der Hand Gottes. Ich schloss nicht aus, dass der tiefe Glaube dieser Menschen an das Göttliche, wie sie es verstanden, eine wichtige Rolle bei ihrer ungewöhnlichen Heilung spielen konnte. Wir haben gerade erst begonnen, den Einfluss tiefer psychischer und spiritueller Erfahrungen auf den physischen Körper zu untersuchen. Als Psychiater wusste ich, dass sowohl das Bewusste als auch das Unbewusste die Mechanismen des Körpers bis hinunter auf die Ebene der Zellen und ihrer Funktion beeinflussen können. Wenn also tatsächlich etwas vor sich ging, geschah es im Einzelnen selbst, tief in seinen biologischen Systemen und Zellen, seinen Mechanismen. Und wenn etwas vor sich ging, sollte es auch feststellbar sein.

Noch lange nach meiner Reise hörte ich von Menschen, die nicht zu einem Heiler oder in ein spirituelles Zentrum gepilgert waren und trotzdem die gleiche Art von Spontanheilung erfuhren. Was hatten die Menschen, die in Brasilien geheilt worden waren, mit denjenigen gemeinsam, die anderswo geheilt wurden? Ich versuchte, Gemeinsamkeiten zu finden. Aber es war nicht leicht, die wesentlichen Aspekte der Geschichten vom Unwesentlichen zu trennen, um zu den grundlegenden Wahrheiten vorzudringen. Eine Gruppe von Menschen in Abadiânia, ein Einzelner in Iowa, viele Fälle ohne hinreichende medizinische Dokumentation, die diese Behauptungen stützte, historische Fälle von plötzlicher Remission, die vor Hunderten von Jahren aufgezeichnet oder vor zwanzig Jahren in einer medizinischen Fachzeitschrift erschienen waren: Dieses breite Spektrum wies eine Handvoll Ähnlichkeiten sowie verwirrende Unterschiede auf.

Randomisierte kontrollierte Doppelblindstudien zur Spontanremission waren dagegen unauffindbar, denn es gibt sie nicht. Bei derartigen Studien wissen weder die Teilnehmer noch die Wissenschaftler, wer die Behandlung bekommt. Sie sind der Goldstandard in der Medizin und eignen sich hervorragend, um die Wirksamkeit verschiedener Behandlungen zu beurteilen. Aber die Spontanremission lässt sich nicht auf diese Weise eingrenzen und kontrollieren. Ebenso wenig, wie wir vorhersagen können, wer der nächste Steve Jobs oder Elon Musk, die nächste Serena Williams oder der nächste Tom Brady sein wird, lässt sich in diesem frühen Forschungsstadium sagen, wem der Durchbruch zu Gesundheit und Vitalität gelingen wird, wenn dies als höchst unwahrscheinlich oder unmöglich gilt. Es ist nichts, was sich willentlich herbeiführen oder kontrollieren ließe. Noch nicht.

Derzeit finden Spontanremissionen wie gesagt statt, wenn niemand hinsieht – oft nicht einmal die Patienten selbst. Sie passieren, wenn ein Patient »austherapiert« ist und zur palliativen Versorgung nach Hause geschickt wird. Sie passieren, wenn sich die Menschen damit abgefunden haben, so gut wie möglich mit einer Krankheit zu leben, oder gar, während sie sich auf den Tod vorbereiten. Sie passieren, wenn jemand den Entschluss fasst, seine Gesundheit selbst in die Hand zu nehmen und zu handeln, weil alle anderen Möglichkeiten offenbar versagt haben – und dieser Mensch sagt: »Das ist mein Leben; es gehört niemandem sonst.« Manche pilgern in alternative Heilzentren, wo die spirituelle Heilung große Aufmerksamkeit erfährt, aber kein Arzt anwesend ist, der die physiologischen Veränderungen bestätigen oder dokumentieren könnte.

Die Genesungen, deren Zeuge ich in Brasilien wurde, hätten eigentlich unmöglich sein müssen. Und die von den Geheilten angeführten Gründe sprengten in meinen Augen die Grenzen der Glaubwürdigkeit. Ich wurde mir der kulturellen Kluft deutlich bewusst. Einerseits herrschte in der brasilianischen Kultur eine größere Akzeptanz für die Vorstellung, dass es Kräfte des Geistes und des Herzens gab, die wir noch nicht verstehen. Da ich von der westlichen Kultur geprägt bin, konnte ich dies nur schwer akzeptieren. Aber andererseits fühlte es sich auch falsch und wie das Gegenteil guter Wissenschaft an, diese Dinge einfach wegzuschieben.

Im Jahr 2004 beschloss ich, einige brasilianische Heilzentren erneut aufzusuchen. Ich machte keinerlei Aufhebens und kündigte meine Ankunft auch nicht telefonisch an. Beim ersten Mal war ich sowohl Beobachter als auch Beobachteter gewesen. Ich war mit einem Detektivauftrag hingefahren, um Nachforschungen anzustellen, Krankenakten zu wälzen und Operationen beizuwohnen. Gleichzeitig wurde ich dabei gefilmt, wie ich die Rolle des »Arztes« spielte. Es war schwer zu sagen, wie die Menschen den Besuch dieser Zentren tatsächlich erlebten, da ich mir die Rolle des Außenseiters, des Anthropologen, des Arztes der Harvard University zugewiesen hatte – genau wie mein Umfeld. Dieses Mal wollte ich ein ganz normaler Besucher sein. Ich wollte für eine Zeit erleben, wie es war, Teil dieser Gemeinschaft zu sein. Vielleicht würde ich dadurch mehr Verständnis und mehr Raum für eigene Interpretationen finden.

Ich führte eine Handvoll Interviews, während ich dort war. Meist aber bemühte ich mich darum, unsichtbar zu sein und mich vom Rhythmus des Ortes tragen zu lassen. In Abadiânia saß ich in den »Strömungsräumen«, einer Reihe von Zimmern in U-Form, in denen die Teilnehmer meditieren. Ich spürte die Energie, die wie ein Herzschlag durch die Menge pulsierte. Es war etwas Besonderes, in einer Gruppe von Menschen zu sitzen, die an Wunder glaubten. Ich dachte, wie unglaublich beeindruckend es sein musste, wenn man hierherkam und in eine Gemeinschaft eintauchte, die so voller Hoffnung war und so unerschütterlich daran glaubte, dass Heilung möglich war. Ich hatte allerdings beschlossen, mich zunächst den grundlegenden Fragen zu widmen: Wie lebten die Menschen während ihres Aufenthaltes? Und inwiefern unterschied sich dies von ihrem »normalen« Leben?

In Abadiânia sind die meisten Besucher in *pousadas* untergebracht – kleinen Hotels, in denen Einheimische im eigenen Haus Unterkunft mit Vollpension anbieten. Die Mahlzeiten sind meist vegetarisch und enthalten viele leuchtend bunte Zutaten, deren Farben mir jedes Mal ins Auge stachen, wenn ich mich zum Essen an den Tisch setzte. Ich hatte schon immer einen gesunden Appetit, was vielleicht daran liegt, dass ich auf einer Farm aufgewachsen bin. Schnell verliebte ich mich in die unendliche Vielfalt köstlicher vegetarischer Gerichte und bunter tropischer Früchte. Die Mahlzeiten waren nährstoffreich, enthielten kaum raffinierte Kohlenhydrate und Zucker und waren meist frei von tierischen Produkten. Der Schwerpunkt lag auf natürlichen, vollwertigen Lebensmitteln. Kaum etwas war industriell verarbeitet. Statt sich zum Cocktail zu treffen, trafen sich die Menschen in Open-Air-Saftbars und erzählten sich ihre Geschichten bei großen Gläsern Mango-, Papaya-, Passionsfrucht- oder Guavensaft, die sie mit einem breiten Spektrum an Mikronährstoffen versorgten. Ich mochte besonders die beliebten »Açai-Bowls«. Die Açaibeere gilt wegen ihres angeblich sehr hohen Antioxidanziengehalts als Superfood. Eine solche Ernährung soll Medizin für den Körper sein; und die Leute, die auf der Suche nach einem Wunder hierhergekommen waren, genossen sie rund um die Uhr. Die Ernährungsumstellung dürfte selbst für Menschen, die sich sehr gesund ernährten, gewaltig gewesen sein. Für mich war sie es auf jeden Fall.

Viele blieben nur kurz – für eine oder zwei Wochen, so wie ich, oder auch nur für ein paar Tage. Aber manche blieben wochen-, monate- oder gar jahrelang. Nicht wenige zogen für längere Zeit nach Brasilien, weil der Ort und die Gemeinschaft sie zutiefst inspirierten. Mieten und Immobilien waren günstig, der Wechselkurs auch.

Ich dachte an die vielen kleinen und großen Veränderungen, die ein radikaler Umzug in eine Gemeinschaft wie diese mit sich bringen würde. Da war nicht nur das völlige Eintauchen in eine enge, glaubensbasierte Gemeinschaft voller Hoffnung und gegenseitiger Unterstützung, sondern da waren auch die damit einhergehenden Veränderungen des Lebensstils mit Bewegung (die Menschen gingen stets zu Fuß), intensiven täglichen Gruppenmeditationen und, ja, gesunder Ernährung.

Damit möchte ich das, was den Geheilten in Brasilien und anderswo widerfuhr, keineswegs auf eine schlichte Korrektur des Speiseplans reduzieren. Es erklärt jedenfalls nicht, was mit Menschen geschieht, die nach einem kurzen Besuch eine dramatische Remission erleben. Darüber hinaus wird Ihnen die überwiegende Mehrheit derjenigen, mit denen ich über ihre unerwartete Remission gesprochen habe, mitteilen, dass es bei ihrer Genesung um sehr viel mehr ging als nur um das, was sie aßen.

Dennoch unterschied sich Abadiânia von den anderen brasilianischen Heilzentren, die ich besuchte, da es eine internationale Klientel anzog. Die Leute, die nach Abadiânia kamen, stellten ihre Ernährung meist sofort drastisch um – einfach deshalb, weil sie sich in eine ganz neue und völlig fremde Esskultur stürzten. Vielleicht gelang es denjenigen, die andernorts spontane Heilungen erfuhren, selbstständig ähnlich bedeutende Veränderungen vorzunehmen. Ein Wissenschaftler hatte zweihundert Fälle von Spontanremission analysiert und berichtet, dass knapp 88 Prozent der untersuchten Personen die Ernährung erheblich umgestellt hatten, meist auf eine vegetarische Kost.[23] Wir können über die Bedeutung der umfassenden Veränderungen der Lebensführung nicht einfach hinweggehen, wie sie Menschen, die unheilbare Krankheiten überstehen, nach der Diagnose meist vornehmen, und die Ernährung ist ein wichtiger Ausgangspunkt.

Der gesunde Menschenverstand sagt uns, dass eine wesentliche Veränderung der Nährstoffversorgung mit einer wesentlichen Veränderung der Biochemie einhergehen und ein für Krankheiten ungünstiges Klima im Körper schaffen kann. Nach jahrelangen Forschungen und vielen Befragungen bin ich zu der Überzeugung gelangt, dass Nahrung aufgrund ihres Nährstoffgehalts Medizin oder Gift sein kann und sie – wenngleich die Heilung letztlich höheren Ursprungs ist – keine geringe Rolle spielt.

Eine der einfachsten und wirkungsvollsten Möglichkeiten, Einfluss auf das Milieu zu nehmen, ist die Prüfung dessen, was wir uns einverleiben. Hippokrates, der oft als »Vater der modernen Medizin« bezeichnet wird, soll gesagt haben: »Der Darm ist der Vater aller Trübsal.« Vielleicht ist er auch der Vater aller Gesundheit – so, wie aus einem in die Erde gepflanzten Samen Leben entstehen kann.

3

ESSEN SIE SICH GESUND

Wer Medikamente nimmt, muss sich gleich zweimal erholen. Einmal von der Krankheit und einmal von den Medikamenten.

William Osler

Stellen Sie sich einen Moment lang vor, Ihr Körper wäre ein Garten. Die meisten Gärtner werden Ihnen sagen, dass Sie sich sorgfältig um den Boden kümmern müssen. Sie müssen ihn umstechen, auflockern, düngen und mit der richtigen Menge Feuchtigkeit versorgen. Um wirklich erfolgreich zu sein, müssen Sie auf den pH-Wert, Nährstoffbedarf und sogar nützliche Mikroorganismen achten. Manchmal ist es wichtig, ihn auf Giftstoffe wie Blei untersuchen zu lassen. Außerdem unterscheiden sich die Gärten sehr und haben deshalb oft sehr unterschiedliche Bedürfnisse. Jeder Garten hat eine andere Bodenbeschaffenheit. Eine Maßnahme, die dem einen Garten nützt, mag dem Garten nebenan nicht dienlich sein. Die einen brauchen mehr Stickstoff oder Phosphor, die anderen weniger. Die einen brauchen Kompost, die anderen Kalk, um den pH-Wert zu verändern.

Denken Sie nun an das Mikrobiom, von dem im vorangegangenen Kapitel die Rede war. Das Mikrobiom unseres Darms ist im wahrsten Sinne des Wortes ein Garten. Diese lebendige Mikrokultur kann darüber entscheiden, wie wir Nahrungsmittel und Nährstoffe verarbeiten und wie wir darauf reagieren, und sie hat großen Einfluss auf unsere Gesundheit. Und so, wie sich ein Garten vom anderen unterscheidet, hat jeder Mensch ein einzigartiges Mikrobiom – je nachdem, aus welchem Teil der Welt unsere Vorfahren stammen, welche Nahrungsmittel sowohl wir als auch unsere Eltern normalerweise verzehren und wie gut wir im Hinblick auf unser Verhältnis zu Stress und emotionaler Nahrung aufgestellt sind. Wie gesagt wurde das Mikrobiom lange unterschätzt. Doch nun tritt es als ein führender Forschungsbereich in Erscheinung, der den gesundheitlichen und medizinischen Ansatz transformieren kann. Einige Wissenschaftler glauben, dass, wenn wir mehr über unser Mikrobiom herausfinden und die entsprechenden Anpassungen vornehmen, dies der Schlüssel sein könnte, um den Verlauf vieler Krankheiten zu ändern.

In meiner Jugend habe ich mich auf der Farm um die Felder gekümmert. Ich weiß, dass es keine gute Ernte bringt, wenn man die Samen wahllos verteilt und das Beste hofft. Trotzdem zeigen viele Menschen dem eigenen Körper gegenüber wenig Rücksicht und Respekt, wie auch ich selbst es jahrelang getan habe. Sie behandeln ihn eher wie eine Müllhalde, achten kaum auf die Beschaffenheit des Bodens und kümmern sich nicht weiter darum. Wir stopfen ihn voll mit Müll und sind der Meinung, dass schon alles gut gehen wird. Manchmal haben wir Glück, normalerweise aber eher nicht. Und wenn wir es merken, müssten wir vieles ungeschehen machen und haben kaum etwas, was uns hilft, zur Gesundheit zurückzufinden.

Stellen Sie sich vor, wie viel erfolgreicher wir wären, wenn wir uns um den Boden – vor allem unser Mikrobiom – und um die Feinheiten kümmerten, indem wir liebevoll und dankbar mit unserem Körper umgehen und ihn so gesund wie möglich zu machen versuchen. Alles andere wäre doch Selbstsabotage. Unser Körper ist unser essenzielles Vehikel, unser lebensnotwendiges Transportmittel, und er verdient unseren entsprechenden Respekt.

Tagtäglich werden wir mit widersprüchlichen Nachrichten darüber überflutet, was wir essen sollen und was nicht. Kaum hat eine Studie den »Beweis« erbracht, dass ein Nahrungsmittel gesund sei, wird von einer anderen umgehend das Gegenteil nachgewiesen. Es scheint, als würden die Publikationszyklen von Modediäten angetrieben, die schnell von den nächsten abgelöst werden. Patientinnen und Patienten fragen ständig, was sie essen sollen. Sie sagen, sie hätten den Eindruck, die Bücher würden sich widersprechen. Jahr für Jahr ändert sich die Position zu Nahrungsmitteln vom Rotwein über den Kaffee bis hin zu Fisch und Fleisch. Die Ernährungspyramide sagt das eine, Ernährungswissenschaftler und Ärzte sagen das andere, und in dem neuen Buch, das Sie gerade gekauft haben, steht wieder etwas anderes. Wenn sich herausstellt, dass einzelne Nährstoffe wie etwa die Omega-3-Fettsäuren einen gesundheitlichen Nutzen haben, schwärmen Gesundheitsjournalisten von der wunderbaren Wirkung des Walnussverzehrs. Und wenn eine berühmte Schauspielerin oder Sportlerin ein Buch zum Thema »Ernährung« veröffentlicht, kritisiert ein Arzt oft einen Aspekt des Ernährungsplans, ohne das Gesamtbild zu sehen oder zu verstehen. Walnüsse sind tatsächlich gesund. Doch wenn wir uns auf die vermeintlich gesundheitsfördernde Wirkung einzelner Nahrungsmittel oder Nährstoffe fixieren, sehen wir bald den Wald vor lauter Bäumen nicht. Bei einer heilkräftigen Ernährung geht es nicht darum, Kalorien zu zählen, die Lebensmittel der großen Gruppen in einem bestimmen Verhältnis zu sich zu nehmen oder mehr oder weniger spezielle Nährstoffe aufzunehmen. Es geht darum, einen nachhaltigen Gesamternährungsansatz zu finden, bei dem »angesagte« Nahrungsmittel oder Modediäten keine Rolle spielen.

Michael Pollan legt gleich im einleitenden Satz seines hervorragenden Buches *Lebens-Mittel: Eine Verteidigung gegen die industrielle Nahrung und den Diätenwahn* seine gesamte Argumentation dar: »Essen Sie Lebensmittel, nicht zu viel und vorwiegend Pflanzen.«[24] Mit »Lebensmitteln« meint er die Art von Nahrung, die auch unsere Großmutter als solche erkannt hätte – einfache, vollwertige Nahrungsmittel, die so natürlich sind, dass sie verderben, wenn sie länger liegen; anders als industriell verarbeitete Produkte, die auch in einem oder in zehn Jahren noch genauso aussehen und schmecken. Im nächsten Absatz räumt er ein, dass damit eigentlich alles gesagt sei. Er witzelt, dass man den Rest des Buches nicht unbedingt lesen müsse und diese ersten Worte den Leserinnen und Lesern im Grunde genügten, um Gesundheit und Wohlbefinden drastisch zu steigern. Das restliche Buch richtet einen flammenden Appell an alle Menschen, ihre Essgewohnheiten und ihre »eingefleischten« Ansichten zum Thema »Ernährung und Gesundheit« tiefgreifend zu verändern.

Ich weiß noch, wie ich das Buch las, von der Schlichtheit und Wahrheit des Anfangssatzes »Essen Sie Lebensmittel, nicht zu viel und vorwiegend Pflanzen« beeindruckt war, und meine Ernährung trotzdem nicht wesentlich veränderte. Damals hatte ich weder die Motivation noch die Möglichkeiten, meine Ernährung derart drastisch umzustellen und mich dauerhaft daran zu halten. Es war einfach leichter, im Nichtwissen zu verharren und weiter zu tun, was offenbar auch die meisten anderen Menschen um mich herum taten. In meinem hektischen Leben waren Brownies, Pizza und Kekse allgegenwärtig. Sie lagen im Stationszimmer herum, und man konnte sie gut zwischen Besprechungen oder tagsüber als Zwischenmahlzeit essen. Es ist wahr, dass unsere Ernährungsgewohnheiten genau wie die meisten anderen Alltagsgewohnheiten und Süchte sehr tief sitzen und von der Familie, der Kultur, den am leichtesten zugänglichen Lebensmitteln in unserer Umgebung sowie der Logistik unseres Lebens geprägt sind. Oft muss erst etwas Dramatisches wie eine Krankheit passieren, damit wir aufwachen und uns ändern. Das vielleicht Einzigartige an den brasilianischen Heilzentren ist, dass die Ernährungsumstellung bei einem Aufenthalt dort nahezu mühelos gelingt. Sie ist ein Teil der Gemeinschaft und der Kultur.

Nach der Rückkehr aus Brasilien kehrte ich in die Arbeit und zu den langen Arbeitszeiten zurück, die mir kaum genug Zeit ließen, kurz Pause zu machen und mir ein Stück kalte Pizza im Stationszimmer zu holen, geschweige denn nährstoffreiche, heilende Mahlzeiten zu kochen, wie ich sie in Brasilien genossen hatte. Weil ich nicht »zu viel« aß, glaubte ich, einigermaßen zurechtzukommen. Im Studium hatten wir gelernt, dass die Industrienationen an Überernährung, nicht an Mangelernährung litten. Dabei ist vieles von dem, was wir essen, so nährstoffarm, dass das Gegenteil zutrifft.[25] Es ist schwer, allein etwas zu verändern. Deshalb dachte ich auch weiterhin kaum über meine Ernährung nach; sie hatte keine Priorität. Meine Patientinnen und Patienten gingen vor, und es wartete eine lange Schlange von Menschen, die mich sprechen wollten. Meine Karriere stand an erster Stelle. Als Arzt kann man leicht in dieses Muster verfallen. Man ist so sehr damit beschäftigt, sich um andere zu kümmern, dass man selbst auf der Strecke bleibt. Anfangs fiel es mir kaum auf, aber meine Werte gingen schleichend nach oben – Gewicht, Cholesterin,

Blutdruck. Ich fand eine gute Erklärung dafür und schwor mir, etwas zu ändern, sobald ich weniger zu tun hatte.

Die Monate vergingen, und ich entdeckte ein Muster: Nach der Diagnose einer Erkrankung stellten die Menschen ihre Ernährung um. Doch die vorgenommenen Änderungen unterschieden sich gewaltig. Als ich zum ersten Mal von Claire hörte, sagte sie, sie hätte zuallererst die Ernährung verändert. Sie hatte bei ihren Recherchen herausgefunden, dass Salz besonders schlecht für Patienten mit Bauchspeicheldrüsenkrebs sei. »Sie glauben ja nicht, wie schnell ich das Salz vom Speisezettel verbannt hatte«, schrieb sie, »Angst ist eine starke Motivation!«

Sie erwähnte aber auch, dass sie zwar die meisten industriell verarbeiteten und salzhaltigen Nahrungsmittel mied und sich eher vollwertig ernährte, aber dennoch an einigen Dingen festhielt, die sie wirklich gern aß und die im Rahmen einer strengen »Anti-Krebs-Diät« nicht erlaubt wären. Dies fiel mir auch bei anderen auf. Eine Pilates-Lehrerin aus Florida mit einem gefährlichen Lymphom verbesserte ihren Nährstoffstatus gewaltig, trank aber nach wie vor jeden Abend ein Glas Wein. Ein weiterer Patient liebte Käse und wollte nicht darauf verzichten, mied aber alle raffinierten Kohlenhydrate und tierischen Produkte. Ein Mann mit einem Magenkarzinom ernährte sich beinahe ausschließlich von Fleisch und Nahrungsergänzungsmitteln. In fünfzehn Jahren habe ich gesehen, wie viele Menschen eine unwahrscheinliche Heilung durchmachten, aber die Bandbreite der Ernährungsansätze war gewaltig. Ich beobachtete aus nächster Nähe, dass es hier keine »Einheitslösung« gab, obwohl durchaus klare Trends festzustellen waren.

Ein junger Brite namens Pablo Kelly schrieb mir aus heiterem Himmel, dass er sein Glioblastom erfolgreich zum

Schrumpfen gebracht habe. Wir wissen bereits, dass dieser Hirnkrebs bislang nicht heilbar ist und stets tödlich endet. Die Fünfjahresüberlebensrate, ein verlässlicher Maßstab für die Tödlichkeit einer Erkrankung, liegt bei extrem niedrigen 2 bis 5 Prozent. Die meisten Betroffenen sterben innerhalb von sechs Monaten. Pablos Tumor hingegen tat, was bei dieser Art Krebs angeblich unmöglich ist: Er schrumpfte, statt weiter zu wachsen. Seine Ärzte waren verblüfft, und sein Fall wurde bereits in mehreren britischen Fachzeitschriften veröffentlicht. Er sagte, er führe seinen Erfolg auf eine ketogene Ernährung zurück, an die er sich unglaublich streng hielt. Er »schummelte« nicht wie Claire, um an Dingen festzuhalten, die er gern mochte. Eine ketogene Ernährung enthält wenig Kohlenhydrate, viel Fett und versetzt den Körper in den Zustand der Ketose, in dem er neben Nahrungsfetten körpereigenes Fett verbrennt.

Normalerweise verwandelt der Körper die verzehrten Kohlenhydrate in Glukose, die Körper und Gehirn als Brennstoff dient. Aber auch Tumoren stehen auf Glukose, und sie ernähren sich hauptsächlich davon. Es ist sogar üblich, dass Ärzte Krebserkrankungen aufspüren, indem sie Patienten radioaktiv markierte Glukose injizieren und dann im Scanner untersuchen, ob sie irgendwo im Körper gierig aufgesaugt wird. Pablo hatte viel recherchiert und wollte versuchen, »den Krebs auszuhungern«. Einige Wissenschaftler sind tatsächlich der Ansicht, die ketogene Ernährung könne Krebszellen der Nährstoffe berauben, die sie zum Wachsen brauchen. Allerdings wissen wir noch nichts über die langfristigen Folgen einer fettreichen Kost, und es gibt gewaltige Qualitätsunterschiede zwischen mehr oder weniger hochwertigen Fetten. Zudem gilt es als riskant, wenn bereits Erkrankte mit einer derart strikten Diät beginnen, was die meisten Ärzte nicht empfehlen. Die Diät sollte ausschließlich unter ärztlicher Aufsicht erfolgen, und bei strenger Einhaltung müssen hochdiszipliniert bestimmte Vitamine und Mineralstoffe über Nahrungsergänzungsmittel zugeführt werden. Pablo recherchierte akribisch und setzte seinen Plan mit Hingabe um. Er achtete auch auf seine psychische Gesundheit und eine positive Einstellung. Entgegen allen Erwartungen ist er, lange nachdem er eigentlich hätte tot sein müssen, noch am Leben, und sein Zustand bessert sich weiter.

Ich traf mich auch mit Juniper Stein, deren Fall ich im nächsten Kapitel schildern werde. Sie wurde von einer unheilbar fortschreitenden Arthritiserkrankung namens Morbus Bechterew geheilt. Während wir in New York City im Central Park saßen, rings um uns die Bäume raschelten und in der Ferne der Verkehr rauschte, beschrieb die schlanke und energiegeladene Frau mir gegenüber, wie sie und ihr Mann im Anschluss an ihre Diagnose vor einigen Jahren die Ernährung dramatisch umgestellt hatten. Inzwischen ist ihnen bewusst, dass diese Veränderungen die Gesundheit des Mikrobioms verbessert hatten.

Nachdem ich mir die CT-Bilder von Mirae Bunnells metastasierendem Melanom angesehen hatte, das sie gewiss getötet hätte, telefonierte ich mit ihr. Sie sagte, sie habe ihre Ernährung bereinigt, und sprach über ihr Verhältnis zum Essen. Die tödliche Diagnose betrachtete sie als »Weckruf« ihres Körpers.

»Mein Körper sagte zu mir: ›Du behandelst mich seit Jahren wie Dreck. Du bombardierst mich mit Alkohol und Koffein, verweigerst mir Schlaf, frisst wie ein Scheunendrescher.‹ Er sagte: ›Mir reicht's.‹«

Als Mirae erzählte, was sie geändert hatte, rückte sie vor allem den *Vorgang* des Essens in den Mittelpunkt: »Mir wurde klar, dass ich wirklich überlegen musste, was ich aß«, sagte sie. »Ich musste langsamer essen, mich auf die Nährstoffe konzentrieren, die in meinen Körper strömten.« Einige erzählten, sie hätten gelernt, in Dankbarkeit zu essen. Andere sagten, es habe keinen Sinn, sich aus Angst gesund zu ernähren, dass dies sogar zerstörerisch sei. Das Wie und das Warum einer gesunden Ernährung sind ebenso wichtig wie das Was.

Bei der Art und Weise, wie die Menschen ihre Ernährung im Vorfeld einer unerwarteten Genesung umgestellt hatten, schien es anfangs gewaltige Unterschiede zu geben. Als ich die Gruppe der Patienten betrachtete, mit denen ich gesprochen oder korrespondiert hatte, bot sich ein Anblick wie in der Kochbuchabteilung eines Buchladens: Es schien, als seien alle Modediäten unter der Sonne dabei. Aber gab es auch einen gemeinsamen Nenner?

Da ich den Modediäten und ihrem gesundheitlichen Nutzen auf den Grund gehen wollte, wandte ich mich an Kollegen, die sich mit Medizin und Ernährung beschäftigten. Ich wollte wissen, ob sie Fälle von Spontanheilung kannten, die ganz oder teilweise auf die Ernährung zurückzuführen waren. Einer von ihnen antwortete: »Sprechen Sie mit Tom Wood.«

EINE E-MAIL, DIE MEIN LEBEN VERÄNDERTE

Tom Wood ist ein detailorientierter Mensch. Als ich ihn kontaktierte, ließ er mir über seine berufliche E-Mail-Adresse – er leitet eine Unternehmensberatung an der amerikanischen Ostküste – umfangreiche Aufzeichnungen über seinen jahrzehntelangen Kampf gegen den Diabetes zukommen. Ich konnte die Blutzuckerschwankungen und den allgemeinen Trend über viele Jahre hinweg verfolgen. Die Dokumentation war tadellos.

Im Gespräch ist er ähnlich gründlich. Er spricht selbstbewusst und entspannt über seine Gesundheit und seinen Körper. Wie die meisten Menschen, mit denen ich mich im Laufe der Jahre unterhalten habe, ist er es gewohnt, über seine Gesundheit und das, was er an der aktuellen Ausrichtung des Gesundheitswesens für mehr oder weniger hilfreich hält, nachzudenken und zu sprechen. Wenn er über das Thema spricht, klingt seine Stimme müde, aber herzlich. Wie immer ist es eine lange Geschichte, und es gibt viel zu sagen. Auf meine Bitte, sie zu erzählen, atmet er tief aus und sagt lachend: »Wie viel Zeit haben Sie denn?«

Er fragt, wo er anfangen soll. Ich antworte einfach: »Am Anfang.«

Wenn ich die Menschen bitte, »am Anfang« zu beginnen, setzen sie meist an der gleichen Stelle ein: Sie starten nicht mit ihrer Erkrankung oder kurz davor mit der Diagnose oder sogar noch früher, als sie gesund waren. Sie gehen bis in die Kindheit zurück. Ich muss sie nicht darum bitten. Irgendwie wissen sie intuitiv, dass ihre Geschichte dort ihren wahren Anfang nimmt. Und unabhängig davon, um welchen Krankheitsprozess es sich handelt, geht es letztlich immer um die Geschichte.

Tom hatte sich stets für einen gesunden Menschen gehalten. Es gehörte seit seiner Kindheit in Ithaca im US-Bundesstaat New York zu seinem Selbstverständnis, als er in der Highschool Kapitän der Fußball- und der Tennismannschaft gewesen war. Sein Vater war Sportdirektor am Ithaca College, und die Familie war immer in Bewegung. Sie unternahmen Wanderungen, Radtouren oder andere Aktivitäten im Freien.

Tom erhielt sich die anerzogene Bewegungsfreude auch als Erwachsener. Nachdem er das Studium an der Cornell University abgeschlossen hatte, fand er einen gut bezahlten Bürojob und zog in den Süden des Bundesstaats New York. Er heiratete, und schon bald bekam er mit seiner Frau einen Sohn. Irgendwann leitete er sein eigenes Unternehmen, das Personal- und Beratungsleistungen anbot. Er war auf dem besten Weg in ein glückliches und erfolgreiches Leben. Jeden Tag klingelte früh am Morgen der Wecker. Dann fuhr er im kühlen Dunkel ins Fitnessstudio, während der Sonnenaufgang rosa über den Horizont kroch, um noch vor der Arbeit ein Raquetballmatch zu absolvieren. Er stemmte Gewichte und joggte auf dem Laufband. In der Mittagspause fuhr er zu einem Fast-Food-Restaurant nicht weit von einem Büro, um sich einen Burger, Pommes und Cola zu holen.

Heute sagt er ein wenig reumütig: »Ich habe mehr bei Burger King gegessen als irgendjemand sonst.«

Die Jahre flossen dahin. In der Arbeit war einiges zu tun, und sein Sohn wurde viel zu schnell groß. Tom nahm allmählich zu. Gelegentliche Rückenschmerzen kamen und gingen. Er probierte es mit ein paar Diäten, unter anderem der Atkins-Diät. Jedes Mal nahm er einige Kilo ab, sodass er ein wenig Mut schöpfte, dann nahm er alles wieder zu. Er war nicht stark übergewichtig, aber schwerer als früher. Er spürte sein Alter, und es machte ihn mürbe.

Eines Freitagnachmittags beschlich ihn auf der Heimfahrt im Zug das Gefühl, dass etwas nicht in Ordnung war. Er hatte sich schon den ganzen Tag schlapp gefühlt und war nicht ganz auf der Höhe. Aber er hatte gedacht, dass er einfach nur müde sei. Als er mit dem Wagen vom Bahnhof nach Hause fuhr, breitete sich allmählich ein Schmerz in seiner Brust aus. Ein Band schien sich fester um seinen Brustkorb zu ziehen, und sein linker Arm begann zu kribbeln. Da er die Anzeichen eines Herzinfarkts erkannte, änderte er seine Route und fuhr geradewegs ins Krankenhaus.

»Sie haben mich sofort eingewiesen«, erzählt er, »und in eines dieser hübschen Hemdchen gesteckt. Und mich ans EKG gehängt. Ich hing stundenlang an diesem Gerät.«

Abends um 23 Uhr hatten die Ärzte gefunden, was ihrer Ansicht nach die Ursache des Problems war: Bei einer der Blutuntersuchungen war ein Protein gefunden worden, das bei Herzmuskelschäden in den Blutkreislauf gelangt. Der Wert war hoch – etwa vier- bis fünfmal höher, als er sein sollte. Da war es also: Herzinfarkt. Die Ärzte vermuteten, dass eine Arterie verstopft war.

Es wurde gleich für Montagmorgen eine Herzkatheteruntersuchung angesetzt. Die Ärzte schoben den Katheter durch die Oberschenkelarterie bis in Toms Herz hinauf. Während des Eingriffs war er bei Bewusstsein, lediglich die Einstichstelle wurde örtlich betäubt. Auf dem Bildschirm konnte er mitverfolgen, wie der Katheter sein Herz erreichte und das Kontrastmittel ins Blut gespritzt wurde. Auf dem Röntgenbild war zu sehen, wie die Farbe durch die Arterien seines Herzens strömte, sodass die Ärzte mögliche Verengungen und Verschlüsse erkennen konnten. Aufgrund der Untersuchungsergebnisse rechneten sie mit erheblichen Gefäßverschlüssen. Doch die Herzkatheteruntersuchung offenbarte Überraschendes: Weniger als 5 Prozent seiner Gefäße waren verengt – ein großartiges Ergebnis für einen Mann seines Alters.

Sie schoben ihn zurück ins Zimmer und fingen noch einmal ganz von vorn an. Den entscheidenden Hinweis gab schließlich eine Krankenschwester, die mit einem Ausdruck in der Hand zur Tür hereinkam. Sie war sichtlich irritiert, dass noch niemand dahintergekommen war.

»Entschuldigung?«, sagte sie. »Ist Ihnen klar, dass er einen Blutzucker von 300 hat?«

Eine weitere Blutuntersuchung offenbarte den wahren

Schuldigen: Typ-2-Diabetes.[26] Tom war insulinresistent. Das Hormon Insulin reguliert die Aufnahme von Glukose aus dem Blut in die Zellen, wo es zur Energiegewinnung herangezogen werden kann. Toms Insulin hatte Schwierigkeiten, seiner Aufgabe nachzukommen. Dies wird als »Insulinresistenz« bezeichnet und unterscheidet sich vom Typ-1-Diabetes, bei dem die Zellen der Bauchspeicheldrüse nicht ausreichend Insulin produzieren, um die Bedürfnisse des Körpers zu erfüllen. Da das Insulin in Toms Fall seiner Aufgabe nicht nachkam, konnte die Glukose nirgends hin. Sie reicherte sich im Blut an und verursachte schädliche Veränderungen der Struktur und der Funktion seines Herzens.

Unbehandelt führt Typ-2-Diabetes unter anderem zu Herzversagen, Nierenschäden, Erblindung, Schlaganfall und Amputationen. Bei den Diabetes-Neuerkrankungen handelt es sich in 95 Prozent der Fälle um Typ-2-Diabetes, der bei den führenden Todesursachen jedes Jahr an siebter Stelle steht. Berichten der Centers for Disease Control and Prevention (CDC) zufolge entfallen unglaubliche 20 Prozent der US-Gesundheitsausgaben allein auf Diabetes. An dem Tag, an dem Tom Wood wegen eines mutmaßlichen Herzinfarkts in die Notaufnahme fuhr, wurde er zu einem von weltweit 422 Millionen Menschen, die bekanntermaßen an Diabetes leiden.[27] Experten vermuten bei achtzig Millionen US-Amerikanern ab zwanzig Jahren Prädiabetes und sprechen davon, dass jeder Vierte Diabetiker sei, ohne es zu wissen. In den letzten Jahrzehnten klettern die Zahlen nicht nur in den Vereinigten Staaten und den Industrienationen, sondern auf der ganzen Welt in astronomische Höhen.[28]

In der Praxis wird Typ-2-Diabetes wie eine unheilbare Krankheit behandelt, die als fortschreitend und unumkehrbar gilt. Wird er früh genug entdeckt, ermuntern manche Ärzte die Patienten dazu, die Ernährung umzustellen, Sport zu treiben und abzunehmen, um das Auftreten der Symptome zu verlangsamen oder sie zu lindern. Für gewöhnlich wird dies aber nur im Nachsatz erwähnt. Außerdem herrschen nicht nur bei den Patienten, sondern auch bei Ärzten und Ernährungswissenschaftlern zahlreiche Missverständnisse bezüglich einer natürlichen Ernährung. Normalerweise verfahren wir in den USA bei dieser und den meisten anderen chronischen Erkrankungen, mit denen Patienten zu uns kommen, nach dem Motto »Treat 'em and street 'em«. Das heißt im Grunde, dass man die richtige Diagnose stellt, ein Medikament verordnet und die Patienten wieder heimschickt.

Tom hatte den Eindruck, dass sich an der Vorgehensweise bei Diabetes in den letzten fünfzig Jahren nicht viel geändert hatte. Seine Mutter hatte die Diagnose bekommen, als er noch ein Kind war, aber sie kochte weiter die typischen kohlenhydrat- und stärkereichen Gerichte der Fünfzigerjahre. Als er ein Teenager war, bekam er eines Tages in der Küche mit, wie sie die Bluse hochschob, um sich Insulin zu spritzen. Da wurde ihm klar, dass das schon seit Jahren so ging.

»Damals war man der Ansicht, wenn man Insulin nahm, war das genauso gut, wie es selbst zu produzieren«, sagt er. »Bei meiner Diagnose war es im Grunde das Gleiche.« Es war tatsächlich ein großer medizinischer Wendepunkt, dass man Diabetiker seit dem Jahr 1922 mit Insulin versorgen konnte. Damals bekam ein vierzehnjähriger Junge namens Leonard Thompson die erste Dosis künstlichen Insulins zur Behandlung von Menschen verabreicht. Da er an Typ-1-Diabetes litt, hätte man ihn zur damaligen Zeit auf Nulldiät gesetzt, und er hätte nur noch wenige Monate zu leben gehabt. Er lebte weitere dreizehn Jahre.

Die Entdeckung des Insulins hat Millionen von Leben gerettet und ihre ganz eigene Rolle dabei gespielt, die Suche nach medizinischen »Wundermitteln« anzuheizen, um Krankheit und Leid auszumerzen. Doch zu Beginn einer neuen medizinischen Ära, die sowohl auf den Erfolgen als auch den Einschränkungen der vergangenen Zeit aufbaut, wissen wir besser, dass Medikamente wie Insulin die Symptome, nicht aber die Ursachen behandeln. Im Fall von Typ-2-Diabetes bleibt die Insulinresistenz trotz der Behandlung bestehen. Solange man nicht bei den Ursachen ansetzt, wird nichts wirklich besser; man tritt bestenfalls auf der Stelle. Bei Diabetes schreitet die Krankheit oft weiter voran, sodass man am Ende trotzdem oft mit einer schmerzhaften progressiven Erkrankung dasteht, die Schäden an vielen Organen, körperliche Schmerzen und einen starken Rückgang an Lebensqualität mit sich bringt. Falls Toms Mutter ähnliche Dinge erlebte, wie wir sie oft bei Patienten sehen, war das, was sie »das Alter« nannte, in Wirklichkeit das Fortschreiten des Diabetes und womöglich weiterer Erkrankungen, die oft damit einhergehen.

Toms Diabetes schritt erwartungsgemäß voran. Zunächst bekam er Metformin. Dieses Medikament versucht, den Körper zu einem effizienteren Einsatz des Insulins zu bewegen. Als es versagte, wurde auf regelmäßige Insulininjektionen vor Mahlzeiten, Snacks und dem Schlafengehen umgestellt. Alles in allem spritzte er in den nächsten zehn Jahren ungefähr 45 Insulineinheiten am Tag. Eines der Probleme der Insulineinnahme ist, dass sie eine Gewichtszunahme verursacht. Dadurch verstärkt sich die Insulinresistenz, sodass der Blutzuckerspiegel noch höher steigt und noch mehr Insulin benötigt wird. Die Spirale drehte sich weiter: Tom nahm zu, hörte mit dem Sport auf und bekam chronische Rückenschmerzen.

»Im Einkaufzentrum kam ich keine dreißig Meter weit«, sagt er. »Ich war in einer miesen Verfassung.«

Wir müssen eines wissen: Tom war ein kluger Kerl. Er hatte an einer Eliteuniversität studiert, leitete ein Unternehmen, hatte lange Zeit gern Sport getrieben und verfügte über Mittel und Möglichkeiten. Er war stolz darauf, nicht nur bei den besten Endokrinologen, sondern bei den besten Diabetesfachleuten in Behandlung zu sein. Er sagte, er sei über einen Zeitraum von fünfzehn Jahren oder mehr bei über zwanzig Ärzten gewesen, und mindestens acht davon waren hoch spezialisierte Diabetesexperten. Da Tom von Natur aus diszipliniert und ein Zahlenmensch war, hatte er die vorschriftsgemäße Behandlung seines Blutzuckers strenger überwacht als die meisten anderen. Trotz alledem ging der Wert durch die Decke. Allmählich wirkte das Medikament, das er seit fünfzehn Jahren in seinen Körper pumpte, nicht mehr. Er bekam Grauen Star in einem Auge, und seine Füße wurden taub: diabetische Neuropathie. Das Risiko, an den üblichen Begleitkrankheiten zu erkranken, wuchs. Bei Diabetes waren Komplikationen wie Herzerkrankungen, Nierenprobleme, Augenschäden und sogar Krebs eine stete Bedrohung.

Am Wochenende nach Thanksgiving 2014 rauschte eine E-Mail in Toms Posteingang. Er sah auf den ersten Blick, dass es Spam war: Die Werbemail versprach, sein Leben umzukrempeln. Sofern er sich noch am selben Tag anmeldete, würden ihm die Geheimnisse einer »Spezialdiät« enthüllt. Er würde abnehmen, wäre innerhalb eines Monats seine Diabetesmedikamente los, und seine Biomarker wären wieder normal! Toms Mauszeiger schwebte schon über dem »Löschen«-Button, doch dann stach ihm die Geld-zurück-Garantie ins Auge. Er war es leid, krank zu sein. Er hatte genug von den täglichen Injektionen, den chronischen Schmerzen, dem Übergewicht und dem Gefühl, dass jeder Tag ein Kampf war. Er las die Nachricht noch einmal. »Revolutionieren Sie Ihre Ernährung – und Ihr Leben! Für nur 39,95 Dollar!« Das Programm ging über vier Wochen und kam mit einem Versprechen: Wenn er nach Ablauf der vier Wochen noch Diabetiker war und weiter Medikamente nehmen musste, bekäme er sein Geld zurück.

Was soll's?, dachte er. *Was habe ich schon zu verlieren?*

Er gab die Nummer seiner Kreditkarte ein und lud die Anleitung herunter. Der Speiseplan enthielt weder Fleisch noch Milchprodukte. Die Liste der erlaubten Nahrungsmittel – hauptsächlich Gemüse, Obst und Bohnen – schien auf den ersten Blick recht lang zu sein und viele Möglichkeiten zu bieten, aber Tom war ratlos. Vieles davon hatte er noch nie gegessen, oder er wusste nicht, wie man es zubereitete. Aber er hatte vierzig Dollar gezahlt und dachte, dass er alles einen Monat lang durchhalten könne.

Vier Wochen später war Tom knapp fünf Kilo leichter. Er hatte die Dosis seiner Diabetesmedikamente halbiert. Er war energiegeladener, leichtfüßiger. Allerdings konnte er nicht ganz auf Insulin verzichten, wie ihm garantiert worden war. Da er gegenüber dem Programm und seinen Versprechungen immer noch ein wenig misstrauisch war, rief er bei der Firma an und bekam sein Geld erstattet.

Aber Tom war beeindruckt. In vier kurzen Wochen hatte er seine Medikamente um die Hälfte reduziert und zum ersten Mal seit Jahrzehnten einfach dadurch abgenommen, dass er das Verhältnis der Nahrungsmittel anpasste, die er sich zu den Mahlzeiten auf den Teller lud. Wie konnte sich diese relativ gemäßigte Ernährungsumstellung ohne nennenswerte Steigerung der sportlichen Betätigung derart drastisch auf seinen Körper und seinen Blutzuckerspiegel auswirken?

Tom stellte gründliche Recherchen zum Thema »Ernährung und Diabetes« an. Dabei stieß er auf das Buch *Diabetes einfach wegessen. Das erfolgreiche Ernährungskonzept gegen Diabetes Typ 2* von Dr. Joel Fuhrman. Sowohl Tom als auch seine Frau lasen es. Zum ersten Mal seit Jahren spürte er ein leises Kribbeln von Energie und Hoffnung: die Möglichkeit, seine Gesundheit und sein Leben wirklich zu revolutionieren. Er begann mithilfe seiner Frau mit dem Programm, die sich ihm sowohl bei der Diät als auch beim Kochen anschloss. Am Anfang hatte er den Eindruck, dass es viel zu lernen gab. Aber in mancher Hinsicht war diese Form der Ernährung wesentlich einfacher als das von vielen Ärzten und der American Diabetes Association empfohlene Kalorienzählen. Dr. Fuhrman stellt einfach sicher, dass die Menschen die Nahrungsmittel mit dem höchsten Anteil an Vitaminen, Mineralstoffen und sekundären Pflanzenstoffen zu sich nehmen, statt Kalorien zählen oder auf Lebensmittelgruppen achten zu müssen. Es gibt Listen mit Lebensmitteln, die jederzeit »unbegrenzt« verzehrt werden dürfen, und die Lebensmittel sind je nach Nährstoffdichte in verschiedene Gruppen eingeteilt.

Was ist die Nährstoffdichte? Laut Fuhrman (und der WHO) sind Nahrungsmittel mit hoher Nährstoffdichte randvoll mit Vitaminen, Mineralstoffen und sekundären Pflanzenstoffen und gleichzeitig kalorienarm. Sie enthalten wenig Zucker und raffinierte Kohlenhydrate, Salz, Stärke und ungesunde Fette. Erlaubt sind Obst und Gemüse, Vollkorngetreide, Nüsse, Hülsenfrüchte, Samen sowie chemiefreier Fisch und mageres Fleisch in geringen Mengen. Dr. Fuhrman entwickelte den ANDI – den Aggregate Nutrient Density Index. Dieser Index hilft Patienten, ihren Speiseplan so zu gestalten, dass er viele nährstoffreiche Nahrungsmittel enthält. Er ist online leicht zu finden und eine wunderbar anschauliche Hilfe, um das Konzept der Nährstoffdichte zu verinnerlichen und sich daran zu orientieren. Aller Anfang ist schwer, wenn man jede Mahlzeit und jede Entscheidung analysieren muss. Es könnte sein, dass Sie den ANDI häufig konsultieren, kreativ werden und neue Rezepte und Gewohnheiten einstudieren müssen. Aber mit etwas Übung werden sie Ihnen in Fleisch und Blut übergehen.

Der ANDI dürfte sich vermutlich ändern, wenn es mit der Erforschung der sekundären Pflanzenstoffe erst richtig losgeht.[29] Er ist allerdings auch in seiner gegenwärtigen Form ein besseres Instrument für Gesundheit und Heilung als die Ernährungspyramide, mit der die meisten von uns aufgewachsen sind. Betrachtet man das Gesamtbild, läuft dieser Ernährungsplan im Grunde auf Folgendes hinaus: Essen Sie hauptsächlich Gemüse. Tom hat Nahrungsmittel wie Nudeln, Brot, Fleisch und Milchprodukte nicht ganz vom Speiseplan gestrichen, aber er hat ihren Verzehr auf *unter 5 Prozent der aufgenommenen Kalorien reduziert*. Im Grunde hat er seine Ernährung einfach auf den Kopf gestellt und frisches Obst und Gemüse zur Grundlage seiner persönlichen Ernährungspyramide gemacht.

Es hat funktioniert. Heute ist Tom seit knapp drei Jahren frei von Diabetes und Medikamenten. Seit jenem Werbeangebot an Thanksgiving 2014 ernährt er sich nach Dr. Fuhrmans Konzept zur Diabetesbekämpfung. Er behauptet, er »stopft sich voll« mit »nutritarischen Mahlzeiten«, wie Dr. Fuhrman sagt – einem Tagesmenü bestehend aus köstlichen, nährstoffreichen Gerichten. Meist gibt es Bohnen, grünes Gemüse, Nüsse, Samen und Beeren, und die Mahlzeiten haben große Ähnlichkeit mit den Gerichten, die ich in Brasilien gegessen habe. »Hunger habe ich nie«, sagt Tom. »Ich würde um keinen Preis zu meiner alten Ernährung zurückkehren.«

Schummelt er von Zeit zu Zeit? Isst er auch mal ein Stück Kuchen?

»Sehr selten, so gut wie nie«, sagt er. »Der Drang, so etwas zu essen, ist weg. Nach dem ersten Monat war das Verlangen nach den Sachen, die ich früher gegessen hatte, verschwunden.«

Viele meiner Gesprächspartner sagen, durch die Ernährungsumstellung seien ihre Geschmacksnerven zu neuem Leben erwacht. Wenn man erst einmal mit dem nährstoffreichen Lebensstil begonnen habe, sei es nicht mehr schwierig, und die Vorteile seien so deutlich und lebensverändernd, dass nichts sie dazu bewegen könne, in ihre alten Essgewohnheiten zurückzufallen. Obst und Gemüse lassen sich fantastisch zubereiten, aber am Anfang wissen die wenigsten, wie es geht und dass es weder teuer noch zeitaufwendig sein muss. In diesem Fall ist Unwissenheit alles andere als ein Segen. Wenn man weiß, woran man Gerichte mit hoher Nährstoffdichte erkennt, ist auch das Essen außer Haus kein Problem.

Bitte beachten Sie, dass sich Tom in der oben zitierten Bemerkung der Sprache der Sucht bedient: »Der Drang, so etwas zu essen, ist weg. Nach dem ersten Monat war das Verlangen … verschwunden.« Das ist wichtig, und viele Menschen verwenden ähnliche Formulierungen, wenn sie rückblickend erzählen, wie sie ihre Ernährung umgestellt haben. Sie sprechen von einer allgemeinen Abhängigkeit von raffiniertem Mehl und Zucker, und gerade diese Angewohnheiten erschweren anfangs den Übergang zu Nahrungsmitteln mit höherer Nährstoffdichte. Es ist nicht ungewöhnlich, dass Menschen vorübergehend mit Kopfschmerzen und anderen Symptomen reagieren, wenn sich ihr Körper von den Giftstoffen befreit, die sich über Jahre angesammelt haben.

Heute ist Tom gesünder denn je. Während er früher keine

30 Meter gehen konnte, ohne sich vor Schmerzen zu krümmen, marschiert er nun schmerzfrei 5 Kilometer am Tag. Er ist inzwischen über siebzig, schlank, beweglich und ohne eine Spur der Diabeteserkrankung, die seinem Körper mehr als fünfzehn Jahre lang zugesetzt hatte.

Toms Fortschritte erschütterten seine Ärztin, eine Endokrinologin. Vor ein paar Jahren bat sie ihn, vorbeizukommen und einige Laboruntersuchungen machen zu lassen. Sie fürchtete, er könne seine Gesundheit vernachlässigen. Sie kam mit seiner Krankenakte ins Untersuchungszimmer und sah sich zuerst die aktuellen Ergebnisse, dann die Ergebnisse aus dem Jahr davor an, als er 45 Insulineinheiten am Tag spritzte, und schüttelte den Kopf.

»Ich weiß nicht, wie viele Patienten ich im Laufe meiner beruflichen Laufbahn hatte«, sagte sie. »Aber in den letzten zwanzig Jahren gab es niemanden sonst, dem dies gelungen wäre.«

Toms Geschichte sprach mich an. Wie Tom hatte ich immer geglaubt, mich im Großen und Ganzen gesund zu ernähren, bis auf die ungesunden Sachen, die ich manchmal aß, wenn in der Arbeit viel los war. Ich dachte, ich würde die meiste Zeit recht gute Ernährungsentscheidungen treffen, und achtete nicht darauf, wie oft ich einfach verzehrte, was gerade da war. Wie ich festgestellt habe, machen es andere ebenso. Als Arzt frage ich nach, was meine Patienten essen, und kann oft sehen, was auf ihrem Tablett im Krankenhaus liegt. Im Grunde glaubt fast jeder, sich gesund zu ernähren, auch wenn dies nicht der Fall ist.

Als ich auf der Farm mit der Mentalität der Amischen aufwuchs, waren sämtliche Mahlzeiten hausgemacht. Essen zum Mitnehmen oder Abgepacktes gab es nicht. Meine Mutter bereitete praktisch alles von A bis Z selbst zu. Sie nahm sogar den Weizen, den wir auf der Farm anbauten, und mahlte daraus ihr eigenes Mehl für Brot, Pfannkuchen und Muffins. Zu fast allen Mahlzeiten gab es Fleisch, oft sogar dreimal am Tag. Wir aßen auch viele schwere Kohlenhydrate wie Brot und Kartoffeln. Als ich erwachsen war, übernahm ich viele dieser Ernährungsmuster, und im Studium kamen die für das moderne Leben typischen Chips, Kekse und Snacks hinzu. Ich hielt an der traditionellen Ernährungspyramide fest, wo tierische Nahrungsmittel wie Fleisch und Milchprodukte strukturell wichtige Ebenen der Pyramide füllen und sie stützen. Die Botschaft dahinter lautete, dass sie unentbehrlich waren. Ohne sie würde die Pyramide einstürzen.

Ironischerweise leistete vor allem das Medizinstudium schlechten Essgewohnheiten Vorschub. Wir aßen, was schnell und einfach zu bekommen sowie sättigend war. Wir aßen auf dem Sprung, wenn wir zufällig daran dachten – Fast Food, Essen zum Mitnehmen, Fertigprodukte aus Schachteln und Verpackungen. Im Medizinstudium nimmt man riesige Informationsmengen auf. Der Zeitplan ist gnadenlos, und das Thema »Ernährung« stand selten auf dem Lehrplan. Wenn es dann behandelt wurde, gelang es uns nicht, größere Zusammenhänge herzustellen, die deutlich gemacht hätten, wie wichtig es war, diese Zeilen aus dem Lehrbuch in die Tat umzusetzen.

Meine Mitstudierenden und ich saßen im Unterricht und lernten chemische und neurochemische Gleichungen auswendig, bei denen an Schlüsselstellen bestimmte Vitamine und Mineralstoffe benötigt wurden, damit wichtige chemische Reaktionen in Körper und Gehirn ablaufen konnten. Danach sagte der Professor unbekümmert, dass die Menschen in den westlichen Ländern genügend Nährstoffe bekämen, und wir gingen zum nächsten Thema über. Wir standen auf, verließen den Hörsaal und aßen Pizza und Chips zum Abendessen, mitten in der Nacht und in den Lernpausen. In den Prüfungen kreuzten wir Kästchen an, um zu beantworten, wie sich das Vorhandensein oder Nichtvorhandensein bestimmter Nährstoffe im Blut auf die Produktion von Neurotransmittern wie Serotonin, Dopamin oder Acetylcholin im Gehirn auswirkte. Doch wenn heute jemand mit Beschwerden zum Arzt geht, kommen die wenigsten von uns auf den Gedanken zu fragen: »Was essen Sie so?« Es leuchtet ein, dass unser Wagen früher oder später Probleme macht, wenn wir den falschen Kraftstoff tanken. Sollten unser Körper und unser Geist da wirklich anders sein?

Nach meiner Rückkehr aus Brasilien und nachdem ich eine Geschichte nach der anderen von Menschen gehört hatte, die wieder gesund geworden waren, dämmerte mir allmählich: Ich musste ebenfalls einige wesentliche Veränderungen vornehmen, damit ich nicht bald selbst gegen eine oder mehrere der Krankheiten würde ankämpfen müssen, die mir in meiner Praxis begegneten. Ich wusste, ich musste einen maßgeschneiderten Ernährungsplan aufstellen, der zu mir passte – genau wie es Tom, Claire, Juniper und so viele andere Menschen getan hatten, die unerwartet genesen waren. Claire betonte ganz besonders, wie individuell die Ernährung sein müsse. Auf ihrem hervorragenden »Blog Living with Pancreatic Cancer« über ihren Weg zur Heilung erzählt sie davon, wie sie in ihrer Anfangszeit als Bloggerin detailliert über ihre Ernährungsumstellung berichtet hatte. Bald nachdem sie angefangen hatte zu bloggen, weil sie Menschen erreichen wollte, die ebenfalls krank waren und litten, schrieb ihr eine Frau mit der Bitte um genauere Informationen zu ihrer Ernährung. Ich bin mir sicher, Claire gab großzügig Auskunft, weil sie ein sehr großzügiger und offener Mensch ist. Die Frau meldete sich, um ihr mitzuteilen, dass sie alle Sachen auf Claires Liste gekauft habe und es ganz genauso machen würde wie sie. Sie starb eine Weile später.

Von da an machte Claire es sich zur Regel, niemandem den Speiseplan zu geben, den sie nach ihrer Diagnose aufgestellt hatte.

»Offensichtlich hatte das, was bei mir funktionierte, bei ihr nicht funktioniert«, schreibt sie. »Ich glaube, dass jeder Mensch anders reagiert und andere Dinge braucht… Ich glaube nicht, dass es eine Sache, ein Allheilmittel gibt. Jeder muss selbst herausfinden, was bei ihm funktioniert.«[30]

Sie fühlt sich allerdings wohl dabei zu sagen, dass sie Auszugsmehle und raffinierten Zucker sowie industriell verarbeitete Nahrungsmittel und Zusatzstoffe (Farbstoffe, Konservierungsstoffe et cetera) vom Speiseplan gestrichen hat. Im Gegensatz zu anderen isst sie nach wie vor kleine Mengen Biofleisch und Biomilchprodukte. Die Regel, die ihr als allgemeiner Maßstab diente, lautet: *Ernähre dich frisch und der Jahreszeit entsprechend.*

Bei den von mir gesammelten Remissionsgeschichten kristallisierten sich durchaus gemeinsame Wahrheiten heraus. Aber sie gaben eher eine grobe Richtung als spezielle Regeln vor. Immer wieder war zu hören: Ernähre dich frisch, ernähre dich pflanzlich, ernähre dich vollwertig, und halt dich von Zucker, Mehl und allen industriell verarbeiteten oder künstlichen Produkten fern. Dies deckte sich mit der Forschung, die andeutete, dass sich Krebszellen genau wie Pilze und Bakterien gierig auf ihre Leibspeise – raffinierten Zucker im Blut – stürzen, die sie wachsen lässt, und dass die Chemikalien und Zusatzstoffe in industriell verarbeiteten Nahrungsmitteln wie endokrine Disruptoren wirken, sodass Krebs und andere Krankheiten im Körper Fuß fassen können.

Eine Studie mit Mäusen an der Georgia State University[31] offenbarte eine beunruhigende Korrelation zwischen Emulgatoren, einem gängigen Nahrungszusatz, und Krebs. Emulgatoren wie Carboxymethyl-Cellulosen und Polysorbat 80, um nur zwei davon zu nennen, sind in industriell verarbeiteten Nahrungsmitteln von der Mayonnaise bis hin zur Eiscreme allgegenwärtig. Sie werden häufig in Lebensmittelprodukten verwendet, um die Haltbarkeit zu erhöhen und »das Mundgefühl zu verbessern«, wie man in der Lebensmitteltechnologie so schön sagt. Die US-Arzneimittel-Zulassungsbehörde Food and Drug Association (FDA) begrenzt, wie viel von einem Emulgator in einem Produkt verwendet werden darf. Doch viele Firmen umgehen die Regelung, indem sie verschiedene Emulgatoren einsetzen, bei denen es sich jeweils um individuelle chemische Verbindungen handelt. Das ist streng genommen zwar erlaubt, erhöht aber die Menge potenzieller endokriner Disruptoren in den Lebensmitteln, die wir aus den Regalen nehmen und in unsere Einkaufskörbe legen. Sind die Emulgatoren erst einmal mit den industriell verarbeiteten Brot- und Fleischprodukten, den Salatdressings, den Soßen und vielen anderen Nahrungsmitteln in den Körper gelangt, verteilen sie sich im Verdauungstrakt. Dort bringen sie das Mikrobiom, das sensible, blühende Ökosystem in unserem Darm, aus dem Gleichgewicht.

Die Studie der Georgia State University und andere legen nahe, dass Emulgatoren möglicherweise zu Gewichtszunahmen, Entzündungskrankheiten, Autoimmunstörungen und sogar Krebs beitragen können, indem sie das Mikrobiom stören und chronische Entzündungsprozesse anstoßen.

Es mag schwer vorstellbar sein, dass diese mikroskopisch kleine chemische Substanz in einem Lebensmittelprodukt, ein winziger Teil des Ganzen, für eine derartige Krankheitswelle verantwortlich sein soll. Doch dann denke ich daran, dass ich solche Produkte früher regelmäßig verzehrte. Im Grunde aß ich sie zu jeder Mahlzeit, zusammen mit Salat, Kartoffeln und Grillhähnchen. Und dann überrascht es mich nicht mehr. Es ist wie ein winziges Steinchen, das in den Stiefel fällt und die ganze Ferse wund reibt. Dies ist nur einer von vielen chemischen Zusatzstoffen, die in einem normalen Lebensmittelprodukt stecken, wie ich es im Lebensmittelgeschäft um die Ecke aus dem Regal nehme.

Die grobe Richtlinie, meine Ernährung auf frischen, grünen, vollwertigen Lebensmitteln aufzubauen, konnte mir als Vorlage bei der Gestaltung eines individuellen Speiseplans dienen, der mich sättigte und die tägliche Nahrung zu Medizin für meinen Körper machte – obwohl ich merkte, dass sie allem widersprach, was die meisten Menschen über Ernährung lernen. Nach dem Beweis musste ich nicht lange suchen: Ich musste mir nur die größte Ernährungsstudie aller Zeiten ansehen.

DIE LEKTIONEN EINES KREBSRESISTENTEN LANDES

Etwa zur gleichen Zeit, als Tom Wood das Studium an der Cornell University abschloss, um ins Berufsleben einzusteigen – ohne zu ahnen, wie seine Ernährung die Funktion seiner Zellen verändern würde –, fing an der Fakultät für Ernährungswissenschaften der gleichen Universität ein neuer Professor an. In den zehn Jahren davor hatte T. Colin Campbell in den Bereichen Ernährung und Biochemie am Virginia Polytechnic Institute and State University (kurz: Virginia Tech) unterrichtet und geforscht, und er entwickelte rasch ein Interesse für den Zusammenhang zwischen Ernährung und körperlichen Krankheiten. Damals wurde kaum über dieses Thema gesprochen, aber die Hinweise häuften sich, und Campbell war überzeugt davon, dass die Wissenschaft es sträflich vernachlässigte. Er war gerade von einem Aufenthalt auf den Philippinen zurückgekehrt, wo er die Unterernährung bei Kindern erforscht hatte, und die dabei gewonnenen Erkenntnisse hatten seiner beruflichen Laufbahn bereits eine neue Richtung gegeben.

Auf den Philippinen war er beinah zufällig über einen Zusammenhang zwischen dem Verzehr von tierischem Protein und Krebs gestolpert. Er hatte mit Familien im ganzen Land gearbeitet, um die Folgen einer Unterernährung von epidemischen Ausmaßen zu bekämpfen. Dabei war ihm aufgefallen, dass ein erschreckend hoher Anteil der philippinischen Kinder an Leberkrebs starb. Für gewöhnlich erkranken Erwachsene sehr viel später an Leberkrebs, doch viele philippinische Kinder erlagen der Krankheit bereits im Alter von zehn Jahren. Campbell und seinen Kollegen gelang es zunächst, das Phänomen zu einer Verunreinigung der Erdnussbuttervorräte des Landes mit Aflatoxin zurückzuverfolgen. Diese hochgiftige krebserregende Substanz wird von Schimmelpilzen produziert, die unter bestimmten Bedingungen auf Erdnüssen wachsen. Laut Campbell ist Aflatoxin das stärkste bekannte Leberkanzerogen.[32]

Dies schien das Problem zu erklären, aber eine Sache war verwirrend: Die an Leberkrebs erkrankten Kinder stammten überwiegend aus den reichsten Gemeinden, während die Kinder aus den ärmeren Gegenden offenbar so gut wie vollständig verschont blieben, obwohl beide Gruppen regelmäßig die verunreinigten Erdnussbutterprodukte verzehrten.

Schließlich gelang es Campbell, einen großen Unterschied bei der Lebensführung auszumachen: Die Ernährung der reicheren Kinder enthielt wie im Westen viel Fleisch und Milchprodukte; die Ernährung der weniger Privilegierten, die sich diese Nahrungsmittel nicht leisten konnten, dagegen nicht. Dies legte eine Verbindung zwischen dem Verzehr von tierischem Protein – Fleisch und Molkereiprodukten, die seit langer Zeit im Westen zu den Grundnahrungsmitteln zählen – und Krebs nahe, was Campbell nicht recht glauben wollte. Er war der in Wissenschaftskreisen lang gehegten Überzeugung, dass vielmehr ein *Mangel* an Proteinen Krebs und anderen Erkrankungen Tür und Tor öffnete. Doch dann stieß er in einer unbekannten medizinischen Fachzeitschrift auf eine neue indische Studie: Zwei Gruppen von Laborratten waren dem Aflatoxin ausgesetzt worden, das er bei seinen Nachforschungen in der Erdnussbutter gefunden hatte, um sie anfällig für Leberkrebs zu machen. Anschließend bekam die eine Gruppe eine Nahrung mit sehr viel Kasein, einem Protein, das natürlich in der Milch von Säugetieren vorkommt. Die andere Gruppe bekam nur sehr wenig davon. Bei allen Tieren der ersten Gruppe entwickelten sich Krebs oder Vorstufen, aus denen Krebs entstehen würde. In der zweiten Gruppe erkrankte kein einziges.

»Es war kein geringfügiger Unterschied«, schreibt Campbell über das unbekannte Experiment, das seinen beruflichen Kurs veränderte. »Es handelte sich um 100 % gegenüber 0 %.«[33]

Campbell war noch immer nicht restlos überzeugt. Vielleicht hatte man die beiden Gruppen irgendwie vertauscht? Zurück in den USA entwickelte er gewissenhaft eine eigene Version der Studie und kam zu den gleichen Ergebnissen.[34]

Daraufhin nahm er den Zusammenhang zwischen Ernährung und Krankheit ins Visier. Im Jahr 1980 besuchte ihn ein leitender Wissenschaftler der chinesischen Zentren für Seuchenkontrolle namens Dr. Junshi Chen in seinem Büro an der

Cornell University. Er wollte mit ihm über die Möglichkeit einer sehr kleinen Studie zur Erforschung des Zusammenhangs zwischen dem Mineralstoff Selen und Krebs sprechen. Doch im Laufe der Unterhaltung nahm diese sehr kleine Studie schnell viel größere Ausmaße an.

Zur damaligen Zeit hatte China ein einzigartiges Profil, das zu Forschungszwecken ideal war. Es ist erstens ein riesengroßes Land. In den Achtzigerjahren sollte die chinesische Bevölkerung auf ungefähr 1,2 Milliarden anwachsen, was ein Drittel der Weltbevölkerung ausmachte. Zweitens war die geografische Mobilität sehr gering: 97 Prozent der Bevölkerung lebten noch in dem Kreis, in dem sie geboren waren. Für Wissenschaftler war dies das Paradies: eine große, homogene Population. Und dass so gut wie alle noch dort wohnten, wo sie zur Welt gekommen waren, grenzte Störvariablen und weitere Einflussmöglichkeiten dramatisch ein. Drittens waren die Produktion und der Verzehr von Nahrungsmitteln stark ortsgebunden. Anders als in Regionen wie den Vereinigten Staaten oder anderen westlichen Ländern, wo Waren blitzschnell hin und her transportiert wurden und sich die Mahlzeiten von Küste zu Küste stark ähnelten, war das Essen in China geografisch bedingt sehr unterschiedlich. Dieses optimale Verhältnis von Faktoren veranlasste Projektleiterin Banoo Parpia, das China Mitte der Achtzigerjahre als »riesiges menschliches Labor« zu bezeichnen.[35]

Ein weiterer Faktor machte China zu einer potenziellen Fundgrube für Informationen zum Ursprung von Erkrankungen: Etwa fünf Jahre zuvor lag der an Krebs erkrankte chinesische Premierminister Zhou Enlai im Sterben. Er hatte eine gewaltige landesweite Umfrage unter 880 Millionen Menschen, also 98 Prozent der Bevölkerung, veranlasst, um Daten zur Sterberate bei zwölf verschiedenen Krebsarten zu erheben. Diese richtungsweisende Studie galt als das ehrgeizigste biomedizinische Forschungsprojekt aller Zeiten. Das Ergebnis war ein farblich codierter Atlas. Er zeigte, wo sich bestimmte Krebsarten häuften und wo sie so gut wie nicht vorkamen. Dort, wo bestimmte Krebserkrankungen besonders oft auftraten, war der Anteil über hundertmal so hoch wie dort, wo sie am seltensten vorkamen. In den USA verursachen schon kleine Unterschiede bei den Krebsraten unterschiedlicher Regionen eine intensive politische Auseinandersetzung, umfangreiche Forschungen und großes öffentliches Interesse – und diese Studie hatte ergeben, dass die Krebsrate in manchen Teilen Chinas hundertmal (10 000 Prozent) niedriger war als in anderen.

Derart gewaltige Unterschiede konnte man nicht auf die Gene schieben. Zur damaligen Zeit war China ethnisch sehr homogen: 87 Prozent der untersuchten Personen gehörten der gleichen ethnischen Gruppe an. Die Auslöser der Krebserkrankungen waren also nicht genetisch, sondern umweltbedingt. Krankheit war kein Schicksal; wir hatten Kontrolle darüber.

Dies war die Situation, die T. Colin Campbell, Junshi Chen und ihr Forscherteam im Jahr 1983 vorfanden. Zwanzig Jahre später hatten sie unersetzliche Informationen zur Sterblichkeit bei mehr als vier Dutzend Krankheiten von verschiedenen Krebsarten über Herzerkrankungen bis hin zu Infektionskrankheiten zusammengetragen. Sie sammelten Daten zu 367 Variablen und verglichen alle Variablen miteinander. Sie untersuchten das Blut und befragten 6500 Erwachsene, nahmen Urinproben, zeichneten alles auf, was die Familien in einem Zeitraum von drei Tagen zu sich nahmen, und analysierten Lebensmittelproben von Marktplätzen im ganzen Land.

Bei Abschluss des Projekts waren sie über achttausend statistisch signifikanten Verbindungen zwischen Variablen von Lebensführung, Ernährung und Krankheit auf die Spur gekommen. Sie hatten eine Studie vollendet, die im Hinblick auf Größe, Qualität, Umfang und Einzigartigkeit unerreicht war. Die Zeitung *The New York Times* bezeichnete sie als den »Grand Prix der Epidemiologie«.

Diese Studie bewies ohne jeden Zweifel, dass die westliche Ernährung, die inzwischen in die meisten Winkel der Welt exportiert wurde, krank macht und die tödlichsten Krankheiten der Welt begünstigt. Vergessen Sie nicht, dass diese Forschungen in Landkreisen stattfanden, in denen sich die Menschen genetisch ähnlich waren, seit Generationen unverändert lebten und jeden Tag das Gleiche aßen. Ein Vergleich der Sterberaten in den verschiedenen Kreisen mit den jeweiligen Ernährungsgewohnheiten kam zu dem Ergebnis, dass in Kreisen mit einem höheren Verzehr von tierischen Produkten bedeutend mehr Menschen aufgrund von typisch westlichen Erkrankungen wie Herzkrankheiten, Diabetes sowie verschiedenen Krebserkrankungen starben als in Kreisen mit überwiegend pflanzlicher Kost.

Die Studie bewies aber auch, dass einzelne Nährstoffe nicht so wichtig sind wie die Gesamternährung. Der gelegentliche Verzehr von Fleisch oder Milchprodukten in kleinen Mengen schien das Krankheitsrisiko der chinesischen Bevölkerung nicht zu erhöhen. Die Menschen aßen aber tatsächlich nur sehr wenig davon, zum Beispiel ein paar Gramm Schweinefleisch, um einer Suppe Geschmack zu verleihen, oder einen Esslöffel Joghurt als Soßengrundlage. Umgekehrt ließen sich Krankheiten nicht einfach dadurch vermeiden, dass man die Ernährung um »gute« Nährstoffe ergänzte. Die Forscher kamen mit anderen Worten zu dem Schluss, dass die Einnahme von Fischölkapseln oder Vitaminen Ihnen nicht helfen wird, gesund zu werden oder Erkrankungen vorzubeugen, wenn Ihre Ernährung wie bei vielen Menschen auf raffinierten Kohlenhydraten, tierischem Protein oder industriell verarbeiteten Nahrungsmitteln basiert. Im hektischen Trubel des modernen Lebens reißen wir oft nur eine Schachtel auf, statt eine Mischung von Saisongemüse zuzubereiten.

Letzten Endes essen wir keine Nährstoffe, sondern Lebensmittel. Entgegen der reduktionistischen, aber populären Sicht, dass einige Nährstoffe bestimmte Erkrankungen verhindern oder heilen können, folgerten Campbell und seine Kollegen, dass es auf das komplexe Zusammenspiel der Nährstoffe in der Nahrung ankommt. Entscheidend für Gesundheit und Heilung ist eher das allgemeine Ernährungsmuster, als sich wie immer zu ernähren und dann ein Vitamin zu nehmen. Das Ganze ist mehr als die Summe seiner Teile. Für die meisten von uns bedeutet dies eine radikale, umfassende Ernährungsumstellung.

Bei Abschluss der Studie ernährte sich auch Campbell selbst vegan, und daran hat sich bis heute nichts geändert, obwohl er sich nicht als vegan bezeichnet. Ihm missfällt der ideologische Ballast, der mit dieser Bezeichnung verbunden ist. Er möchte, dass das Hauptaugenmerk weiterhin auf den positiven, lebenserhaltenden Eigenschaften einer überwiegend pflanzlichen Ernährung ruht. Heute hat er, philosophisch gesehen, völlig andere Ansichten als zu Beginn seiner Karriere. »Ich bin auf einem Milchbauernhof aufgewachsen. Ich habe Kühe gemolken!«, erzählte er einer Journalistin der *New York Times*, kurz nachdem der ehemalige US-Präsident Bill Clinton offenbart hatte, er habe seine Herzerkrankung mithilfe von Campbells Buch rückgängig gemacht. »Zu Beginn meiner Karriere drehte sich alles um Eiweiß, Eiweiß und noch einmal Eiweiß.« Doch dann machte er eine Kehrtwende, und das Cornell-China-Oxford-Projekt veränderte alles: seine Ernährung, seine Überzeugungen im Hinblick auf die Gesundheit und seine berufliche Laufbahn.

Er schrieb ein Buch über das Projekt mit dem Titel *China Study*, das er im Jahr 2005 in den Vereinigten Staaten bei einem unbekannten kleinen texanischen Verlag veröffentlichte. Niemand rechnete damit, dass ein Buch Furore machen würde, das die revolutionären gesundheitlichen Vorteile einer pflanzlichen Ernährung predigte. Inzwischen wurden über eine Million Exemplare davon verkauft – was es zu einem Riesenbestseller und einem der erfolgreichsten Ernährungsbücher aller Zeiten macht. Aber trotz des Erfolgs des Buches und der Lobeshymnen auf das Projekt in wissenschaftlichen Kreisen wird dieses Wissen erschreckend langsam übernommen oder auf sinnvolle Weise in unser Gesundheitssystem integriert. Ich kenne nur eine Handvoll Ärzte und Therapeuten, die sich gesund ernähren oder anderen beibringen, ebenfalls gesund zu essen. Das Erstaunliche daran ist, dass die größte jemals abgeschlossene Gesundheits- und Ernährungsstudie unter Ärzten und Pflegepersonal offenbar weitgehend unbekannt ist und erst recht keinen Eingang in unsere Praxis gefunden hat.

Worin besteht der Reiz von Nahrungsmitteln, die uns nicht guttun? Warum haben wir Appetit auf die Nahrungsmittelgruppen, die von der *China Study* als ungesund entlarvt werden? Wir haben eine ganze Esskultur auf einer Ernährung aufgebaut, die nicht heilkräftig ist, sondern Krankheiten begünstigt, die (im besten Fall) Lebensqualität und Lebensfreude mindern und (im schlimmsten Fall) unserem Leben ein vorzeitiges Ende setzen. Je mehr ich über Spontanheilungen herausfand, desto mehr häuften sich die Hinweise auf die angeborene Intelligenz des Körpers und seine Selbstheilungskräfte. Wenn unser Körper und unser Immunsystem so schlau sind, warum tendieren wir dann nicht zu Nahrungsmitteln, die uns gesünder machen statt kränker?

WARUM IST UNSER KÖRPER NICHT KLÜGER?

Die kurze Antwort lautet: Er ist klug. Um die körperliche Intelligenz in Bezug auf Ernährung und Heißhunger zu verstehen, müssen wir aber in die Vergangenheit reisen ... eine sehr ferne Vergangenheit.

Der Mensch ist darauf programmiert, ein heftiges Verlangen nach Nahrung zu empfinden und dementsprechend zu reagieren. Das Lustzentrum im Gehirn verursacht die Gier auf bestimmte Nahrungsmittel, die meist viel Fett, Zucker oder Salz enthalten. Das sind Substanzen, die besonders rar waren, als unsere Spezies auf der Bildfläche erschien. Wenn Sie dem Heißhunger nachgeben und essen, wonach es Sie gelüstet, in einen Schokoriegel oder eine knusprige Scheibe Speck beißen, dreht das Belohnungszentrum im Gehirn durch und kippt Dopamin ins Blut, wie ein Glücksspielautomat Münzen ausspuckt. Das oft als »Glückshormon« bezeichnete Dopamin gelangt blitzschnell in den Blutkreislauf. Die Wirkung ist sofort spürbar.

Der Zuckerverzehr gehört zu den Ernährungsgewohnheiten, die am schwersten abzulegen sind (und die wir – wenn es nach der Wissenschaft der Spontanheilung geht – unbedingt loswerden müssen). Zucker lässt den Signalweg der Lust ebenso aufleuchten wie andere starke Stimulanzien; Sex lässt ihn aufleuchten und weniger gesunde Gewohnheiten wie der Konsum von Drogen. Wir mögen alles, was Dopamin in Gehirn und Körper freisetzt. Ob es gut für uns ist, spielt da keine

Rolle. Wir verspüren den Drang, diese Verhaltensweisen zu wiederholen, diesen Dingen immer wieder nachzujagen.

Wenn vieles von dem, was uns Vergnügen bereitet, nicht gut für uns ist, welchen Nutzen hat es dann? Warum sind wir so programmiert?

Für unsere frühen Ahnen bestand der Unterschied zwischen Leben und Tod oft darin, wo die nächste Mahlzeit herkam – und woraus sie bestand. Aus evolutionärer Sicht waren hochkalorische, im Grunde also fette und süße Nahrungsmittel nicht immer vorhanden. Sie waren rar und hart umkämpft. Sehr eiweißhaltige Nahrungsmittel wie Fleisch halfen unseren Vorfahren, wichtige Muskelmasse aufzubauen. Zucker schenkt nicht nur schnell Energie (die rasch wieder verpufft), sondern erfüllt daneben auch eine Funktion, die unseren hungernden Ahnen besonders nützte: Er unterstützt die Speicherung von Körperfett. In einer Welt voller Mangel muss man in der Lage sein, Energie aus dem eigenen Körperfett zu gewinnen. Zucker aktiviert sowohl in Form von Glukose als auch von Fruktose körperliche Vorgänge, die dazu beitragen, dass wir Fett einlagern und für später horten können. Mit dem Zuckerverzehr erhöhen wir unsere Überlebenschancen. Bei einer Studie mit Kindern wurde festgestellt, ob sie eine Zucker- oder eine Salzlösung bevorzugten. Diejenigen, die es lieber süß hatten, waren später bei den Nachfolgeuntersuchungen als Erwachsene meist größer. Diejenigen unserer Vorfahren, die sich auf die Suche nach Zucker machten und darum kämpften, dürften bessere Chancen gehabt haben, ihre Gene weiterzugeben … und zu uns zu werden.

Wegen des Zusammenhangs zwischen süßer und fetter Nahrung einerseits und dem Überleben andererseits belohnte uns der Körper für ihre Beschaffung: Er gab jenen Spritzer Dopamin hinzu, der noch einmal betonte, wie viel Spaß das

Essen machte. Nahrungsmittel dieser Art haben eine körperliche, geistige und emotionale Wirkung. Sie sind beruhigend. Schon ein Hauch von Zucker kann einen Energieschub auslösen: Studien zeigen, dass Menschen bessere Leistungen bei Gedächtnis- und Denkaufgaben erbrachten, wenn sie winzige Mengen einer süßen Substanz bekamen. Kinder sind so auf Zucker programmiert, dass er Studien zufolge eine natürlich schmerzlindernde Wirkung hat. Früher wurde er Babys in Krankenhäusern sogar vor der Beschneidung verabreicht.

Heißhunger ist normal und hat sehr viel zum Überleben unserer Spezies beigetragen. Doch wenn der Signalweg des Glückshormons ausgetreten ist, wenn der Dopaminrausch zur Gewohnheit wird und der Kreislauf aus Reiz und Belohnung immer wieder angeschoben wird, kann aus Heißhunger schnell Sucht werden – besonders wenn Substanzen, die früher selten waren, nun in Hülle und Fülle vorhanden sind. Und in der Geschichte der Menschheit gibt es erst seit Kurzem so viel reinen Zucker wie heute.[36] Wir sind von immer mehr Technik umgeben, und dies bringt eine ständige Nahrungsmittelverfügbarkeit mit sich, für die unsere Vorfahren buchstäblich gestorben wären. Doch während die Welt ein Upgrade bekommen hat, ist unsere biologische Programmierung gleich geblieben. Dr. Peter Diamandis, Mitbegründer der Singularity University, sagt gern: »Die Software des Menschen wurde seit 200 000 Jahren nicht aktualisiert.«

Wir sind körperlich und geistig nicht gut an das Leben in der modernen Welt angepasst. Was wir »Hunger« nennen, ist oft Sucht und kann mit Verlangen und Entzug vergleichbar sein. Wissenschaftler haben festgestellt, dass Zucker abhängiger machen kann als Nikotin oder gar Kokain.[37] Ich habe jedenfalls von Einzelnen gehört und stimme aus persönlicher Erfahrung zu, dass sich echter Hunger, wie man ihn nach der

Umstellung auf eine vollwertige, natürliche Kost empfindet, anders anfühlt und weniger an Heißhunger erinnert. Ein Körper, der mit den nötigen Nährstoffen versorgt ist, empfindet einfach nicht das gleiche Verlangen.

Wir können nicht in die Altsteinzeit zurückreisen, um uns gesund zu ernähren. Wir haben andere Bedürfnisse. Wir müssen eine Möglichkeit finden, hier und jetzt zu bekommen, was wir brauchen, während wir von diesen Nahrungsmitteln umgeben sind, die alles andere als Medizin für unseren Körper sind.

VERORDNEN SIE SICH IHRE PERSÖNLICHE ERNÄHRUNG

Bei Pablo Kelly, den wir zu Beginn des Kapitels kennengelernt haben, begann alles während eines Spaziergangs auf der Landstraße, als er glaubte, einen lähmenden Schlaganfall zu erleiden. Dies führte dazu, dass er sich eine radikal andere Form der Ernährung verordnete.

Der 25-jährige Pablo war schlank, brünett und immer recht gesund gewesen. Es war ein ganz normaler Tag. Er hatte gerade ein wenig im Garten gearbeitet, die Gartengeräte aufgeräumt und sich die Erde von den Knien geklopft. Er machte sich auf den Weg, um sich mit seiner Freundin zu treffen – die beiden hatten Pläne. Beim Gehen fühlte er sich plötzlich ganz seltsam: Sein linkes Bein wurde schwer, fühlte sich leblos an, und er zog es hinter sich her. Als er es anfassen wollte, reagierte sein linker Arm nicht. Die gesamte linke Körperseite war völlig taub.

Anfangs waren diese Empfindungen vorübergehend. Er ging zum Arzt, der ihn untersuchte und andeutete, es handle sich um eine schwere Migräne – einen verrückten Zufall.

Doch dann passierte es auch in der Arbeit und noch einmal, als er sich für die Hochzeit seiner Schwester ankleidete und den Krawattenknoten festzog: Sein Kiefer klappte nach unten, und seine Hand wurde taub.

Eine MRT-Untersuchung offenbarte den Tumor: eine golfballgroße Geschwulst in seinem Schläfenlappen. Dieser Bereich des Gehirns hilft bei der Verarbeitung dessen, was man hört und sieht. Er spielt auch eine wichtige Rolle bei Sprache, Artikulation und Persönlichkeit. Darüber hinaus ist er Teil der Gedächtnisstrukturen des Gehirns. Im Grunde funktioniert er wie ein Voice-Recorder, der alle Empfindungen in konkrete Erinnerungen verwandelt und aufzeichnet. Eine Biopsie ergab, dass es sich um ein Glioblastom handelte, Stadium IV. Der Tumor war inoperabel, aber man bot Pablo eine Chemo- und Strahlentherapie an. Natürlich nicht, um ihn zu heilen, sondern lediglich zur Verlängerung seines Lebens. Die Ärzte sagten, mit einer Behandlung könne er vielleicht noch ein Jahr leben. Bei dem Glioblastom, an dem er litt, handelte es sich vermutlich um ein anaplastisches Astrozytom – und das bedeutete, dass ihm nur wenige Monate blieben.

Im Bestrahlungsraum wurde sein Bart mit der Schere gestutzt, er musste sich auf die Liege legen und bekam ein warmes Tuch übers Gesicht gelegt. Es war wie ein leichtes Netz. Während es abkühlte und sich zu einer Maske verhärtete, traf Pablos Behandlungsteam die Vorbereitungen für die Strahlentherapie. Bei dieser Form der Behandlung markieren die Therapeuten die Stelle des Tumors und bestrahlen die Krebszellen, um sie zu töten. Die Bestrahlung hat wie jede andere Behandlung Nebenwirkungen, welche die Patienten bei ihrer Entscheidung über mögliche Therapien gegen den Nutzen aufwiegen.

Als Pablo auf der harten, beweglichen Liege lag und darauf wartete, dass das Bestrahlungsgerät bereit war, ging er im Geiste noch einmal alle Gedanken und Fragen durch, die er in den letzten Wochen zum Behandlungsverlauf gehabt hatte. Er hatte gezögert, sich einer Radiochemotherapie zu unterziehen. Wenn die Chance bestanden hätte, dass sie ihm das Leben rettete, hätte er es getan. Aber davon war nicht die Rede. Es ging nur darum, sein Leben zu verlängern. Selbstverständlich wünschte er sich mehr Zeit. Er hatte noch so vieles vor, wollte unter anderem irgendwann einmal Vater werden. Er hatte mit seiner Freundin darüber gesprochen, und sie wollten es etwas später angehen. Doch nun schien es, als sei der Weg verschwunden und ein tiefer Abgrund zurückgeblieben. Die Zukunft jenseits davon war unerreichbar. Es führte kein Weg mehr dorthin.

Gespräche und Gedanken schossen ihm durch den Kopf wie Pingpongbälle. Er hatte sich über die Nebenwirkungen der Radiochemotherapie informiert, und seine Besorgnis war gewachsen. Er hatte alle Mitglieder seines Behandlungsteams gefragt: *Wie wird sich das auf mich auswirken? Wird es mir besser gehen oder schlechter?* Wie es schien, hatte niemand eine klare Antwort darauf. Er hatte auch recherchiert, wie sich die Ernährung auf den Verlauf verschiedener Krebsarten auswirken konnte. Er hatte von Patricia Daly gelesen, die sich mit einer ketogenen Ernährung von einer Augenkrebserkrankung erholt hatte, und war neugierig, ob es auch bei ihm funktionieren würde. Vielleicht war es einen Versuch wert? Forschungen schienen anzudeuten, dass es die Tumorzellen aushungern sowie einen Rückgang der Entzündung und der Schwellung im Tumorbereich bewirken könne. Aber als er seine Ärzte fragte, hielten sie nichts davon und rieten ihm sogar davon ab. »Das hat keinen Nährwert«, sagten sie. »Es wird Ihnen bei der Radiochemotherapie keine Hilfe sein.«

Aber vielleicht wollte er auch gar keine Hilfe, um die Radiochemotherapie durchzustehen und sein ohnehin schon kurzes Leben um ein paar miese Monate zu verlängern.

Als das Netz auf seiner Haut aushärtete, traf es ihn wie ein Blitz: Es ging ihm nicht um die Quantität seines Lebens. Er wollte Qualität. In der Zeit, die ihm noch blieb, wollte er auch tatsächlich ein Leben haben – und nicht sechs Tage die Woche hierherkommen und sich auf diese Liege unter dem Bestrahlungsgerät legen müssen, um dann am Sonntag zur Chemotherapie zu gehen.

Er setzte sich kerzengerade auf und stieg von der Liege. Seine Therapeuten unterbrachen ihre Tätigkeiten und sahen ihn überrascht an.

»Ich werde es nicht machen«, sagte Pablo und schälte das Netz von seinem Gesicht. »Sie können die Maske behalten.«

Er begann mit einer ketogenen Ernährung. Den meisten Menschen fällt es schwer, die Diät einzuhalten; sie ist sehr speziell und restriktiv. Aber Pablo war wild entschlossen. Er verglich die Situation mit der Raucherentwöhnung, die er vor einigen Jahren durchgemacht hatte, nachdem er zehn Jahre lang geraucht hatte. Es war hart und unangenehm gewesen und hätte ihn beinahe in den Wahnsinn getrieben, aber er hatte es geschafft. Und er wusste, dass er auch dies schaffen würde.

Er begann mit mehreren Fastentagen. Dies ist eine schnelle Möglichkeit, in Ketose zu kommen – einen Stoffwechselzustand, in dem der Körper auf die eigenen Fettreserven zugreift, sobald keine Glukose mehr zur Verfügung steht (von der sich, wie wir wissen, auch Krebszellen ernähren). In den ersten fünf Tagen unterbrach er das Fasten lediglich mit kleinen Snacks wie Nüssen und grünem Blattgemüse. Einmal in Ketose wechselte er zur ketogenen Standardernährung. Sie erlaubt den Verzehr von Fleisch, grünem Blattgemüse, grünem Gemüse, Milchprodukten mit hohem Fettgehalt wie Butter sowie Nüssen und Samen. Er blieb die nächsten drei Jahre lang in Ketose. In dieser Zeit geschah Folgendes:

Er erreichte die Grenze von sechs bis neun Monaten, die ihm den Schätzungen seines Behandlungsteams zufolge ohne Chemo- oder Strahlentherapie blieben. Aber er starb nicht. Er fühlte sich vielmehr besser statt schlechter. Einmal im Vierteljahr ging er zur MRT-Untersuchung in die Klinik. Der Ablauf sah vor, dass er in die Klinik kam, eine Aufnahme machen ließ und ein paar Tage später noch einmal zur Besprechung der Untersuchungsergebnisse vorbeikam. Aber eine Aufnahme nach der anderen zeigte, dass der Tumor aufgehört hatte zu wachsen – eine äußerst ungewöhnliche Wendung bei einem Glioblastom. Er fing an, vorab in der Klinik anzurufen, um die Ärzte zu bitten, einen Blick auf die Aufnahme zu werfen und ihm mitzuteilen, ob er den langen Weg in die Klinik überhaupt auf sich nehmen musste. Die Antwort war immer die gleiche: »Der Zustand ist stabil«, sagte die Schwester. »Es hat sich nichts verändert.« Zur Verblüffung aller blieb der Golfball ein Golfball.

Auf diese Weise vergingen zwei Jahre, bis der Chirurg Neuigkeiten für Pablo hatte: Er wollte einen Eingriff versuchen. Bei einem Glioblastom bringt eine Operation für gewöhnlich nur eine vorübergehende Linderung der Symptome ohne weiteren Nutzen. Glioblastome verfügen über lange Fasern, die ins umgebende Hirngewebe vordringen. Der Tumor ließe sich nur dann ganz beseitigen, wenn man einen zu großen Teil oder gar das ganze Gehirn entfernen würde – und das ist unmöglich. Doch die beispiellose Stabilität von Pablos Tumor über zwei Jahre änderte seine Möglichkeiten.

Im Frühjahr 2017 nahmen Chirurgen eine Wachkraniotomie bei Pablo vor. Pablo lag seitlich auf dem OP-Tisch und wurde kurzzeitig vom Anästhesisten betäubt. Im Gehirn gibt es keine Schmerzsensoren, und bei derartigen Operationen ist es wünschenswert, wenn der Patient wach ist, damit der Chirurg so viele Rückmeldungen wie möglich erhält, während er im Gehirn herumstochert und -schneidet. Als Pablo nach kurzer Zeit wieder geweckt wurde, hatte der Chirurg ein gut 2 Zentimeter großes Stück seines Schädels entfernt und beiseitegelegt. Pablo war desorientiert, verängstigt und begann zu weinen. Aber der Neuropsychologe in Mundschutz und Kittel saß unmittelbar vor ihm und nahm seine Hand.

»Machen Sie eine Faust«, sagte er. »Drücken Sie meine Hand.«

Er begann, Pablo eine Reihe von Fragen zu stellen, ihm Bilder von Dingen zu zeigen, die er benennen musste, und immer wieder seine Hand zu nehmen und zu prüfen, ob er noch Kraft darin hatte. Unterdessen machte der Chirurg einen Schnitt in die harte Hirnhaut, die schützende Membran, die das Gehirn umgibt. Mit einer winzigen Schere machte er auf der Hälfte dieses Schnittes einen weiteren T-förmigen Einschnitt. Dann klappte er mit der Spitze der Schere die gummiartigen, durchsichtigen Dreiecke aus Hirnhaut zurück, und darunter lag Pablos Gehirn: gesundes, blassrosa Gewebe, von hellroten Adern und Kapillaren durchzogen, glitschig und lebendig. Anschließend schob er die zarten, gallertartigen Lappen von Pablos Gehirn auseinander, um den Tumor freizulegen. Er war weiß und unregelmäßig, und die Fasern reichten wie die Arme eines Oktopus noch tiefer ins Gehirn hinein. Das umgebende Hirngewebe war blasslila wie ein Hämatom. Es war offensichtlich, dass der Tumor nicht hierhergehörte.

In einer langen Operation löste der Neurochirurg den Tumor gewissenhaft mit mikroskopisch kleinen Schnitten in die membranartigen Ränder aus dem Hirngewebe, während das Pflegepersonal die Operationsstelle mit Kochsalzlösung befeuchtete. Es gelang ihm, 90 Prozent des Tumors zu entfernen. Im Anschluss wurde Pablo eine Radiochemotherapie empfohlen, um auch die restlichen 10 Prozent noch zum Schrumpfen zu bringen. Er könne aber auch einfach »so weitermachen – was immer Sie da tun«. Wie Pablo berichtet, sei offenbar niemand bereit gewesen einzuräumen, dass es ihm die streng ketogene Ernährung erlaubt hatte, den Tumor zu stabilisieren, bis sich die Gelegenheit zur Operation ergab. Gleichzeitig habe man zugegeben, dass etwas Ungewöhnliches vor sich ging. Man bezeichnete es einfach weiterhin vage als »was immer Sie da tun«.

In den darauffolgenden Monaten machte Pablo weiter mit dem, »was immer er da tat«. Und beim nächsten Scan war der Tumorrest verschwunden.

Seither sind alle vierteljährlichen Scans ohne Befund. Pablo ernährt sich weiterhin ketogen und hat nicht vor, auf absehbare Zeit etwas daran zu ändern. Als ich ihn fragte, ob er je wieder so essen würde wie früher, blieb er hart: Nein, das würde er nicht.

»Das ist jetzt mein Leben«, sagt er. »Glioblastome können mit Macht zurückkehren. Ich werde nicht mit der Ernährung aufhören, die mein Körper braucht, nur weil auf den Aufnahmen nichts mehr zu sehen ist.«

Pablos Remission verursachte viel ehrfürchtiges Entsetzen. Sein Akupunkteur war anfangs überzeugt, dass er sich umbringen würde. »Ich habe dich für verrückt gehalten«, sagte er. »Ich habe immer darauf gewartet, dass es bergab gehen würde. Aber ab einem gewissen Punkt dachte ich dann: *Verdammt, vielleicht ist ja tatsächlich etwas dran.*«

Pablos Freundin ist schwanger. In ein paar Monaten erwarten sie ihr erstes Kind. Für Pablo ist nichts mehr selbstverständlich. Er weiß, dass die Krankheit auch nach einer beispiellosen Remission wie der seinen jederzeit wiederkommen kann. Aber er ist glücklich. Er führt das Leben, das er sich gewünscht hat.

»Ich sehe das Sterben nicht als Problem«, sagt er. »Gerade werden alle meine Wünsche Wirklichkeit.«

Was haben die radikalen Ernährungsumstellungen von Tom, Claire und Pablo gemeinsam? Obwohl sie von außen betrachtet sehr unterschiedlich sind, gibt es wesentliche Ähnlichkeiten: Der Schwerpunkt liegt stets auf einer nährstoffreichen, stärkearmen, pflanzenbetonten Ernährung und dem Verzicht auf industriell verarbeitete Nahrungsmittel, chemische Substanzen, Zucker und raffinierte Kohlenhydrate. Man könnte also sagen, dass diese Form der Ernährung grundlegend anders ist. Alle drei mussten sich aufgrund ihrer persönlichen Situation und Intuition ihre »eigene Verordnung schreiben«. Wie Claire über die Ernährungsplanung nach ihrer Diagnose sagte, gibt es keine Patentlösung. Ich habe festgestellt, dass sie recht hat. Es ist mir unmöglich, in den Fällen von Spontanremission eine spezielle Gruppe von Nähr- oder Giftstoffen zu isolieren, die jeder zur Ernährung hinzufügen oder aus dem Speiseplan streichen kann, um gesund zu werden. Alle Bücher oder Studien, die dies versuchen, sind irreführend. Viel zu häufig kommen zwei Studien zum gleichen isolierten Nährstoff zu ganz gegensätzlichen Ergebnissen; und diese Informationen dringen dann häppchenweise und ohne echte Verbindung, ohne Zusammenhang oder Einsicht an die Öffentlichkeit.

Im Jahr 1917 entdeckte der Kinderarzt Sidney Haas ein Wundermittel gegen die Zöliakie, die verheerende Folgen für die Kinder von New York hatte. Er hatte sich schon seit Jahren darum bemüht, die schmerzhaften Symptome seiner kleinen Patientinnen und Patienten zu lindern, die unter anderem an Magen-Darm-Beschwerden, Unterernährung, Wachstumsstörungen litten und sogar starben. Das Wundermittel waren Bananen.

Haas stellte fest, wenn die Kost seiner kleinen Patienten viele Bananen enthielt, ließen die Symptome schnell nach. Die Kinder nahmen zu und blühten wieder auf. Er hatte die Theorie, dass die Banane ein heilendes »Superfood« sei, und verfasste einen Aufsatz, in dem er die Wirkung der Bananenkur auf die jungen Menschen in seiner Behandlung rühmte. Er fügte auch Vorher-nachher-Fotos bei, die ihr Wachstum und ihre erstaunliche Verwandlung belegten.

Ich bin mir sicher, dass ihre Verwandlung tatsächlich erstaunlich war. Die Kinder wurden plötzlich gesund, weil sie so viele Bananen verzehrten, dass für Brot einfach kein Platz mehr blieb. Für Zöliakiepatienten ist Gluten Gift. Dieses unter anderem in Weizenmehl enthaltene einfache Protein zerstört die Darmzotten und macht die Nährstoffaufnahme unmöglich. Haas hatte die Kinder tatsächlich geheilt, aber er hatte die Ergebnisse falsch gedeutet: Sie wurden nicht gesund, weil sie Bananen aßen; sie wurden gesund, weil sie Gluten mieden.

Die *China Study* wäre beinah einer ähnlichen Fehlinterpretation der Ergebnisse zum Opfer gefallen: Die Forscher entdeckten eine Korrelation zwischen Herzkrankheiten und Weizenmehl in einer bestimmten Region des Landes und schlossen daraus, dass Weizenmehl schlecht sei. Als sie jedoch weiterforschten, stellten sie fest, dass die auffallende Spitze bei den Herzkrankheiten nicht auf das zurückzuführen war, was die Menschen verzehrten, sondern auf das, was ihnen fehlte. In dieser nördlichen Region gab es kaum Gemüse, sodass sich die Menschen hauptsächlich von Getreide und Stärke ernährten. Es war also nicht der Verzehr von Weizenmehl, der Herzkrankheiten verursachte; vielmehr konnte man Herzkrankheiten vorbeugen, indem man hauptsächlich Gemüse verzehrte.

Wenn wir etwas zurücktreten, um einen Blick auf das Gesamtbild aus Ernährung, Gesundheit und Krankheit sowie die Möglichkeiten spontaner Heilung zu werfen, sehen wir: Viele von uns müssen ihre Ernährungsphilosophie komplett ändern, um den Weg der Heilung zu beschreiten. Es geht nicht um die Ernährungspyramide in ihrer aktuellen Form; es geht nicht ums Kalorienzählen oder darum, bestimmte Nahrungsmittel zu ergänzen oder zu streichen. Es geht um die Nährstoffdichte und das Wissen, was damit gemeint ist.

Erinnern Sie sich an den ANDI. Dieser Index ist ein hervorragender Ausgangspunkt. Sie müssen jedoch eines verstehen und verinnerlichen: Sie sollten mehr von den Lebensmitteln mit dem höchsten Gehalt an Vitaminen, Mineralstoffen und sekundären Pflanzenstoffen verzehren und auf leere Kalorien oder Nahrungsmittel verzichten, die massenweise Kalorien und verhältnismäßig wenige Stoffe enthalten, die der Körper wirklich braucht, damit die Zellen optimal arbeiten. Was genau sind sekundäre Pflanzenstoffe? Es sind die natürlichen Verbindungen in Obst, Gemüse und Vollkorngetreide, die diesen Lebensmitteln ihre Farbe, ihren Geschmack und ihr Aroma verleihen. Viele davon müssen erst noch identifiziert und besser verstanden werden. Bislang wissen wir, dass es sich zumindest bei einigen von ihnen um starke Antioxidanzien handelt, die Pflanzen vor Krankheiten, Insektenbefall und Umweltverschmutzung schützen. Eine ähnliche Wirkung haben sie auch beim Menschen: Sie schützen unsere Zellen vor freien Radikalen, halten sie dadurch gesund und senken unser Erkrankungsrisiko.

Im Jahr 2019 veröffentlichte eine Gruppe von 37 führenden Experten ihre Schlussfolgerungen und Empfehlungen bezüglich einer »Planetary Health Diet« (etwa »Ernährungsplan für den ganzen Planeten«), wie sie es nannten, in der medizinischen Fachzeitschrift *The Lancet*. Sie hatten sich zuvor drei Jahre lang in die Ergebnisse der maßgeblichen internationalen Forschungen zu Ernährung und Umwelt vertieft.[38] Unter der teilweisen Führung von Walter Willett von der Harvard T.H. Chan School of Public Health und weniger beeinflusst von jenen Branchengruppen, die seit Jahrzehnten unser Verständnis von Ernährung prägen und begrenzen, gelangen sie zu den gleichen Schlussfolgerungen, die ich auch bei den bemerkenswerten Menschen beobachte, die von unheilbaren Krankheiten genesen sind: viel mehr Obst und Gemüse, Vollkorngetreide, Hülsenfrüchte, Nüsse und viel weniger Fleisch, Milchprodukte, Auszugsmehle und Zucker. Sie appellieren an die Industriestaaten, den Fleischverzehr um 80 Prozent zu senken. Für den US-Durchschnittsbürger hieße dies, nur noch ungefähr einen Cheeseburger die Woche zu essen.

Dies ist ein nie da gewesenes Beispiel von Orientierungshilfe hinsichtlich der Probleme mit Ernährung, Hunger und Fettleibigkeit, mit denen wir überall auf der Welt konfrontiert sind. Darüber hinaus vermittelt es eine gute Vorstellung von den Themen, denen wir uns auf unserem Weg in eine Welt mit völlig neuen Chancen für Gesundheit und Vitalität stellen müssen, und zwar nicht nur für die Privilegierten, sondern für alle Menschen.

Die Ernährung ist ein sehr wichtiges Thema. Sie ist aber weder der einzige noch der wichtigste Schwerpunkt in diesem Buch oder für die meisten Überlebenden. Ich werde hier nur vier kurze, aber wichtige Punkte ansprechen: Erstens müssen wir verstehen, dass die meisten industriell verarbeiteten Nahrungsmittel ungesunde Mengen an Salz und Zucker enthalten. Zucker verbirgt sich zum Beispiel auch hinter Bezeichnungen wie »Maissirup«. Zweitens: Wenn etwas als »gesund« oder »Reformkost« beworben wird oder angeblich gesunde Zutaten enthält, muss das nicht zwangsläufig so sein. »Weizenvollkornbrot« wird in manchen Ländern zum Beispiel oft aus Mehl hergestellt, das mit Vitaminen, Mineral- und Ballaststoffen angereichert wurde und somit gar nicht aus Vollweizen besteht. Drittens sind Mahlzeiten eine Möglichkeit, Gefühle von Liebe und Gemeinschaft zu teilen, und Ernährungsgewohnheiten sind stark an Traditionen gebunden. Am Ende dieses Prozesses steht als Ziel eine höhere, keine geringere Lebensqualität. Da Leben, Beziehungen und Ernährung komplex sind, müssen wir die Sache pragmatisch angehen. Viertens kommt es bei einer Ernährungsumstellung darauf an, in den Mittelpunkt zu rücken, welche Nährstoffe wir unserem Körper zuführen, und dankbar dafür zu sein, statt ausschließlich auf das zu schauen, was wir nicht haben können. Diese Verlagerung des Schwerpunkts ist wichtig, um das Spiel auf der gedanklichen Ebene zu gewinnen und eine Einstellung zu entwickeln, die unseren Bemühungen zuträglich ist. Es macht etwas Mühe, sich zu informieren und diesen neuen Weg in allen Einzelheiten zu ergründen. Doch in der Frage, was wir uns einverleiben, gibt es keine Alternative zu verlässlichem Wissen und echtem Verständnis.

Wenn ich mir die Videoaufzeichnungen meines ersten Brasilienaufenthalts vor über fünfzehn Jahren anschaue, sehe ich einen in jeder Hinsicht völlig anderen Mann. Ich erkenne mich körperlich nicht wieder. Ich erkenne auch meinen offensichtlichen Konflikt und meine Verwirrung bezüglich der Frage, ob das Thema »Spontanheilung« erforschenswert sei, nicht wieder. Heute habe ich einen völlig anderen Körper. Es ist so gut wie unmöglich, dass ich krank werde – ganz egal, wie vielen Krankheitserregern ich ausgesetzt bin.

Als ich die Lehren aus den Geschichten von spontaner Heilung nicht mehr ignorieren konnte, die ich hörte und sah, nahm auch ich nach und nach ein paar Veränderungen vor. Ich strich Zucker weitgehend vom Speiseplan und erkannte erst dadurch, wie süchtig ich danach gewesen war – und die ersten Schritte waren schwierig. Ich verzichtete auf industriell verarbeitete Nahrungsmittel, und auch das fiel mir zunächst schwer. Ohne weitere radikale Veränderungen meines Lebensstils verlor ich in kürzester Zeit knapp 18 Kilogramm. Bereits diese beiden einfachen Maßnahmen zeigen sofort eine dramatische Wirkung.

Wenn ich heute etwas esse, denke ich dabei an die Nährstoffdichte. Strotzt das, was ich in den Mund schiebe, vor Nährstoffen?

Wenn's ums Essen geht, muss man praktisch sein. Alle Menschen müssen essen, und die meisten haben viel zu tun, sind Teil eines Geflechts aus besonderen Beziehungen und einer einzigartig komplexen Mischung aus Pflichten, finanziellen Möglichkeiten, Verfügbarkeit verschiedener Nahrungsmittel und Traditionen. Sie müssen einen Weg wählen, der für Sie passt. Denn Ihre Gesundheit sollte keinen Schaden nehmen, nur weil Ihr Umfeld einer optimalen Gesundheit nicht zuträglich ist.

Dies ist meine Methode. Sie wird nicht bei allen funktionieren, weil in manchen Winkeln der Welt – etwa in ländlichen Gebieten – schlicht und ergreifend kein Biomarkt um die Ecke ist. Da ich sehr viel unterwegs bin, kenne ich viele gute Salatbars oder Buffet-Restaurants mit gesunden Gerichten zum Mitnehmen. Ich esse hauptsächlich Gemüse, Hülsenfrüchte, Fisch und Nüsse wie in der sogenannten Mittelmeerdiät und habe im Laufe der Zeit gelernt, dass pfiffige Leute wissen, wie man damit etwas Köstliches zubereitet. Das Abendessen im Familienkreis besteht meist aus einem leckeren Gemüsegericht, oft mit Süßkartoffeln, seltener mit einem Stück Fisch. Ich kenne auch Restaurants, die gesunde Versionen davon anbieten. Zudem erscheinen immer mehr Bücher mit unzähligen fabelhaften und richtig gesunden Rezepten, die Ihnen zeigen, wie Sie gesunde Varianten Ihrer Leibgerichte zubereiten können. Ich zum Beispiel esse liebend gern Pizza und Eiscreme und bin begeistert, dass Blumenkohlreis und sogar fertige Pizzaböden aus Blumenkohl anstelle von Pizzamehl immer leichter zu bekommen sind und man Genüsse wie Avocado-Eiscreme ganz einfach zubereiten und aufbewahren kann.

Menschen, die unheilbare Erkrankungen überlebt haben, ernähren sich oft hauptsächlich von diesen nährstoffreichen, heilenden Nahrungsmitteln – den gleichen Nahrungsmitteln, die im Jahr 2002 in Abadiânia und im Jahr 1983 im ländlichen China auf den Tisch kamen; den gleichen Nahrungsmitteln, die Tom Wood und seine Frau in ihrer Küche zubereiteten, nachdem sie den Inhalt ihrer Vorratsschränke entsorgt hatten. Inzwischen ist Tom Anfang siebzig und sagt, er fühle sich jünger als vor fünfzehn Jahren. Seine Werte bestätigen, dass er in mancher Hinsicht tatsächlich jünger ist.

»Ich bedauere nur eines«, sagt Tom heute. »Und zwar, dass ich es nicht schon früher versucht habe. Wenn je ein Arzt angedeutet hätte, dass sich diese Krankheit möglicherweise mit der richtigen Ernährung heilen lässt, hätte ich es zweifellos schon vor fünfzehn Jahren gemacht.«

EIN RÄTSEL

Die intensive Beschäftigung mit der Ernährung und der Frage, wie sich Krankheiten mit einer umfassenden Ernährungsumstellung umkehren lassen, war für mich sehr erhellend. Es war klar, dass eine Ernährungsumstellung als Einstieg in die radikale Heilung dienen kann, sofern eine Ernährung gelingt, die Nahrung in Medizin verwandelt. Die Sache hat nur einen Haken: Immer wieder begegneten mir auch Fälle, die wie Haare in der Suppe der Spontanremissionen waren und in denen die Betreffenden ihre Ernährung nicht wesentlich veränderten, aber dennoch eine Spontanheilung erfuhren. Umgekehrt gab es auch diejenigen, die sich genauso ernährten, wie es sich gehörte, und nicht das Geringste gegen ihre Erkrankungen ausrichten konnten. Ich wusste, dass die Ernährung oft sehr viel ausmachte, und wünschte, ich könnte die perfekte, nährstoffreiche Kost anbieten, die allen Menschen als Schlüssel zur Heilung dienen konnte. Es war jedoch klar, dass dieses Rätsel nicht so leicht zu lösen war.

Ich hatte eine faszinierende Fallstudie gelesen, die etwas Licht auf die Angelegenheit wirft. Im Mittelpunkt standen die Bewohner der Stadt Roseto im US-Bundesstaat Pennsylvania. In den Sechzigerjahren fielen Wissenschaftler des US-Gesundheitsministeriums in der winzigen Stadt ein, um der Frage auf den Grund zu gehen, warum die Menschen hier sehr viel seltener am Herzen erkrankten als in den umliegenden Orten. Eine wichtige These lautete, dass sich die italienische Gemeinde mit dem starken Zusammenhalt erstaunlich gesund ernährte und die Forscher von ihnen lernen konnten. Sie entdeckten das genaue Gegenteil: Die Bewohner von Roseto rauchten Zigarren, tranken Wein, brieten ihr Fleisch in Schmalz und Butter. Ihr Cholesterinverzehr überstieg jedes Maß. Sie ernährten sich alles andere als »gesund«. Stattdessen versammelten sie sich zu gemeinsamen Mahlzeiten und hatten einen außerordentlich starken familiären Zusammenhalt. Die gemeinsamen Mahlzeiten vermittelten den Menschen Erfahrungen von Freude und Gemeinschaft.[39]

Damit möchte ich nicht andeuten, dass Sie Ihr Essen stets in Schmalz herausbraten, den lieben langen Tag Zigarren rauchen und dabei erwarten könnten, von schweren Krankheiten zu genesen, nur weil Sie zu den Mahlzeiten mit dem Ehepartner oder den Kindern am Tisch sitzen. Die Abkehr von toxischer, nährstofffreier Nahrung war in den meisten Fällen von Remission ein entscheidender Faktor. Allerdings konnte ich die Beweise nicht ignorieren: Es lag nicht nur an der Ernährung.

»Bei mir melden sich viele verzweifelte Menschen«, sagte Claire Haser, die einen Bauchspeicheldrüsenkrebs überlebt hat. »Und alle fragen mich: ›Was haben Sie gegessen? Was sollte ich essen?‹ Wir setzen viel zu oft bei der Ernährung an. Wir setzen dort an, wo es einfach ist. Eine andere Ernährung, andere Nahrungsergänzungsmittel – das ist so viel einfacher, als sich zu ändern. Die Ernährung ist die schnelle Lösung; sie ist wie eine Pille, die wir schlucken wollen. Ich sage den Menschen immer wieder: ›Dagegen gibt es keine Pille.‹«

Um die Ernährung langfristig umzustellen, das Milieu zu verbessern und die Bedingungen für eine unerwartete Genesung zu schaffen, müssen Sie Ihr ganzes Leben generalüberholen – nicht nur im Hinblick auf das, was Sie essen, sondern auch im Hinblick darauf, wie Sie sich und die Welt sehen und erleben. Es geht darum, den Körper zu lieben und zu respektieren. Es geht auch darum, Ihr Umfeld zu verstehen. Ihre Art zu essen ist eine Gewohnheit, ein Ritual und sogar Teil

Ihrer Identität. Sie ist auch eine Erfahrung, die Sie mit den Menschen teilen, mit denen Sie leben und die Sie lieben. Es kann außerordentlich schwierig sein herauszufinden, inwiefern diese Rituale zu Ihnen passen, wenn Ihre Bedürfnisse sich von denen der anderen Menschen in Ihrer Umgebung unterscheiden. Wir sollten uns um eine tiefgreifende Ernährungsumstellung bemühen, die uns lebendiger macht und die Liebe in unserem Leben vermehrt; wir sollten die Ernährung umstellen, weil wir es als Chance verstehen – nicht, weil wir Angst haben.

In Kapitel 12 werde ich ausführlicher berichten, wo die Überlebenden die innere Kraft für die schwierige Korrektur ihrer Ernährungsgewohnheiten fanden, die dann weitere Kreise in ihrem Leben zog. Im Laufe des Buches werden wir sehen, dass die Ernährungsumstellung für viele Menschen, die eine unheilbare Krankheit überstanden haben, eine Art »Einstiegsdroge« war. Sie führte dazu, dass sie jene einschneidenden Veränderungen vornahmen, die sie ihrer Ansicht nach letzten Endes genesen ließen. Was die Frage aufwirft: Wenn die Ernährung der erste winzige Schritt zu einer radikalen Veränderung war, was war dann der nächste?

Einer der größten Vorteile einer nährstoffreichen Ernährung ist, dass systemische Entzündungen massiv abklingen. Zucker etwa kann schädliche Entzündungsreaktionen im ganzen Körper verursachen. Die westliche Kost, die in den Industrieländern von den meisten Menschen verzehrt wird, ist stark entzündungsfördernd. Der Zusammenhang zwischen Entzündungsvorgängen und dem Immunsystem ist klar, da Entzündungen Teil der Immunreaktion sind. Sofern nicht gerade akuter »Reparaturbedarf« besteht, schadet eine Überreaktion des Immunsystems, wo es eigentlich nützen sollte. Menschen, die unheilbare Krankheiten besiegt und die Ernährung radikal umgestellt haben, kamen im Zuge dessen tatsächlich in den Genuss einer entzündungshemmenden Wirkung auf das Immunsystem. Aber was taten sie, um diese Wirkung möglicherweise noch weiter zu verstärken?

4

UNTERBINDEN SIE DEN KRANKHEITSMECHANISMUS

Bevor du jemanden heilst, frage ihn, ob er bereit ist aufzugeben, was ihn krank macht.

Hippokrates

Es ist ein Abend unter der Woche. Ich steige ins Auto und verlasse den gepflegten Campus der McLean SouthEast Adult Psychiatric Programs, einer psychiatrischen Einrichtung des McLean Hospitals mit stationärer und ambulanter Betreuung, wo ich als ärztlicher Leiter tätig bin. Familien schicken ihre Lieben hierher, um ihnen die bestmögliche psychiatrische Betreuung zukommen zu lassen. Dies ist die Arbeit, die ich tagsüber mache. Nun fahre ich Richtung Norden nach Brockton, Massachusetts, zu dem Job, den ich abends mache: Bereitschaftsdienst in einem hektischen städtischen Krankenhaus, wo es nicht selten zu Gewalt in der Notaufnahme kommt. Es ist das einzige Traumazentrum dieser Art in der Region. Wenn ich vor dem Good Samaritan Medical Center parke, geht meist die Sonne hinter dem Gebäude unter. Der riesige Kasten sieht aus wie eine Fabrik und verdeckt den sich violett färbenden Himmel.

Beim Eintreten werde ich von der Hektik und dem Lärm der großen Notaufnahme geschluckt. Das Wartezimmer ist rappelvoll. Menschen eilen an mir vorbei und durch die Türen, die dem Personal vorbehalten sind; sie haben Klemmbretter in den Händen oder schieben Wägelchen vor sich her. Auf meinem Weg zum Computer hallt das Piepen der Maschinen durch die Flure. Ich werde nachsehen, welche Aufgaben an diesem Abend auf mich warten. Sobald ich eingeloggt bin, taucht eine Liste der Patientinnen und Patienten auf, für die eine Beratung angeordnet wurde.

An diesem Abend lese ich beim Einloggen ganz oben den Namen einer Frau: Eileen, 64. Dazu eine kurze Notiz: »Stationäre Aufnahme wegen Schmerzen in der Brust; Untersuchungen des Herzens bislang ohne Befund; eventuell Panikattacke.«

Es geschieht sehr häufig, dass Menschen mit Brustschmerzen und Angst vor einem Herzinfarkt in die Notaufnahme kommen. Wenn tatsächlich ein gravierendes Herzproblem vorliegt, wird ein Teil des Herzens unter Umständen nicht ausreichend mit Sauerstoff versorgt, weil eine Arterie verstopft ist. In einem solchen Fall kann es weitreichende Folgen haben, wenn nicht sofort mit der Behandlung begonnen wird. Je mehr Zeit vergeht, desto stärker sinken die Überlebenschancen des Patienten. Deshalb befolgen die Ärzte ein entsprechendes Protokoll und prüfen schnellstens die Infarktmarker.

Wenn kein erkennbares Problem vorliegt – also die Untersuchungen zeigen, dass ausreichend Blut und Sauerstoff durchs Herz fließen und der Herzrhythmus stimmt –, gehen die Ärzte schließlich von einem angstbedingten Phänomen wie einer Panikattacke aus. Bei einer Panikattacke leiden die Betroffenen furchtbar. Ihre Schmerzen sind so stark, dass man von Todesangst sprechen kann; sie glauben oft, sie müssten sterben. Sie empfinden einen starken Druck in der Brust, der beängstigend sein kann. Da die Ärzte auch am Tag nach Eileens stationärer Aufnahme keine Hinweise auf einen Infarkt entdecken konnten, kam sie auf meine Liste.

Als ich Eileens Zimmer betrat, saß sie kerzengerade im Bett. Ihre rötlichen Locken waren von silbernen Strähnen durchzogen. Sie wirkte angespannt. Blitzschnell sah sie zur Tür und taxierte mich beim Hereinkommen. Ihre Angst und ihre Abwehr waren greifbar.

Ich begann unser Gespräch wie viele andere Gespräche mit Patienten in diesem Haus.

»Nun«, sagte ich, setzte mich ans Bett und machte es mir bequem. »Es hört sich an, als hätten Sie in letzter Zeit ein wenig Stress gehabt.«

Sofort wurde ihr Blick weich. Erleichtert ließ sie die Schultern sinken und begann zu sprechen.

In der Medizin wird oft gar nicht erst versucht, die Geschichte eines Patienten in Erfahrung zu bringen. Wir reden uns ein, wir hätten keine Zeit dafür. Patiententermine werden eng wie Dosensardinen in den Kalender gequetscht; wir haben das Gefühl, wir müssten die Begegnung mit einem Menschen schnell hinter uns bringen, um zur nächsten zu kommen. Aber ich verrate Ihnen ein Geheimnis: Es kostet nicht viel Zeit, sich die Geschichte eines Patienten anzuhören. Wenn die Menschen spüren, dass Sie offen dafür sind, teilen sie sie zuweilen ebenso zügig mit wie die Beschreibung körperlicher Symptome.

Als hätte Eileen nur auf die Erlaubnis dazu gewartet, sprudelte die Geschichte aus ihr heraus. Sie bemühte sich, ruhig zu bleiben, aber Panik floss durch jedes ihrer Worte wie elektrischer Strom, und sie weinte. Sie räumte ein, dass sie unlängst in der Tat ein wenig Stress gehabt habe. Ihr Mann habe unvermittelt angekündigt, dass er sie verlassen und mit einer anderen Frau nach Florida ziehen würde. Er habe die vertrauten Kleidungsstücke, die sie für ihn gewaschen und gebügelt hatte, in ein paar Koffer gepackt und das Haus verlassen, in dem sie fast ein halbes Jahrhundert zusammengelebt hatten. Ja, die gemeinsamen Jahre seien anstrengend gewesen, aber sie hätte niemals gedacht, dass er gehen würde.

Sie waren zusammen gewesen, seit sie fünfzehn war. Sie liebte ihn und konnte sich ein Leben ohne ihn nicht vorstellen. Sie wusste nicht einmal, wer sie außerhalb ihrer Ehe überhaupt war. Von eher praktischer Bedeutung war ihre Sorge, dass sie sich nicht vorstellen konnte, allein zu leben. Sie hatte nie allein gelebt. Der Gedanke war ihr unerträglich und erfüllte sie mit Schrecken.

»Wann war das?«, fragte ich.

»Er hat mich vor zwei Tagen verlassen«, sagte sie.

Ich musterte sie besorgt. Dieses Trauma war erst zwei Tage alt! Am Morgen nach dem Tag, an dem ihr Mann sie verlassen hatte, war sie mit Brustschmerzen ins Krankenhaus gekommen. Sie war am ganzen Körper zitternd hierhergefahren, nachdem sie zum ersten Mal in ihrem Leben eine Nacht allein verbracht hatte.

Als ich Eileen gegenüber andeutete, dass dieser noch sehr frische Schicksalsschlag ihre Brustschmerzen ausgelöst haben könnte, verwarf sie den Gedanken. Sie konnte oder wollte sich nicht eingestehen, dass ihr emotionaler Zustand etwas mit ihren körperlichen Symptomen zu tun hätte. Als Katholikin der alten Schule hatte sie nie gelernt, ihre Gefühle in Betracht zu ziehen oder damit umzugehen. Mit ihrem Körper stimmte etwas nicht – ihr Herz war krank. Davon war sie überzeugt.

Alle ihre Untersuchungen waren ohne Befund, und Eileen wurde entlassen. Ich drängte sie, einen Therapeuten aufzusuchen. Ich war mir ziemlich sicher, dass sich die Situation einfach wiederholen würde, wenn sie nichts unternahm, um das heftige emotionale Trauma zu bewältigen, das sie gerade durchlebte. Sie nickte, aber ich wusste, sie würde es nicht tun.

Einen Monat später war sie wieder in der Notaufnahme. Sie hatte die gleichen Symptome wie beim letzten Mal – Schmerzen in der Brust und Kurzatmigkeit. Doch dieses Mal wurde ein beginnendes Vorhofflimmern festgestellt.

Vorhofflimmern ist eine gefährliche Herzrhythmusstörung, bei der die oberen Kammern des Herzens unregelmäßig schlagen. Es kommt zu »Fehlzündungen« der Muskelfasern und unkoordiniertem Zucken statt eines normalen Herzschlags, der das Blut effizient durch den ganzen Körper pumpt. In diesem Fall kann das Blut zu lange in einer Herzkammer verweilen. Es besteht die Gefahr, dass sich ein Blutgerinnsel bildet, das eine Arterie verstopfen und einen Schlaganfall verursachen kann. Vorhofflimmern wird oft von einem Überschuss an Schilddrüsenhormon oder einer Störung der Reizleitung des Herzens verursacht. Deshalb musste sich Eileen einer Reihe von Untersuchungen unterziehen und bekam anschließend einen Gerinnungshemmer (Coumadin) sowie ein Medikament zur Stabilisierung des Herzrhythmus (Flecainid) verordnet. Beides senkt ihr Risiko für einen Schlaganfall, Herzinfarkt oder Herzversagen.

Die verschriebenen Medikamente sind zwar deutlich sicherer als ein unbehandeltes Vorhofflimmern. Sie sind aber selbst nicht ganz ungefährlich und gehen mit allerhand Neben- und Wechselwirkungen mit anderen Arzneimitteln einher. Coumadin birgt das Risiko lebensbedrohlicher Blutungen und macht regelmäßige Blutuntersuchungen erforderlich. Die erste größere Studie zur Häufigkeit von Hirnblutungen bei sturzgefährdeten Senioren während der Einnahme von

Coumadin brachte beunruhigende Ergebnisse: Nahezu ein Drittel der Patientinnen und Patienten hatten mehr als eine Hirnblutung infolge eines Schlags auf den Kopf, und viele erlitten in der gleichen Zeit einen Schlaganfall – was durch die Einnahme des Medikaments eigentlich hätte verhindert werden sollen.[40] Und dann wäre da noch das Flecainid, das ein eigenes, gemäßigteres Risiko von Schwindel, Störungen der Erregungsleitung und Wechselwirkungen mit sich bringt.

Eileen wird ein Leben lang diese oder ähnliche Medikamente schlucken und mit ihren Nebenwirkungen leben oder zurechtkommen müssen. Doch unter dem Aspekt der medizinischen Versorgung war mit dieser Verordnung unsere Arbeit – wie so oft – getan. Das System sieht nicht vor, dass man prüft oder auch nur ernsthaft in Betracht zieht, ob ihre Symptome eine tiefere Ursache haben könnten.

Wie ich im letzten Kapitel schrieb, wird in der Medizin meist so vorgegangen, dass die Patienten möglichst schnell behandelt und wieder nach Hause geschickt werden. Man könnte auch sagen, dass man bei Brustschmerzen die Schmerzen untersuchen, ein Herzproblem diagnostizieren oder ausschließen und Sie anschließend unverzüglich entlassen wird. Lautet die Diagnose Herzinfarkt, werden wir den Schaden begutachten und vielleicht eines oder zwei (oder auch drei) Medikamente verordnen. Für gewöhnlich werden wir aber nicht einmal fragen, was in Ihrem Leben wirklich los ist. Wir fragen nicht und helfen Ihnen (oder auch uns!) nicht verstehen, ob ein Zusammenhang zwischen Faktoren wie Lebensführung, Ernährung oder Stressniveau und den Vorgängen in Ihrem Körper besteht.

Gegen eine kurzfristige Behandlung der Symptome ist nichts einzuwenden. Es kann die schnellste, beste und mitfühlendste Lösung sein. Oft verschafft es Zeit. Es gewährt einen

Aufschub, während Sie sich mit dieser neuen Nachricht Ihres Körpers auseinandersetzen. Ich verschreibe häufig Medikamente zur Kontrolle von Symptomen, die akute Leiden verursachen. Es hat etwas zutiefst Beruhigendes, wenn man nur den biologischen Aspekt behandelt und es einfach sein lässt, was es ist. Doch wir können nicht für immer und alle Zeit auf der Stelle treten. Irgendwann müssen wir hinter die Symptome blicken und zur eigentlichen Ursache der Erkrankung vordringen. Die Ursache der Krankheiten, die heute die meisten Menschen töten – Herz- und Lungenkrankheiten, Diabetes und viele Krebsarten, von weiteren schweren Erkrankungen wie Depressionen, Arthritis und Autoimmunstörungen ganz zu schweigen –, ist immer die gleiche: chronische Entzündungsvorgänge.

Wurde Eileens Herzproblem vom Verlust ihres Ehemanns und dem Zusammenbruch ihrer Ehe verursacht? Litt sie an »gebrochenem Herzen«? Höchstwahrscheinlich. Ich vermute, dass sich die Entzündung heimlich, still und leise über Jahre entwickelte und sie ganz allgemein anfällig für Krankheiten machte. Als eine akute Belastung oder ein akuter Auslöser hinzukamen, stand sie – wie so viele Menschen – am Ende mit einer Erkrankung da, die ihr ganzes Leben veränderte.

DER WEG TÖDLICHER ERKRANKUNGEN

Wir Ärzte sehen üblicherweise nicht das Gesamtbild, sondern sind auf einzelne Ausschnitte spezialisiert. Im Medizinstudium wählen wir bestimmte Körperteile zu unseren Spezialgebieten und werden später Kardiologen, Gastroenterologen, Neurologen, Psychiater und so weiter. Ähnlich ist es meist auch in der Forschungsförderung sowie bei Interessengruppen wie der American Heart Association, der American Cancer Society, der American Psychiatric Association und anderen. Auch hier bilden bestimmte Erkrankungsvorgänge oder Körperteile die Grundlage, nicht der lebende Mensch, in dem sich diese Teile in jedem Augenblick neu zu einem lebendigen Ganzen verbinden. Aus diesem Grund konnten die chronischen Entzündungsprozesse, die den häufigsten und tödlichsten Krankheiten der Welt zugrunde liegen, so lange unbemerkt bleiben. Doch wenn Sie einen Schritt zurücktreten, bekommen Sie endlich einen Überblick: Chronische Entzündungsvorgänge sind wie eine Autobahn, die geradewegs zu den tödlichsten Erkrankungen führt. Aber wie oft hat Ihr Arzt Ihnen schon geholfen, Entzündungen im Körper zu lindern, oder das Thema überhaupt angeschnitten?

In den Vereinigten Staaten sind die sogenannten Zivilisationskrankheiten – Krebs, Herz- und Lungenerkrankungen, Schlaganfall sowie Diabetes – die häufigste Ursache von Tod und Arbeitsunfähigkeit und verursachen 75 Prozent der gesamten Gesundheitsausgaben. Zwei Drittel aller Todesfälle in den USA gehen auf ihr Konto. Diese Statistik spiegelt sich im Wesentlichen auch in den anderen Industrieländern. Im Jahr 2015 gingen 27 Prozent aller Todesfälle weltweit auf Herzkrankheiten und Schlaganfälle zurück. Die diabetesbedingten Todesfälle waren im Vergleich zum Jahr 2000 um ungefähr 60 Prozent gestiegen. Todesfälle infolge von Demenz hatten sich zwischen den Jahren 2000 und 2015 mehr als verdoppelt.[41] Da wären auch noch die Depressionen, die von der Weltgesundheitsorganisation (WHO) im Jahr 2017 als häufigste Ursache von Krankheit und Arbeitsunfähigkeit bezeichnet wurden. Laut Schätzungen der WHO leben heute über 300 Millionen Menschen weltweit mit Depressionen, was einem Anstieg um mehr als 18 Prozent zwischen 2005 und 2015 entspricht. Menschen mit Depressionen haben ein schwächeres Immunsystem, sind allgemein krankheitsanfälliger und erholen sich schlechter.[42]

Rund um den Globus ruinieren Zivilisationskrankheiten und Depressionen die Gesundheit und Vitalität der Menschen. Sie sind schmerzhaft, teuer und nehmen immer weiter zu. Wir müssen unbedingt etwas ändern. Abgesehen von der Handvoll Patienten, die eine Spontanheilung erleben, werden sich die meisten Menschen von einer der genannten Krankheiten nicht mehr erholen. Manchmal lernen wir, damit zu leben, damit klarzukommen und sie erfolgreich medikamentös zu behandeln. In den meisten Fällen aber gehen Funktionalität und Lebensqualität verloren, und die Betroffenen sterben oft zu früh.

Die Statistiken sind niederschmetternd. Würde diese hohe Sterblichkeit von einem Krankheitstyp verursacht, den wir mit einer unserer medizinischen »Wunderwaffen« zum Verschwinden bringen könnten, hätten wir ihnen sicher längst den Kampf angesagt und sie schon vor langer Zeit so gut wie ausgerottet – genau wie Pocken, Kinderlähmung und Tuberkulose. Das Vertrackte an den Zivilisationskrankheiten – und der Grund, weshalb sie überdauern, Jahr für Jahr weiter um sich greifen, immer aggressiver werden und immer mehr Menschen töten – aber ist, dass sie in vielen Fällen der Art und Weise entspringen, wie wir in unserer Kultur und in unserer Gesellschaft den Alltag gestalten: was wir essen, wo wir leben, wie wir essen und leben, was wir denken, wie wir uns fühlen. Sie entspringen unseren Wertesystemen und unserer Definition von Glück und Erfolg. Das lässt sich nicht so leicht mit Medikamenten beseitigen.

Wir haben gewaltige Durchbrüche bei der operativen, medikamentösen und technischen Linderung oder Behandlung entzündungsbedingter Zivilisationskrankheiten erzielt, wenn die Symptome auf besonders schmerzhafte und unmittelbar lebensbedrohliche Weise aufflammen. Wir können Stents einsetzen, wenn nicht mehr genügend Blut durch die Gefäße fließt. Wir können den Blutzuckerspiegel senken, wenn Patienten mit diabetischer Ketoazidose ins Koma rutschen. Wir meistern viele weitere Krisen mit Bravour. Doch wenn wir Erkrankungen tatsächlich vorbeugen und heilen möchten, wenn wir ein Geländer am Klippenrand anbringen und nicht nur Rettungswagen darunter aufreihen möchten, müssen wir noch viel weiter gehen. Chronische Entzündungsprozesse sind die Folge unserer Art zu denken, zu fühlen, zu leben.

Entzündungen sind nicht grundsätzlich schlecht. Akute Entzündungen sind unverzichtbar und retten Leben. Nach einem Schnitt oder einer Infektion verursacht dieser heftige und punktgenaue Vorgang die Rötung und Schwellung. Es sind die sichtbaren Anzeichen dessen, was geschieht, wenn die unterschiedlichsten hoch spezialisierten Zellen zu effizienten Aufräumungs-, Gerinnungs- und Reparaturarbeiten an den Ort des Geschehens entsandt werden. Ohne akute Entzündung würden Sie sterben, da Sie von schädlichen Bakterien und Eindringlingen überrannt würden und eine Heilung nicht möglich wäre.

Akute Entzündungen legen sich meist innerhalb von wenigen Stunden oder allenfalls drei Tagen.[43] Problematisch wird es, wenn eine Entzündungsreaktion über die normale physiologische Funktion hinaus anhält und dadurch Gewebe zerstört wird.[44] Dies geschieht, wenn die Entzündungsreaktion an- und nie mehr abgestellt wird. Eine chronische Entzündung kann sich einnisten, zum Dauerzustand werden und eine Art Erosion bewirken, die das Immunsystem schwächt und die Systeme und Zellen des Körpers angreift. Der ständige Verschleiß erzeugt körperliche Bedingungen, unter denen Krankheiten Wurzeln schlagen und gedeihen können.

Hier ein Beispiel: Im letzten Kapitel zum Thema »Ernährung« haben wir über Zucker, sein Suchtpotenzial und mögliche Zusammenhänge mit Krebs und Infektionen gesprochen. Er dient auch chronischen Entzündungsprozessen als Steilvorlage. Stellen Sie sich einen Augenblick lang vor, wie Zucker aussieht, wenn er ins Blut gelangt. Auf mikroskopischer Ebene handelt es sich um durchsichtige Kristalle, die rundherum scharfe Kanten aufweisen. Wenn Sie ständig Zucker aufnehmen und der Zucker ins Blut gelangt, strömen diese geometrischen Teilchen durch Ihre Adern, prallen dabei an den Gefäßwänden ab und verursachen winzige Verletzungen am Endothel der Arterien und Kapillarwände. Das Endothel ist die Schicht, die alle Blutgefäße innen auskleidet. Sie ist nur eine Zelle dick, und Endothelschäden sind die am frühesten erkennbare Vorstufe von Arteriosklerose (der Ablagerung von Substanzen an den Wänden der Arterien) und Herz-Kreislauf-Erkrankungen.[45]

Wie wir wissen, schickt das Immunsystem Zellen los, um die Kratzer zu reparieren. So weit, so gut! So sollte das Immunsystem auch reagieren, oder? Gewiss. Sind Ihre Arterien jedoch ständig neuen Schädigungen und Reparaturbemühungen ausgesetzt, werden sie mit der Zeit immer dicker, steifer und unelastischer wie Narbengewebe an der Körperoberfläche. An den Reparaturstellen kommt es leichter zu Ablagerungen, Ihre Arterien und Venen werden enger, und das Blut kann nicht mehr so gut durch den Körper fließen. Wenn Sie viel Zucker oder raffinierte Kohlenhydrate verzehren (die sich sehr oft in der typisch westlichen Kost verbergen), kann die Glukoselast im Augenblick zwar geringer ausfallen, im Laufe der Zeit aber dennoch Schäden anrichten. Bei den meisten

Menschen ähnelt die Glukosezufuhr einem langsam tropfenden Wasserhahn, der jahrzehntelang weitertropfen darf, sodass immer neue Schäden und Narben entstehen. Doch es sind nicht nur der Zucker und die raffinierten Kohlenhydrate. Einige chemische Lebensmittelzusatzstoffe verursachen die gleichen Entzündungsprozesse und den gleichen Kreislauf aus Schädigungen und Reparaturen.

Aber nicht nur die Ernährung beeinflusst Entzündungsprozesse. Wie wir bei Eileen sahen, kann auch der Umgang mit Stress chronische Entzündungen auslösen. Cortisol und Noradrenalin – der Hormoncocktail, den das Gehirn bei Stress ins Blut kippen lässt – können über längere Zeit die gleiche Wirkung entfalten.[46] Unabhängig davon, ob Ernährungsfaktoren wie Zucker, andere Giftstoffe oder die Stressantwort des eigenen Körpers für die Entzündungsprozesse verantwortlich sind, ähneln sie einem unbemerkten Buschfeuer, bei dem sich die niedrigen Flammen durch Pflanzen und Gräser fressen, ohne jemals zu einem Großbrand aufzulodern, sondern am Boden dahinschwelen und die Landschaft verwüsten. Das gleiche Bild bietet sich bei chronischen Entzündungsvorgängen im Körper. Ein Funke genügt, damit aus der glimmenden Glut die hohen Flammen einer Krankheit schlagen.

Es gibt unzählige Möglichkeiten, chronische Entzündungsprozesse anzuschalten. Viel schwieriger ist es herauszubekommen, wie man sie wieder abstellen kann, wenn sie sich erst einmal im Körper etabliert haben. Doch die Fälle von Spontanremission zeigen, dass einige außergewöhnliche Menschen – ob durch Zufall, Intuition oder Experimente – den Schalter finden, umlegen und damit die Krankheit an ihrem Ursprung beseitigen. Es ist wie beim Unkrautjäten: Sie können das Unkraut im Garten nicht immer nur mit dem Rasenmäher stutzen. Sie müssen es mitsamt der Wurzel ausreißen.

BEGNADIGUNG STATT »LEBENSLÄNGLICH«

Juniper Stein sieht auf dem Foto einfach blendend aus. Sie ist Mitte dreißig, könnte aber auch zehn Jahre jünger sein. Sie sitzt neben ihrem Mann und ihrer Tochter auf einer Schaukel in ihrem Garten im kalifornischen Rancho Santa Fe. Sie hat die Arme um ihren lächelnden Sohn gelegt, der auf ihrem Schoß sitzt. Im Licht der hinter ihr untergehenden Sonne scheint sie vor Zufriedenheit und Vitalität zu strahlen. Der Fotograf hat den Moment des Lachens eingefangen, und ihr Lächeln ist breit und echt.

Eigentlich dürfte diese Aufnahme aus dem Jahr 1989 gar nicht existieren. Zumindest dürfte sie keine gesunde, lebendige Frau mit zwei Kindern zeigen. Und doch liegt das Bild vor mir. Es ist mit einer Büroklammer an der Innenseite der Aktenmappe mit den Unterlagen zu Junipers Fall befestigt. Ich nehme es heraus, um es genauer zu betrachten, und bin einmal mehr erstaunt, wie unwahrscheinlich, ja beinah unmöglich diese Szene ist.

Sieben Jahre davor war bei Juniper eine verheerende unheilbare und fortschreitende Autoimmunerkrankung festgestellt worden, die ihr eigentlich alles hätte nehmen müssen: die Gesundheit, die Fähigkeit, sich ohne Rollstuhl fortzubewegen, und die Familie, von der sie geträumt hatte. Davor war ihr Leben wie ein Buch gewesen, dessen Seiten sie fein säuberlich umgeblättert hatte: Sie war eine gute Schülerin gewesen, hatte studiert, geheiratet und Karriere gemacht. All dies schaffte sie mit links. Doch dann wurde eine neue Seite aufgeschlagen, und zu ihrem Entsetzen war das Kapitel mit dem Titel »Krankheit« überschrieben. Doch Juniper riss es heraus und schrieb die Geschichte neu.

Sie wuchs im Nachkriegsboom der Fünfziger- und Sechzigerjahre in Brooklyn und Long Island auf, als überall in den USA typisch amerikanische Häuser an gitterförmig angelegten Straßen aus dem Boden schossen. Die Familie war stabil und liebevoll. Juniper wuchs mit beiden Eltern und zwei Brüdern auf. Sie aßen gemeinsam zu Abend, und das Essen war typisch für die damalige Zeit: Fleisch, Kohlenhydrate, Gemüse aus der Dose. Sie lernte fleißig und war eine exzellente Schülerin.

»Es gab weder Traumata noch Dramen«, sagt sie über ihre Kindheit. »Ich hatte eine ganz normale Kindheit; sehr traditionell.«

Die Familie achtete nicht sonderlich auf ihre Gesundheit. Gesundheit war kein Thema oder etwas, wonach man strebte. Niemand achtete darauf. Wenn man krank wurde, ging man zum Arzt und kam mit einem unleserlichen Rezept für ein Antibiotikum oder codeinhaltigen Hustensaft wieder heraus. Juniper war nicht sportlich. Sie war eher der strebsame Typ. Ihren Körper bemerkte sie nur, wenn etwas nicht stimmte, doch das kam normalerweise nicht vor. Er half ihr, sich fortzubewegen, und war die Heimat ihres Geistes – ihres wahren Selbst. Sie dachte wirklich nicht darüber nach.

Sie ging nach Norden an die Syracuse University, einen städtischen Campus inmitten einer grünen Stadt, die sich ans Ufer des stark verschmutzten Onondaga Lake schmiegte. Viele Menschen trieben Sport oder gingen am Wochenende ins Stadion, aber Juniper blieb meist zu Hause und lernte. Ihr Hauptfach war Rechnungswesen, und ihre Noten waren hervorragend.

Sie lernte einen jungen Mann kennen, der ebenfalls Rechnungswesen studierte. Lee hatte dunkle Haare, ein freundliches Lächeln und war genauso ehrgeizig wie sie. Sie machten zügig ihren Abschluss, heirateten und zogen nach Philadelphia. Lee stürzte sich kopfüber ins Jurastudium. Juniper nahm einen Job als Wirtschaftsprüferin an. Sie saß den ganzen Tag am Schreibtisch, kümmerte sich um Steuerdokumente und quetschte Zahlen in irgendwelche Tabellen. Manchmal machte sie einen Spaziergang und schlenderte durch die belaubten Straßen ihres Viertels.

Bald darauf begann ihr Rücken, Probleme zu machen. Wenn sie wie immer am Schreibtisch saß, bekam sie Verspannungen und Schmerzen im Bereich der Lendenwirbelsäule, die bis zu den Hüften ausstrahlten. Dann rutschte sie auf ihrem Stuhl ein Stück nach vorn oder stand auf, um sich eine Tasse Tee zu holen und ein paar lockernde Schritte zu gehen. Von Zeit zu Zeit spürte sie tief unten an der Beckenrückseite einen heftigen Stich, der ihr den Atem verschlug – als hätte etwas einen Nerv getroffen. Aber der Schmerz verschwand sofort wieder.

Zunächst waren die Beschwerden nicht so schlimm. Sie kamen und gingen. Sie waren eher störend als belastend, und lange Zeit ignorierte Juniper sie einfach. Sie war erst 24, und derartige »Wehwehchen« schienen eher ein Problem älterer Menschen zu sein. Sie ging zum Arzt, aber sie war sich nicht sicher, ob ihr wirklich etwas fehlte, und kam sich ein wenig albern vor. Die Ärzte hatten keine Ahnung, woran es liegen konnte, und schienen auch nicht sonderlich daran interessiert, es herauszufinden. Einer beharrte darauf, dass die Beschwerden psychosomatisch seien. Ein anderer behauptete, ihre Beine seien unterschiedlich lang. Irgendwann ging Juniper gar nicht mehr zum Arzt und beschloss, einfach damit zu leben. Sie war jung. Die Beschwerden würden schon wieder vergehen. Sie waren vermutlich nur vorübergehend – eine dieser temporären Unpässlichkeiten eben.

Außerdem hatte sie kaum Zeit, darüber nachzudenken. Beruflich ging es für Juniper und Lee steil bergauf. Lee hatte das

Jurastudium abgeschlossen, und Juniper hatte einen neuen Job bei einer internationalen Holding mit Investitionen in aller Welt an Land gezogen. Als sich die Gelegenheit bot, eine noch verantwortungsvollere Tätigkeit bei einem der Tochterunternehmen in Kalifornien zu übernehmen, ergriff sie die Gelegenheit. Mit 24 Jahren wurde sie Leiterin der Steuerabteilung und war für Einkünfte von einer halben Milliarde Dollar zuständig. Sie war gut, und ihr Arbeitgeber wusste es. Es war eine gewaltige Verantwortung für einen so jungen Menschen, aber sie fühlte sich all dem gewachsen.

Juniper und Lee zogen einmal quer durchs ganze Land ins schöne, authentische und lebendige San Francisco, wo der Nebel in die Bucht kroch. Die meiste Zeit arbeiteten sie. Lee wollte sich selbstständig machen und hatte in einer Kanzlei in Los Angeles angefangen, die Unternehmensmanagement für Klienten in der Unterhaltungsindustrie anbot. Er pendelte zwischen Los Angeles und San Francisco hin und her. Juniper verbrachte viel Zeit im Büro, weil sie sich in ihrem neuen Job beweisen wollte. Es war eine stürmische Zeit – aufregend, aber auch anstrengend.

Junipers berufliche Karriere nahm an Fahrt auf. Aber genau das tat auch ihre Krankheit. Die Rückenschmerzen und die Stiche tief in ihrem Becken, die in Philadelphia gekommen und gegangen waren, flammten wieder auf. Doch nun zogen die Beschwerden nicht mehr nach einer gewissen Zeit von dannen. Vielmehr wurden sie allmählich noch schlimmer.

Wenn sie morgens aufwachte, war sie so steif, dass sie sich kaum rühren konnte. Sie begann, sehr früh aufzustehen, damit sie sich vor der Arbeit ein heißes Bad einlassen, langsam hineingleiten und so lange im warmen Wasser bleiben konnte, bis ihre Gelenke allmählich beweglicher wurden und die Schmerzen nachließen, sodass sie sich anziehen, frühstücken und in den Wagen steigen konnte. Das Autofahren wurde immer beschwerlicher: Wenn die Straße holprig war, durchfuhr sie der Schmerz zuweilen wie ein Blitz. Glühend heiß schoss er von der Innenseite ihres Beckens unter dem Steißbein durch ihren Körper, sodass ihr übel wurde. Wenn sie sich nachts im Schlaf umdrehte, wachte sie schreiend auf. Wenn sie überraschend niesen musste, zitterte sie anschließend vor Schmerz.

Während der Arbeit saß sie von 9 bis 18 Uhr am Schreibtisch, manchmal auch länger. Es gelang ihr, die rapide Verschlechterung ihres Gesundheitszustands größtenteils vor den Kolleginnen und Kollegen zu verbergen, doch auch das wurde zunehmend schwieriger.

»Bevor ich vom Schreibtisch aufstand«, sagt sie, »musste ich mich immer erst organisieren. Ich musste mir vergegenwärtigen, was ich zu tun hatte, damit alles funktionierte. Die ersten Schritte waren stets ungelenk und steif, aber wenn ich einmal in Bewegung war, wurde es besser.«

Sie hangelte sich an den Wänden entlang und lernte, ihre Glieder sorgfältig in einen Bürostuhl zu falten, sodass sie richtig saß und keine atemberaubenden Schmerzen hatte. Das Aufstehen vom Schreibtisch wurde zur Qual. Was als Ärgernis begann, hatte nun die Kontrolle über ihr ganzes Leben übernommen. Wenn sie wach war, drehte sich alles darum, die Schmerzen zu vermeiden, zu ertragen oder zu bewältigen, mit denen sie lebte und die ihr jede Konzentration zu rauben drohten. Sie zog von einem Arzt, von einem Spezialisten zum anderen. *Also gut,* dachte sie. *Welche Fachrichtung hatte ich noch nicht?* Dann ging sie zum nächsten Spezialisten und strich ihn von ihrer Liste.

Bis irgendwann gar nichts mehr ging. Die Schmerzen waren überwältigend. Ihr Arzt fürchtete, dass es Knochenkrebs sein könnte, und ordnete eine Skelettszintigrafie an. Am Tag der

Untersuchung streifte Juniper das Flügelhemd über, und eine Schwester spritzte ihr eine winzige Menge einer radioaktiven Substanz. Sie kletterte auf die Untersuchungsliege, während das kühle Papier knisterte, lag ganz still und hoffte, dieses Mal möge der Hightechscanner, den die Schwester über ihrem Körper positioniere, endlich Antworten liefern.

Bei einer Skelettszintigrafie verteilt sich die radioaktive Substanz in allen Adern des Körpers. Sie wird von den Bereichen angezogen, in denen der Körper aktiv Schäden repariert. Bei gesunden Menschen finden sich kleine Stellen hier und dort, doch das gilt als normal und ist kein Hinweis auf ein Problem. Im Fall von Knochenkrebs zum Beispiel werden die Schäden aufgrund des Wachstums und der Vermehrung der Tumorzellen sehr viel umfangreicher ausfallen, genau wie die Reparaturversuche des Körpers. Die radioaktive Substanz wird zu den Reparaturstellen eilen und die Tumoren wie eine weihnachtliche Lichterkette aufleuchten lassen.

Juniper hatte keine Tumoren. Ihre Knochen waren dunkel, gesund und frei von Reparaturversuchen. Bis auf eine Stelle.

Der Bereich des Iliosakralgelenks – Becken, Steißbein und untere Wirbelsäule – leuchtete hell unter dem darüber hinweggleitenden Scanner auf. Juniper hatte zwar keinen Krebs, doch aus irgendeinem Grund versuchte ihr Körper verzweifelt, dort etwas zu reparieren. Aber warum? Ihr Arzt überwies sie an einen Facharzt für Rheumatologie, der auf Autoimmunstörungen spezialisiert war und in der Lage sein würde, der Sache nachzugehen. Irgendetwas war hier ganz und gar nicht in Ordnung.

Dr. Rodney Bluestone praktizierte in Los Angeles und war einer der besten Rheumatologen Kaliforniens. Juniper und Lee flogen zu dem Termin nach San Francisco. Dr. Bluestone hatte eine recht gute Vorstellung davon, was ihr fehlte – noch bevor er sie bat, sich auf die Untersuchungsliege zu legen, ihre Gelenke bewegte und die MRT-Untersuchung anordnete, die vorhandene Schäden beleuchten sollte. Für ihn war die Diagnose sonnenklar, er hatte diese Anzeichen schon viele Male gesehen: Morbus Bechterew (Spondylitis ankylosans) ist eine verheerende Arthritiserkrankung, die zunächst die Knochen und Gelenke in Junipers Becken immer weiter versteifen und sich anschließend an der Wirbelsäule entlang nach oben vorarbeiten würde.

Dr. Bluestone erklärte Juniper, dass sie angesichts dieser Diagnose davon ausgehen müsse, immer steifer und immer unbeweglicher zu werden. Ihre Wirbelsäule würde sich versteifen und nach vorn krümmen. Ihr Iliosakralgelenk würde zu einem einzigen Knochen verschmelzen. Die Krankheit hat den Spitznamen »Bambusstabwirbelsäule«, da die Wirbelsäule der Betroffenen genauso aussieht, wenn sie mit ihnen fertig ist. Die feingliedrig verbundene Reihe von Knochen, die sich mit dem Körper beugen und neigen, verschmelzen zu einem einzigen. Die Zwischenwirbelräume sind dick gefüllt, wie verspachtelt. Auf dem Röntgenbild sieht es genauso aus wie ein dicker Bambusstab mit glatten Knoten.

Juniper und Lee saßen verzweifelt vor dem großen Schreibtisch des Arztes und versuchten zu verstehen, was dies bedeutete. Dr. Bluestone empfahl Medikamente, die das Fortschreiten der Krankheit möglicherweise bremsen konnten. Er warnte aber auch davor, dass sie unheilbar sei. Sie würde mit der Zeit immer schlimmer werden.

»Wenn Sie Kinder wollen«, sagte Dr. Bluestone, »dann besser gleich.«

WENN DAS IMMUNSYSTEM IHR ÄRGSTER FEIND IST

Wie im erwähnten Beispiel mit dem Zucker hatte irgendetwas die Reparaturprozesse in Junipers Körper angestoßen. Aber anders als beim Bild vom Zuckermolekül, das die Innenseiten der Gefäße verkratzt, wissen wir in diesem Fall noch nicht genau, warum sich ihr Körper gegen sie gewandt hat. Bei den meisten der etwa hundert bekannten Autoimmunerkrankungen bleibt der genaue Auslöser frustrierenderweise unbekannt. Wir vermuten, dass verschiedenste Faktoren von einem genetischen Code, den Sie ein Leben lang in sich tragen, bis hin zu einem Umweltgift, einem Zeckenbiss, einer Schwangerschaft, einer Nahrungsmittelallergie oder einer anderen gleichzeitig auftretenden Erkrankung den Schalter umlegen können. Nur selten gelingt es den Ärzten, die genaue Ursache auszumachen – wenn überhaupt.

Unabhängig davon, was nun die Ursache war, hatte irgendetwas Junipers Immunsystem davon überzeugt, dass sich ein Feind in ihrem Körper befand; und es sandte Armeen von Reparaturzellen in die Gegend ihres Iliosakralgelenks, wo sie scharenweise über die Knochen herfielen und zu reparieren versuchten, was keiner Reparatur bedurfte. Im Zuge dessen hatten sie begonnen, die Matrix für neue Knochen zu bilden. Der ganze Bereich war entzündet, und es wimmelte nur so von Zellen mit »Schutz- und Reparaturaufgaben«, die alles andere taten, als zu schützen oder zu reparieren.

Zum Zeitpunkt der Diagnose steckte Junipers Körper schon seit Jahren in einem Teufelskreis aus Entzündungsprozessen. Er wurde von den verzweifelten Versuchen angetrieben, etwas zu reparieren, was nicht defekt war. Junipers Becken war unwiderruflich verändert: Es war rundherum mit dicken Wülsten wie von Narbengewebe überzogen, wo ihre Immunzellen irrtümlich neuen Knochen bildeten. Beide Seiten ihres Beckens waren von der Krankheit betroffen. Sobald es vollständig verknöchert war, würde die Reaktion ihres verwirrten Immunsystems vom Iliosakralgelenk auf die Wirbelsäule übergreifen. Bei den meisten Betroffenen erstarrt sie schließlich in der Krümmung, und wenn sich die Rippen versteifen, fällt das Atmen oft schwer. Es gab Medikamente, die das Feuer der Entzündungen in ihrem Becken dämpfen konnten. Aber sie konnten es nicht löschen oder die Entwicklung auch nur wesentlich verlangsamen. Es gibt kein Heilmittel gegen Morbus Bechterew; es gibt nur Möglichkeiten, etwas Zeit zu gewinnen.

Besonders frustrierend an einer solchen Erkrankung ist, dass die Ärzte Juniper zwar sagen konnten, was die Zellen ihres Immunsystems anrichteten – dass sie ihr helfen wollten, ihr dadurch aber schadeten. Sie wussten jedoch nicht, warum. Was hatte die Truppen ihres Immunsystems veranlasst, auszuschwärmen und Strukturen anzugreifen, zu deren Schutz sie verpflichtet waren? Was hatte ein so wichtiges, intelligentes körperliches System derart aus der Bahn geworfen?

Autoimmunerkrankungen sind untrennbar mit Entzündungsprozessen verbunden. Laut der American Autoimmune Related Diseases Association sind wie gesagt über hundert Autoimmunerkrankungen bekannt,[47] und die gesamte Gruppe wird zu den »Entzündungskrankheiten« gezählt – Krankheiten, die einen steten Entzündungskreislauf in Körper oder Gehirn anstoßen. Chronische Entzündungsprozesse sind oft Wegbereiter einer Autoimmunerkrankung, die sich dann im Körper verschärft. Die Krankheit heizt die glimmenden Kohlen der Entzündungsprozesse an, und dieser Schwelbrand breitet sich im Körper aus und verhindert, dass die Gesundheit zurückkehren kann.

Dies geschieht nicht nur bei Autoimmunkrankheiten. Junipers Geschichte wiederholt sich tagtäglich in Arztpraxen und in so gut wie allen erdenklichen Krankheitskategorien. Dem Ausbruch tödlicher Erkrankungen gehen stets ausgedehnte Entzündungsprozesse in Körper und Gehirn voraus. Viele Studien zeigen, dass sich vor Ausbruch der Krankheit die Entzündungsmarker im Blut erhöhen. Das C-reaktive Protein (CRP) ist ein empfindlicher Biomarker für Entzündungen. Es wird infolge von körperlichen Entzündungsprozessen in der Leber gebildet, und Wissenschaftler haben entdeckt, dass es unmittelbar vor Ausbruch vieler Erkrankungen von Bluthochdruck[48] und Herzkrankheiten[49] bis hin zu Diabetes (sowohl Typ 1 als auch Typ 2), Autoimmunstörungen und sogar vielen Krebsarten[50] dauerhaft erhöht ist. In allen diesen Fällen war CRP erhöht, bevor sich andere Anzeichen einer Erkrankung etwa bei Blutzuckerspiegel oder Blutdruck bemerkbar machten. Einige Studien zeigen, dass anstelle von CRP auch andere Entzündungsmarker vor dem Ausbruch einer Erkrankung erhöht sein können. Man kann also sagen, dass es den Anschein hat, als seien Entzündungsprozesse die eigentliche Ursache verschiedenster Krankheiten.

Eine Untersuchung, bei der große Mengen CRP festgestellt werden, gibt leider noch keinen Hinweis auf die Entzündungsursache. Sie zeigt lediglich, dass eine Entzündung vorliegt. Dennoch kann sie ungeheuer nützlich sein, da dieses frühe Signal warnt: »Die Bedingungen für eine Erkrankung sind günstig.«

Wie Eileens Fall zu Beginn des Kapitels nahelegt, dürfen wir den Zusammenhang zwischen chronischem Stress und Entzündungsprozessen – vor allem in Fällen von Spontanheilung – nicht außer Acht lassen. Geschichten wie ihre wiederholen sich in der Medizin jeden Tag aufs Neue. Bis zu 80 Prozent der Hausarztbesuche sind auf Stress zurückzuführen,[51] aber die meisten Ärzte sind darauf geschult, sich ausschließlich auf die Symptome von Krankheiten und die Verabreichung von Medikamenten zu konzentrieren. Mehrere Studien zeigen, dass in der Tat über die Hälfte aller Arztbesuche einer nachweisbaren physiologischen Grundlage entbehren. Chronische Belastung erhöht das Risiko für koronare Herzkrankheit (KHK) und ein breites Spektrum anderer Krankheiten dramatisch, und es gibt überzeugende Beweise dafür, dass einzelne emotionale Ereignisse entsprechende Episoden auslösen können.[52] Obwohl die genauen biologischen Mechanismen derzeit noch beschrieben werden,[53] gleicht die Entwicklung vom Stress zur Entzündung einer viel befahrenen Straße. Menschen, die von einer »unheilbaren« Krankheit genesen, finden offenbar eine Ausfahrt. Sie verlassen die Autobahn, kehren um und fahren in die andere Richtung zurück.

Wir erkennen allmählich, dass unkontrollierter chronischer Stress das Immunsystem im Laufe der Zeit ebenso schädigt wie unerbittlicher Wellengang eine Felsklippe. Gedanken und Gefühle der Angst und die stete Freisetzung von Stresshormonen ins Blut sind innere Entzündungsursachen und ebenso schädlich, wenn nicht gar schädlicher als Nahrungsmittel, auf die Sie allergisch reagieren, oder gefährliche Gifte in der Umgebung. In zahlreichen Studien berichtet die Mehrzahl der Menschen (80 Prozent), die wie Juniper eine Autoimmunerkrankung entwickelt haben, von »ungewöhnlich starkem Stress« unmittelbar vor Auftreten der ersten Symptome.[54]

Genau wie Entzündungen sind auch Stresshormone nicht grundsätzlich schlecht. Sie sind für unsere Gesundheit und unser Überleben sogar unerlässlich. Der Körper reagiert auf Stress, indem er einen Cocktail aus Hormonen, Neurotransmittern und Neuropeptiden produziert, die in einer komplexen chemischen Reaktion zusammenwirken. Das Hauptstresshormon aber ist Cortisol. Es ist ein wichtiger Teil der menschlichen Stressreaktion, welche die vielen körperlichen Reaktionen – Durchblutung, Sauerstoffversorgung, Verdauung und so weiter – blitzschnell umstellt, damit wir eine Bedrohung bewältigen oder davonlaufen können. Die Ausschüttung von Cortisol ist wie die akute Entzündung als gelegentlicher, kurzzeitiger Vorgang gedacht. Es ist nicht vorgesehen, dass sich der Körper dauerhaft in einem Zustand von Kampf oder Flucht befindet. Wenn wir also in einer ständigen Stressreaktion feststecken, was für viele von uns im modernen Leben Realität ist, erzeugen wir ein chemisches Milieu, für das der Körper nicht gemacht ist.

In verträglichen Dosen ist Cortisol sogar gut für uns. Es hilft bei der Regulierung des Blutzuckerspiegels und dämpft die Entzündungen im Körper. Cortisol wird erst zum Problem, wenn es nicht flexibel und bedarfsgerecht, sondern beinah rund um die Uhr durch unsere Adern fließt. Das Gewebe gewöhnt sich an diesen neuen, dauerhaft erhöhten Cortisolspiegel, und die Fähigkeit des Hormons zur Regulierung der Entzündungsreaktion lässt nach. Die Zellen des Immunsystems werden unempfindlich dagegen.[55] Es ist, als würden sie auf »stumm« gestellt und könnten die Anweisungen nicht mehr hören. Sie reagieren verwirrt, planlos, überaktiv und greifen – wie bei Juniper – gesundes Eigengewebe an.

Eine besonders verblüffende Studie kam zu dem Ergebnis, dass chronischer Stress sogar die Gene der Immunzellen verändern kann – die ursprüngliche Programmierung, die Funktion und Verhalten einer Zelle bestimmt. Er zerstört und überschreibt diesen Code wie Schadsoftware, die eine Festplatte löscht und die vorhandene durch eine zerstörerische Programmierung ersetzt. Wissenschaftler haben zunächst bei Mäusen, dann beim Menschen die Wirkung von Stress auf die Zellen des Immunsystems untersucht. Das Ergebnis war immer das gleiche: Bei anhaltender Belastung kreisten bei der gestressten Gruppe viermal so viele Immunzellen im Blut wie bei der Kontrollgruppe. Dieser große Schwarm von Immunzellen enthielt auch einen dramatisch höheren Anteil an »entzündungsfördernden« Zellen – Zellen, deren Genexpression die lange Stresseinwirkung so verändert hatte, dass sie Entzündungen verursachten.[56] Im Grunde waren diese Zellen auf Entzündung umprogrammiert worden. Und ohne eine Möglichkeit, die Schadsoftware zu löschen und das System neu zu starten, würden sie weiterhin in dieser Mission durch den Körper eilen.

Das Immunsystem ist das wirkungsvollste Instrument im Kampf gegen Krankheiten. Aber wie alle wirkungsvollen Instrumente muss es korrekt funktionieren und Reparaturen vornehmen, statt noch mehr Schäden anzurichten. Unabhängig von der Art Ihrer Erkrankung gilt: Um weitere Wege der Heilung zu eröffnen, müssen Sie bei den Entzündungsprozessen ansetzen, damit Ihr Immunsystem seine Arbeit machen kann. Anfangs mag es Ihnen vielleicht schwierig scheinen herauszufinden, was in Ihrem speziellen Fall oder im Fall eines geliebten Menschen das Feuer chronischer Entzündungsprozesse löscht. Es mag den Anschein haben, als könne alles dieses Feuer schüren, alles wie ein weiteres Holzscheit wirken – was Sie essen, welchen Gift- oder Schadstoffen Sie ausgesetzt sind, worüber Sie nachdenken, was Sie fühlen. Wie also können wir dafür sorgen, dass wir dieses Feuer nicht weiter schüren, und wo finden wir den Vorrat an kühlem Wasser, um es ein für alle Mal zu löschen?

Zunächst müssen wir die Kanäle für die Kommunikation mit dem Körper öffnen. Menschen, die von einer unheilbaren

Krankheit genesen, probieren oft viele Optionen aus, bevor sie sich auf die speziellen Veränderungen im Bereich der Lebensführung einschießen, die ihnen helfen, sich besser zu fühlen. Wir kennen dies bereits aus dem Kapitel über die Ernährung: Manche Menschen können sich (wie Tom Wood) in eine neue Ernährungsform stürzen und dabeibleiben. Die meisten aber brauchen (wie Claire Haser) eine Experimentierphase, um herauszufinden, welche Ernährungsgewohnheiten ihnen helfen, sich besser, energiegeladener und freudvoller zu fühlen. Es gibt kein Rezept für »entzündungshemmende Maßnahmen«, aber Sie können zunächst mit einigen gängigen Strategien beginnen, die den meisten Menschen helfen, Entzündungen abzubauen und die gesunde Immunfunktion wiederherzustellen.

Es ist eine gute Idee, mit den Grundlagen zu beginnen: Bemühen Sie sich um eine nährstoffreichere Ernährung (eine nährstoffreiche Kost ist grundsätzlich entzündungshemmender), streichen Sie Fertigprodukte und Zucker vom Speiseplan, da sie die Entzündungsantwort ankurbeln, und begeben Sie sich auf die Suche nach individuellen Stressfaktoren. Es ist nicht immer das, was man vermutet. Wann stellen sich Gefühle von Stress oder Angst ein? Was sind die größten Reibungspunkte im Tagesverlauf, wann fühlen Sie sich überfordert, zermürbt, überwältigt? Manchmal fallen Ihnen Lösungen ins Auge, sobald Sie ein Bewusstsein dafür haben: Sie können eine Routine ändern, einen Partner um mehr Unterstützung in einem bestimmten Bereich bitten oder gar Aufgaben abgeben, die in dieser Lebensphase einfach zu viel für Sie sind. In anderen Fällen müssen Sie Ihr Leben vielleicht umfassender verändern, um unnötige Stressoren abzubauen und der Gesundheit Priorität einzuräumen. Juniper und viele andere Menschen, die unheilbare Krankheiten überwunden haben, veränderten ihre Lebensweise radikal. Möglicherweise half ihnen dies, ihr Immunsystem neu zu starten und in einem stärker entzündungshemmenden Modus neu hochzufahren.

FOKUSSIERUNGSKORREKTUR FÜRS IMMUNSYSTEM

Juniper und Lee befolgten Dr. Bluestones Rat. Aus Angst, ihre Chance auf die Gründung einer Familie zu verpassen, begannen sie, sich um Nachwuchs zu bemühen.

Zu diesem Zeitpunkt waren über zwei Jahre vergangen, seit Juniper wegen ihrer Rückenschmerzen zum ersten Mal zum Arzt gegangen war, um eine echte Diagnose zu bekommen. In dieser Zeit hatte sich ihr Zustand so schnell verschlechtert, dass sie am Arbeitsplatz durch die Flure kroch, sich an den Wänden festhielt und sich langsam und bedächtig durch ein Labyrinth aus Schmerzen bewegte. Trotzdem erlaubte sie sich nur dann einen Rollstuhl zu benutzen, wenn sie auf einem Flughafen in kurzer Zeit große Strecken zurücklegen musste. Sie weigerte sich, einen Rollstuhl für den Dauergebrauch anzuschaffen. Irgendwie war ihr klar: Wenn sie erst einmal im Rollstuhl saß, käme sie nie wieder heraus. Sie wusste, sie würde anfangen, sich über die Krankheit zu definieren.

Nicht dass sie ihren Zustand leugnete. Sie verstand, dass sie tatsächlich krank war. Aber sie wollte sich nicht mit der Vorstellung von einem Leben in Krankheit, Enge und Schmerz abfinden.

»Ich akzeptierte die Diagnose«, sagt sie heute, »aber nicht die Prognose.«

Nach der Diagnose ging Juniper zuallererst in die Apotheke, um Dr. Bluestones Rezept für Naproxen einzulösen – ein nichtsteroidales Antirheumatikum, das die Symptome unter Kontrolle bringen sollte. Sie wollte das Medikament nicht allzu lange nehmen. Sie war sich der Nebenwirkungen bewusst und hatte Bedenken; denn wenn sie die Symptome ihrer Erkrankung mit Arzneimitteln behandelte, würden die Auslöser ihre Knochen unter dem betäubenden Schleier des Medikaments einfach weiter zerstören. Gleichzeitig hatte sie das Gefühl, dass ihr ein Medikament wie Naproxen die dringend nötige Schmerzlinderung und etwas Zeit verschaffte, um sich über die nächsten Schritte klar zu werden. Bald nachdem sie mit der Einnahme begonnen hatte, ließen die Schmerzen allmählich nach. Ihr war aber klar, dass sie sie »nur« wie eine dicke Welle unter sich begraben hatten.

»Das Medikament half mir, Atem zu schöpfen«, sagt sie. »Außerdem war es beruhigend zu wissen, dass ich jederzeit etwas nehmen konnte.«

Dr. Bluestone hatte ihr auch ein paar Gymnastikübungen ausgedruckt, die möglicherweise gegen die Schmerzen helfen konnten. Sie warf einen Blick darauf und dachte: *Das sind Übungen für eine 84-Jährige.* Sie beschloss, die Sache anders anzugehen.

Juniper war nie sonderlich körperbewusst oder sportlich gewesen. Doch das Gefühl, von ihrem Körper getrennt zu sein – das taube, gedämpfte Empfinden aufgrund des Medikaments und die Erkenntnis, dass ihr dadurch wichtige Informationen entgingen –, trieb sie in den ersten Yogakurs ihres Lebens. Sie wusste, dass es beim Yoga teilweise um Dehnung und Beweglichkeit ging. Wenn es ihr gelang, ihren Körper in diese Haltungen zu zwingen, konnte sie damit vielleicht die Prozesse in ihren Gelenken verlangsamen. Sie fragte sich, ob es der Krankheit nicht schwerer fallen würde, die ineinandergreifenden Knöchelchen der Wirbelsäule zu verschmelzen, wenn sie sie immerzu bewegte und dehnte.

Nach der ersten Yogastunde waren Junipers Schmerzen schlimmer als je zuvor. Sie hatte Schmerzen im Stehen, Sitzen und in der Bewegung. Wie Flammen züngelten sie an ihrer Wirbelsäule empor, und von der Hitze wurde ihr schwindelig und übel. Sie beschloss dennoch, am nächsten Tag wiederzukommen. Yoga stand nicht auf der Liste der empfohlenen Sportarten, die sie vom Arzt bekommen hatte; aber ihr Bauchgefühl sagte ihr, dass es das Richtige für sie war. Sie konnte sich vorstellen, wie die neuen Yogahaltungen – die sie ungelenk und wackelig nachmachte – die Verknöcherungen an ihren Knochen aufbrachen und ihr Skelett aus ihrer Umklammerung befreiten. Als sie am nächsten Tag in der Yogastunde langsam und voller Schmerzen eine neue Haltung einnahm, malte sie sich aus, was sie sich erhoffte: dass die dicken Verknöcherungen wie Gips in tausend Stücke zersprangen und abfielen, sodass geschmeidige Gelenke zurückblieben und ihre Knochen wie vorgesehen aneinander vorbeigleiten konnten.

Juniper verstand zwar, dass die Einnahme von Naproxen sie nicht heilen würde. Aber insgeheim fragte sie sich, warum dies nicht der Fall war. Schließlich war Naproxen ein Entzündungshemmer und Morbus Bechterew eine Entzündungskrankheit. Warum konnte das Medikament die Entzündung nicht bändigen, die in ihrem Körper tobte?

Die Antwort lautet, dass keines der bislang entwickelten entzündungshemmenden Medikamente chronische systemische Entzündungsprozesse im Körper und im Gehirn spürbar verringern kann. Naproxen versucht, einen von mehreren Entzündungswegen im Körper zu dämpfen. Es ist, als würde man eine Straße sperren, während fünf weitere zum gleichen Ort führen.

Nach etwa einem Monat hatte Juniper das Gefühl, dass das Medikament die Kommunikation mit ihrem Körper dämpfte.

Sie setzte es ab. Aber es hatte ihr auf die Beine geholfen. Es war wie eine Leiter aus dem Nebel ständiger Schmerzen gewesen und hatte ihr geholfen, sich daran zu erinnern, wie sich das Leben anfühlte, wenn es ihr besser ging.

Von da an stürzte sich Juniper in die tägliche Yogapraxis. Die Stunden waren schwierig, und sie musste jedes Mal den gleichen Schleier aus Schmerzen durchdringen. Es war eine Sisyphusarbeit. Es fühlte sich an, als würde sie einen Berg erklimmen und müsste am nächsten Tag wieder ganz unten anfangen. Aber ganz allmählich bemerkte sie einen Unterschied. Eines Tages fühlte es sich leichter an – als sei sie ein Stück weiter oben losmarschiert. Am nächsten Tag war sie auf ihrem Weg wieder etwas weiter vorangekommen. Die Fortschritte waren gering, aber deutlich erkennbar.

Sie spürte, wie ihr Bewegungsumfang zunahm. Allmählich gelang es ihr, tiefer in die Haltungen zu kommen. Außerhalb der Yogastunden fielen ihr das Gehen und Bewegen leichter. Nachts wachte sie nicht mehr schreiend vor Schmerzen auf. Der elektrisierende Schmerz, der ihr ins Becken gefahren war, ließ nach und verschwand. Sie konnte wieder durchs Haus laufen, ohne sich an den Wänden festhalten zu müssen.

Dann die gute Nachricht: Juniper war schwanger.

Als die Monate vergingen, fühlte sie sich immer besser. In der Schwangerschaft war sie die meiste Zeit frei von Entzündungsvorgängen oder Schmerzen; sie verschwanden vorübergehend, während die Schwangerschaft voranschritt. Wie sich gezeigt hat, können sich Schwangerschaftshormone positiv auf einige Autoimmunerkrankungen auswirken. Sie können die Symptome abklingen lassen oder gar das Fortschreiten der Erkrankung bremsen.[57]

In der 28. Woche hatte Juniper vorzeitige Wehen und bekam Bettruhe verordnet, die sie den nächsten Monat einhielt. Sie nahm unbezahlten Urlaub von ihrer hektischen, anspruchsvollen Tätigkeit. Den Schreibtisch ließ sie, wie er war: Die Bilderrahmen blieben neben dem Computer, die Strickjacke über der Rückenlehne ihres Stuhls. Doch wie sich herausstellte, sollte sie nicht mehr zurückkehren. Als die Schwangerschaft dem Ende zuging, hoben die Ärzte die Bettruhe auf. Juniper begann, in den Hügeln von San Francisco spazieren zu gehen, um ihrem Körper das Signal zu geben, dass die Wehen beginnen konnten. Zwei Wochen lang wanderte sie bergauf und bergab, und im Februar 1982 wurde ihre Tochter Serena geboren – ein rundum gesundes Baby.

In den Wochen nach der Geburt kehrten die Schmerzen langsam zurück, als die Schwangerschaftshormone ausblieben. Während sie im Kinderzimmer im Schaukelstuhl saß und ihre kleine Tochter stillte, konnte sie die quälenden elektrisierenden Funken tief in ihrem Becken wieder spüren. Ihr wurde klar, dass sie nicht alles schaffen würde: Sie konnte nicht ganztags arbeiten, sich um einen Säugling kümmern und ihrer Yogapraxis so viel Zeit widmen, wie zu ihrer Heilung nötig war. Sie kündigte, wagte den Sprung ins Ungewisse und zog mit ihrem Mann Lee nach Los Angeles, wo sie eine eigene Firma für Unternehmensmanagement gründeten: Stein & Stein. Es war viel Arbeit, und die Belastung war groß, aber nun hatte sie zumindest Kontrolle über ihren Terminkalender und konnte ihrer Yogapraxis Priorität einräumen, die – das wusste sie sicher – der Schlüssel zur Behandlung ihrer Erkrankung war.

Ermutigt von ihren bisherigen Fortschritten und auf der Suche nach Möglichkeiten, den Heilungsprozess zu beschleunigen, überlegte Juniper, wie sie ihre Yogapraxis vertiefen konnte. Wie bei vielen anderen Menschen, die unheilbare Krankheiten überwinden, war die Ernährung einer der ersten Bereiche, die sie veränderte. Sie hielt sich nicht an eine spezielle Diät oder einen akribischen Ernährungsplan, aber sie merkte allmählich, dass sie im Yoga besser, stärker, leichter und energiegeladener war, wenn sie bestimmte Lebensmittel aß, während sie sich nach dem Verzehr anderer Nahrungsmittel schwer und träge fühlte. Sie stellte ihre persönliche Speisekarte zügig auf eine pflanzenbetonte Kost um.

Juniper interessierte sich auch für das Rolfing. Das ist eine Form der Körpertherapie, die Ähnlichkeit mit einer Massage hat, aber tiefer geht. Ziel ist die Arbeit mit dem körperlichen Bindegewebe, also den Faszien und Bändern, welche die Gelenke verbinden, und seine Umstrukturierung. Sie probierte ein paar Therapeuten aus, konnte aber keinen guten Kontakt zu ihnen aufbauen, und die Probesitzungen schienen kaum etwas zu bringen. Sie waren technisch gut, aber offenbar fehlte ihnen ein echtes intuitives Verständnis für den Körper und dafür, wie sich die Bedürfnisse der einzelnen Klienten voneinander unterschieden.

Dann fand sie den erfahrenen Rolfer Mark, der direkt bei Ida Rolf, der Begründerin der Methode, gelernt hatte. Er hatte etwas Besonderes an sich. Sie spürte eine gewisse Verbundenheit, fasste Vertrauen zu ihm; denn er verfügte über die Intuition, nach der sie gesucht hatte. Seinen Ansatz erklärte er folgendermaßen: Er sagte, er stelle sich vor dem geistigen Auge vor, was er im Fasziengewebe erreichen wolle, um dann mit Händen, Knöcheln und Ellenbogen die »Verklebungen« zu lösen sowie Blockaden und Stagnationen zu beseitigen. Juniper hatte den Eindruck, seine geistige und körperliche Energie könne die – wie sie sagte – »Verhärtungen« beseitigen, was Heilung auf mehreren Ebenen ermöglichte.

Nach den Rolfing-Sitzungen bei Mark konnte Juniper im Yoga noch weiter gehen. Sie konnte länger in den Stellungen verbleiben und sich noch besser dehnen. Sie hatte aus der Überlegung heraus mit Hot Yoga begonnen, dass ihr die Wärme helfen würde, Gelenke und Bänder aufzuwärmen und ihren Bewegungsumfang zu vergrößern. Warme Bäder hatten ihr stets geholfen, ihre steifen und schmerzhaften Glieder zu lockern. Da schien es logisch, dass auch Hot Yoga dazu in der Lage sein könnte. Allerdings beschränkte sich das von ihr praktizierte Hot Yoga auf die Wiederholung von 26 Haltungen, und als Juniper sie gemeistert hatte, wollte sie mehr. Sie hatte das Gefühl, sie müsse in ihrer Praxis weitere Fortschritte machen und dürfe nicht stillstehen, wenn sie die aggressive Autoimmunerkrankung weiterhin in Schach halten wollte.

In den folgenden Jahren probierte sie verschiedene Yogastile aus und passte ihre Praxis an die sich wandelnden Bedürfnisse ihres Körpers an, um weiter auf dem Weg der Heilung zu bleiben. Sie stellte fest: Je intensiver die Rolfing-Behandlung war, desto wirkungsvoller waren die Yogaübungen und desto geringer die Schmerzen, und zwar nicht nur beim Yoga, sondern allgemein, zum Beispiel wenn sie eines ihrer Kinder hochhob – inzwischen hatte sich neuer Nachwuchs eingestellt –, am Schreibtisch saß oder spazieren ging. Sie entdeckte auch, dass Microdosing mit Cannabis die Schmerzen der Rolfing-Behandlung linderte, die sehr heftig sein konnten. So konnte Mark noch intensiver mit ihrem Weichgewebe und ihren Bändern arbeiten. Sie lernte, die schmerzlindernde Wirkung des Microdosing mit Rolfing und Yogaübungen zu verbinden, um ihren Körper und ihr Immunsystem zu verändern und eine ungünstige Umgebung für eine entzündliche Autoimmunerkrankung zu schaffen. Um die Erkrankung ganz abzustellen, musste sie aber noch mehr tun.

Da sie mit ihrem Mann Lee die Firma Stein & Stein leitete, hatte sie flexiblere Arbeitszeiten als in ihrer bisherigen Position als Leiterin der Steuerabteilung des größten internationalen Speditionsunternehmens. Die Selbstständigkeit lastete schwer auf ihren Schultern, aber sie schätzte das Gefühl von Kontrolle und Handlungskompetenz – dass sie ihr eigener Chef war und selbst über ihre Zeit verfügen konnte. Dennoch forderte die Arbeit ihren Tribut. Sie kümmerten sich um die Finanzen vieler Hollywoodleute, die erwarteten, dass sie rund um die Uhr erreichbar waren. Außerdem war die Firma neu. »Wir waren die Neuen in der Branche«, sagt Juniper. Um mit den etablierten Firmen in der Gegend konkurrieren zu können, mussten sie doppelt so hart arbeiten und doppelt so entgegenkommend sein.

»Wir wurden um 2 Uhr morgens vom Klingeln des Telefons aus dem Schlaf gerissen«, erzählt Juniper. »Am anderen Ende war irgendein Rockstar, den wir vertraten, und sagte: ›Ich habe mich gerade tierisch über meine Frau geärgert und eine Tiffanylampe durchs Zimmer geworfen. Ist die Lampe versichert?‹«

Irgendwann wurde Juniper klar: Wenn sie wirklich gesund werden wollte, musste sie ihr Leben ein weiteres Mal ändern. Juniper und Lee verkauften die Firma und zogen nach San Diego, um sich mehr um ihre Gesundheit und um die Kinder kümmern zu können. Lee wurde Präsident einer Immobilienfirma in San Diego am Meer. Juniper widmete sich in erster Linie ihrer Gesundheit, während sie zu diesem Zeitpunkt schon drei Kinder großzog. Sie war nicht immun gegen die Schuldgefühle, von denen die meisten Mütter geplagt werden, wenn sie eigene Interessen über die ihrer Kinder stellen. Trotzdem nahm sie sich jeden Tag die Zeit für ihre Yogapraxis. Sie erklärte den Kindern: »Ich muss in meine Stunde gehen, damit ich euch eine gute Mama sein kann.«

Wenn sie jetzt zurückschaut, weiß sie nicht genau, wann die Schmerzen gänzlich verschwanden. Nach und nach hatte sie mehr gute als schlechte Tage. Dann wurden die schlechten Tage immer weniger und seltener. Eines Tages dämmerte ihr, dass es ihr gut ging, dass sie keine Schmerzen hatte und dass viel Zeit vergangen war, seit sie das letzte Mal etwas gespürt hatte.

Sie brauchte keine neue Diagnose von Dr. Bluestone, um zu wissen, dass es ihr besser ging; sie konnte es fühlen. Aber sie wollte Bestätigung. Sie lag auf dem Untersuchungstisch der gleichen Praxis, in der sie eine Diagnose bekommen hatte, die eigentlich für den Rest ihres Lebens hätte gelten sollen. Dr. Bluestone hob eines ihrer Beine, um ihre Beweglichkeit zu prüfen. Behutsam schob er es in Richtung Junipers Oberkörper. Alle paar Zentimeter sah er sie fragend an, weil er davon ausging, dass sie vor Schmerzen zusammenzucken würde. »Ist das in Ordnung?«, fragte er und drückte das Bein noch etwas weiter nach oben. Juniper nickte. »Und jetzt? Wie ist es jetzt?« Junipers Bein ließ sich geschmeidig zum Oberkörper beugen, und allmählich verwandelte sich Dr. Bluestones Gesichtsausdruck in ungläubiges Staunen.

Juniper beschreibt die Suche nach dem richtigen Weg für ihren Körper als langen Experimentierprozess. »Wenn ich zurückschaue und die Geschichte erzähle, hat es vielleicht den Anschein, als sei es eine geradlinige Entwicklung gewesen«, sagt sie. »Aber ich bin oft falsch abgebogen.« Sie probierte Methoden, die sich als Sackgasse erwiesen, wie sie heute sagt. Doch wenn sie etwas entdeckte, was ihr half, bewegte sie sich weiter darauf zu. Sie nutzte die Informationen ihres Körpers, um den Kurs immer wieder zu korrigieren. Sie veränderte Ernährung, Bewegung, Arbeit und Tagesstruktur. Sie krempelte ihr Leben vollständig um, um ihren Körper und ihre Gesundheit zu verändern.

Niemand hatte ihr gesagt, dass sie all dies tun sollte; dass sie Yoga machen, zum Rolfing gehen, Mikrodosen Cannabis nehmen, ihre gesamte Ernährung umstellen und ihr Leben verändern sollte, um Stress abzubauen und die Gesundheit in den Mittelpunkt zu rücken. Sie entdeckte sie durch Versuch und Irrtum, Intuition sowie eine stärkere Verbindung und ein besseres Bewusstsein für den eigenen Körper. Juniper kombinierte eine Reihe von Heilmethoden, die mittlerweile – über dreißig Jahre später – von neuesten wissenschaftlichen Forschungen bestätigt werden. Cannabis etwa findet nicht nur als ungefährliches und wirksames Mittel zur Schmerzlinderung, sondern auch als Entzündungshemmer breite Anerkennung. Einige Wissenschaftler vermuten inzwischen, dass Ungleichgewichte im Mikrobiom die eigentliche Ursache von Autoimmunerkrankungen wie der rheumatoiden Arthritis sind[58] – und dass man entzündungsbedingte Erkrankungen rückgängig machen kann, indem man wieder ein gesundes, ausgewogenes Mikrobiom im Darm herstellt. Es könnte sogar ein Zusammenhang zwischen dem Zustand des Mikrobioms und Krebs bestehen, den wir später noch genauer untersuchen werden. Yoga hat sich – genau wie die eng verwandten Methoden der Meditation und der Achtsamkeit – zweifellos als nützliches Instrument im Kampf gegen chronische Erkrankungen erwiesen, obwohl intensiv praktizierende Überflieger wie Juniper in den Mittel- und Durchschnittswerten der typischen Doppelblind-Studien aufgehen.

Yoga war Junipers Leitstern und hielt sie auf Kurs. Doch es muss nicht immer Yoga sein. Für Juniper war Yoga eine Möglichkeit, die Bänder weich und geschmeidig zu halten. Noch wichtiger aber war vielleicht, dass ihr die Praxis half, ihr inneres Gleichgewicht zu finden – einen entzündungshemmenden Lebensstil zu entwickeln und das stete Tropfen des Stresshormons Cortisol abzustellen, das die Fähigkeit ihres Körpers zur Entzündungsregulierung beeinträchtigte.

Ein entzündungshemmender Lebensstil basiert letztlich auf einer neuen Beziehung zu Ihrem Körper. Sie müssen ganz bewusst entscheiden, was Sie ihm zuführen und wie Sie ihn bewegen wollen. Sie müssen ihn – im Rahmen Ihrer Möglichkeiten – jeden Tag bewegen. Das kann je nach Umfang der gesundheitlichen Herausforderung heißen, dass Sie einen einfachen Spaziergang oder ein paar sanfte Dehnübungen machen, so weit es möglich ist. Studien zeigen, dass schon zwanzig Minuten moderate körperliche Aktivität Entzündungsvorgänge im Körper bändigen.[59] Wenn Sie wie Juniper etwas finden, was Ihrem Körper und Ihrer Gesundheit wirklich guttut, dann knien Sie sich hinein. Schaffen Sie in Ihrem Alltag Platz dafür. Stellen Sie Ihr Leben so weit um, sodass Ihr Körper und Ihre Gesundheit oberste Priorität haben.

Eine neue Einstellung zu Ihrem Körper wird sich zu einem großen Teil daraus ergeben, dass Sie immer wieder auf die Sache mit dem Stress zurückkommen. Im nächsten Kapitel werden wir uns genauer ansehen, wie die menschliche Stressreaktion funktioniert, welche Rolle sie bei Erkrankungen spielen kann und wie viel Kraft darin liegt, aus einem chronischen Belastungs- und Entzündungszustand in den Heilmodus zu wechseln.

Heute bewahrt Juniper einen Brief von Dr. Bluestonen als Meilenstein einer eigentlich unmöglichen Heilung in ihren Krankenakten auf. Er bestätigt darin sowohl seine ursprüngliche Diagnose als auch seine Einschätzung, dass die Krankheit auf unbestimmte Zeit in Remission sei. Darüber hinaus merkt er an, dass es ihr nicht nur gelungen sei, ein Fortschreiten der Krankheit zu verhindern, sondern viele der bereits entstandenen Schäden wieder zu beheben. Der Bewegungsumfang ihrer Gelenke sei nun größer als zum Zeitpunkt der Diagnose; die Anzahl ihrer weißen Blutkörperchen (ein Hinweis auf eine Autoimmunerkrankung) habe sich normalisiert. In seinem Bemühen, die Entwicklung zu beschreiben, kommt er schließlich zu dem Schluss, sie habe »eine einzigartige Remission« erreicht.

Dreißig Jahre später muss Juniper lachen, wenn sie nur daran denkt. »Ich bin wohl immer noch in meiner ›einzigartigen Remission‹«, sagt sie.

Inzwischen ist Juniper 64 Jahre alt und seit drei Jahrzehnten frei von Morbus Bechterew. In ihrem Körper gibt es keine Spur mehr von dieser Erkrankung, aber ihre Beckenknochen sind davon gezeichnet. Auf einem Scan sind die alten Narben noch immer zu sehen – sie sind als Erinnerung in ihre Knochen geätzt, dass sie einmal eine unheilbare Krankheit hatte, die nun verschwunden ist.

5

AKTIVIEREN SIE DEN HEILMODUS

Wir können entweder die Komplexität des Lebens verändern – was unwahrscheinlich ist, da sie eher noch größer werden wird – oder Möglichkeiten finden, effektiver damit umzugehen.

Herbert Benson

Wir schreiben das Jahr 1897. Der junge Physiologe Walter Cannon hat gerade erst an der Harvard University angefangen. An den Labormäusen, die für verschiedene Studien verwendet werden, fällt ihm etwas Merkwürdiges auf. Im Großen und Ganzen läuft alles nach Plan: Studien werden durchgeführt, Ergebnisse aufgezeichnet. Die Mäuse reagieren so, wie die Wissenschaftler es vermuten – oder auch nicht. Doch die meisten Studien sind äußerst belastend für die Tiere, und allmählich erkennt Cannon ein Muster: Wenn die Mäuse verängstigt, gestresst oder verstört sind, kommen die peristaltischen Wellen ihres Magens – Muskelkontraktionen, welche die Verdauung unterstützen – plötzlich vollständig zum Erliegen.[60] Neugierig sieht er sich die Sache genauer an und entdeckt, dass sich die Freisetzung des in den Nebennieren gebildeten Hormons Adrenalin sofort auf die Verdauung und möglicherweise auch auf andere körperliche Vorgänge auswirkt.

Dieser Hinweis bei seinen gestressten Mäusen veranlasst Cannon, sich intensiver mit dem physiologischen Aspekt der Emotionen auseinanderzusetzen. Er befindet sich an vorderster Front der Forschung, denn bislang ist noch niemand auf dieses Gebiet vorgedrungen, und die Puzzleteile fügen sich nicht sonderlich schnell zusammen. Er macht Studie um Studie und bemerkt, dass Schreck oder Stress physiologische Veränderungen bei seinen Versuchstieren bewirken, die Blutfluss und Blutgerinnung, Herzfrequenz, Atmung und vieles mehr beeinflussen. Aber er weiß nicht, was dies zu bedeuten hat.

Später schreibt Cannon im Rückblick über seine Bemühungen, sich einen Reim auf seine Beobachtungen zu machen: »Diese Veränderungen – schnellerer Puls, tieferes Atmen, Zunahme des Blutzuckers, Absonderungen aus den Nebennieren – waren sehr verschiedenartig, und es schien keine Beziehung zwischen ihnen zu bestehen. Nachdem sie in beträchtlicher Anzahl erkundet und zusammengestellt worden waren, schoss mir in einer schlaflosen Nacht der Gedanke durch den Kopf, sie ließen sich gut auf einen Nenner bringen, wenn man sie als körperliche Vorbereitung auf eine höchste Anstrengung wie in der Flucht oder im Kampf verstünde.«[61]

In diesem Augenblick prägt Cannon einen Begriff, der die Medizin verändern sollte (und Ihnen inzwischen bestens geläufig sein dürfte): Kampf oder Flucht, *fight or flight*.

Selbstverständlich hat Cannon die Kampf-oder-Flucht-Reaktion nicht erfunden – sie existiert schon so lange, wie es Tiere auf Erden gibt. Doch er hat sie entdeckt und benannt und damit die Tür zu einer völlig neuen Welt des Wissens über Körper, Geist und die Folgen von chronischem Stress aufgestoßen.

Fünfzig Jahre später übernahm im gleichen Labor in Harvard ein junger Kardiologe namens Herbert Benson den Staffelstab und setzte Cannons Forschungen fort. Dank Cannon hatte er ein klares Verständnis davon, was bei Stress im Körper vor sich ging und warum. Mir gefällt der Gedanke, dass diese beiden Koryphäen der Körper-Geist-Medizin mit sechzig Jahren Abstand im gleichen Raum arbeiteten. Als junge Männer zu Beginn ihrer Karriere sahen sie sich sogar ähnlich: dunkle Haare, tiefer Seitenscheitel, Brille, schwerer Laborkittel.

Als Kardiologe hatte Benson die Aufgabe, neue und innovative Behandlungsmöglichkeiten für die häufigsten Herzleiden zu finden. Eines davon war der Bluthochdruck oder die arterielle Hypertonie, ein Vorbote ernster Herzerkrankungen; und je mehr er forschte und je mehr Patienten er beobachtete, desto mehr wuchs sein Interesse an der Rolle, die Stress und Emotionen dabei spielen. Im Kollegenkreis war dies ein heikles Thema. Es wurde allgemein angenommen, dass Bluthochdruck die direkte Folge von Nierenproblemen war, und es herrschten großes Unbehagen und Misstrauen, weil Benson in Gefühlen »wühlte«. Man hielt es für zu skurril, um echte Wissenschaft zu sein.

Aber Benson hatte den Verdacht, dass Stress der stille und unsichtbare Übeltäter hinter den meisten Herzkrankheiten war, und forschte weiter. Er entwickelte eine Studie, um die Ursachen von Bluthochdruck und eine mögliche Stressbeteiligung zu untersuchen. Drei Totenkopfaffen wurden darauf abgerichtet, so oft auf einen Knopf zu drücken, bis ein Licht anging. Wenn sie den Knopf nicht schnell genug drückten, bekamen sie einen Stromstoß. Diese Situation war zweifellos recht belastend, und ihr Körper reagierte entsprechend: Wenn die Affen auf den Knopf drückten und dabei versuchten, einen Stromstoß zu vermeiden, ging ihr Blutdruck in die Höhe. Anschließend veränderte Benson den Versuchsaufbau ein wenig. Der Knopf wurde entfernt. Nun ließ sich der Stromstoß nur noch dadurch abstellen, dass der Blutdruck der Affen wie schon zuvor nach oben ging – was auch geschah. Auch ohne den Knopf reagierte der Körper der Affen auf die Konditionierung, und ihr Blutdruck schoss nach oben.[62] Im Grunde wurden sie für eine Änderung ihres Blutdrucks »belohnt«. Die Studie legte den Schluss nahe, dass Bluthochdruck nicht ausschließlich auf Nierenkrankheiten oder andere physiologische Faktoren zurückzuführen war. Die eigentliche Ursache war der Stress, und entscheidend war, dass Veränderungen des Verhaltens auch den Blutdruck verändern können. Dies war eine völlig neue Sicht auf die Dinge.

Die Veröffentlichung der Studie erschütterte die Kardiologie. Die westliche Medizin hatte die Vorstellung noch nicht einmal ansatzweise akzeptiert, dass körperliche Probleme ihren Ursprung in geistigen oder emotionalen Vorgängen haben konnten oder Stress physiologische Probleme im Körper zu generieren vermochte. Ärzte und Wissenschaftler waren gezwungen, ihre Position zum Thema »Stress und Herzkrankheiten« zu überdenken. Wenn man Primaten darauf trainieren konnte, den Blutdruck zu erhöhen, und dies zu Bluthochdruck – einem bedeutenden Risikofaktor für koronare Herzkrankheit und Schlaganfall – führte, konnte man sie vermutlich auch darauf trainieren, ihn zu senken, um so eine der tödlichsten und kostspieligsten Krankheiten abzuwenden, bevor sie sich etablierte.

Benson entwickelte eine neue Version der Blutdruckstudie mit menschlichen Versuchspersonen: Im Grunde brachte er freiwilligen Probanden im Labor mittels eines assoziativen Systems aus Reizen und blinkenden Lichtern bei, den Blutdruck selbstständig zu senken. Er wollte wissen, ob sie den

Blutdruck genau wie die Primaten allein durch die Kraft der Gedanken senken konnten. Das Experiment gelang. Bei entsprechender Konditionierung konnten sechs von sieben Testpersonen ihren Blutdruck infolge bestimmter Reize und ohne Medikamente oder weitere medizinische Maßnahmen erfolgreich regulieren. Das war eine große Sache; doch um das gewünschte Ergebnis zu erzielen, bedurfte es einer langen Trainingsphase mit Reizen, die von außen auf die Betreffenden einwirkten.

Da klopfte eine Gruppe von Leuten – buchstäblich – an Bensons Bürotür. Sie praktizierten Transzendentale Meditation und wollten sich in den Dienst der Wissenschaft stellen. »Studieren Sie uns«, sagten sie. Sie behaupteten, all das zu können, was die Affen konnten – nur besser.

Die Transzendentale Meditation ist eine spezielle Meditationsform, bei der sich die Praktizierenden beim Üben auf einen Chant oder ein Mantra konzentrieren. Die Gruppe der Meditationsschülerinnen und -schüler glaubte, mit dieser Praxis so stark physiologisch einwirken zu können, dass sie auch ihren Blutdruck nach oben oder unten regulieren konnten. Aber sie hatten keinen Beweis dafür. Die Studie eines Arztes der Harvard University konnte einen Anspruch legitimieren, den sie seit Langem für Wirklichkeit hielten.

Es schien wie ein glücklicher Zufall, dass sich eine Gruppe menschlicher Versuchskaninchen bereitwillig zur Verfügung stellte. Es war wie ein Geschenk, aber Benson lehnte ab. Damals galt die Meditation in medizinischen Kreisen im besten Fall als zweifelhaftes Randphänomen, im schlimmsten Fall als völliger Schwindel und gefährliches Beispiel von Wunschdenken. Benson hatte Sorge, dass er seine ganze Arbeit gefährden und alle bislang hart erkämpften Fortschritte zunichtemachen würde, wenn es den Anschein hatte, als würde er mit einer

Studie die Meditation legitimieren. Da ich mich Jahre später in der gleichen Situation befand, kann ich sagen, dass es eine qualvolle Entscheidung ist: Man weiß, dass ausgerechnet das, was man unbedingt erforschen muss, um Fortschritte zu machen, die eigene Glaubwürdigkeit und berufliche Karriere untergraben kann. Es ist eine klassische Zwickmühle.

Doch die Meditationsschülerinnen und -schüler ließen sich nicht abwimmeln. Sie blieben hartnäckig, bis Benson den Widerstand aufgab. Allerdings traf er ein paar Vorsichtsmaßnahmen: Er legte den Versuchsbeginn auf den späten Abend, nachdem sich das Labor geleert hatte. Er bat die Meditierenden auch, durch die Hintertür hereinzukommen, damit niemand sie sah.[63]

Dieses Mal gab es keine blinkenden Lichter, keine Konditionierung, keine Kopplung von Reiz und Belohnung. Benson legte den Teilnehmern Blutdruckmessgeräte an und überwachte ihren Blutdruck, während sie sich für längere Zeit in einen meditativen Zustand versetzten. Der Blutdruck der Meditierenden sank stärker, als sie vermutet hatten. Doch nicht nur das. Ihre Herzfrequenz sank ebenfalls. Ihre Atmung wurde langsamer und tiefer. Ihr Stoffwechsel verlangsamte und stabilisierte sich. Im Grunde gelang es ihnen, den Teil des Nervensystems zu aktivieren, der körperliche Ruhe und Entspannung ermöglicht. Dieser Zustand bietet ideale körperliche Voraussetzungen nicht nur für die biologischen Funktionen wie Verdauung und Fortpflanzung, die unsere Vorfahren benötigten, um in der Savanne zu überleben und zu gedeihen; sondern auch für die Funktionen, die für das Überleben und Gedeihen in der modernen Zeit erforderlich sind: dass die Ausschüttung von Stresshormonen abgestellt, Homöostase erreicht wird und der Körper die Möglichkeit bekommt, sein Gleichgewicht wiederzufinden und sich zu heilen.

Kritiker der Studie klammerten sich daran, dass die Daten nur eine leichte Senkung des Blutdrucks offenbarten, der während der Meditationssitzungen bestenfalls um ein paar Punkte zurückging. Doch Benson gab zu bedenken, dass diese Menschen durch die tägliche Praxis ihre Meditationsfähigkeit trainierten und »kräftigten«, wie man mit Sport einen Muskel stärken würde. Die Probanden waren hervorragend ausgebildet, hochqualifiziert und gut geübt. Sie hatten in Ruhe bereits einen extrem niedrigen Blutdruck – viel niedriger als der Durchschnitt der Menschen. Dieser ungewöhnlich niedrige Blutdruck war eine direkte Folge dessen, dass sie sich tagtäglich fleißig in der Entspannungsreaktion übten. Der Beweis, dass die positive physiologische Wirkung weit über den Blutdruck hinausging, zeigte Benson auch, dass es noch viel mehr zu erforschen gab. Diese Menschen konnten allein mit der Meditation eine Welle positiver physiologischer Veränderungen im Körper auslösen. Was bedeutete dies für ihre langfristige Gesundheit? Und konnte eine Methode wie diese auch anderen Menschen einen neuen Weg zur Gesundheit eröffnen?

Eine Erinnerung von einem meiner ersten Patienteninterviews in Brasilien blitzte auf, leuchtend wie ein Diapositiv in einem Projektor. Sie hatte sich mir lebhaft ins Gedächtnis gebrannt. Es war die Erinnerung, die mich gezwungen hatte, allmählich von einer skeptischen zu einer aufgeschlossenen Haltung zu finden.

Ich fand die Videokassetten in einer Kiste. Ich erinnerte mich daran, dass das Gespräch mit Jan die allererste Aufzeichnung war, fand die richtige Aufnahme, pustete den Staub von der Kassette und schob sie in den Videorekorder. Ich sah, wie ich es mir mit Notizblock und Stift auf einem der Stühle bequem mache. Dann kommt Jan herein. Sie ist schlank und braun gebrannt, lächelt und strahlt vor Gesundheit. Sie schüttelt mir die Hand, nimmt Platz und fährt sich mit den Fingern durchs hellbraune Haar. Auf dem Video ist mein Gesicht schlecht zu erkennen. Aber ich weiß noch, dass ihr Auftreten mich positiv schockiert hatte. Vor unserer Begegnung hatte ich nur gewusst, was Nikki mir über sie berichtet hatte. Vor meinem Aufbruch nach Brasilien hatte ich Nikki – die Krankenschwester, die den Anstoß zu dieser Reise gegeben hatte – gefragt, ob es jemanden gab, den ich unbedingt ausfindig machen sollte. Ich sagte, ich wolle mit Menschen sprechen, die eindeutige Beweise hätten: eine korrekte und unumstrittene Diagnose sowie klare Belege für eine Remission. Menschen, die beweisen konnten, dass sie früher einmal krank gewesen und es nun nicht mehr waren, obwohl die medizinischen Statistiken etwas anderes sagten. Nikki war Onkologieschwester mit jahrzehntelanger Erfahrung. Sie würde wissen, wonach sie suchen musste.

Ohne zu zögern, antwortete sie: »Jan Shaw.« Sie erzählte mir, was sie wusste: Jan hatte bei ihrer Ankunft in Brasilien wegen Multiorganversagens an der Schwelle des Todes gestanden. Ihre Nieren stellten die Arbeit ein, ihr Herz war massiv geschädigt. Sie hatte eine schwere Form von Lupus erythematodes im Endstadium, der auf ihre Organe und ihr Gehirn übergegriffen hatte.

Ich war mit dieser Krankheit so weit vertraut, dass ich wusste: Sobald die Organe betroffen waren, erholte man sich nicht mehr davon. Ich konnte glauben, dass ein Mensch in diesem fortgeschrittenen Stadium der Erkrankung sein Leben vielleicht verlängern konnte, wenn er besonders vorsichtig war. Eine Besserung sowie die vollständige Genesung hielt ich für unmöglich.

Deshalb war ich sprachlos, als an jenem sonnigen Morgen

in Brasilien eine gesunde und glückliche Jan Shaw vor mir stand und mir die Hand schüttelte. Ich weiß noch, dass ich dachte: *Wow, diese Dinge passieren also wirklich!*

»DU MUSST LOSLASSEN«

Jan machte von Anfang an einen energiegeladenen, lebhaften und herzlichen Eindruck. Sie kam gerade vom Meditieren im Strömungsraum und strahlte Frieden und Zufriedenheit aus. Es war schwer zu glauben, dass sie einmal krank gewesen sein sollte. Als ich diesen Gedanken laut aussprach, fischte sie die Geldbörse aus der Tasche, nahm ein Foto heraus und reichte es mir.

»Das bin ich«, sagte sie. »Das Foto entstand vor zwei Jahren, bevor ich das erste Mal hierherkam.«

Die Frau auf dem Bild hatte Übergewicht und war offensichtlich krank. Sie hatte auch sonst keinerlei Ähnlichkeit mit ihr. Ich dachte: *Wenn diese beiden Frauen nebeneinanderstünden, würde ich nicht glauben, dass es sich um ein und dieselbe Person handelt.*

Wie sich herausstellte, hatten sich Jan und Nikki an Nikkis erstem Tag in Brasilien kennengelernt. Sie wohnten in der gleichen *pousada* und hatten die Zimmer direkt nebeneinander.

»Nikki tauchte genau zu der Zeit auf, als es allmählich besser wurde«, sagt Jan. »Ich konnte gerade wieder gehen.«

Ihr Kommentar spielte auf die folgende Geschichte und ihren langen Genesungsweg an.

Als die ersten Symptome auftauchten, war Jan ein Teenager. Anfangs war sie einfach nur müde – sehr müde. Sie schlief über den Hausaufgaben ein. Abends konnte sie sich nicht lange genug wach halten, um mit einem Jungen auszugehen. Sogar tagsüber war sie energielos. Es schien, als hätten alle anderen Super im Tank, während der ihre so gut wie leer war.

Mit Mitte zwanzig wurde die Situation noch merkwürdiger und beängstigender. Mit 25 hatte sie einen Bandscheibenvorfall und musste operiert werden. Mit 27 kam es zu einer Separation der Muskeln in ihrem Rücken – und wieder war eine Operation fällig. Mit 28 wurde die Schädigung einer Nervenwurzel diagnostiziert, was heftige Schmerzen verursachte. Erneut war eine Rückenoperation erforderlich, doch danach saß sie fünf Jahre im Rollstuhl. Es kam eines zum anderen.

Zunächst hatte es den Anschein, als bestünde zwischen diesen Vorfällen kein Zusammenhang – zwischen der starken Erschöpfung, den wiederkehrenden Rückenproblemen, der ungewöhnlichen Infektion. Aber allmählich formten sie ein undiagnostiziertes Krankheitsnetz, in dessen Mittelpunkt ein schwaches, bröckelndes Immunsystem stand. Irgendetwas war ganz und gar nicht in Ordnung, aber niemand wusste, was es war.

In der Zwischenzeit versuchte Jan, ein »normales« Leben zu führen. Sie heiratete, bekam ein Kind und adoptierte zwei weitere. Hin und wieder arbeitete sie. Sie war bestrebt, eine gute Frau und Mutter zu sein. Sie dachte, dass dies alles eben ihr Leben sei. Während die anderen auf Flößen auf dem Fluss des Lebens entlangtrieben, kämpfte sie sich im Wasser vorwärts und konnte das Gesicht gerade so über der Oberfläche halten. Sie musste sich bemühen, das Gleiche zu tun wie alle anderen und simultan am Leben zu bleiben – bis zum nächsten Atemzug durchzuhalten. Das war für sie »normal«. Doch die Zeit verging, und es wurde nicht einfacher. Das Muttersein wurde schwieriger; die Beziehung zu ihrem Mann begann zu bröckeln.

Schließlich gelang in ihrem Fall ein Durchbruch. Jan bekam ein Kieferimplantat, was eigentlich eine Routineoperation hätte sein sollen. Doch als sie aus der Narkose erwachte, wirkte der Chirurg beunruhigt. Er sagte, sie habe viel stärker geblutet als erwartet. Nach der Operation bekam sie eine gefährliche Gehirninfektion: Ihr Körper stieß das Implantat ab, was einen Hinweis darauf gab, dass ihr Immunsystem völlig durcheinandergeraten war. Der Chirurg war der Erste, der Andeutungen bezüglich der Diagnose machte: systemischer Lupus erythematodes.

»Lupus ist leicht zu übersehen«, sagt Jan jetzt über die Krankheit, die beinah ihr Untergang gewesen wäre. »Weil man so viele verschiedene Probleme hat, geht man zum Rückenarzt, zum Gelenkarzt, zum Kieferarzt und immer so weiter. Keiner sieht das Gesamtbild.«

Da man die Krankheit jahrzehntelang falsch diagnostiziert hatte, konnte sie sich in ihrem Körper austoben, den Herzmuskel dauerhaft schädigen und sich in ihren Organen ausbreiten. Bei manchen Menschen nimmt sie einen leichten Verlauf – sie präsentiert sich dann hauptsächlich als schmetterlingsförmiger Ausschlag auf Nase und Wangenknochen und lässt sich erfolgreich mit Ernährung, Lebensführung und Medikamenten behandeln, sodass die Betroffenen ein verhältnismäßig normales und gesundes Leben führen können. Dies war bei Jan nicht der Fall. Als die Ärzte dahinterkamen, war ihr Zustand schon sehr ernst. Herz, Lunge, Blase und Nieren waren bereits von der Krankheit betroffen.

Es folgte eine jahrelange Behandlung, doch nichts half so richtig. Sie bekam Prednison, einen cortisolähnlichen Stoff, der die Folgen der Erkrankung lediglich dämpfte – obwohl sie eine extrem hohe Dosis von 100 Milligramm am Tag nahm. Der Einsatz von Prednison, um Entzündungen zu lindern und das Immunsystem zu dämpfen, ist ein riskanter Kompromiss. Es können lebenslang starke Nebenwirkungen auftreten.

Prednison kann die Gelenke, insbesondere die Hüftpfannen schädigen, was verheerende Hüftfrakturen verursachen kann.

Dies war Anfang der Neunzigerjahre, und einige der wirksameren Medikamente, die inzwischen zur Behandlung von Lupus erythematodes zur Verfügung stehen, waren noch nicht entwickelt. Bei manchen Menschen nimmt die Krankheit einen leichteren Verlauf, der auf Medikamente und Behandlungen anspricht; bei anderen schreitet sie fort wie bei Jan. So oder so ist sie nach wie vor unheilbar.

Jan nahm jahrelang Prednison. Manchmal gelang es damit, das Wüten der Krankheit in ihrem Körper zu unterdrücken, aber am Ende war der Lupus stärker. Jan trug bleibende Schäden an Knochen und Gelenken davon. Im Jahr 1992 schwoll ihr Herz auf das Doppelte seiner normalen Größe an. Ihr Ärzteteam biopsierte den Herzmuskel, um zu sehen, ob der Lupus für die Schwellung verantwortlich war (das war er), und verordnete ein Zytotoxin zum Schutz des Herzgewebes. Sie kam auf eine Warteliste für eine Herztransplantation, die jedoch nie genehmigt wurde: Wegen der Lupus-Diagnose kam sie nicht infrage.

Der Schub klang ab, doch im Jahr 1998 flammte die Krankheit zu Beginn ihrer äußerst schwierigen Scheidung wieder auf. Da erneut das Herz in Mitleidenschaft gezogen wurde und ihre Gesundheit auf dem Spiel stand, nahmen die Ärzte eine weitere Biopsie des Herzens vor, die ein Loch hinterließ, das aber wieder verheilte.

Jan kam immer wieder ins Krankenhaus. Im Lauf der Zeit verbrachte sie mehr Zeit im Krankenhaus als zu Hause. Ihre Ehe war unter der Bürde der Krankheit und anderer Probleme zerbrochen und zu einer schweren Belastung geworden. Ihre Kinder waren inzwischen Teenager, einige von ihnen kämpften mit Verhaltensproblemen und Drogen. Die Beziehung zu ihnen war an dem herzzerreißenden Kreislauf aus Drogensucht, Therapie und Rückfall zerbrochen, und sie machten sie für das Scheitern der Ehe mit ihrem Vater verantwortlich. Zum damaligen Zeitpunkt sprachen sie nicht mehr mit ihr. Jan sagte, es habe sich angefühlt, als befände sich ihr Herz außerhalb ihres Körpers, als habe es sich irgendwo draußen in der Welt verirrt und leide starke Schmerzen – und sie könne es nicht wiederbekommen. Wenn Jan an die Krankenhausaufenthalte wegen der immer heftigeren Symptome zurückdenkt, erinnert sie sich an ein Gefühl tiefer Einsamkeit.

»Niemand kam, niemand brachte Blumen«, sagt sie. »Kein Mensch rief mich an.«

Dann erfasste die Krankheit auch ihr Gehirn.

Im zentralen Nervensystem kann systemischer Lupus erythematodes eine Reihe von beängstigenden und verheerenden Symptomen von Gedächtnisverlust über Krampfanfälle bis hin zur Rückenmarksentzündung hervorrufen. Viele Patienten haben eine Art Migräne, die oft als »Lupus-Kopfschmerz« bezeichnet wird, und sprechen von einer starken Benommenheit auch dann, wenn sie gerade keine akuten Schmerzen haben – einer Unfähigkeit zur kognitiven Informationsverarbeitung. Für Jan war dies die grausame Wendung einer Erkrankung, die ihren Körper systematisch zu zerstören schien und nun auf ihre Fähigkeit zu denken, sich auszudrücken, sie selbst zu sein losging.

Im Frühsommer 2002 stellten sich Schmerzen oben rechts in der Rückenmitte ein. Die mutmaßliche Ursache war schnell gefunden: Jans Gallenblase war von den vielen Infektionen vernarbt. Bei der Operation zur Entfernung der Gallenblase zog sie sich eine Sepsis zu, eine lebensbedrohliche systemische Infektion. Die Krankheit griff schließlich auch auf ihre Nieren über, sodass die Gefahr eines Nierenversagens bestand.

Bei systemischem Lupus erythematodes ist Nierenversagen eine der häufigsten Todesursachen. Wenn das Immunsystem die lebenswichtigen Organe attackiert, entzünden sich die Nieren, deren Aufgabe es ist, Giftstoffe aus dem Körper zu filtern. Es kommt zur Lupus-Nephritis, sodass die Nieren weder Gifte entfernen noch die Flüssigkeitsmenge im Körper regulieren können. Wenn die Nieren versagen, sammeln sich Giftstoffe im Körper. An jenem Tag erfuhr Jan im Zimmer ihres Arztes, dass nicht nur die Nieren, sondern alle wichtigen Organe betroffen waren. Sie steuerte geradewegs auf ein Multiorganversagen zu.

Dann rief aus heiterem Himmel eine Freundin an und fragte, ob sie schon mal etwas von Geistheilung gehört habe. Sie erwähnte ein Zentrum in Brasilien, das sie selbst besucht hatte.

»Ich tat das Ganze erst einmal verächtlich ab«, sagt sie. »Es hörte sich völlig verrückt an!«

Aber als das Thema zum dritten und dann zum vierten Mal zur Sprache kam, beschloss sie, Nachforschungen anzustellen. Sie las Berichte, die für das Programm sprachen, und die Kritik. Sie wägte Für und Wider ab und entschied sich schließlich dafür. Aber sie war so schwach wie nie. Sie hatte jetzt auch noch ein Hirnödem, eine Schwellung des Gehirns, und brauchte Hilfe beim Waschen und Essen. Sie konnte nicht aufrecht auf einem Stuhl sitzen, ohne umzukippen. Und ihre Ärzte machten sich große Sorgen, dass sie die Reise nach Brasilien nicht überleben würde. Während ihre Nieren mit Mühe weiterarbeiteten, sammelte sich Flüssigkeit in ihrem Körper. Sie konnte jeden Moment einen septischen Schock erleiden. Alle Ärzte sagten das Gleiche: »Steigen Sie nicht ins Flugzeug. Wenn Sie es tun, werden Sie sterben.«

Sie erwiderte: »Ich werde sterben, wenn ich es *nicht* tue.«

Als der Bus die lange Straße zum Heilzentrum entlangratterte, vorbei an grünen Feldern mit schwarzen Kühen und Eukalyptusbäumen zum Schutz vor dem Wind, wurde Jan von über fünfzehn verschiedenen Medikamenten am Leben gehalten. Ihre Organe waren kurz davor, den Dienst zu quittieren, sie hatte massive Flüssigkeitseinlagerungen und befand sich am Rande eines septischen Schocks. Aber sie starb nicht.

Anfangs hatte sie das Gefühl, dass sie sich an der Schwelle des Todes befand – dass ihr Leben an einem seidenen Faden hing, der beim leisesten Windhauch reißen konnte. Aber irgendwie empfand sie den Rhythmus des Lebens in Brasilien als zutiefst heilsam. Sie gewöhnte sich schnell an die Abläufe in der Stadt und im Heilzentrum – an die langen Stunden der Meditation in den Strömungsräumen, die gesunden Mahlzeiten, die Saftbars und den Kontakt zu Menschen, die das Gleiche durchmachten wie sie. Zum ersten Mal seit Jahrzehnten hatte sie das Gefühl, auf dem Weg durch die Krankheit nicht allein zu sein.

Tag für Tag nahm sie die Tasche mit den Medikamenten, die ihre Lupus-Erkrankung in Schach halten sollten – mit Prednison, Herz- und Chemotherapiemedikamenten, die oft zur Behandlung von Lupus erythematodes eingesetzt werden –, mit in den Strömungsraum zur Meditation. Eines Tages trat der Heiler zu ihr, sah ihr direkt in die Augen und sprach: »Sie gehören dir nicht.«

Sie berührte die Stofftasche neben sich, weil sie dachte, er meinte die Medikamente.

»Doch, sie gehören mir«, sagte sie. »Es steht mein Name drauf!«

»Nein«, sagte er. »Deine Kinder. Sie gehören dir nicht. Sie gehören Gott.«

Jan verließ den Strömungsraum und begann zu schluchzen. Sie konnte nicht aufhören. Sie weinte tagelang.

Jan hatte etwas gespiegelt bekommen, was sie tief im Inneren längst wusste, sich aber nicht hatte eingestehen können: dass sie ihre Kinder »loslassen« musste. Diese Worte gaben ihr endlich die Erlaubnis, die toxischen Aspekte der Beziehung zu ihren Kindern, die Betreuerrolle und die Verantwortung für sämtliche Traumata loszulassen, die der Familie widerfahren waren. Ihr wurde klar, dass sie zurechtkommen würden, auch wenn sich ihr Körper und ihr Geist nicht in ständiger Angst und Panik befanden, weil ihr ganzes Denken und ihre ganze Sorge ihren Kindern galt. Sie befanden sich auf ihrer eigenen Reise und mussten ihren eigenen Weg finden. An diesem Punkt gab sie sie frei und entließ sie wie drei kleine Ruderboote in den Fluss. Sie spürte eine gewaltige Trauer und gleichzeitig die Anfänge einer tiefen, grenzenlosen Freiheit.

Sie spülte die Chemomedikamente in der Toilette hinunter und setzte das Prednison blitzschnell ab. Als sie erzählte, dass sie die Dosis jeden Tag um 10 Milligramm verringert habe, blieb mir der Mund offen stehen. Eine derart schnelle Entwöhnung ist äußerst gefährlich. Menschen, die über einen langen Zeitraum hinweg große Mengen Prednison eingenommen haben, müssen die Dosis auf eine körperverträgliche Art und Weise reduzieren. Die Nebennieren brauchen Zeit, um sich anzupassen und zu reagieren, um wieder anzuspringen und die durch die Reduktion der Prednison-Dosis entstandene Lücke zu füllen.

»Sie hatten Glück, dass es Sie nicht umgebracht hat«, erklärte ich ihr. »Sie hätten eine Nebennierenkrise haben können.«

»Nun ja«, sagte sie mit einem Schulterzucken, »ich habe mich besser gefühlt.«

Jan erholte sich immer schneller. Innerhalb von zehn Tagen setzte sie das Medikament ab, das sie jahrzehntelang eingenommen hatte. Und sie fühlte sich wohl. Etwa eine weitere Woche später konnte sie selbstständig gehen. Als Nikki ein paar Monate später eintraf, konnte Jan nicht nur wieder gehen, sondern unternahm sogar Wanderungen – glücklich, gesund und frei von Medikamenten.

Wie war das möglich?

JENSEITS DER ENTSPANNUNG

Herbert Benson bewies mit seinen Meditationsstudien, dass die Entspannungsreaktion unmittelbare physiologische Auswirkungen hatte, da sie die Stressreaktion unterband und dem Körper die Möglichkeit zur Erholung gab. Indem wir uns mit den augenblicklichen Belastungen auseinandersetzen, können wir den Körper für kurze Zeit von Stress befreien, einen Moment der Homöostase schaffen und den Heilmodus aktivieren. Aber können wir wirklich in den Heilmodus wechseln und ihn über einen zufriedenstellend langen Zeitraum aufrechterhalten, solange langjährige Belastungen und alte Traumata unter der Oberfläche lauern?

Nach dem Erfolg seiner Meditationsstudien schrieb Herbert Benson das Buch *Gesund im Stress. Anleitung zur Entspannungsreaktion*. Im Grunde handelte es sich bei diesem Buch, das sofort zum Bestseller wurde, um die Beschreibung der Transzendentalen Meditation im neuen Gewand. Sie wurde in eine schnelle und einfache Anleitung für jedermann verpackt und so formuliert, dass sie für die Leser in der westlichen Welt leichter zugänglich war. Benson vertrat die These, dass kurze, aber tägliche Meditationsphasen einen bedeutenden gesundheitlichen Nutzen für den Durchschnittsmenschen haben konnten und der Prozess trügerisch einfach war.

Dies sind die Grundzüge der Entspannungsreaktion nach

Benson: Nehmen Sie eine bequeme Sitzhaltung ein. Werden Sie ruhig und schließen Sie die Augen. Entspannen Sie alle Muskeln. Atmen Sie langsam und gleichmäßig durch die Nase ein und aus. Konzentrieren Sie sich dabei im Geiste auf ein Wort, einen Satz oder einen Klang. Ein Mantra kann helfen, unerwünschte Gedanken in Schach zu halten, aus dem Gedankenkarussell auszusteigen oder immer wiederkehrende Gedanken und Ängste einzudämmen beziehungsweise dahinziehen zu lassen. Als Mantra können Worte dienen, die man als bedeutsam oder beruhigend empfindet oder die mit der eigenen spirituellen oder religiösen Praxis in Verbindung stehen. In seinen zahlreichen Vorträgen zum Thema beeilt sich Benson, dem Publikum zu versichern, dass unerwünschte Gedanken auftauchen werden – was nicht heißt, dass man versagt hätte. Entscheidend ist, dass man sich immer wieder konzentriert und die Meditation fortsetzt. Benson empfiehlt, zehn bis zwanzig Minuten so weiterzumachen. Und das war's auch schon.

Die Übung wirkt so einfach, und doch waren ihre Auswirkungen auf die Gesundheit messbar. Wenn man sich täglich ein paar Minuten Zeit nahm, um sich in einen Sessel zu setzen und die wenigen von Benson beschriebenen Schritte zu befolgen, senkte dies nicht nur den Blutdruck; es hatte auch eine spürbar positive Wirkung bei chronischen Kopfschmerzen, Herzrhythmusstörungen, prämenstruellem Syndrom, sogar Ängsten und Depressionen. Wenn schon diese einfachen Entspannungsstrategien derartige Verbesserungen erzielten, welch »wunderbare« Wirkung konnte dann erst eine tiefere, umfassendere Praxis haben?

Was die Erfahrungen von Jan und anderen in Brasilien angeht, habe ich Folgendes beobachtet: Die Menschen verbrachten jeden Tag viele Stunden in einer tiefen, geführten

Meditation. Es gab ein starkes Gemeinschaftsgefühl, und viele knüpften in diesen wenigen Tagen echte Beziehungen, die offenbar tiefer gingen und weiter reichten als alle, die sie zu Hause hatten. Im Meditationsraum floss ein Energiestrom von einer Person zur nächsten, der so elektrisierend war, dass sogar ich als ungeübter Außenseiter ihn spüren konnte.

Inzwischen wissen wir, dass die Meditation buchstäblich das Aussehen des Gehirns verändern kann. Sara Lazar und ihre Kollegen an der Harvard University boten ein achtwöchiges Programm achtsamkeitsbasierter Stressreduktion (MBSR) an. Sie stellten fest, dass sich dabei die kortikale Dicke im Hippocampus erhöhte – dem Teil des Gehirns, der für Gedächtnis, Gefühle und Emotionsregulation zuständig ist.[64] Doch damit nicht genug. Es ließ sogar die Amygdala schrumpfen – den Teil des Gehirns, der die Ausschüttung von Angsthormonen durch den Hypothalamus veranlasst und die Kampf-oder-Flucht-Reaktion auslöst. Es hatte den Anschein, als sei das ganze Leben in den Heilzentren so strukturiert, dass es das Gegenteil der chronischen Belastung und der Angst war, die wohl so viele Besucher in ihrem Alltag erlebten.

Jan blieb dreizehn Monate in Brasilien. Es war nicht leicht. Sie hatte nicht viel Geld. Anfangs war sie zu krank, um zu arbeiten, und die Situation zu Hause war kompliziert. Doch am Ende bekam sie Hilfe. Ein Elternteil half mit dem Darlehen für das Haus daheim, und ein neuer und liebevoller Partner war in ihr Leben getreten, der sie bei ihrer Entscheidung unterstützte, in Brasilien zu bleiben und sich weiter zu erholen. Nach einem Jahr kehrte sie mit der neuen Liebe ihres Lebens nach Hause zurück. Er sollte dauerhaft ihr Partner werden, und gemeinsam bauten sie eine neue Existenz auf, in der sie sich der Gemeinschaft, dem Dienst am Nächsten und dem Mitgefühl widmeten. Jan war ein völlig anderer Mensch, und das machte sich körperlich, emotional und spirituell bemerkbar.

Ich erinnere mich daran, dass ich gegen Ende unseres Interviews beim Blick auf den Notizblock Jans Foto bemerkte, das noch in meinem Schoß lag. Wieder fiel mir auf, wie sehr sich die Frau mir gegenüber von der Frau auf dem Bild unterschied. Sie war ihr Leben lang krank gewesen, hatte sich von fünfzehn Medikamenten befreit, an der Schwelle des Todes gestanden und sich vollständig verändert. Sie war voller Freude und Kraft und sprühte vor Leben. Der Unterschied war erstaunlich. Ich beugte mich vor, um ihr das Bild zurückzugeben und ihr genau das zu sagen.

Sie lachte und nickte. »Wenn ich zu Hause an Menschen vorbeigehe, die ich schon mein Leben lang kenne«, sagte sie, »erkennen sie mich nicht einmal.«

Die Leute interpretieren die Ereignisse auf ihren Reisen zu »spirituellen« Heilzentren wie dem, in dem Jan gewesen war, sehr unterschiedlich. Als Arzt bin ich Skeptiker. Gleichzeitig bin ich demütig genug zu wissen, dass wir einige Phänomene einfach noch nicht verstehen. Und eines haben mir meine Recherchen zur Spontanheilung sehr deutlich gezeigt: wie unerlässlich es ist, wirklich zuzuhören. Für gewöhnlich lernen wir weder im Medizinstudium noch in der Assistenzzeit, richtig zuzuhören. Selbst in der Psychiatrie, wo es doch angeblich ums Zuhören geht, konzentrieren wir uns oft ganz auf die Erkrankung oder die Diagnose, statt uns um einen umfassenden Eindruck der Person und aller Faktoren zu bemühen, die möglicherweise zu Krankheit oder Gesundheit beitragen. Ich wusste nun, dass ich meine Vorstellung davon, was es hieß, einem Patienten wirklich zuzuhören, sowohl erweitern als auch vertiefen musste. Um die vielen verschiedenen Fäden der spontanen Heilung zu entwirren, musste ich sie zunächst alle einzeln sehen und erkennen, wie sie miteinander verknüpft waren. Ich musste mir das Gesamtbild der Geschichte eines Menschen ansehen.

Beim Blick auf das Gesamtbild von Jans Geschichte wurde klar: Indem Jan ihr Leben umkrempelte, konnte sie auch ihre Gesundheit umkrempeln. Ich wusste, dass Stress eine große Rolle dabei spielte. Allerdings können wir die Stressreaktion nur sehr begrenzt bewusst kontrollieren. Um besser zu verstehen, was bei Jan und anderen Überlebenden möglicherweise vor sich ging, musste ich mich eingehend mit dem autonomen Nervensystem und seiner Funktion beschäftigen.

DAS NERVENSYSTEM: DIE GANGSCHALTUNG DES KÖRPERS

Das Nervensystem besteht aus elektrischen Leitungen, die alle Körperteile mit dem Gehirn verbinden. Das somatische oder auch willkürliche Nervensystem ist für den Ein- und Ausgang sensorischer und motorischer Informationen beim Zentralnervensystem verantwortlich. Ungefähr 86 Millionen Nervenzellen feuern gemeinsam, um Botschaften von den Finger- und Zehenspitzen an die Kommandozentrale im Gehirn zu übermitteln. Dort wird entschieden, ob Sie Ihre Hand von einem heißen Gegenstand zurückziehen oder das kuschelige Kätzchen weiter streicheln. Diese Botschaften jagen so schnell durch den Körper, dass die Information, was Sie da gerade anfassen, in dem Augenblick im Gehirn ankommt, wenn Ihre Haut den Gegenstand berührt. Teile des somatischen Nervensystems unterstehen der bewussten Kontrolle. Wenn Sie beschließen aufzustehen, finden entlang von 43 Nervenpaaren viele komplizierte elektrische und chemische Reaktionen statt. Dieser Hochgeschwindigkeits-Dominoeffekt beginnt im Gehirn, läuft über die Wirbelsäule nach unten und vom Zentralnervensystem ins periphere Nervensystem. Und während ungefähr acht Millionen Nervenendigungen feuern, stehen Sie von Ihrem Stuhl auf.

Bei der Spontanheilung liegt das Hauptaugenmerk auf dem autonomen Nervensystem, dem Teil, der das Gehirn mit allen lebenswichtigen Organen verbindet und aus Milliarden Nervenzellen und -fasern besteht. Es arbeitet im Hintergrund, und im Grunde haben wir keine bewusste Kontrolle darüber. Anders als etwa dann, wenn Sie die Hand heben möchten und es dann auch tun, unterstehen die Organe, Blutgefäße, Drüsen und anderen Systeme der Kontrolle des autonomen Nervensystems und werden vom Unterbewusstsein gesteuert.

Sie können das autonome Nervensystem mit dem Motor eines Wagens vergleichen. Wie bei einem Wagen existieren verschiedene »Gänge«, die je nach Situation eingelegt werden können. Wer schon einmal einen Wagen mit manueller Schaltung gefahren hat, der weiß, dass man abhängig von der Geschwindigkeit den richtigen Gang einlegen muss. Viele von uns werden wahrscheinlich keinen Wagen mit manueller Schaltung fahren. Aber ich weiß noch, wie ich es gelernt habe – mit einem Traktor obendrein! Es gibt einen Gang für langsamen Stop-and-go-Verkehr, einen anderen für die Autobahn und viele weitere dazwischen. Würden Sie versuchen, in einem niedrigen Gang auf der Überholspur oder in einem hohen Gang in Ihre Einfahrt zu fahren, kämen Sie in Schwierigkeiten: Der Motor würde heulen, qualmen oder absterben, oder Sie würden die Kupplung ruinieren.

Heute haben viele Autos Automatikgetriebe. Das heißt, dass wir nicht mehr schalten müssen. Das ist einfacher, aber manchmal misse ich die alten manuellen Gangschaltungen. Es gefiel mir sehr, dass ich spüren konnte, was im Inneren des Autos vor sich ging. Ich hatte ein besseres Gefühl für die Vorgänge im Wagen; ich verstand ein wenig besser, wie er funktionierte und warum. Inzwischen fahre ich ein Auto mit Automatikgetriebe und habe mich daran gewöhnt, nicht mehr daran zu denken. Er schaltet automatisch in einen höheren oder niedrigeren Gang, und im Normalfall klappt alles reibungslos. Doch wenn etwas schiefgehen sollte, würde ich im Dunkeln tappen und wüsste nicht, was ich dagegen tun könnte.

Ich denke, im Hinblick auf den Körper befinden sich viele von uns in einer ähnlichen Situation. Er sollte selbstständig die passenden höheren und niedrigeren Gänge einlegen, aber er tut es nicht immer. Unser »automatisches Getriebe« arbeitet nicht mehr richtig, und die meisten von uns merken es nicht einmal.

Das autonome Nervensystem verfügt über zwei Grundmodi: Sympathikus und Parasympathikus. Der Sympathikus oder das Kampf-oder-Flucht-System entspricht dem Gang, den Sie bei Gefahr oder unter Stress einlegen. Der Parasympathikus ist das System für Ausruhen und Verdauen. Es ist der Gang, in den Sie immer dann zurückschalten sollten, wenn Sie nicht gerade wach und angespannt sein müssen, um eine Bedrohung oder ein Problem zu bewältigen.

Der Sympathikus – das natürliche Alarmsystem des Körpers – muss sofort eingreifen können, wenn Sie eine Bedrohung entdecken. Dies sollte augenblicklich geschehen, so wie der Motor eines Wagens anspringt, wenn Sie den Zündschlüssel drehen. Er sollte sofort aktiv sein. Nehmen wir an, Sie hätten eine zufällige Begegnung mit einem Tiger: Die beiden mandelförmigen Lappen der Amygdala, das emotionale Kontrollzentrum Ihres Gehirns, setzen im Körper einen Dominoeffekt in Gang, und es ergießt sich eine Kaskade von Stresshormonen und Neurotransmittern ins Blut. Die Gefäße ziehen sich blitzschnell zusammen, damit das Blut in den Gliedmaßen bleibt und Sie ausholen, zuschlagen, weglaufen oder tun können, was eben nötig ist. Die Verdauung fährt herunter, die Herzfrequenz steigt, die Atmung wird schnell und flach. Es kann sogar sein, dass Ihr Gehör gedämpft wird und Sie einen Tunnelblick bekommen – Bemühungen des Körpers, Ablenkungen auszuschalten und die ganze Aufmerksamkeit auf die Bedrohung zu lenken.

Die Kampf-oder-Flucht-Reaktion (oft auch »Kampf-Flucht-oder-Erstarrungs-Reaktion« genannt, weil wir bei Bedrohung auch zum Erstarren neigen) schaltet sogar die stärker differenzierten, kritisch denkenden und für Entscheidungen zuständigen Teile des Gehirns ab. Der Körper möchte nicht, dass Sie in einem Kampf-oder-Flucht-Szenario über Entscheidungen nachdenken. Dies ist nicht der richtige Moment, um über die Gesamtsituation zu sinnieren, die Gefühle des Tigers in Betracht zu ziehen oder das Für und Wider von Flucht, Kampf oder Erstarren gegeneinander abzuwägen. Bevor Sie Gelegenheit hatten, das Wörtchen »Tiger« auch nur zu denken, sollten Sie längst die Beine in die Hand genommen haben und in die andere Richtung davongelaufen sein.

Vor sehr langer Zeit konnten die Urmenschen die Kampf-oder-Flucht-Reaktion wieder abstellen, sobald die Bedrohung vorüber war. Der Sympathikus fuhr langsam wieder herunter, während der Parasympathikus – das System fürs Ausruhen und Verdauen – hochfuhr und übernahm. In diesem Modus bedient sich das Gehirn des biochemischen Stoffs Acetylcholin, der wie eine Droge ins Blut schießt. Sofort beginnen die Adern, Kapillaren und Arterien im ganzen Körper, sich zu entspannen und zu weiten, damit das Blut zur Körpermitte zurückfließen kann. Der Herzschlag verlangsamt sich. Die Verdauung springt wieder an und versorgt das Immunsystem effizienter mit der benötigten Energie und den Nährstoffen. Blut, Sauerstoff und Immunressourcen stehen sofort wieder für ihre wohl wichtigste Funktion zur Verfügung: die Heilung.

Dies ist das parasympathische System, und eigentlich sollten Sie sich die meiste Zeit in diesem Modus befinden. Doch bei den meisten Menschen ist es umgekehrt: Sie sind im sympathischen Modus gefangen.

Es ist normal, dass wir uns fragen, warum wir so große Schwierigkeiten haben, Sympathikus und Parasympathikus ins Gleichgewicht zu bringen, wenn dies für unsere Gesundheit und unser Überleben so wichtig ist. Sollte es nicht instinktiv klappen? Warum bleiben wir in der Kampf-oder-Flucht-Reaktion stecken, wenn unser Körper wieder zurückspringen kann?

WENN DIE GANGSCHALTUNG KLEMMT

Die Sache ist die: Ich bin mir ziemlich sicher, dass Ihnen kein Tiger mehr begegnen wird. Heutzutage besteht bei den meisten Menschen nur selten die Notwendigkeit für eine echte Kampf-oder-Flucht-Reaktion. Aber unser Körper läuft mit einem uralten Programm – einer Programmierung, die eines bewussten Updates auf das moderne Leben bedarf.

Die Kampf-oder-Flucht-Reaktion ist genial, komplex und atemberaubend schnell. Im Handumdrehen fährt der Körper von null auf hundert hoch. Auch der alltägliche Stress – jedes der zahllosen Schreckgespenster, die in unserer Welt oder unserem Kopf lauern – kann den Schalter umlegen. Da wir von immer weiteren Stressoren bombardiert werden, können wir die Reaktion niemals abstellen. Bei Nachrichtensendern ist das Verhältnis von guten zu schlechten Nachrichten eins zu zehn. »Blut verkauft sich gut« ist das Leitprinzip. Der Feierabendverkehr schleppt sich dahin, die Kinder haben die Grippe, und es steht ein beruflicher Abgabetermin bevor. Es ist sowohl für den Einzelnen als auch für eine ganze Kultur offenbar naheliegender, sich auf die unschönen Dinge zu konzentrieren, auf die Krisen und die Notwendigkeit, Feuerwehr zu spielen. So sind wir programmiert. Die Sozialwissenschaftler bezeichnen es als »negative Verzerrung«. Dieses Phänomen sorgt dafür, dass wir den potenziell negativen Aspekten in unserem Umfeld mehr Aufmerksamkeit schenken als dem Positiven. Es war eine sinnvolle Anpassung an die Bedrohungen in der afrikanischen Savanne – doch heute ist das anders.

Leider befinden sich viele Menschen die meiste Zeit über in einem chronischen, unterschwelligen Zustand von Kampf oder Flucht und kommen viel zu selten und unvollständig in den parasympathischen Modus. In unserer modernen Welt ist der Sympathikus allzu oft daueraktiv. Der Motor läuft den ganzen Tag, die ganze Nacht, die ganze Woche, das ganze Jahr auf Hochtouren, verbraucht Unmengen Treibstoff, verschleißt die Gangschaltung, und wir müssen immer wieder in die Werkstatt, um eine Sache nach der anderen abzuklären, obwohl unser Fahrstil das eigentliche Problem ist.

Im besten aller Fälle sollten wir, wie von Mutter Natur vorgesehen, zwischen den Systemen hin und her springen, problemlos vom Überlebens- in den Heilmodus wechseln und körperlich in Homöostase, also einem gesunden hormonellen Gleichgewicht bleiben. Stattdessen befinden wir uns in einer Situation, in der unsere evolutionsgeprägte Biologie im Widerspruch zur modernen Welt steht. Zivilisation und Technologie verändern sich schneller, als wir physiologisch mit der Entwicklung Schritt halten können.

Der Mensch hat sich im Laufe seiner Entwicklung an bestimmte Umstände angepasst, die nicht mehr der Lebenswirklichkeit der meisten Erdenbewohner entsprechen. An allen Ecken und Enden prallt unsere Biologie auf die neue Welt, die wir uns erschaffen. Von jedem technikaffinen Millennial, der vor seinem hauchdünnen Laptop sitzt und auf dessen iPhone sich knallrote E-Mail-Benachrichtigungen häufen, ist im Dunkel der Amygdala eine ursprüngliche Version verborgen, die glaubt, ihren Lebensunterhalt auf der weiten Ebene oder im Dschungel zusammenzukratzen.[65] Es mag den Anschein haben, als seien wir biologisch dazu verdammt, nach Gründen für Stress, Angst und Sorge zu suchen. Da wir die meiste Zeit von vermeintlichen Stressfaktoren umgeben sind und in einem Umfeld sowie einer Kultur mit einer ähnlichen Haltung leben, ist es wie gesagt einfach leichter, die unschönen Dinge zu glauben. Vor langer Zeit hat uns dies am Leben gehalten. Jetzt bringt es uns um.

Der Gedanke, dass chronischer Stress nicht sonderlich gut für den Körper sein kann, ist nicht neu. In den Siebzigerjahren machte Herbert Benson die Öffentlichkeit darauf aufmerksam, und obwohl er die medizinische Praxis noch nicht ansatzweise so stark prägte wie nötig, schaffen immer mehr Bücher und Medien ein Bewusstsein für dieses Thema. Die wissenschaftlichen Studien dazu gehen inzwischen in die Tausende, und die Forschung zeigt, dass die Situation schlimmer ist als gedacht. Chronischer Stress kann unsere Gesundheit nicht nur heute, sondern morgen und für den Rest unseres Lebens beeinflussen. Die Forschungen zeigen aber auch, dass wir den Kurs ändern können.

Bensons Entspannungsreaktion trägt dazu bei, die Gesundheit zu stärken und Krankheiten abzuwehren. Denn wenn Sie im Sessel sitzen und meditative Atemübungen machen, schalten Sie von Kampf oder Flucht auf Ausruhen und Verdauen.

Außerdem schützen und heilen sie die Zellen von Schäden durch chronischen Stress – die Grundbausteine Ihres Körpers und Träger der ausführlichen Betriebsanleitungen für jede einzelne der biologischen Funktionen, die Sie am Leben erhalten. Wer heilen will, muss lernen zu merken, wann er in einen Zustand von Kampf oder Flucht wechselt, und alles in seiner Macht Stehende tun, um den Ganghebel in die Hand zu nehmen und zur Homöostase zurückzufinden.

Wie kann dies gelingen? Eine Möglichkeit besteht darin, die Entspannungsreaktion auszuprobieren und zu beobachten, wie sich Ihr Körper dabei anfühlt. Wie fühlen sich Ihre Muskeln, Ihre Atmung, Ihr Herzschlag an? Achten Sie darauf, wo der Stress in Ihrem Körper sitzt; und spüren Sie nach, wie es sich anfühlt, wenn Sie ihn loslassen. Fragen Sie sich: Gibt es andere Dinge, die Ihnen helfen, sich so zu fühlen? Manchen hilft der Aufenthalt in der Natur oder die Gesellschaft bestimmter Menschen; anderen helfen Aktivitäten wie zu kochen, zu malen oder gar bei offenen Fenstern und lauter Musik im Auto spazieren zu fahren. Manchmal bleibt das, was uns wirklich entspannt, zuerst auf der Strecke, wenn es hektisch wird. Es scheint verzichtbar, obwohl es vielleicht das Wichtigste ist, was Sie an diesem Tag tun. Sie können nicht ein Leben lang im Sessel sitzen und sich in der Entspannungsreaktion üben. Sie können aber sehr wohl herausfinden, ob Ihnen auch andere Aspekte im Leben das Gefühl geben, dass die Kampf-oder-Flucht-Reaktion abebbt; und Sie können sich bemühen, Platz für diese Dinge zu schaffen, als handle es sich dabei um Medizin – denn so ist es. Sie sind vielleicht sogar eine deutlich wirksamere Medizin, als uns bislang bewusst war.

WAS WIR VON TEICHSCHAUM ÜBER DIE UNSTERBLICHKEIT LERNEN KÖNNEN

Innovationen haben oft einen unerwarteten Ursprung. Die Medizin kennt viele Entdeckungsgeschichten, die mit einem Fehler, einer Fehleinschätzung, einer Fehlentwicklung beginnen, die sich am Ende keineswegs als falsch, sondern als überraschende Antwort auf ein seit Langem ungelöstes Rätsel erweisen. Erinnern Sie sich an die folgende berühmte Geschichte, die Sie vielleicht aus dem Biologieunterricht kennen: Ein Bakteriologe, der nicht gerade für die gute Organisation oder die Sauberkeit seines Labors bekannt ist, kommt endlich dazu, einen Stapel Petrischalen zu reinigen. Er hatte darin Staphylococcus aureus gezüchtet, eine der häufigsten krank machenden Bakterien. Nach Abschluss des Experiments hatte er die Petrischalen einfach ins Spülbecken gestellt. Als er sie endlich reinigt, öffnet er jede einzelne davon, um sie zu sterilisieren. Bei einer der Proben stutzt er und zögert, die Schale in die Reinigungslösung zu werfen. Er schaut genauer hin. Die Schale ist von irgendeinem Schimmel überzogen. Das ist nicht weiter ungewöhnlich und kann in seinem hektischen und oft chaotischen Labor schon mal passieren. Aber merkwürdigerweise hat der Schimmel offenbar die Bakterien in seiner Umgebung getötet.

Alexander Fleming, dessen Name auf ewig mit der Geschichte der Medizin verbunden sein wird, wirft die Petrischale nicht ins Spülbecken und macht nicht einfach mit seinem Tagewerk weiter. Er läuft durchs Labor, stellt den Objekttisch seines Mikroskops ein und entdeckt Penicillium notatum oder »Pinselschimmel«, die organische Grundlage des ersten Antibiotikums, des Penicillins. Und es war kompletter Zufall. Viel später erinnerte sich Fleming an diesen wichtigen Augenblick, den er vielleicht verpasst hätte, wenn er weniger aufmerksam gewesen wäre. »Als ich am 28. September 1928 kurz nach Sonnenaufgang erwachte, hatte ich ganz bestimmt nicht vor, die Medizin mit der Entdeckung des ersten Antibiotikums oder Bakterienkillers der Welt zu revolutionieren«, sagte er. »Aber ich denke, genau das habe ich getan.«[66]

Es lässt sich nicht sagen, wie viele Leben das Penicillin genau gerettet hat, seit man Medikamente daraus macht. Aber die Schätzungen der Forscher liegen im Bereich von 200 Millionen – und es werden immer noch mehr. Manchmal frage ich mich, wie viel länger es gedauert hätte, eine Behandlung für tödliche Infektionskrankheiten zu finden, und wie viele Menschen unterdessen ihr Leben verloren hätten, wenn Fleming nicht gezögert hätte, die Petrischale ins Spülbecken zu werfen. Jan Shaws Genesung von Lupus erythematodes im Endstadium und alle anderen Fälle von Spontanheilung sind wie diese Petrischale. Die daraus gezogene Lehre lässt sich übertragen: Wir müssen genauer hinsehen, statt diese biologischen »Zufälle« einfach zu verwerfen.

Die Molekularbiologin Elizabeth Blackburn wurde für ihre Arbeit mit dem Nobelpreis ausgezeichnet. Ihr Aha-Erlebnis hatte einen recht unerwarteten Auslöser: Teichschaum.

Blackburn wollte die Telomere untersuchen, die Schutzkappen an den Enden der Chromosomen. Sie werden gern mit den Plastikkappen an den Schnürsenkelenden verglichen, die Beschädigungen oder ein Ausfransen verhindern, und schützen unsere Chromosomen auf genau die gleiche Weise. Sie entschied sich einfach deshalb für die Erforschung von Tetrahymena – einer Gattung eukaryotischer Einzeller, die gemeinhin als »Teichschaum« bezeichnet werden –, weil diese Wimperntierchen zufällig viele Telomere haben. Anders als Flemming hatte Blackburn gehofft, irgendetwas zu finden, als sie nach dieser speziellen Petrischale griff. Sie rechnete nur nicht mit dem, was sie schließlich entdeckte: eine bislang unbekannte biologische Verbindung, die möglicherweise der Schlüssel zur Gesundheit und dem Alterungsprozess ist.

Wie Sie vielleicht noch aus der Schule wissen, sind die Chromosomen im Grunde Aktenschränke mit DNS. Dort sind alle Informationen gespeichert, die unsere Zellen brauchen, um zu funktionieren. Sie enthalten die »Betriebsanleitung« für alle Zellen – das Handbuch, das einer Herzzelle oder einer T-Zelle und so weiter verrät, was sie tun muss. Ziemlich wichtig also! Bis auf einige äußerst seltene Ausnahmen leben unsere Zellen nicht so lange wie wir. Damit wir weiterleben können, müssen sie sich regenerieren. Sie stellen also eine neue Kopie von sich her, die ihre Arbeit fortsetzt. Haben Sie schon einmal gehört, wie jemand die beliebte Statistik zitierte, der menschliche Körper würde sich alle sieben Jahre vollständig erneuern? Diese beliebte Behauptung kommt der Wahrheit zumindest so nahe, dass sie gern weitergereicht wird. Sieben Jahre vergehen, alle Zellen erneuern sich, und mit einem Schlag sind Sie ein neuer Mensch.

Nun, ganz so ist es nicht. Je nach Aufgabe haben die unterschiedlichen Zellen auch eine unterschiedliche Lebensdauer, die von einigen Tagen (Haut-, Darm-, Samenzellen) bis hin zu einigen Jahren reichen kann. Manche Zellarten (Muskel- und Nervenzellen) erneuern sich nur selten. Nur eine sehr erlesene Handvoll (Gehirnzellen) begleiten Sie Ihr Leben lang. Der Mythos trifft aber insofern zu, als ständig neue Zellen gebildet werden. Der Körper besteht buchstäblich aus Billionen von Zellen – jüngsten Schätzungen zufolge sind es 37,2 Billionen. Diese Zellen teilen sich in jedem Augenblick Ihres Lebens, damit Sie weiter atmen, Ihr Herz weiter schlägt und elektrische Impulse Ihre Nervenendigungen weiter aufleuchten lassen. Jedes Mal, wenn eine Zelle eine Kopie von sich herstellt, muss auch die Betriebsanleitung (die Chromosomen) ganz genau kopiert werden. Die Telomere sorgen dafür, dass sie vollständig bleibt.

Allerdings nur so lange, bis sie abgenutzt sind; und das ist wie bei den Plastikkappen an den Enden der Schnürsenkel irgendwann der Fall. Jedes Mal, wenn sich eine Zelle teilt und ihre DNS kopiert, gehen winzige Teile der Telomere verloren. Sie werden kürzer. Wenn sie ganz abgenutzt sind und das Chromosom ungeschützt ist, begünstigt die Zelle Entzündungen und macht Probleme im Körper, oder sie stirbt. Dieses Mal wird sie nicht ersetzt.

Je schneller sich die Telomere abnutzen, desto schneller altern wir. Und je schneller wir altern, desto anfälliger wird unser Körper für die Krankheiten des Alters. Das Absterben von Zellen hat sicht- und messbare Folgen: Wenn Hautzellen sterben, zeigen sich allmählich feine Linien und Falten auf unserem Gesicht. Wenn Immunzellen sterben, werden wir anfälliger für Entzündungen und Erkrankungen – nicht nur für Infektionskrankheiten wie Erkältungen und Grippe, sondern auch für ernste Leiden: Herz-Kreislauf-Erkrankungen, Alzheimer-Krankheit, Diabetes und manche Krebsarten.

Der allmählichen Verkürzung der Telomere und letztlich dem Zelltod kann niemand entgehen, oder? Nun, mehr oder weniger. Blackburn war aufgefallen, dass sich die Telomere bei manchen Menschen offenbar schneller abnutzten, während andere widerstandsfähiger gegen den steten Kreislauf aus Zellteilung und Zellerneuerung waren. Manche Menschen altern also tatsächlich schneller als andere. Woran liegt das?

Der Hinweis kam von den Tetrahymena. Blackburn und ihre Forschungspartnerin Carol Greider hatten sich für die

Wimperntierchen entschieden, weil sie randvoll mit Chromosomen waren. Und mit diesen Chromosomen geschah Erstaunliches: Während sie kopiert und ersetzt wurden, wurden ihre Telomere im Laufe der Zeit nicht kürzer. Sie wurden in einigen Fällen sogar länger.

Blackburn und Greider entdeckten bei den Wimperntierchen eine ungewöhnlich große Menge eines Enzyms, das bisher niemandem aufgefallen war. Dieses rätselhafte namenlose Protein schien die Wimperntierchen »unsterblich« zu machen. Blackburn und Greider nannten es »Telomerase« und fanden heraus, dass es auch beim Menschen vorkommt. Wir haben nur nicht so viel davon.

Wir müssen den Körper also nur mit Telomerase überschütten, oder? Leider nicht. Denn beim Menschen verhält sich die Telomerase anders als bei einzelligen Organismen. In unserem Körper besteht ein klarer Zusammenhang zwischen einem hohen Telomerasespiegel und ernsten Krebskrankheiten. Man kann auch »zu viel des Guten« haben, und zu viel Telomerase – die für einen flüchtigen Augenblick das Wundermittel gegen Altern und Tod zu sein schien – ist tödlich. Es kommt darauf an, dass das Gleichgewicht gewahrt bleibt – nicht zu viel und nicht zu wenig.

Die Moral von der Geschichte ist, dass wir die Telomerase nicht künstlich ergänzen können, ohne damit das Risiko gefährlicher Erkrankungen zu erhöhen. Gleichzeitig müssen wir die natürliche Telomerase im Körper unbedingt schützen. Blackburn und Greider stellten fest: Der Faktor, der abgesehen von den Genen die Telomerase am stärksten aus dem Gleichgewicht bringt und die Telomere anfällig für eine vorzeitige Verkürzung macht, ist Stress.

Das Stresshormon Cortisol ist gering dosiert gut, in hohen oder steten Dosen aber wie die Telomerase furchtbar schlecht für uns. Die ständige Ausschüttung von Cortisol vernichtet die Telomerase, und wenn sich unsere Zellen kopieren und teilen, nutzen sich unsere Telomere erheblich schneller ab. Das biologische Alter von zwei Menschen, die chronologisch gleich alt sind, kann viele Jahre auseinanderliegen – je nachdem, wie viel Telomerase oder Cortisol durch ihren Körper strömt. Wie schnell wir altern und wie schnell die Krankheitsspanne beginnt, hat deshalb viel mit dem Stressniveau zu tun. Diese Erkenntnis brachte den eindeutigen Beweis für einen Umstand, auf den Benson und andere Pioniere schon seit Jahren die Aufmerksamkeit der breiten Öffentlichkeit lenken wollten: dass chronischer Stress eine Vorstufe des Alterns und der Krankheit ist und die Fähigkeit, in den parasympathischen Modus umzuschalten, eine Frage von Leben und Tod.

»Ich habe das Penicillin nicht erfunden«, sagte Alexander Fleming. »Das war die Natur. Ich habe es nur zufällig entdeckt.« Die Ereignisse in Blackburns Labor waren kein Zufall, aber auch sie entdeckte etwas, wonach sie nicht gesucht hatte: die Telomerase, ein bislang unbekanntes Enzym und vielleicht der Schlüssel dazu, wie sich Krankheiten auf Zellebene abstellen lassen. Sie ist eine geniale Schöpfung der Natur, und doch spülen wir dieses Gesundheitselixier ungewollt aus dem Körper, statt es zu bewahren. Wenn es uns gelingt, das dank der Entdeckung der Telomerase gewonnene Wissen in die medizinische Praxis zu integrieren, können wir damit vielleicht ebenso viele Leben retten wie mit Penicillin.

Es geht nicht darum, unsterblich zu werden oder auch nur deutlich länger zu leben. Es geht darum, die »Gesundheitsspanne« auszudehnen, wie Blackburn sagt. Sie teilt das Leben in zwei Phasen ein: die Gesundheitsspanne, also die Zeit, in der wir gesund, vital und energiegeladen sind, und die Krankheitsspanne, wenn wir krank, ausgelaugt sind und sterben.

Blackburn deutet an: Wenn wir chronischen Stress abbauen und die Cortisolausschüttung verringern, um ein gesundes Telomerasegleichgewicht im Körper zu bewahren, können wir die Gesundheitsspanne deutlich verlängern, also biologisch jünger und widerstandfähiger gegen Krankheiten bleiben.

Vielleicht sorgen Sie sich jetzt, dass Sie Ihre Gesundheitsspanne bereits unwiderruflich geschädigt haben könnten, dass Sie nach Jahren mit chronischer Aktivierung des Sympathikus und des Kampf-oder-Flucht-Musters zu kurzen, ausgefransten Telomeren und beschädigten, fehlzündenden Chromosomen verdammt sind. Doch schon sogar relativ einfache Veränderungen im Tagesablauf und in der Lebensführung können weitere Schäden verhindern und Reparaturen einleiten. In ihrer Zusammenarbeit entdeckten Blackburn und ihre Co-Autorin, die Psychologin Dr. Elissa Epel, dass schon kurze, aber regelmäßige Momente der Achtsamkeit und der Meditation den chronischen Kreislauf von Kampf oder Flucht durchbrechen konnten und die Zellatmung beinah umgehend verlangsamten. Die Telomerase beginnt, sich zu regenerieren. Die Zellen werden gesünder, wir werden gesünder.

Als Benson vor all den Jahren Elemente der Transzendentalen Meditation nahm und in das neue Gewand der Entspannungsreaktion steckte, wusste er bereits, dass sich der Stressabbau sehr positiv auf die Gesundheit auswirkt. Inzwischen ist genau bekannt, woran das liegt. Bei ihren Forschungen stellten Blackburn und Epel fest, dass die Telomere schon bei kleinen Veränderungen – wenn man zum Beispiel die Entspannungsreaktion, regelmäßige Bewegung beziehungsweise Sport oder andere Möglichkeiten des Stressabbaus in den Alltag einbaut – innerhalb weniger Wochen Verbesserungen aufweisen.[67] Dies gilt bereits für das absolute Minimum! Fälle von Spontanheilung zeigen uns vielleicht, was möglich ist, wenn jemand noch erheblich mehr tut.

Ich selbst sehe wie schon angedeutet immer wieder folgendes Muster: Menschen, die eine Spontanheilung erfahren, nehmen für gewöhnlich nach der Diagnose und vor der unerwarteten Remission große Veränderungen in ihrem Leben vor, deren Nebenwirkung ein radikaler Stressabbau ist. Nehmen Sie Claire: Ihre Entscheidung gegen die invasive Behandlung ihrer Krebserkrankung im Endstadium beruhte zum Teil auf der Überlegung, wie zehrend und belastend es sein würde, mit anderen sterbenden Patienten in sterilen Wartezimmern herumzusitzen, statt die wenige Zeit, die ihr noch blieb, mit ihren Lieben zu verbringen. Nehmen Sie Juniper: Sie veränderte sich beruflich, als ihr klar wurde, dass ihr Job mit seiner unflexiblen Arbeitszeit von neun bis fünf ihre Autoimmunerkrankung verschlimmerte. Am Ende entschied sie sich für eine neue Arbeit, die zwar ebenso anspruchsvoll und ehrgeizig war, es ihr aber auch ermöglichte, heilende Aktivitäten einzuplanen: Yoga, Rolfing und Zeit mit ihren Kindern. Und dann ist da noch Jan: Sie befreite sich aus einer Situation, die sehr viel Angst und Stress erzeugte (ihrer schlimmen Ehe und dem überwältigenden Herzschmerz wegen ihrer erwachsenen Kinder). Ich halte es nicht für Zufall, dass diese lebensverändernden Entscheidungen in die Zeit vor den Spontanremissionen dieser Menschen fielen.

Die offensichtliche Lösung scheint natürlich darin zu bestehen, dass man die Stressfaktoren beseitigt. Aber viele Belastungen im Leben lassen sich nicht eliminieren; sie gehören einfach dazu. Jeder von uns muss Rechnungen zahlen, zur Arbeit fahren, die Logistik des Lebens bewältigen. Leider existiert keine magische Welt, in der all dies obsolet würde. Andere fordernde Aspekte möchten wir keinesfalls missen – wie eine schwierige, aber erfüllende berufliche Laufbahn oder kleine Kinder, die an unseren Nerven zerren, oder betagte Eltern, um die wir uns mit tiefer Zuneigung kümmern. Was also können Sie tun, wenn etwas, was Sie mögen und schätzen, oder jemand, den Sie lieben, ein großer Stressfaktor in Ihrem Leben ist? Und woran erkennt man die »richtige« Art von Stress?

DAS STRESSRÄTSEL

Stress ist unvermeidbar, und genau genommen werden die zu Unrecht in die Kritik geratenen Stresshormone für eine gesunde Funktion des Körpers sogar benötigt. Wenn man sich Diskussionen über Stress und die Gesundheit des Menschen anhört, kann man leicht zu der Ansicht gelangen, dass der bei Stress ins Blut gekippte Cocktail aus Neurotransmittern – Cortisol, Adrenalin, bestimmten Endorphinen – grundsätzlich giftig sei. Aber Stresshormone sind für den Menschen unentbehrlich. Sie erfüllen im Körper eine unverzichtbare Aufgabe. Wir können buchstäblich nicht ohne sie leben.

Die auf den Nieren sitzenden Nebennieren produzieren die drei Stresshormone Cortisol, Adrenalin und Noradrenalin. Geht die Produktion der Stresshormone sehr stark zurück, gelangen wir in einen Zustand, der als Nebennierenschwäche bezeichnet wird. Bei diesem Leiden fehlt uns morgens die Energie zum Aufstehen. Möglicherweise stellen sich auch lähmende Erschöpfung, Schwindel, Gewichtsverlust und sogar Herzklopfen ein. Für gewöhnlich wird eine Nebennierenschwäche durch ein anderes Leiden ausgelöst. John F. Kennedy zum Beispiel lebte mit Morbus Addison, und seine Nebennieren arbeiteten nicht richtig. Er litt unter chronischer Erschöpfung, Bauchschmerzen, Muskelschwäche und Kopfschmerzen. Er nahm Steroide, um die Symptome in Schach zu halten, und es bestand die Gefahr, dass aufgrund des allzu niedrigen Cortisolspiegels in seinem Blut jederzeit schwerwiegendere Komplikationen wie Ohnmachts- oder Krampfanfälle auftreten konnten.

Stresshormone sind also unentbehrlich: Sie sorgen dafür, dass wir am Leben und funktionsfähig bleiben. Sie sind nicht grundsätzlich böse oder schlecht. Es kommt wie immer auf die Dosis an. Gelegentlicher Stress ist nicht schlimm. Stress ist ein normaler, natürlicher und unvermeidlicher Aspekt des Lebens auf Erden. Trotzdem ist es sinnvoll, sich der Lebensbereiche bewusst zu sein, in denen die Stressoren vielleicht nicht normal oder natürlich sind – zum Beispiel der Dauerstress einer Arbeit, die nicht gut zu uns passt, oder eine Liebesbeziehung, die ungesund oder übergriffig geworden ist –, um größere Veränderungen vorzunehmen. Im Grunde aber müssen wir unsere Wahrnehmung und unsere Reaktion auf Stress verändern. Wir müssen lernen, wie wir aus der Kampf-oder-Flucht-Reaktion herunterschalten können, wenn die Gangschaltung klemmt.

Wir können die gesunde, die ideale Einstellung zu Stress wie gesagt mit einem normalen Fahrverhalten vergleichen: Wir schalten bei Bedarf in einen höheren Gang, aber wir schalten auch so bald wie möglich wieder herunter. Der chronische Zustand von Kampf oder Flucht, in dem die meisten Menschen gefangen sind, hat dagegen Ähnlichkeit mit dem Versuch, gleichzeitig aufs Gas- und Bremspedal zu treten. Es fällt uns schwerer, unsere Aufgaben zu erledigen, und wir verschleißen sowohl den Motor als auch die Bremsen. Wir müssen lernen herunterzuschalten.

Wir können – und wollen – die Ausschüttung von Stresshormonen nicht unterbinden. Stress ist wichtig und oft eine positive Kraft. Bis zu einem gewissen Punkt kann er Veränderungen auslösen, unsere Lern- oder Leistungsfähigkeit steigern oder zeigen, dass sich in unserem Leben etwas grundlegend ändern muss.

Einer meiner Patienten fährt Radrennen und beschrieb, wie sich die physische Belastung durch ein intensives sportliches Training auf die Körpermuskulatur auswirkt. Er formulierte es so: »Ein intensives sportliches Training ist im Grunde eine Art Stress für den Körper. Die Muskeln werden so stark beansprucht, dass viele mikroskopisch kleine Risse und Schäden entstehen. Wenn Sie sich später ausruhen, erledigt der Körper die eigentliche Arbeit: Wegen der Risse und Schäden wachsen die Kapillaren weiter in den Muskel hinein, und er kann größer, stärker und beweglicher werden. Dies gilt sogar für das Herz. Während Sie Sport machen, wird der Herzmuskel beansprucht und dadurch im Grunde abgebaut. Während Sie schlafen, wird er etwas stärker wiederaufgebaut.« Wir brauchen sowohl den Stress des Trainings als auch die Fähigkeit, in grundsolide Kreisläufe der Ruhe, Erholung und Verbundenheit zurückzufallen. Aus diesem Grund nutzen Spitzensportler Instrumente wie die Herzfrequenzvariabilität, um festzustellen, wann ihr Körper mehr Zeit im parasympathischen Modus benötigt.

Entscheidend ist hier, dass die körperliche Belastung des Trainings für diesen Rennradfahrer letztlich ein *guter Stress* ist, weil er seinem Körper Zeit zur Erholung gönnt. Auf diese Weise entsteht Wachstum. Auf diese Weise lernen wir aus der Belastung und werden stärker – indem wir den Stress abstellen und in einen Heilmodus übergehen, in dem Körper und Geist die Belastung verarbeiten und als Instrument für Wachstum und Heilung nutzen können.

Fälle von Spontanremission zeigen uns, dass es nicht immer darum geht, Stress zu verhindern. Eine gewisse Belastung wird stets bleiben. Natürlich ist es manchmal zwingend erforderlich, aus einer übermäßig belastenden Situation auszusteigen – wie Jan es getan hat, als sie eine übergriffige und toxische Beziehung beendete. Doch viele von uns müssen herausfinden, wie sie ihr Verhältnis zum Stress verändern können.

Als junger Mann leitete ich Trekkingtouren in der Wildnis für Studentinnen und Studenten, deren Ziel es war, Führungsqualitäten zu entwickeln. Wir Ausbilder waren darin geschult, die Belastung so zu regulieren, dass wir Wachstumschancen boten. Unabhängig davon, ob wir eine Klippe hinaufkletterten oder uns auf einer 36-Stunden-Mission Tag und Nacht einen Weg durch unwegsames Gelände bahnten, ging es stets darum, die Belastungsgrenzen der Gruppenmitglieder zu finden – den Punkt, an dem die Lern- und Wachstumsmöglichkeiten am größten waren, ohne dass die Situation in toxischen Stress umschlug, der nicht nur schädlich ist, sondern auch den Lernerfolg schmälert. Jeder Mensch sieht und erlebt Situationen anders. Was den einen belastet, kann dem anderen Freude machen. In dem Wissen, wo diese Grenzen lagen, konnten die Teilnehmer ihr Verhältnis zum Stress allmählich grundlegend verändern. Was sie anfänglich als Stress empfanden, wurde weniger belastend. Bei den Touren bemühten wir uns um diese Art von Wachstum, das bessere Führungskräfte hervorbrachte.

Im Jahr 1967 begann Michael Marmot, Professor für Epidemiologie und öffentliche Gesundheit sowie Direktor des International Centre for Health and Society am University College London, mit einer Zehnjahresstudie, welche die Vorstellungen von Stress und Gesundheit auf den Kopf stellen sollte. Der Studienauftrag aus Whitehall lautete, das Beziehungsgeflecht aus Einkommen, Arbeitshierarchie, Verhalten und Erkrankungsraten zu entwirren. Anfangs war folgende

Vorstellung sehr ausgeprägt: dass Geschäftsführer und andere Führungskräfte im öffentlichen Dienst in Großbritannien – diejenigen, die am meisten Verantwortung trugen – den meisten berufsbedingten Stress hatten und deshalb häufiger am Herzen erkrankten.

Zehn Jahre lang begleitete die Studie 18 000 Männer zwischen 20 und 64 Jahren, und sie brachte einige überraschende Ergebnisse. Marmot rechnete mit höheren Krankheits- und Sterberaten bei den Mitarbeitern, die in der Hierarchie weiter unten angesiedelt waren. Der Grund dafür war, dass Aspekte der Lebensführung wie Ernährung, Rauchen, weniger Sport, weniger Freizeit und so weiter die Gesundheit derjenigen beeinflussten, die sich auf der gesellschaftlichen Leiter nicht so weit oben befanden. Er rechnete jedoch nicht damit, dass diese Faktoren die Unterschiede zwischen den öffentlichen Angestellten in unterschiedlichen Positionen nur zu 40 Prozent erklärten. Auch unter Berücksichtigung der Risikofaktoren war der Anteil der Herz-Kreislauf-Erkrankungen bei den öffentlichen Angestellten in niedrigeren Positionen noch doppelt so hoch wie bei den Angestellten in höheren Positionen.

Was war der Grund dafür? Wie sich herausstellte, erlebten hierarchisch höherstehende Mitarbeiter den mit ihrer Arbeit verbundenen Stress als weniger toxisch. Schon kleine hierarchische Abstufungen offenbarten erkennbare Unterschiede bei der Häufigkeit der Herzerkrankungen. Mit anderen Worten: Die Wahrnehmung der Belastung, die zum Teil damit zusammenhing, wie die Menschen ihre Position im Verhältnis zu ihren Kollegen sahen, spielte eine enorme Rolle. Die Whitehall-Studie zeigte letztlich, dass nicht das Ausmaß der objektiven Belastung zu einer chronischen Kampf-oder-Flucht-Reaktion führt. Vielmehr kommt es erheblich darauf an, wie man diesen Stress *wahrnimmt*.

Die Ergebnisse der Whitehall-Studie werden häufig als eine Frage der Autonomie gedeutet. Da die Führungskräfte mehr Autonomie hatten, empfanden sie ihre Arbeit als weniger belastend, was zu einer geringeren Ausschüttung von Stresshormonen im Körper, weniger Entzündungsprozessen, einem geringeren Verschleiß des Herzens und weniger Herzkrankheiten führte. Eine ähnliche finnische Studie zeigte allerdings, dass der gesundheitliche Vorsprung derjenigen, die sich weiter oben in der Organisationskette befinden, mehr mit dem Selbstverständnis oder Selbstwertgefühl zu tun hat. Die Whitehall-Studie ließe sich vielleicht auch so interpretieren, dass das Stressniveau steigt, wenn man sich für »geringer« hält als andere. Aber unabhängig davon, ob es um die empfundene Autonomie und Kontrolle bezüglich der Dinge, die da kommen, oder um das Selbstwertgefühl geht, gilt stets: Unser Verhältnis zu den Stressfaktoren in der Welt ist überaus komplex und fließend – und lässt sich verändern oder steuern. Viele lohnende Aufgaben werden den Stress erhöhen. Wenn Sie im parasympathischen Modus bleiben wollen, müssen Sie unter anderem sicherstellen, dass Sie Stress als positiv oder motivierend, nicht als toxisch erleben. Also alles eine Frage der Wahrnehmung.

Im Zuge ihrer bahnbrechenden Forschungen zur Wirkung von Stress auf die Telomere untersuchte Elizabeth Blackburn auch Frauen, die chronisch kranke oder behinderte Kinder betreuten. Sie dachte, dass diese Bevölkerungsgruppe besonders klare Einblicke in die Wirkung von Dauerstress auf die menschliche DNS bieten könne. Doch sie entdeckte überrascht, dass die Unterschiede bei den Telomerlängen innerhalb der Gruppe viel größer waren als erwartet. Objektiv betrachtet hatten alle Teilnehmerinnen der Testgruppe über einen ähnlichen Zeitraum ein ähnliches Stressniveau. Daher sollte auch die Länge ihrer Telomere recht ähnlich sein. Das war jedoch nicht der Fall. Warum? Was machte den Unterschied?

Blackburn entdeckte schließlich, dass die Frauen die Belastung unterschiedlich empfanden und deshalb auch unterschiedlich biologisch verarbeiteten. Eine Gruppe betrachtete sie als Herausforderung, die es zu überwinden galt, die andere als Bedrohung ihres Wohlbefindens. Die Frauen, die den pflegebedingten Stress als »Bedrohung« empfanden, zeigten eine erhebliche Verkürzung der Telomere, während die Frauen, die ihn als »Herausforderung« sahen, mehr von ihrer Länge bewahrten.[68] Nicht das objektiv messbare Stressniveau entschied über die Aktivität der Telomerase, sondern die Art und Weise, wie die Frauen den Stress wahrnahmen.

Die wissenschaftliche Forschung zeigt klar: Der menschliche Körper verarbeitet »Bedrohungsstress« anders als »Herausforderungsstress«. Die nächste Frage ist schon schwieriger zu beantworten: Wie können wir einen als Bedrohung empfundenen Stress in eine Herausforderung verwandeln?

Will man die eigene Stresswahrnehmung verändern, läuft dies oft auf eine Veränderung des Selbstbilds hinaus. Wenn Stress bedrohlich wirkt, steckt oft ein Gefühl von Überforderung dahinter. Kern dieses Bedrohungsgefühls ist die uralte Empfindung, »Beute« zu sein – kleiner, schwächer, verletzlich. Wenn Ihr Körper auf eine belastende Situation reagiert, indem er in den Kampf-oder-Flucht-Modus wechselt, erhalten Sie die Information, dass die Situation oder das Problem unüberwindbar scheint und Sie wahrscheinlich »verschlingen« wird.

Ich zeige meinen Patientinnen und Patienten unter anderem, dass sie dieses Gefühl bekämpfen können, indem sie sich an ihre Ressourcen erinnern: Jeder von uns verfügt über

Fähigkeiten und tiefe Quellen des Wissens und der Erfahrung, die wir oft außer Acht lassen, weil wir sie als selbstverständlich betrachten oder abwerten. Rufen Sie sich Ihre besonderen Vorzüge ins Gedächtnis. Sind Sie geistesgegenwärtig, anpassungsfähig, optimistisch? Sind Sie einfühlsam und sorgfältig? Fertigen Sie – falls nötig – eine schriftliche Liste an mit allem, was dafür spricht, dass Sie bereits für den Umgang mit dieser Situation eingestellt sind. Falls es Bereiche gibt, in denen Sie noch unvorbereitet sind, fragen Sie sich, wen Sie um Hilfe bitten können. Oft können wir das erst, wenn wir wissen, was wir brauchen. Hinzu kommt, dass die meisten höchst ungern um Hilfe bitten – so ungern, dass wir dabei übersehen, wie viel schon kleine Gesten oder etwas »Aufmunterung« von den Menschen in unserer Umgebung dazu beitragen können, dass wir uns unterstützt fühlen und bereit sind, uns den Herausforderungen zu stellen.

Und zu guter Letzt: Gehen Sie Stress nicht partout aus dem Weg. Wenn wir Unvermeidbares vermeiden wollen, wird es in unserer Vorstellung immer größer. Visualisieren Sie, wie Sie der Situation entschieden entgegentreten und sie bewältigen – und setzen Sie es in die Tat um. Wenn Sie ein Problem angehen, entpuppt es sich vielleicht nicht als der vermeintliche Tiger, sondern lediglich als ein Schatten an der Wand, der einem Tiger ähnelt. Je häufiger Sie belastende Situationen meistern, desto eher wird es Ihnen möglich sein, die Stromschnellen des Lebens als Herausforderung zu sehen. *Ich schaffe das. Ich kriege das hin.* Wenn ich Stress habe, nehme ich mir oft einen Augenblick Zeit, um dankbar dafür zu sein, dass ich etwas daraus lernen kann. Es scheint, als würde es mich größer machen als die Belastung, den empfundenen Stress lindern und meine Bemühungen gezielt darauf richten, der Erfahrung etwas Wertvolles abzugewinnen.

Was nicht heißen soll, dass traumatische und belastende Ereignisse keine Auswirkungen auf Sie haben werden. Es wäre naiv, dies zu denken. Es zeigt aber durchaus, dass wir weit mehr Kontrolle darüber haben, als wir bislang wissen, wie sich Ereignisse außerhalb unserer Kontrolle auf unsere Zellbiologie sowie jetzt und in Zukunft auf unsere Gesundheit auswirken. Wir können den uralten Code für Kampf oder Flucht nicht neu schreiben; er ist Teil unserer biologischen Programmierung – der »Originalsoftware«. Wir können aber sehr wohl lernen, neue Software zu entwickeln und unser Betriebssystem aufzurüsten, um besser an die moderne Zeit angepasst zu sein. Die Software in unserem Kopf ist überholt – und es wird Zeit, auf Warnhinweise zu achten, dass wir ein Update für das Programm vornehmen müssen. Nichts anderes tun Sie im Grunde, wenn Sie diese Taktiken nutzen, um Stress nicht mehr als Bedrohung, sondern als Herausforderung zu sehen.

Vielleicht müssen Sie auch erkennen, dass Stress und Angst ein Geschenk sein können, weil sie Ihnen zeigen, dass eine Angelegenheit Ihrer dringenden Aufmerksamkeit bedarf. Statt den Stress verdrängen oder die Angst medikamentös unterdrücken zu wollen, müssen wir sie manchmal bewältigen, als Lernmöglichkeit begreifen und zuhören, damit wir wachsen, uns verändern und ein authentisches Leben führen können. Nehmen Sie zum Beispiel den Einsiedlerkrebs. Der Einsiedlerkrebs empfindet Schmerz und Unbehagen, wenn sein Haus zu klein wird. Der Schmerz ist das Signal, dass er es abstreifen und sich ein neues suchen muss, um weiter wachsen zu können. In der Medizin und der Psychiatrie werden häufig Medikamente oder Behandlungen verschrieben, die den Menschen helfen, das von einem allzu kleinen Häuschen verursachte Unbehagen zu ertragen. Doch wir sollten besser erkennen, wann

Stress und die damit verbundenen körperlichen Symptome ein Hinweis darauf sind, dass auch wir unsere Häuser abstreifen müssen.

Jan Shaw ist das perfekte Beispiel für einen Menschen, der durch den Druck und die Schmerzen ständiger Belastungen dazu veranlasst wurde, sein Haus abzustreifen. Sie ließ ein Leben zurück, das nicht zu ihr passte und sie körperlich krank machte, und baute sich ein neues auf, in dem sie wachsen und sich entwickeln konnte. Ich habe unlängst mit ihr telefoniert, um zu hören, wie es ihr geht. Sie heißt jetzt Janet Rose – ein neuer Name für ein neues Leben. Sie lebt inzwischen in Idaho, oben in den Bergen bei Coeur d'Alene. Unsere letzte Begegnung war vor fünfzehn Jahren. Während wir plaudern, hört sie mittendrin auf, ihr neues Zuhause beschreiben zu wollen, und mailt einfach ein Foto. Es zeigt das Haus, in dem sie mit ihrem Mann wohnt. Die honigfarbene Holzhütte ist von unzähligen Eiszapfen gesäumt und zu allen Seiten von sanften Schneeverwehungen wie Wolken umgeben. Es sieht aus wie in einem kalten, sonnigen Himmel.

Sie ist jetzt 64 Jahre alt und bei guter Gesundheit. Sie leidet nicht mehr an Lupus erythematodes, aber sie muss vorsichtig sein. Im Jahr 2012 wurde sie ein paarmal ohnmächtig. Wie sich herausstellte, war ihr Herz die Ursache. Bevor der Lupus aus ihrem Körper vertrieben wurde, hatte er ihr Herz unwiderruflich geschädigt, das nun dauerhaft geschwächt ist. Gelegentlich flammt die Entzündung auf, und es könnte sein, dass der Lupus versucht, sich zurückzumelden. Sie kann spüren, wenn es passiert. Ihr Herz verrät es ihr mit Rhythmusstörungen und Herzklopfen. Für gewöhnlich kann sie die Probleme mit gutem Stressmanagement beheben, indem sie in die Druckpunkte ihres Lebens hineinspürt und etwas verändert.

Sie ist bei einem Kardiologen in Behandlung, um die Sache

im Blick zu behalten und sicherzustellen, dass alles in Ordnung ist. Sie hat zwar noch nie etwas Größeres gehabt, aber sie geht trotzdem hin. Sie freut sich auf die Termine, auch wenn gesundheitlich nichts ansteht. Dann unterhalten sie sich lange über Philosophie und Medizin. Ihr Arzt plant sie immer als letzten Termin des Tages ein, damit sie so lange reden können, wie sie möchten.

Jan(et) weiß ganz genau, warum sich ihr Gesundheitszustand so dramatisch gebessert hat. »Ich bin jetzt ein anderer Mensch«, sagt sie schlicht.

Sie hat alles verändert: ihre Beziehung, ihre Arbeit, ihre Sicht auf die Welt und sich selbst, ja sogar ihren Namen. Das war nötig, um aus einem chronischen Zustand von Kampf oder Flucht in den Heilmodus zu wechseln. Manche Menschen würden vielleicht versuchen, Jans Heilung ausschließlich darauf zurückzuführen, dass sie sich von toxischem Stress befreit und auf diese Weise ihre Körperchemie verändert hat. Andere würden sie der tiefen spirituellen Heilung zuschreiben, die ihr zuteilgeworden ist. Aber warum sollte man versuchen, die beiden Aspekte voneinander zu trennen? In Jans Fall sind sie untrennbar miteinander verbunden.

Inzwischen hat sie ein gutes Verhältnis zu einem ihrer Kinder; an die anderen kommt sie zurzeit nicht heran. Aber sie hat ihren Frieden damit gemacht. »Sie gehen ihren eigenen Weg«, sagt sie. »Und ich gehe meinen.«

Ihr Herz erinnert Jan immer wieder an die Krankheit, die sie beinah umgebracht hätte. Gleichzeitig ist es zum wichtigsten Vermittler zwischen ihr und ihrem Körper geworden. Die Kommunikation ist sehr effektiv, da Jan so gut zuhört. Und trotz allem, was war, schlägt es immer noch.

Bei allen Fällen von Spontanheilung haben diejenigen, die wieder gesund wurden, auf unangenehmen Belastungsdruck reagiert, indem sie die Stressfaktoren beseitigten, die sie beseitigen konnten, ihre Einstellung zu lohnendem Stress (von der Bedrohung zur Herausforderung) veränderten oder ihr »Haus« ganz und gar abstreiften. Wenn es um eine radikale Neustrukturierung des Lebens geht, ist dies freilich leichter gesagt als getan. In den folgenden Kapiteln werden wir uns genauer ansehen, was es heißt, sein »Haus abzustreifen«, wie Menschen, die von unheilbaren Krankheiten genesen sind, genau das getan haben und wie es ihnen half, die kurzen Momente im Heilmodus auf das *ganze Leben* auszudehnen.

6

DAS HEILENDE HERZ

Der Körper ist das Werkzeug des Bewusstseins …
Das Bewusstsein ist ein Werkzeug des Herzens.

Hazrat Inayat Khan

In der Astronomie bezeichnen Physiker Planeten, auf denen Leben möglich ist oder sein könnte, als »Planeten in der habitablen (bewohnbaren)« oder »Goldlöckchen-Zone« (nach dem Märchen »Goldlöckchen und die drei Bären«, in dem es unter anderem um das richtige Mittelmaß geht). Dort ist es weder zu warm noch zu kalt, sondern genau richtig. Die Lebensbedingungen befinden sich in jenem schmalen, flüchtig perfekten Bereich, in dem das Leben Wurzeln schlagen und wachsen kann. Der parasympathische Modus ist unsere »habitable Zone«. Dieser körperliche und geistige Zustand bietet die perfekten Bedingungen für Gesundheit und Heilung.

Alle Astronomen werden Ihnen sagen, wie selten dieses Phänomen ist. Wie wir bislang wissen, herrschen nur auf rund einem Dutzend der Milliarden Planeten im Universum die optimalen Lebensbedingungen. Manchmal hat man den Eindruck, als seien die Chancen, in der modernen Welt im parasympathischen Modus zu leben, ebenso klein. Und doch finden einige gesundheitliche »Überflieger« eine Möglichkeit und weisen uns den Weg. Sie sind unsere Vorreiter.

Aus dem letzten Kapitel wissen wir, dass wir mit Techniken wie der Entspannungsreaktion die »Drehzahl« des Nervensystems vorübergehend in den parasympathischen Bereich bringen können. Das macht durchaus einen Unterschied. Doch allein damit gelingt es den wenigsten, diesen Zustand länger aufrechtzuerhalten, sodass der Körper kaum Chancen auf echte Heilung hat. Wir müssen Strategien finden, die den unterschiedlichsten Menschen helfen und sich nicht wie eine weitere Aufgabe auf der To-do-Liste anfühlen. Nicht jeder meditiert zum Beispiel gern. Ich habe die Erfahrung gemacht, dass nicht einmal diejenigen, die gern meditieren, sich immer hinsetzen und darauf achten, regelmäßig zu üben. Ich schaffe es gewiss nicht! Die Entspannungsreaktion ist ein hervorragender erster Schritt für alle, die sich davon angesprochen fühlen. Doch die Spontanheilungen zeigen uns, dass es beim Heilen nicht nur um Entspannung geht.

Sympathikus und Parasympathikus sind Teil des autonomen Nervensystems, das wir nicht bewusst kontrollieren können, und arbeiten unwillkürlich. Wir können uns nicht einfach in den parasympathischen Modus hineindenken. Wie also bekommen wir Zugriff auf die Gangschaltung, damit wir dauerhaft in den Heilmodus schalten können?

FAHRERTRAINING

Sie können lernen, in den parasympathischen Modus zu wechseln, indem Sie Stress beseitigen, bewältigen oder Ihre Einstellung dazu ändern. Nach diesem Wechsel wird Energie benötigt, um im parasympathischen Modus zu bleiben. Wenn der Tank leer ist, können Sie schnell wieder aus dem Heilmodus fallen, nachdem Sie die Übung zur Entspannungsreaktion beendet haben. Und was versorgt den Parasympathikus letztlich mit Energie? Liebe und Verbundenheit.

Hört sich verrückt an? Dachte ich anfangs auch. Es erschien mir zu simpel, und in mancher Hinsicht *ist* es auch einfach. Seit Jahren mehren sich die Forschungen, die zeigen, dass uns die Liebe sowohl für andere als auch für uns selbst und die Verbundenheit mit anderen Menschen gesünder halten. Umgekehrt kann das Fehlen dieser Beziehungen und Bindungen Ärger fürs Immunsystem bedeuten. Ich spreche hier keineswegs nur von tiefen Bindungen. Man muss sich nicht in jeden Menschen verlieben, den man trifft. Schon Momente der »Mikroverbundenheit« können Dosen eines starken »Liebescocktails« ausschütten, den Parasympathikus aufladen, seine Energieversorgung sichern und ihn am Laufen halten.

Einige Monate nach meinem ersten Besuch tauchte ein junger Amerikaner in Brasilien auf: Er hatte einen Rucksack voller Kleider, unter den Stoppeln auf seinem rasierten Kopf heilte die wütende Narbe einer gescheiterten radiochirurgischen Behandlung, er hatte kaum Geld und nur noch drei Monate zu leben. Im Jahr 2003 war Matt Ireland in seinen frühen Zwanzigern und hatte gerade sein Studium abgeschlossen. Er hatte seinen Traumjob bei einem Unternehmen für Abenteuersport in Telluride im US-Bundesstaat Colorado hoch oben in den Rocky Mountains an Land gezogen. Im Winter führte er Ski- und im Sommer Mountainbiketouren. Wenn keine Gäste da waren, arbeitete er viele Stunden am Tag, um die kilometerlangen Wanderwege auf den Berg zu pflegen. Es war wunderschön dort, und er war glücklich – zumindest am Anfang. Doch irgendwann kippte seine gute Stimmung und verschlechterte sich. Er fühlte sich richtig einsam, obwohl er von Kollegen umgeben war, die er mochte. Er sank in eine seltsame und unerwartete Depression.

»Dieses Gefühl kannte ich nicht«, sagt er heute. »Normalerweise veräppeln mich die Leute, weil ich so glücklich bin.« Rückblickend waren die Stimmungsschwankungen das erste Symptom einer ganzen Kaskade, die auf ein schwerwiegendes Problem in seinem Gehirn hindeutete. Matt bekam Kopfschmerzen. Sie kamen immer zur gleichen Zeit: um 10 Uhr morgens, wenn er und seine Kollegen sich anschickten, mit ihren Kettensägen den Weg hinaufzumarschieren, um den ganzen Tag lang umgestürzte Bäume klein zu sägen. Anfangs versuchte er, die Kopfschmerzen zu ignorieren. Sie waren nicht schlimm, aber sie waren seltsam. Sie pulsierten nicht wie sonst in seinem Schädel oder vergingen, wenn er eine Ibuprofentablette mit einem großen Glas Wasser hinunterspülte. Sie schienen sich tief in seinem Kopf an einem Ort zu befinden, wo er noch nie etwas gespürt hatte. Dort steckten sie fest wie eine Kugel und strahlten von Tag zu Tag heftiger aus.

Bald konnte er nicht mehr zum Arbeiten auf den Berg gehen. Ihm war schwindelig und übel, und er war schwach. Die Kopfschmerzen kehrten alle 24 Stunden zurück und wurden jedes Mal schlimmer. Er musste sich übergeben. Er hatte lähmende Schmerzen. Seine Kollegen drängten ihn, zum Arzt zu gehen; und weil er es mit der Angst zu tun bekam, folgte er schließlich ihrem Rat.

Die Ärzte brauchten nicht lang, um die Diagnose zu stellen. Die MRT-Aufnahmen zeigten deutlich einen großen Tumor, der auf den Sehnerv drückte. Sie wussten nicht, worum genau es sich dabei handelte. Aber sie sagten, wenn er nicht sofort entfernt würde, brächte er ihn um.

Sie rasierten Matt den Kopf und bereiteten ihn auf die Operation vor. Eilig wurde er in den Operationssaal geschoben. »Zählen Sie von hundert rückwärts«, forderte ihn die gedämpft klingende Stimme der Anästhesistin auf, deren Gesicht im blauen Mundschutz über ihm schwebte. Er erinnert sich daran, dass sein letzter Gedanke war: *Ich werde sterben.*

Als Matt – überrascht, noch am Leben zu sein – erwachte, hatte er einen Shunt im Schädel, damit Gehirnflüssigkeit abfließen konnte. Ihm war übel und schwummrig von der Narkose, und er empfand einen schmerzhaften Druck im Kopf. Der Chirurg sagte, die Operation sei gut verlaufen. Sie hätten einen großen Teil des Tumors entfernt und zur Untersuchung ins Labor geschickt. In der Zwischenzeit sollten die Kopfschmerzen aufhören. Der Chirurg schien optimistisch. Seine anfängliche Diagnose lautete Krebs, aber nicht die schlimmste Form. Er vermutete, Matt habe einen behandelbaren Tumor, Stadium I oder II.

Aber wenige Tage später verschlechterte sich Matts Zustand. Noch während er sich von der Operation erholte, hatte der Tumor wieder zu wachsen begonnen. Es folgte eine weitere Biopsie, und es wurden Proben der Gehirnflüssigkeit entnommen. Innerhalb von zwei Wochen wurde die anfängliche Diagnose korrigiert: Dieses Mal war kein Grund zum Optimismus vorhanden, kein fröhliches »Wir schaffen das«. Die neue Diagnose war ein Todesurteil: Glioblastoma multiforme, Stadium IV.

Es gab keine Behandlung, die bei diesem Krebs helfen konnte; nichts, was ihn tatsächlich heilen würde. Die langen Tentakel des Tumors bohren sich tief ins Hirngewebe und machen eine vollständige Entfernung unmöglich. Die durchschnittliche Überlebenszeit beträgt zwölf bis achtzehn Monate. Nur 2 bis 5 Prozent der diagnostizierten Patienten leben fünf Jahre später noch. Bei dieser Krankheit, so die Lehrmeinung, gibt es letztlich keine Überlebenden. Matts Arzt empfahl einen Chemotherapiezyklus – aber nur, um das Fortschreiten der Krankheit zu verlangsamen. Auch eine palliative Laserbehandlung konnte ihm vielleicht etwas Zeit verschaffen. Zeit: Als er in der dünnen Luft der Rocky Mountains an der Baumgrenze gestanden hatte, den Blick auf den viele Meilen entfernten Horizont gerichtet, hatte es den Anschein gehabt, als erstrecke sie sich ins Unendliche. Nun hatte er nur noch sehr wenig davon.

Als Saisonarbeiter besaß Matt keine Krankenversicherung. Die Operation hatte nicht nur seine geringen Ersparnisse aufgezehrt, sondern noch einiges mehr. Seine Freunde hatten Geld gesammelt, aber nachdem die astronomischen Arztrechnungen bezahlt waren, blieb kaum noch etwas davon übrig. Er ging zurück nach Vermont und zog wieder zu seiner Mutter. Er wusste, dass ihm jede Form der Behandlung, der er sich unterzöge, nur ein paar zusätzliche Wochen oder Monate verschaffen würde und furchtbare Nebenwirkungen haben konnte. Aber er wollte sich so viel Zeit erkaufen, wie er bekommen konnte. Matt begann sowohl mit der Strahlen- als auch der Chemotherapie, und als ihm die neue, experimentelle Möglichkeit einer radiochirurgischen Behandlung mit Gammastrahlen in einer Weltklasseklinik am Dartmouth College angeboten wurde, nahm er auch dieses Angebot an.

Aber die Chemotherapie fühlte sich wie Gift in seinem Körper an, und allmählich empfand er sie auch so. Sie verursachte ihm Übelkeit, betäubte seine Sinne. Er nahm stark ab. Alles, was er aß, schmeckte gleich. »Ein Löffel Zucker schmeckte genau wie ein Löffel Salz«, sagt er. »Wie Asche.«

Wie Pablo Kelly setzte auch Matt Ireland zunächst bei der Ernährung an. Er las das Buch *Beating Cancer with Nutrition* und erfuhr, dass jeder fünfte Krebspatient nicht an der Krebserkrankung, sondern an Mangelernährung stirbt. Kachexie, ein starker Abbau der Muskulatur, schränkt die Fähigkeit des

Körpers zur Krebsbekämpfung und Heilung erheblich ein. Das National Cancer Institute schätzt, dass sie 20 Prozent der Krebspatienten tötet. Vielleicht wären diese Patienten ohnehin irgendwann ihrer Krankheit erlegen, doch wenn die Mangelernährung so viele schon vorher tötet, kann man es nicht wissen. Wie viele andere Menschen, die sich wieder erholten, entschied auch Matt, dass er sich so nährstoffreich wie möglich ernähren musste. Nur so konnte er sein Bestes geben, um zu genesen oder auch nur die überaus kurze Zeit zu verlängern, die ihm auf Erden noch blieb.

Nach zwei Wochen kam Matt zu dem Schluss, dass die Chemotherapie nichts brachte. »Sie ruinierte den Rest meines Lebens«, sagte er. Er spülte die Tabletten die Toilette hinunter.

Er setzte größere Hoffnungen in die Radiochirurgie, die den Ärzten am Dartmouth College zufolge eine neue und spannende Möglichkeit zur Behandlung von Glioblastomen sein konnte. Doch die experimentelle neue Behandlung, bei der man den schnell wachsenden Tumor mit einem besonderen Laser genauer ins Visier nehmen konnte, war kaum hilfreicher als andere Standardverfahren wie die Strahlentherapie.

Eines Tages rief aus heiterem Himmel eine Nachbarin bei seiner Mutter an. Sie habe von Bekannten in der Stadt von seinen Schwierigkeiten gehört und wolle helfen. Sie sagte, sie sei ebenfalls krebskrank gewesen, habe sich aber nach einem Aufenthalt in einem brasilianischen Heilzentrum erholt. Sie beschrieb die Gemeinschaft dort, die ankommenden Menschen, das Gefühl von Liebe und Akzeptanz und die alles verändernde Erfahrung eines aufrichtigen Glaubens, dass Genesung möglich war. Die Nachbarin lud ihn ein und schenkte ihm eine Tasse Tee ein. Sie zeigte ihm ihre Operationsnarben. Auch bei ihr hatte man eine tödliche Erkrankung diagnostiziert, genau wie bei ihm.

Matt war fasziniert, sagte ihr aber, dass eine Reise nach Brasilien nicht infrage käme. Er könne es sich nicht leisten.

»Stopp«, sagte sie. »Mach deinen Kopf frei. Wenn dein Herz dir sagt, dass du gehen musst, kauf ich dir ein Ticket.«

Als er über ihre Worte nachdachte, tickte leise eine Uhr über der Spüle. Er spürte, wie sich allmählich eine Möglichkeit vor ihm auftat. So viele Menschen hatten ihm gesagt, was er tun sollte, welche Spezialbehandlungen oder -strategien er ausprobieren sollte. Aber ohne finanzielles Polster oder eine Krankenversicherung war ihm all dies unerreichbar erschienen.

»In Ordnung«, sagte er. »Ja, ich will nach Brasilien. Ich muss nach Brasilien.«

Er beendete die experimentelle radiochirurgische Behandlung am Dartmouth College. Bei einer MRT-Untersuchung stellte sich heraus, dass der Tumor etwas langsamer wuchs. Man sagte ihm, er habe einige Monate gewonnen – was bei einem Glioblastom ein Sieg war – und solle warten, bis die Wunde verheilt sei, bevor er sich auf den Weg machte.

Hatte er Bedenken, dass sich seine Reise nach Brasilien als sinnloses Unterfangen entpuppen würde? Selbstverständlich, erklärte er mir.

»Aber ich musste etwas tun«, sagt er heute. »Ich konnte nicht einfach zu Hause rumsitzen und sterben.«

In Brasilien mietete Matt eine günstige *pousada* am Stadtrand und lauschte dem Kreischen der Vögel durch die hölzernen Fensterläden. In der ersten Nacht hatte er einen merkwürdig lebendigen Traum, an den er sich noch immer in allen Einzelheiten erinnert. Er erinnert sich gut, weil er glaubte, wach zu sein – alles war so klar und echt. Vielleicht war es auch kein Traum, sondern eine Vision. Da ist er sich nicht sicher. Mitten in der Nacht wachte er auf oder träumte davon aufzuwachen. Er setzte sich im Bett auf und sah, dass im Badezimmer Licht brannte. *Mist,* dachte er. *Ich muss das Licht ausmachen.* Aber bevor er etwas unternehmen konnte, bewegte es sich und flackerte, als ob jemand im Bad herumlaufen würde. Dann trat eine Gestalt ins Zimmer. Die Frau war in helles Licht gehüllt, sodass er sie kaum erkennen konnte. Sie trat zu ihm und legte die Hände auf seinen Kopf. In diesem Augenblick strömte eine übermächtige körperliche Empfindung vom Scheitel seines Kopfes über seine Schultern und seinen ganzen Körper bis hinab zu seinen Zehen.

»Es war ein Gefühl von reiner Liebe, Vollkommenheit, Licht, Gott, wie Sie es nennen wollen«, sagt er. »Es war, als liefe ein Schauer über meinen Rücken – nur fünfzigtausendmal stärker.«

Die Gestalt hob die Hand, entfernte sich von ihm und verschwand. Als er erwachte, saß er im Dunkeln auf der Bettkante.

»Ich weiß nicht, was geschehen war. Ich hatte noch nie eine derartige Vision, weder vorher noch nachher«, erzählt er. »Vielleicht war es auch nur ein Traum. Entscheiden Sie selbst.«

Bei seinem Aufenthalt in Brasilien empfand Matt immer wieder Echos dieser Empfindung. Er spürte ihren Nachhall von Licht, Liebe und Akzeptanz in der ganzen Gemeinschaft.

Als er wieder in Vermont war, verzichtete er auf weitere Behandlungen. Er ging zu Kontrolluntersuchungen ins Krankenhaus am Dartmouth College, weigerte sich aber, einen Hirnscan machen zu lassen. Wenn der Tumor weiterwuchs, was so gut wie sicher der Fall war, wollte er es nicht wissen. Er wollte nicht, dass die Angst und die ständigen panischen Gedanken von Krankheit und Tod seine verzweifelten Bemühungen störten, Ruhe und Frieden zu bewahren. Die Ärzte drängten auf eine MRT-Untersuchung, aber er lehnte ab. Also sahen sie sich an, wie seine Wunde verheilte, und prüften seine Vitalparameter. Er wirkte recht gesund – abgesehen davon, dass er bald sterben würde, wie alle zu wissen glaubten.

Monate vergingen, und er überschritt das »Verfallsdatum«, das man ihm bei der Diagnose genannt hatte. Er hatte nicht das Gefühl, dass die Krankheit voranschreiten würde. Er fühlte sich gut, besser, als er sich angesichts seiner Diagnose fühlen sollte. Er fühlte sich aber auch wackelig und nervös, als befände er sich auf einem schmalen Grat und drohte zur einen oder anderen Seite hinunterzufallen. Würde er ins Leben oder in den Tod stürzen?

Er versuchte, so viel Zeit wie möglich mit Freunden und Verwandten zu verbringen. Er wollte einfach mit ihnen zusammen sein. Er spürte instinktiv, dass es ihm half. Manchmal war es schwierig, die negativen Stimmen in Schach zu halten. Er spürte die negative Energie einiger Menschen in seiner Umgebung, es war keine rundum hoffnungsvolle Gemeinschaft wie in Brasilien. Eine Freundin drängte seine Mutter, sie solle ihn zwingen, wieder mit der Chemotherapie anzufangen oder ins Krankenhaus zurückzukehren. Er war zu müde, um ihr zu erklären, dass er alle möglichen Behandlungen ausprobiert hatte und sie kaum etwas gebracht hatten. Nach der Radiochirurgie hatten die Ärzte ja gesagt: »Wir können nichts mehr für Sie tun.«

Irgendwann hatte er das Gefühl, dass er es wissen musste. Er bat seine Mutter, ihn ans Dartmouth College zur MRT-Untersuchung zu fahren.

Seine Ärzte waren regelrecht schockiert: Der Tumor war geschrumpft. Eine derartige Entwicklung galt bei einem Glioblastom als schier unmöglich. Sie versuchten dennoch, ihm keine allzu großen Hoffnungen zu machen; denn möglicherweise war es nur ein temporärer Glücksfall, eine vorübergehende Remission. Sie wollten nicht, dass er sich für geheilt hielt. Bei einem Glioblastom gab es keine Heilung.

Eines anderen Tages machte dann eine weitere Freundin seiner Mutter eine Bemerkung, die seinem Leben eine neue Richtung gab. Nachdem sie seine lange Geschichte gehört hatte, reagierte sie keineswegs negativ. »Scheint, als würde es funktionieren«, sagte sie. »Er sollte nach Brasilien zurückfahren.«

Mit neuer Kraft kratzte er irgendwie das Geld zusammen und buchte seinen Flug.

Bei der Rückkehr nach Brasilien und in die enge, liebevolle Gemeinschaft fühlte er sich, als würde er in ein warmes Bad sinken. Bei seiner Ankunft entspannte er sich sofort in die Umarmung der Gemeinschaft hinein und ließ sich erneut auf den Rhythmus der kleinen Stadt ein. Eines Abends ging er ins Internetcafé, um eine E-Mail an seine Mutter zu schreiben, und lernte eine junge Frau kennen, deren Präsenz, Energie und freimütiger Blick ihn fesselten. Sie verrieten einander ihre Namen. Sie sagte, sie sei in Brasilien, weil sie deprimiert sei. Ihr Leben habe keinen Sinn mehr. Sie hatte gerade ihren Bruder an eine amyotrophe Lateralsklerose (ALS) und ihren Vater an den Krebs verloren: den gleichen Krebs, den auch Matt hatte. Sie wurden magnetisch voneinander angezogen. Es war eine jener seltenen Begegnungen, bei denen beide merken, dass sie füreinander gemacht sind.

Sie waren vom Abend ihrer ersten Begegnung an zusammen. Matt kehrte nicht nach Vermont zurück. Er blieb in Brasilien und nahm Gelegenheitsjobs an. Sie heirateten, mieteten ein Haus in der Stadt, und seine Frau fing an, in der Apotheke im Ort zu arbeiten. Wie schon zuvor verweigerte Matt zunächst jede bildgebende Diagnostik, doch zwei Jahre nach der Erstdiagnose willigte er schließlich in eine MRT-Untersuchung ein. Die Aufnahmen unterschieden sich sehr von denen, die die Ärzte im Krankenhaus in Denver an den Röntgenbildbetrachter geklemmt hatten. Wo eigentlich saubere graue Hirnsubstanz hätte sein sollen, war damals ein großer weißer Klumpen gewesen. Doch auf den neuen Aufnahmen war davon kaum etwas zu sehen – nur ein winziger weißer Knoten, wie der Abdruck eines kleinen Fingers auf dem Film. Die Ärzte wussten nicht genau, was es war: der letzte Rest des geschrumpften Tumors oder vielleicht nur Narbengewebe? So oder so war das Unmögliche geschehen. Der Krebs hatte sich zurückgebildet; der Tumor war verschwunden.

Matt lebt immer noch in Brasilien mit seiner Frau, der Liebe seines Lebens. Nach der Strahlentherapie hätte er eigentlich zeugungsunfähig sein müssen. Die Ärzte hatten ihn gewarnt, bevor er seine Einwilligung in die Behandlung gab. Er hatte sich immer Kinder gewünscht, aber die Behandlung trotzdem durchgezogen. Er wollte unbedingt leben. Damals hatte er etwas Sperma einfrieren lassen, aber irgendwann wurden die Kosten für die jahrelange Lagerung zu hoch, und er musste sich vom Traum »eigener« Kinder verabschieden.

Seine Söhne sind jetzt drei und fünf Jahre alt. Wie sich zeigte, konnte er *doch* Kinder haben und – gleich zweimal – zusehen, wie seine Frau ein neues Leben in sich trug und ein Kind zur Welt brachte, das eine Mischung aus ihnen beiden war. Als ich mit ihm telefonierte und es in der internationalen Leitung ein wenig rauschte, konnte ich im Hintergrund das schrille, fröhliche Kreischen kleiner Kinder hören. »Hier ist ganz schön was los«, sagte Matt lachend.

Seit die Ärzte bei Matt ein Glioblastom, die aggressivste Art des Hirntumors, festgestellt und ihm ohne Behandlung noch vier Monate zu leben gegeben hatten, sind fünfzehn Jahre vergangen. Irgendetwas hatte das einzigartige Verschwinden der

Krankheit angestoßen, das heute medizinisch als nicht wiederholbar gilt. Was war es gewesen? Natürlich könnte eine Vielzahl unterschiedlicher Faktoren beteiligt gewesen sein, unter anderem viele der Ursachen, die wir in den letzten Kapiteln behandelt haben: eine weitreichende Ernährungsumstellung, ein massiver Stressabbau, eine neue Einstellung zum Leben und den vor ihm liegenden Herausforderungen. Aber Matt hat seine eigene Theorie dazu, was die Veränderung brachte.

»Die Liebe hat mich geheilt«, sagt er überzeugt. »Das ist es, was Gott für mich ist, was Leben für mich ist, was Heilung für mich ist: Liebe.«

DIE MEDIZIN DER LIEBE

Wenn wir Liebe und Verbundenheit empfinden, schüttet unser Gehirn einen Cocktail aus Hormonen und chemischen Substanzen aus. Woraus er genau besteht (also welche speziellen Hormone ins Blut gekippt werden), hängt von der Art der Erfahrung ab. Anziehung, romantische Liebe, platonische Liebe und soziale Verbundenheit haben eine jeweils eigene Zusammensetzung. Meist aber handelt es sich um eine Mischung aus Dopamin, Testosteron, Östrogen, Vasopressin und vor allem Oxytocin. Oxytocin wurde erstmals bei stillenden Müttern isoliert. Es wird oft als »Liebeshormon« bezeichnet, da es einerseits durch Verbundenheit, Anziehung, Liebe und Bindung aktiviert wird, andererseits die Entstehung dieser Empfindungen aber auch begünstigt. Es hilft nicht nur, Beziehungen herzustellen und zu vertiefen; es wirkt auch positiv auf die Gesundheit. Oxytocin gilt als eine Art Anti-Stress-Mittel und wirkt der Kampf-oder-Flucht-Reaktion und den Stresshormonen entgegen. Darüber hinaus hemmt es Entzündungen und aktiviert den Parasympathikus.

Was also kontrolliert die Ausschüttung dieser »Liebesmedizin« im Körper? Der Vagusnerv. *Vagus* ist das lateinische Wort für »umherschweifend«, und wie sein poetischer Name verrät, schweift der Vagusnerv durch den ganzen Körper. Er tritt tief im Nacken an der Schädelbasis aus dem Gehirn aus und verläuft nah an der Halsschlagader. Wenn Sie die Finger dort an den Hals legen, wo Sie den Puls spüren können, sind Sie dem Vagusnerv am nächsten. Von da aus verläuft er geradewegs zum Herzen und weiter nach unten, um den Herzschlag und Dutzende weitere lebenswichtige Funktionen zu steuern. Falls Sie Zweifel an der Intensität und der Schnelligkeit der Verbindung zwischen Geist und Körper haben: Der Vagusnerv ist buchstäblich die Verknüpfung von beiden, ein dickes, brummendes Stromkabel zwischen Gehirn und Bauch.

Der Vagusnerv leitet Informationen in beide Richtungen weiter und hat insofern große Ähnlichkeit mit dem Nährstoffsystem eines Baums. Sie können sich den Körper als Baum, den Vagusnerv als Xylem und Phloem, also die Leitgewebe tief im Inneren der Baumstruktur vorstellen, die Wasser zu den Blättern nach oben und Nährstoffe durch den Stamm nach unten transportieren. Der Vagusnerv funktioniert ähnlich, transportiert jedoch Informationen. Kennen Sie die Rohrpost, die es früher gab? Man steckte etwas in eine kleine Büchse, die dann zischend davonsauste. Sie können sich vorstellen, wie im Vagusnerv etwas ganz Ähnliches en miniature passiert und im Lauf eines Tages Millionen von »Nachrichten« zwischen Körper und Geist auf und ab flitzen.

80 Prozent des Vagusnervs transportieren Informationen zum Gehirn; die restlichen 20 Prozent schicken Informationen in den Körper. Es werden also sehr viele Sinnesinformationen für das Gehirn gesammelt, das daraufhin Entscheidungen trifft und diese wiederum an den Körper weiterleitet. Das

System arbeitet schnell und ist immer im Fluss, sodass sich Herzschlag, Atmung, Verdauung, Hormonsystem (das Drüsennetz, das im ganzen Körper Hormone ausschüttet) und Immunsystem ständig an die gesammelten Informationen anpassen und entsprechend reagieren können.

Bedenken Sie, wie oft Sie von einem *Bauchgefühl* oder einem *gebrochenen Herzen* sprechen oder jemandem von *Schmetterlingen im Bauch* erzählen. Es hat seinen Grund, dass Sie verschiedene Emotionen in unterschiedlichen Körperteilen spüren, da sich in diesen Bereichen unzählige Neurorezeptoren tummeln. Neue Forschungen zeigen, dass wir eigentlich drei »Gehirne« haben – Kopf-, Herz- und Bauchhirn. Unsere Gesundheit und unsere Entwicklung hängen davon ab, dass sie im Gleichgewicht und Einklang bleiben. Dank der Verbindung über den Vagusnerv strömen Emotionen in Form von neuronalen Botschaften und Hormonen durch den Körper. Einige Signale haben ihren Ursprung in Bauch oder Herz und fließen zum Kopfhirn hinauf, andere fließen von oben nach unten. Aus diesem Grund können unsere Gedanken und Gefühle sowohl Sofortwirkungen als auch Langzeitwirkungen auf alle biologischen Systeme haben: auf Nerven-, Hormon- und Immunsystem.

Im letzten Kapitel haben wir uns die Entspannungsreaktion angesehen und warum sie funktioniert. Wir haben allerdings noch nicht über den Anteil des Vagusnervs an dieser physiologischen Reaktion gesprochen. Die von Herbert Benson empfohlene tiefe Bauchatmung stimuliert den Vagusnerv. Schon ein tiefer Seufzer kann ihn kurz aktivieren. Es ist, als würde man mit den Fingern über die Saiten einer Gitarre streichen und einen volltönenden, vibrierenden Akkord anschlagen, der einige Sekunden nachhallt. Wenn man Liebe und Verbundenheit empfindet, ist es, als spiele man dem Vagusnerv ein ganzes Lied. Nach und nach sinkt der Cortisolspiegel im Körper, und es kann Telomerase aufgebaut und auf ein gesundes, ausgewogenes Maß gebracht werden. Werden diese Saiten weiter angestimmt, sodass der Parasympathikus aktiv bleibt, hat dies erstaunliche Auswirkungen auf die Gesundheit.

Wir wissen, dass vielen Erkrankungen Entzündungsprozesse zugrunde liegen. Doch der namhafte Neurochirurg, Immunologe und Erfinder Kevin J. Tracey machte eine wichtige Entdeckung, nachdem eine Patientin an Sepsis gestorben war: Offenbar löst der Vagusnerv einen »inflammatorischen Reflex« aus, der chronischen Entzündungsprozessen entgegenwirkt, um ihre schädlichen Auswirkungen auszugleichen oder aufzuheben.[69] Ein aktivierter Vagusnerv registriert Entzündungsprozesse im Körper und gibt diese Information an Gehirn und Zentralnervensystem weiter, die daraufhin reflexartig das Immunsystem hochfahren, um die Entzündungsprozesse einzudämmen und Organschäden zu verhindern. Derzeit wird in Studien untersucht, inwieweit eine Stimulation des Vagusnervs zahlreiche Entzündungskrankheiten einschließlich Arthritis, Kolitis, Epilepsie, Herzinsuffizienz, Sepsis, Morbus Crohn, Kopfschmerzen, Tinnitus, Depressionen, Diabetes und vielleicht auch weitere Autoimmunerkrankungen verhindern oder umkehren kann. Was uns zu der Frage bringt, wie sich der Vagusnerv aktivieren oder stimulieren lässt.

Der Vagus ist ein Nerv, ähnelt aber in einem wichtigen Aspekt eher einem Muskel: Je mehr Sie damit arbeiten, desto stärker wird er. Wenn Sie den Vagusnerv auf unterschiedlichste Weise, ob durch tiefe Atmung oder den Kontakt mit einem Freund oder Partner, stimulieren, ist das, als würden Sie beim Krafttraining den Bizeps spielen lassen. Es macht ihn stärker, flexibler und elastischer. Und wie bei körperlicher Aktivität gilt: Je mehr Sie ihn beanspruchen, desto besser werden Sie darin, und desto größer wird der gesundheitliche Nutzen.

Wissen Sie noch, dass ich sagte, Sie müssten sich nicht in alle Menschen verlieben, denen Sie begegnen, um in den Genuss der gesundheitlichen Vorteile der »Mikroverbundenheit« zu kommen? Eine Expertin auf dem boomenden Gebiet der »positiven Psychologie« und ihrer Wirkung auf den Körper ist da – ein wenig – anderer Meinung.

Barbara Fredrickson ist eine führende Wissenschaftlerin der University of North Carolina at Chapel Hill und widmet sich seit über zwei Jahrzehnten intensiv der Erforschung dieses Themas. Ihre Studien zeigen ein ums andere Mal,[70] dass der Vagusnerv am besten durch kleine Augenblicke der Verbundenheit – des »Verliebens«, wenn man so will – mit denjenigen gekräftigt wird, die im Alltag um Sie herum sind. Dazu zählen alle Menschen von Ihrem Mann oder Ihrer Frau über Ihre Kinder bis hin zum Barista im Café an der Ecke, mit dem Sie sich anfreunden. Es könnte sogar ein völlig Fremder sein, der Ihnen auf der Straße begegnet.

Die Erinnerung an Fredricksons Forschungen war noch ganz frisch, als ich eines Morgens zu einer Besprechung durch die Straßen von Cambridge lief. Ich huschte an vielen Passanten vorbei, und wenn wir aneinander vorübergingen, erwiderte keiner meinen Blick. Die Menschen waren in Gedanken versunken oder ganz mit der Musik beschäftigt, die leise und blechern aus ihren Kopfhörern drang. Doch dann lief ich auf einer belebten Brücke über den Charles River eine Weile neben einer älteren Frau her, die einen Kinderwagen schob. Ich lächelte dem Baby zu, bei dem es sich, wie sich herausstellte, um ihren Enkel handelte, und sie lächelte mich an. Nachdem sie mit der Frage nach einem bestimmten Gebäude (wo die studierende Mutter des Kleinen wartete, um ihn zu stillen) das Eis gebrochen hatte, unterhielten wir uns angeregt über Kinder, Familien und das Leben mit einem Säugling. Ich erinnerte mich an die Zeit, als meine Kinder klein waren, mit ihren Freuden und Leiden. Am Ende lachten wir gemeinsam über die ungezwungene Mimik des Kleinen.

Fredrickson glaubt, diese flüchtigen Momente der Verbundenheit würden kulturell unterschätzt. Sie sind wichtiger, als uns bewusst ist. Während ich mich mit dieser Frau unterhielt, deren Name mir entgangen ist, war ich ganz ins Gespräch vertieft, lachte und sah ihr in die Augen. Als wir am gesuchten Gebäude ankamen, war der lange und kalte Spaziergang wie im Flug vergangen. Ich hielt ihr die Tür auf, während sie sich abmühte, den Kinderwagen hineinzuschieben. Sie winkte zum Abschied und verschwand in einem Flur. Mir wurde klar, dass ich in diesem flüchtigen Gespräch einen echten Moment der Verbundenheit erlebt und meinen Vagusnerv auf die gleiche Weise »trainiert« hatte, wie ich meine Bein- und Herzmuskeln trainiere, wenn ich zum Laufen gehe.

So, wie Sport die Muskeln kräftigt, kräftigt Stimulation auch den Vagusnerv. Der Begriff »Vagustonus« bezeichnet die Fähigkeit zur schnellen Aktivierung des Parasympathikus. Je besser der Vagustonus, desto schneller können Sie sich von Stress erholen, in den Heilmodus wechseln und entspannen. Übungen mit der Kurzhantel stärken Ihren Bizeps; gute Gefühle wie die Liebe stärken Ihren Vagusnerv.

Was ist Liebe? In mancher Hinsicht ist Liebe vielleicht nicht das, was wir glauben – und das ist sehr wichtig. Es ist kein nicht enden wollender Zustand der »Dauerverliebtheit« in einen romantischen Partner, oder zumindest nicht nur. Fredrickson definiert Liebe als eine Reihe von »Mikromomenten der Positivitätsresonanz«, die wir im Lauf des Lebens immer wieder erleben. Vielleicht haben wir nur einen dieser

Mikromomente mit einem Fremden an einer Bushaltestelle oder eine Million davon im ganzen Leben mit unserem Ehepartner. Wir halten die Zuneigung, die wir mit ihm teilen, für die »wichtigste« Form der Liebe. In gewisser – sozialer und kultureller – Hinsicht ist sie das auch. Es ist uns allerdings nicht bewusst, dass für unsere Gesundheit und unsere biologischen Systeme alle Momente der Mikroverbundenheit, ob mit dem Ehepartner, einer Freundin oder dem Taxifahrer, den Sie gerade erst kennengelernt haben, gleich wichtig sind und das gleiche Gewicht haben.

Sie können sich die Momente der Verbundenheit im Tagesverlauf als Sterne vorstellen, die bei Sonnenuntergang am Himmel erscheinen. Jeder Stern steht für einen eigenen hellen Moment, und während sie auftauchen, füllt sich der Himmel nach und nach mit Lichtpunkten. Es können hundert Sterne zu sehen sein, die für Mikromomente mit Ihrem Partner oder Kind stehen und Sternbilder dieser wichtigen Beziehungen bilden; und ein einziger Stern für den Moment, in dem Sie während einer dreißigsekündigen Aufzugsfahrt mit einer Kollegin lachten. Aber sie alle haben still und leise eine wichtige Aufgabe in Ihrem Körper erfüllt und Ihren Vagusnerv aufleuchten lassen.

Möglicherweise macht unsere begrenzte Auffassung von der Liebe uns krank. In ihrem Buch *Die Macht der Liebe* stellt Fredrickson die kühne Behauptung auf, unsere Fixierung auf die Vorstellung, man könne nur in langfristigen intimen romantischen Beziehungen Liebe teilen, deute auf »einen weltweiten Fantasiekollaps« hin. Sie schreibt: »Wer die Liebe lediglich unter romantischen Aspekten definiert und sie als Verpflichtung einer bestimmten Person gegenüber betrachtet – was anscheinend die meisten Menschen auf diesem Planeten tun –, beschränkt die großartige Chance, Gesundheit und das Glück aus den Mikromomenten der Positivitätsresonanz zu ziehen. Dadurch verwandeln sich Überzeugungen, was Liebe tatsächlich ist, in sich selbst erfüllende Prophezeiungen.«[71]

Fredrickson sagt im Grunde, dass wir unsere Definition der Liebe erweitern müssen, um uns besser zu fühlen. Wir müssen alle Momente der Mikroverbundenheit als bedeutsam erachten. So sind wir offener für Verbundenheit und dafür, positive Gefühle von Liebe, Mitgefühl und Empathie zu empfinden. Auf diese Weise wird der Vagusnerv immer und immer wieder stimuliert, die positive Wirkung summiert und verstärkt sich. Dies setzt eine »Aufwärtsspirale des Herzens« in Gang, wie Fredrickson sagt. Wie sich gezeigt hat, erhöhen sich der Vagustonus und die Fähigkeit, Augenblicke der Liebe, des Mitgefühls und der Verbundenheit zu empfinden, in der Kombination miteinander exponentiell. Je höher der Vagustonus, desto leichter fallen die Begegnung und die Verbundenheit mit anderen, und je mehr Begegnungen und Verbundenheit mit anderen, desto höher ist der Vagustonus.

Das mag sich anhören wie ein Teufelskreis: Wer nicht sonderlich gut darin ist, soziale Kontakte zu knüpfen, ist geliefert. Aber zum Glück trifft das nicht zu! Es ist tatsächlich ein sich selbst erhaltender Kreislauf, und je besser Sie werden, desto größer ist der gesundheitliche Nutzen, und desto leichter wird es. Fredrickson bezeichnet dies als »Wer-rastet-der-rostet-Situation«. Wenn Sie eingerostet sind, müssen Sie wieder aufs Rad steigen und das Radfahren neu lernen. Anfangs wird es schwierig und unangenehm sein, aber schon bald wird es Ihnen in Fleisch und Blut übergehen, und Sie werden Fahrt aufnehmen.

Fredrickson prüfte die These von der Rückkopplungsschleife mit einer Studie,[72] bei der die Teilnehmer eine bestimmte Meditation praktizierten, die sogenannte Liebende-Güte-Meditation oder LGM. Sie wurden zufällig aus einer

Gruppe von Freiwilligen für einen sechswöchigen LGM-Kurs ausgewählt. In dem Kurs sollten die Teilnehmer vor allem lernen, Gefühle der Liebe, des Mitgefühls und des Wohlwollens für sich und andere zu entwickeln. Der Zeitaufwand war nicht besonders hoch. Die Teilnehmer wurden lediglich gebeten, die erlernte Meditationstechnik zu Hause zu üben, sooft und solange sie wollten. Diese Dinge blieben ihnen selbst überlassen. Sie erstatteten den Wissenschaftlern täglich sowohl über ihre Meditationsaktivität als auch über die sozialen Kontakte an diesem Tag Bericht.

Fredrickson und ihre Forschungspartnerin Bethany Kok vom Max-Planck-Institut für Kognitions- und Neurowissenschaften untersuchten am Anfang und am Ende der Studie den Vagustonus der Probandinnen und Probanden (wie das geht, werde ich gleich erklären). Sie kamen zu folgendem Ergebnis: Wenn die Studienteilnehmer mehr positive Gefühle hatten, nahmen auch ihre Sozialkontakte zu, und mit der Zahl der Sozialkontakte erhöhte sich wiederum der Vagustonus. Je höher der Vagustonus zu Studienbeginn, desto mehr nahm er im Lauf der Studie zu. Da war sie also, die Aufwärtsspirale.

Die gute Nachricht lautet, dass man keine bestimmte Stufe dieser Spirale erreichen muss, um über längere Zeit Zugang zum Parasympathikus zu bekommen. Es ist nicht wie beim Leiterspiel, wo man auf genau dem richtigen Feld landen muss, damit man die Leiter zu Heilung und Gesundheit erklimmen kann. Fredrickson betont, die Spirale habe viele Einstiegspunkte, und je höher man steige, desto schneller komme man voran. Die Spirale der Liebe wird Sie immer schneller immer höher tragen, je mehr Sie diese Empfindung zulassen.

Um zum Bild der Gitarre zurückzukehren: Je mehr Sie üben, desto besser werden Sie, und desto wohlklingender wird Ihre Musik. So ist es auch, wenn Sie die Saiten des Vagusnervs anschlagen. Achten Sie darauf, auf diesem Instrument zu spielen, halten Sie es warm und in Gebrauch. Wie bei Bensons Entspannungsreaktion werden Sie es schon mit ein klein wenig Übung sehr weit bringen. Dies wirft die Frage auf, wie viel Sie für Heilung und Gesundheit tun könnten, wenn Sie sich noch intensiver mit diesen Techniken beschäftigen würden.

Im letzten Kapitel haben wir davon gesprochen, dass der Körper aus evolutionärer Sicht darauf programmiert ist, bei der leisesten Provokation mit Kampf oder Flucht zu reagieren. Es ist sogar der Grund dafür, dass wir hier sind: Wer heute am Leben ist, hatte Vorfahren mit einer hoch entwickelten und bestens trainierten Kampf-oder-Flucht-Reaktion, sodass sie lange genug lebten, um sich fortzupflanzen. Wir haben bereits darüber gesprochen, dass wir lernen können, diese Programmierung zu überschreiben, da die Kampf-oder-Flucht-Reaktion in unserer modernen Welt zu oft aktiviert ist. Die tiefere und kompliziertere Wahrheit aber ist, dass wir über eine weitere uralte Programmierung verfügen, die dafür sorgen soll, dass wir im parasympathischen Modus bleiben. Unsere frühen Ahnen waren nicht nur sehr gut darin, den Sympathikus zu aktivieren, sondern auch darin, diese Aktivierung ebenso leicht wieder abzustellen.

DAS ÜBERLEBEN DER PASSENDSTEN – ODER DER NETTESTEN?

Auf der Flucht vor einem Tiger gilt Ihr erster Gedanke nicht Ihrer sozialen Verbundenheit. Doch sobald die Gefahr vorüber ist, sollte dies möglichst schnell wieder der Fall sein. Ihr Leben könnte davon abhängen.

Im Zustand von Kampf oder Flucht sind Sie bereit, zuzuschlagen, zuzustoßen, davonzulaufen oder sich zu verstecken.

Sie sind nicht bereit, Kontakt aufzunehmen. Diese Fähigkeit wurde durch die physiologische und hormonelle Antwort des Körpers zu Ihrem eigenen Schutz deaktiviert. Doch sobald Sie die Kampf-oder-Flucht-Reaktion abstellen und mit dem Ausruhen und Verdauen beginnen können, erlaubt der Körper auch wieder Augenblicke der Verbundenheit, Empfindungen von Mitgefühl, die Bindung an andere und die Erfahrung von Liebe. Wie wir aus dem Abschnitt über den Vagusnerv wissen, kann dies langfristige körperliche Vorteile haben. Es gibt aber auch noch weitere Gründe für die Entstehung dieser biologischen Reaktion und Programmierung, denn sie ist ebenso stark wie der Instinkt, zu kämpfen oder zu fliehen, und für unser Überleben ebenso wichtig.

Betrachten wir all dies aus einer umfassenderen biologischen Perspektive. Das Umschalten in den parasympathischen Modus diente unseren Vorfahren in der Savanne als hoch entwickelte Verteidigungsstrategie. Wenn wir eine emotionale Verbindung zu jemandem herstellen können, der eine Bedrohung sein könnte, können wir die Situation vielleicht entschärfen, bevor sie eskaliert. Im Grunde kann man so Liebe und Verbundenheit teilweise als hoch entwickelten, proaktiven Verteidigungsmechanismus verstehen.

Bei aktiviertem Parasympathikus stellt der Vagusnerv eine Verbindung zwischen dem Gesicht und dem Herzen her. Bildlich gesprochen öffnet er unser Herz; auf der sachlichen Ebene bewirkt er die Ent- sowie die Anspannung bestimmter Gesichtsmuskeln, damit wir leichter lächeln, uns konzentrieren, Herzlichkeit sowie Interesse zum Ausdruck bringen und so eine Verbindung zu unserem Gesprächspartner aufbauen können. Wenn wir uns in einem chronischen Zustand von Kampf oder Flucht befinden, wirken unsere Gefühlsregungen flacher oder gezwungen – ohne dass wir uns dessen überhaupt bewusst sind. Unser Körper wird steif, die Herzlichkeit unseres Blicks, die Aufrichtigkeit unseres Lächelns und unsere allgemeine Kontaktfähigkeit halten sich in Grenzen, sodass uns diese Chancen auf Mikromomente der Liebe entgehen. Andere Menschen können spüren, und sei es nur unbewusst, ob unser Vagusnerv aktiviert ist. Sie spüren, ob wir ihnen aufrichtige positive Gefühle und Verbundenheit entgegenbringen oder nicht. Deshalb wird jemand bei aktivierter Kampf-oder-Flucht-Reaktion mehr Schwierigkeiten haben, mit anderen in Kontakt zu treten.

Die *Neurozeption* ist der Vorgang im Gehirn, mit dem wir bestimmen, ob ein Mensch oder eine Situation gefährlich oder harmlos ist. Sie ist zum Beispiel auch der Grund dafür, dass Säuglinge ein vertrautes Gesicht anlächeln und bei einem unbekannten Gesicht zu weinen beginnen. Stephen Porges ist Psychologe an der Indiana University Bloomington, der University of North Carolina at Chapel Hill und Experte für den Vagusnerv und seine Funktion. Er erforscht, was passiert, wenn Menschen die Fähigkeit verlieren, soziale Verbindungen einzugehen. Das Nervensystem traumatisierter Menschen ist beispielsweise in höchstem Maße darauf konzentriert, Gefahren zu erkennen, aber gänzlich unfähig zum sozialen Kontakt. Trauma, Angst und chronischer Stress können uns wie bei der Reaktion von Kampf, Flucht und Erstarren lähmen. Sie können uns der Fähigkeit zu positiven Mikroverbindungen mit den Menschen berauben, denen wir im Laufe des Tages begegnen, aber auch denjenigen, die wir seit Langem lieben. Wir beobachten vermehrt, dass dies langfristig Heilungsvorgänge stört und die »Krankheitsspanne«, wie Elizabeth Blackburn sagt, früher beginnt.

Unlängst zeigte die Auswertung von 28 wissenschaftlichen Studien mit über 180 000 erwachsenen Probandinnen und

Probanden sehr deutlich, wie tödlich mangelnde Sozialkontakte sein können. Nach Prüfung der Daten stellte das Auswertungsgremium fest, dass Einsamkeit, soziale Isolation oder beides das Herzinfarktrisiko um 29 Prozent, das Schlaganfallrisiko um 32 Prozent erhöhen[73] – ein gewaltiger Anstieg. Diejenigen, die von weniger sozialen Beziehungen berichteten, hatten auch gestörte Schlafmuster, ein verändertes Immunsystem, vermehrte Entzündungsprozesse und deutlich mehr Stresshormone im Blut. Ziehen Sie dabei auch die sozialen Gegebenheiten in Betracht: In den Vereinigten Staaten lebt ein Drittel der Menschen über 65 Jahre allein, genau wie über die Hälfte der 1,6 Millionen Einwohner Manhattans. In Großbritannien beobachteten Soziologen einen starken Anstieg der Menschen, die über einen Zeitraum von zehn Jahren allein lebten. Ihre Zahl erhöhte sich zwischen 2001 und 2011 um über 600 000 Menschen. Dies ist ein Anstieg von 10 Prozent.

Natürlich ist es wichtig zu unterscheiden, ob jemand allein lebt, sich einsam fühlt oder sozial isoliert ist. Aber in anderen Industrienationen sind die Zahlen ähnlich, was Soziologen und Wissenschaftler dazu veranlasst, diese Situation in vielen Studien und Berichten als »Epidemie der Einsamkeit« zu bezeichnen. Einsamkeit erweist sich beim Blick auf die Zahlen[74] als ein ebenso wichtiger gesundheitlicher Risikofaktor wie ungesunde Ernährung, Bewegungsmangel, Übergewicht oder gar das Rauchen.[75] Trotzdem sehen wir an Bushaltestellen kaum Poster, die davor warnen. Vielleicht haben Sie dies selbst schon bei geliebten Menschen beobachtet: Wenn der Ehepartner stirbt und sie plötzlich allein sind, kann sich ihr Gesundheitszustand dramatisch verschlechtern.

Fredrickson stellte fest, dass Momente der Mikroverbundenheit – die kleinen Energieschübe, die den Motor der Liebe antreiben – des persönlichen Kontakts bedürfen. Gute Gefühle wie Glück und Zufriedenheit können den Fluss der Stresshormone zweifellos bremsen und den parasympathischen Modus aktivieren. Wie wir jedoch wissen, sind persönliche Begegnungen der beste Kraftstoff für den Vagusnerv: Kraftstoff mit einer höheren Oktanzahl, damit der Parasympathikus ordentlich brummt. Wenn Sie also Ihre Mutter anrufen und mit ihr telefonieren, ist das gut. Aber obwohl sie Ihnen emotional nähersteht, bringt es ihr gesundheitlich am meisten, wenn sie mit dem Postboten plaudert, der ein Päckchen bringt, oder sich mit der Nachbarin zum Kaffee trifft.

Wenn sich ein Mensch die meiste Zeit über einsam fühlt oder keine Sozialkontakte hat und die Aktivität des Vagusnervs allmählich abnimmt, können Entzündungsprozesse aufflammen, wird das Immunsystem unterdrückt und tun sich bislang verschlossene Erkrankungswege auf. Nach und nach verstehen wir die wissenschaftlichen Hintergründe, weshalb uns das Fehlen herzlicher Sozialkontakte aus der für unser Wohlbefinden nötigen Aufwärtsspirale schubst. Wenn wir uns länger einsam fühlen oder in die soziale Isolation geraten, kann uns dies in eine Abwärtsspirale stoßen, sodass die Gefühle der Einsamkeit im Laufe der Zeit immer stärker werden und sich ebenso exponentiell verstärken wie Fredricksons Aufwärtsspirale. Der Sozialpsychologe John Cacioppo erforschte an der University of Chicago die gesundheitlichen Folgen der Einsamkeit. Dabei stellte er fest, dass bei einsamen oder isolierten Menschen nicht nur das Risiko für Herzkrankheiten und Schlaganfall, sondern auch für Krebserkrankungen höher war. Das liegt – wenig überraschend – am Immunsystem.

Cacioppo und sein Forschungspartner Steve Cole von der University of California in Los Angeles entdeckten, dass die Immunzellen einsamer Menschen bis hin zur Genexpression verändert waren. Sie verhielten sich erkennbar anders als die

Zellen von Menschen, denen sich mehr Gelegenheit zu echter sozialer Verbundenheit bot. Bei einsamen Menschen, die die Welt eher als bedrohlich empfanden (erinnern Sie sich an die Unterschiede zwischen »Bedrohungsstress« und »Herausforderungsstress«), förderten die Immunzellen vermehrt Entzündungen. Das heißt, sie kreisten unaufhörlich in größerer Zahl durch den Körper auf der Suche nach Gegnern, die sie bekämpfen konnten – wie eine Armeeeinheit, die pausenlos auf Patrouille war. Aus diesem Grund entwickelten sie oft eine Fixierung auf körpereigene Gewebe, wie dies bei vielen der erwähnten Autoimmunerkrankungen der Fall ist.

Die Kampfkraft des Immunsystems ist immer gleich groß. Werden zu viele Bataillone zur Bekämpfung von Dauerentzündungen abgestellt, fehlen sie im Kampf gegen andere Probleme wie Viren, Infektionen oder gar mutierende Zellen. In Kapitel 2 haben wir gehört, wie wichtig es ist, das Immunsystem gesund und in Topform zu erhalten, damit es entartende Zellen zielsicher aufspüren, markieren und beseitigen kann, bevor sie sich zu einer Krebserkrankung auswachsen. Offenbar besteht eine der besten Möglichkeiten dazu darin, sich jeden Tag aufs Neue aufrichtig in Ehepartner, Kinder, Freunde, Nachbarn und Kollegen zu verlieben. Falls Sie keinen dieser Menschen in Ihrem Leben haben, sollten Sie sich anderweitig auf erfreuliche und lebensbejahende Weise sozial engagieren, ob im Literaturkreis oder in einem Sportverein. Es könnte Ihnen ebenso sicher das Leben retten, wie ein heilendes Medikament aus der Apotheke zu holen.

In einem Interview mit der Zeitung *The Guardian* erzählte Cacioppo von seinen Forschungen:[76] Einsamkeit ist ansteckend (sie kann in der Begegnung mit einem einsamen Menschen auf Sie übergreifen, wenn Blickkontakt und Austausch einschlafen), sie ist erblich (Veränderungen in der Genexpression können an die Nachkommen weitergegeben werden) und betrifft jeden vierten Menschen – in der Tat eine Epidemie. Sie erhöht das Risiko, eines frühen Todes zu sterben, um 20 Prozent. Cacioppo formuliert es so: Wollten wir einen Zoo für menschliche Exemplare bauen, würden wir die Anweisung hinzufügen: »Keine Einzelhaltung.«

Sozialkontakte sind essenzielle Nährstoffe. Um gesund zu werden, müssen Mikroverbindungen unseren Vagusnerv aufleuchten lassen – genauso, wie wir unseren Körper mit nährstoffreicher Nahrung versorgen müssen, um gesund zu werden. Liebe und Verbundenheit gehören zweifellos zu den stärksten Heilmitteln. Neben pharmazeutischen Medikamenten sollten wir den Menschen auch erholsame Momente – Mikromomente der Positivität – mit Freunden, der Familie und neuen Bekannten verordnen. Wir sollten fragen: Wie steht es um Ihre emotionale Nahrung?

Bei näherer Betrachtung ist die soziale Verbundenheit eine weiterentwickelte Bewältigungsstrategie als Kampf oder Flucht. Schließlich war die Kampf-oder-Flucht-Reaktion zuerst da: Die tief im Gehirn verborgene Amygdala bildete sich als eines der ersten Hirnareale, nachdem wir aus der sprichwörtlichen Ursuppe gekrochen waren, und wird deshalb oft als »Reptiliengehirn« bezeichnet. Sie existiert seit Tausenden von Jahren. Die parasympathische Reaktion hat ihren Ursprung in den höher entwickelten Teilen des Gehirns. Im Verlauf der Evolution griffen unsere Vorfahren nur dann auf primitivere Methoden zurück, wenn die weiterentwickelten und komplexeren Überlebensstrategien wie das Knüpfen von Kontakten, Freundschaften und Bündnissen versagten. Das ist bis heute so geblieben: Wenn wir unsere Kontaktfähigkeit verlieren, springt das Reptiliengehirn an. Wir entwickeln uns zurück und bedienen uns primitiverer Bewältigungsmethoden.

Die Kampf-oder-Flucht-Reaktion fällt sehr heftig aus, und deshalb kann uns dieser Instinkt wie ein unüberwindbarer Fluch erscheinen. Wir können ihn nicht überwinden, weil er in unseren Genen verankert ist. Aber auch Liebe und Verbundenheit – Glut und Funke des Parasympathikus – sind genetisch festgeschrieben. Wir sind biologisch für Liebe und positive Verbundenheit gemacht; sie stehen an der Spitze unserer Entwicklung, und offenbar ist unsere Spezies gerade darum bemüht, sich von der gängigen Standardstrategie einer chronischen Kampf-oder-Flucht-Reaktion zu lösen.

Denken Sie an einen menschlichen Säugling. Als ich mein erstes Kind in den Armen hielt und auf sein süßes, schlafendes Gesicht und seinen winzigen, in eine dieser blau-rosa gestreiften Decken gewickelten Körper herabsah, war ich einen Moment lang überwältigt, wie hilflos und abhängig er von mir war. Ich war auf einer Farm aufgewachsen und hatte gesehen, wie sich neugeborene Kälber nur wenige Minuten nach der Geburt aufrappelten und auf wackeligen Beinen neben ihren Müttern herliefen. Aber als wir uns vor langer Zeit aus den Primaten entwickelt und angefangen hatten, aufrecht zu gehen, waren unsere Hüften schmaler und unser Gehirn komplexer geworden. Wollte eine menschliche Mutter ein Kind zur Welt bringen, das ebenso weit entwickelt ist wie die Nachkommen anderer Säugetiere, müsste sie es bis zu einem Alter von zwei Jahren austragen. Dies wäre für den weiblichen Körper zu anstrengend. Damit wir uns zu den aufrechten, hochintelligenten Lebewesen entwickeln konnten, die wir heute sind, mussten wir unsere Kinder zur Welt bringen, bevor sie wirklich bereit dafür waren.

Deshalb sorgte die stets erfinderische Evolution dafür, dass der Nutzen für ein anderes Wesen (ein Baby) an einen Nutzen für uns selbst gekoppelt ist. Die Liebe zu unserem Nachwuchs, den hilflosen kleinen Geschöpfen in unseren Armen, wurde schnell zur wichtigsten Überlebensstrategie. Mitgefühl, Verbundenheit sowie Fürsorge für den Nachwuchs stimulieren den Vagusnerv und fördern sowohl unsere als auch seine Gesundheit. Es ist eine symbiotische Beziehung, ein Gewinn für beide Seiten. Frischgebackene Eltern mögen das nicht so empfinden, aber selbst in den schlaflosesten Nächten schwimmt eine stillende Mutter in Oxytocin und brummt ihr Vagusnerv.

Dacher Keltner ist Psychologieprofessor an der University of California in Berkeley und widmet sich beruflich dem Studium und dem Verständnis der Zusammenhänge zwischen Mitgefühl, Überleben und Gesundheit des Menschen. Unsere Fähigkeit zum Mitgefühl, so sagt er, habe das Überleben und die Entwicklung unserer Spezies unterstützt. Sie könne die »Medizin« sein, die wir heute brauchen, um radikale Fortschritte bei Gesundheit und Heilung zu machen. Wir hätten uns zu einer derart fürsorglichen Spezies entwickelt, dass fürsorgliches Handeln unsere körperliche Gesundheit fördere und unser Leben verlängere, schreibt er. Wir würden geboren, um gut zueinander zu sein.

Charles Darwin ist berühmt für die Theorie der natürlichen Selektion und des »Überlebens der Passendsten«. Ich hatte sie immer für die reine Wahrheit gehalten. Ich hatte sehr oft davon gehört, sogar im Medizinstudium. Dann wurde ich darauf hingewiesen, dass in Darwins einflussreichem Werk *Die Entstehung der Arten* die Formulierung vom »Überleben der Passendsten« seine komplexeren Vorstellungen davon vereinfachte, wer überlebte, um sich weiterzuentwickeln, und weshalb. Heute erklären uns Gelehrte, die Darwins bahnbrechendes Werk mit frischem Blick betrachten, dass damit eher etwas wie »das Überleben der Liebenswürdigsten« gemeint war.

Die Entstehung der Arten ist Darwins berühmtestes Werk.

Darin erklärt er die Grundlagen der Entwicklungsbiologie anhand von Tierpopulationen. Sein weniger bekanntes Nachfolgewerk *Die Abstammung des Menschen* widmet sich auf über 800 Seiten ausschließlich der Entwicklung des Homo sapiens. Er untersucht, welchen Vorteil unsere Spezies dadurch erlangte, dass wir füreinander sorgten und freundschaftliche Beziehungen aufbauten, statt zu kämpfen. In der *Abstammung des Menschen* kommt »das Überleben der Passendsten« nur zweimal vor. Die Liebe hingegen wird 95-mal erwähnt.

Neue Forschungen zeigen, dass Liebe, Mitgefühl und Verbundenheit weit mehr sind als die Überlebensstrategie, für die Darwin sie hielt. Das gleiche Verhalten, das uns als Spezies oder Gesellschaft voranbringt – Fürsorge, Hilfe, Mitgefühl und so weiter –, bewirkt auch eine Veränderung im Körper. Es ermöglicht uns den Einstieg in die Aufwärtsspirale zu Gesundheit und Vitalität.

Wir wissen: Die Stimulation des Vagusnervs dämpft Entzündungsprozesse und regt das Immunsystem an. Menschen mit höherem Vagustonus erholen sich schneller von Verletzungen oder Krankheiten, und wie Fredricksons Arbeit offenbart, ist der Vagustonus ein sehr genauer Gradmesser für die allgemeine Gesundheit. Wenn dies zutrifft, woher wissen wir dann, ob wir einen guten Vagustonus haben? Wir können nicht einfach in den Spiegel schauen und den Vagusnerv anspannen, so wie wir einen Ärmel hochrollen, um unseren Bizeps anzusehen.

Es gibt eine schnelle und einfache Möglichkeit, den Vagustonus und damit auch unsere Kapazitäten für Gesundheit und Heilung zu prüfen. Wie bei der Liebe spielt das Herz dabei eine Rolle.

HERZENSWEISHEIT

Es gibt ein Fenster in die Vagusfunktion, und zwar den biologischen Messwert der sogenannten Herzfrequenzvariabilität. Diese unterscheidet sich vom Blutdruck oder einfach der Herzfrequenz, die lediglich die Anzahl der Schläge pro Minute zählt. Die Herzfrequenzvariabilität bezieht sich auf den wechselnden zeitlichen Abstand zwischen den Herzschlägen und zeigt einen Schnappschuss der Fähigkeit des Herzens, flexibel auf Situationen oder Reize zu reagieren. Unser Herz soll nicht immer gleich schnell schlagen. Es muss in der Lage sein, den Herzschlag an Aktivitätsniveau, Gefühle und Umwelt anzupassen. Eine große Herzfrequenzvariabilität ist gut. Es bedeutet, dass der Körper den Herzschlag an die Umstände anpassen kann. Dies spricht für gewöhnlich dafür, dass wir gut mit Stress umgehen und uns auch wieder gut davon erholen können. Eine geringe Herzfrequenzvariabilität ist besorgniserregend. Es bedeutet, dass das System möglicherweise aufgrund einer chronischen Überdosis Stresshormone, einer entzündungsbedingten Verhärtung der Koronararterien oder aus anderen Gründen inflexibel geworden ist und nicht mehr angemessen reagiert. Es besteht nicht nur ein Zusammenhang zwischen einer geringen Herzfrequenzvariabilität und Angst und Depressionen, sondern auch einem höheren Risiko für Herz-Kreislauf-Erkrankungen und einem frühen Tod.

Vor allem aber ist die Herzfrequenzvariabilität ein hervorragender Indikator für den Vagustonus. Je größer unsere Herzfrequenzvariabilität, desto aktiver ist unser Vagusnerv und damit auch unser Parasympathikus. Zusammenfassend lässt sich sagen, dass die Herzfrequenzvariabilität ein wichtiger und viel zu selten genutzter Gradmesser für die Gesundheit im Allgemeinen und die Gesundheit des Vagusnervs im Besonderen ist.

Kann uns die Herzfrequenzvariabilität im Alltag zu einem besseren Körperverständnis verhelfen? Bis vor Kurzem war es nicht leicht, die eigene Herzfrequenzvariabilität in Erfahrung zu bringen. Man musste zum Arzt gehen, sich an ein EKG-Gerät anschließen lassen und die Anzeige der Software studieren, die das Elektrokardiogramm analysiert. Seit geraumer Zeit kommen nun jedoch immer mehr und immer erschwinglichere Geräte in Kombination mit kostenlosen Apps auf den Markt, die eine Momentaufnahme von unserer Herzfrequenzvariabilität machen können. Diese Technik befindet sich noch in der Entwicklung, und manche Geräte dürften besser, andere schlechter sein. Aber angesichts des Entwicklungstempos sollte es zunehmend einfacher werden, Aufschluss über die eigene Herzfrequenzvariabilität zu bekommen und sie als Instrument auf dem Weg zu Gesundheit und Heilung zu nutzen. Falls Geräte zur Messung der Herzfrequenz nichts für Sie sind, können Sie sich einfach bewusst machen, dass die erwähnten Strategien, um Kontakt zum eigenen Körper herzustellen, Entzündungsprozesse abzubauen und den Parasympathikus zu aktivieren, auch positiv auf die Herzfrequenzvariabilität wirken. Wenn Sie die Entspannungsreaktion üben oder meditieren und sich mit den Reaktionen Ihres Körpers auf Stress und Verbundenheit vertraut machen, um flexibler in den Heilmodus wechseln zu können, wird all dies dazu beitragen, die Herzfrequenzvariabilität und damit auch den Vagustonus zu verbessern.

Das Herz ist ein Überbringer wichtiger Nachrichten und wurde nicht umsonst zu einer derart starken Metapher in unserer Kultur. Stress und Emotionen rufen unter Umständen physiologische Veränderungen im Körper hervor, die den Anschein erwecken können, als sei das Herz der Ursprung dieser Gefühle. Kein Wunder, dass es für die Dichter seit Langem Symbol der Liebe und des Verlusts ist. Doch für die Medizin ist es in der Regel »nur« eine Pumpe, die uns am Leben erhalten soll, indem sie Blut und Sauerstoff durch den Körper transportiert. Was aber wäre, wenn zur ganzen Wahrheit beide Pole gehörten – der nüchterne Muskel und das metaphorische Symbol?

Das »gebrochene Herz« ist ein sprachliches Bild. Wir glauben nicht, dass es tatsächlich brechen kann wie eine fallen gelassene Vase. Es gibt jedoch eine seltene und tödliche Komplikation des Herzens namens Tako-Tsubo-Kardiomyopathie oder umgangssprachlicher Stress-Kardiomyopathie. Die Ärzte nennen sie »Gebrochenes-Herz-Syndrom«, da hier letztlich ein akuter emotionaler Schmerz potenziell tödliche Komplikationen des Herzens verursacht. Bis vor Kurzem wurde viel darüber diskutiert, ob das Gebrochene-Herz-Syndrom tatsächlich existiert, und Ärzte und Chirurgen entschieden sich für die eine oder die andere Seite. Im Jahr 2016 wurde dann eine Frau mit einem eindeutigen, nicht zu leugnenden Fall dieses Syndroms in ein Krankenhaus in Houston geflogen.

Joanie Simpson wurde wegen heftiger Brustschmerzen mit dem Hubschrauber ins Memorial Hermann – Texas Medical Center gebracht. Sie zeigte die klassischen Anzeichen eines Herzinfarkts. Die Ärzte fädelten sofort einen Katheter in ihr Herz und rechneten damit, blockierte Arterien zu finden, die mit Stents offen gehalten werden mussten. Stattdessen entdeckten sie verblüfft, dass ihre Arterien »blitzsauber« waren.[77]

Zehn Jahre zuvor hatte das *New England Journal of Medicine* (NEJM), eine medizinische Fachzeitschrift mit Vorreiterfunktion, eine Studie veröffentlicht. Die Studie bestätigte, dass eine Flut von Stresshormonen das Herz in manchen Fällen gewissermaßen lähmen und damit im Grunde einen Herzinfarkt auslösen konnte. Die Ärzte schwenkten um und fragten Simpson, ob sie in letzter Zeit ungewöhnlich viel Stress gehabt habe – was sie bestätigte. Sie zählte die jüngsten familiären und finanziellen Stressfaktoren auf, um schließlich zum verheerendsten von allen zu kommen: Am Tag zuvor hatte sie mit ansehen müssen, wie ihr Hund eines schmerzhaften Todes gestorben war. Er war wie ein Kind für sie gewesen, und sie hatte es sehr schwergenommen. So schwer, dass es die Funktion ihres Herzmuskels störte und ihr Herz schädigen oder sie gar hätte umbringen können.

Simpsons Fall wurde im NEJM veröffentlicht[78] und beendete die Debatte, ob es das Gebrochene-Herz-Syndrom tatsächlich gab. In einem Interview mit der *Washington Post*, die diesem bemerkenswerten Fall nachging, wurde Joanies Bemerkung zitiert, dass sie sich »Dinge stärker zu Herzen nehme« als andere Menschen. Wir halten Formulierungen wie diese für bloße Metaphern, für den spielerischen Umgang mit Sprache, doch manchmal sind sie sehr viel mehr als das. Joanie Simpson verwendete die floskelhafte Wendung, um Einblick in ihre emotionale und körperliche Wahrheit zu geben: Sie nimmt sich Dinge buchstäblich »zu Herzen«.

Beachten Sie den Unterschied zwischen Joanie und Eileen, der Frau, die mit Vorkammerflimmern in der Notaufnahme erschienen war, nachdem ihr Mann sie verlassen hatte. In Joanie Simpsons Fall wurde der Zusammenhang zwischen dem emotionalen Aufruhr und der Biologie des Körpers nicht ignoriert und abgetan, sondern schnell aufgegriffen und untersucht. Der Vagusnerv verläuft mitten durchs Herz. Die Nervenendigungen von Herz und Vagusnerv sind eng miteinander verwoben und stehen in ständigem Austausch. Das Herz verfügt über mehr als 40000 Nervenzellen, also über mehr als jeder andere Körperbereich nach dem Hirn und dem Darm. Es ist somit ein weiteres kleines Gehirn, das Herzgehirn, und ein eigener Sitz von Emotion, Empfindung und Wissen. Es gewährt einzigartige Einblicke in die Verbindung zwischen Körper und Geist und ihre heilungsfördernde oder -hemmende Wirkung.

Die Arbeit mit vielen Tausend Patienten hat mich eines gelehrt: Das Herz ist mehr als eine Pumpe. Es ist mehr als ein Organ, das Blut im Körper verteilt; es ist auch die Verkörperung unserer größten Sehnsüchte und Freuden und unseres tiefsten Kummers. Zuweilen spiegelt es wie eine Metapher, dass etwas tief in unserem Inneren passiert, dass uns etwas fehlt, was wir uns nicht so leicht eingestehen oder nicht in Worte fassen können. Doch wenn wir zuhören, finden wir vielleicht unseren Weg zu dem authentischen und erfüllten Leben, das wir uns wirklich wünschen und verdienen, und vielleicht auch den Weg zur Heilung.

LEBEN IM HEILMODUS

Vielen Menschen ist der Zugang zum Heilmodus schon lange versperrt. Der Vagusnerv wird nicht regelmäßig stimuliert, und möglicherweise bedarf seine »Elektrik« einiger Reparaturen. Vielleicht haben Stress, Angst oder Traumata unseren Gesundheitszustand verschlechtert wie bei Jan, bevor sie nach Brasilien fuhr. Vielleicht hat ein dauerhaft erhöhter Cortisolspiegel zu viel von unserer Telomerase fortgeschwemmt, und die Telomere in unseren Zellen, den wichtigen Bausteinen des Lebens, sind unsichtbar verkürzt. Vielleicht hat es auch den Anschein, als sei Krankheit einfach unser Schicksal, als sei eine Art Computervirus in unsere DNS einprogrammiert und warte nur darauf, das Schadprogramm zu starten.

Wenn Sie an einer schweren Krankheit leiden, kann die Situation irgendwann hoffnungslos erscheinen, so als stünde Ihre gesundheitliche Zukunft längst fest. Aber es ist niemals zu spät, einen anderen Gang einzulegen. Die habitable Zone, in der genau die richtigen Bedingungen für Gesundheit und Heilung herrschen, steht allen Menschen offen. Forscher wissen, dass eine Kindheit mit vielen belastenden Erfahrungen oder ein Leben in ständigem Stress die Telomere und die Gesundheitsspanne verkürzt. Sie wissen aber auch, dass sich diese Folgen stark reduzieren und sogar umkehren lassen.

Wenn wir noch einmal auf Jans Fall zurückkommen, können wir die perfekte Kombination überlappender Bedingungen erkennen, die ihr zusammen die Heilung ermöglichten. Sie krempelte ihr Leben um, beendete eine toxische Ehe und begann eine liebevolle Beziehung, in der sie Unterstützung fand. Sie befreite sich von dem überwältigenden Gefühl der Verantwortung für das Leben ihrer Kinder. Sie begann, ein authentischeres Leben zu führen, in dem sie ihren Wert kannte.

Wir wissen inzwischen, dass Mitgefühl für andere, Mitgefühl für die eigene Person und positive Gefühle im Allgemeinen den Vagusnerv aktivieren. Wir wissen, dass nicht nur die Entspannungsreaktion, sondern auch die Liebe diesen Schaltkreis so richtig zum Leuchten bringt: Mikromomente positiver Verbundenheit mit Menschen, die uns nahestehen, oder auch mit solchen, die wir kaum kennen. Die Kampf-oder-Flucht-Reaktion mit ihrer prompten Ausschüttung chemischer Stresssubstanzen ist sehr stark. Doch wenn es uns gelingt, unser Leben so einzurichten, dass wir die höhere Ebene der Liebe und aller anderen guten Gefühle häufiger erreichen, können wir uns ebenso wirkungsvoll gegen eine chronisch aktivierte Kampf-oder-Flucht-Reaktion »immunisieren«, wie wir uns gegen Tuberkulose oder Grippe impfen lassen können.

Die genaue Auflistung der Bedingungen, die eine Aktivierung des Parasympathikus ermöglichen, mag uns in der heutigen Zeit ebenso selten vorkommen wie eine Sonnenfinsternis. Doch anders als bei der Sonnenfinsternis, die sich aus der Bewegung der Himmelskörper durch den Weltraum ergibt und sich unserer Kontrolle entzieht, können wir durchaus die Bedingungen für radikale Heilung schaffen. Wir können die Ernährung, die Einstellung zum Stress, den Umgang mit anderen Menschen und damit auch die Biologie unseres Körpers bis hin zu den Telomeren in unseren Zellen verändern.

Als Herbert Benson vor über dreißig Jahren mit seinen Studien begann, fand man die Vorstellung lächerlich, dass unsere Gefühle oder unsere geistige Verfassung den Blutdruck oder die Rhythmen des Herzens beeinflussen könnten. Man fand sie sogar so lächerlich, dass sich Wissenschaftler scheuten, dieses große Potenzial zu erforschen. Auch heute verhindern diese Vorurteile, dass wir den nächsten Schritt auf der Suche nach Heilungsstrategien gehen. Es gibt zwar gewisse Fortschritte: eine widerwillige Akzeptanz, dass der Geist den Körper beeinflussen kann und umgekehrt. Aber obwohl dieses Verständnis allmählich in die Populärkultur durchsickert, findet es nach wie vor keinen rechten Eingang in die Schulmedizin. In der Populärkultur fasst es stärker Fuß als in der täglichen medizinischen Praxis.

Im Grunde arbeiten Medizin und Psychiatrie nach wie vor mit dem Verständnis von Körper und Geist, das im 17. Jahrhundert von dem Philosophen und Mathematiker René Descartes entwickelt wurde: dass Körper und Geist getrennt voneinander sind und auf völlig verschiedenen Ebenen existieren. Descartes hatte die Vorstellung von zwei unterschiedlichen »Welten«. In der einen befand sich der Körper oder die Materie, in der anderen der Geist oder das Bewusstsein.

Es herrschte die Überzeugung, dass Ereignisse der physischen Welt keinen Einfluss auf die geistige Welt hatten und umgekehrt.

Woher kam diese Vorstellung? Nun, in mancher Hinsicht war Descartes' Konzept des Dualismus von Körper und Geist eine Reaktion gegen die herrschenden Ansichten seiner eigenen Zeit, die damals den nötigen medizinischen Fortschritt bremsten. Im 17. Jahrhundert waren Religion und Medizin eng miteinander verflochten. Der Mensch galt als spirituelles Wesen – Körper und Seele waren eine Einheit. Man machte kaum einen Unterschied zwischen Geist, Körper, Seele oder Bewusstsein. Dies ging so weit, dass der Körper eines Verstorbenen unversehrt bleiben musste, damit auch seine Seele bewahrt blieb. Klinische Obduktionen waren nicht erlaubt. Wenn der Leichnam seziert wurde, wurde die Seele in ähnlicher Weise zerstückelt und konnte nicht in den Himmel aufsteigen. Krankheiten und Leiden wurden oft auf Fehlverhalten des Einzelnen oder der ganzen Gemeinschaft zurückgeführt oder als Strafe Gottes gesehen.[79] Wenn eine Frau an rätselhaften Symptomen erkrankte – wenn eine Geschwulst in ihrem Bauch heranwuchs, sie schnell an Gewicht verlor, ihre Haut fahl war, sie sich übergeben musste und nichts essen konnte –, wurde sie möglicherweise einer Sünde verdächtigt. Ihr Körper wurde zusammen mit ihrer Seele bestraft. Wenn eine Krankheit durch die Stadt fegte und Kinder und Säuglinge an Durchfall und Austrocknung starben, nahm die Gemeinschaft die Schuld auf sich. Sie waren nicht fromm genug gewesen, hatten nicht hart genug gearbeitet, hatten »Ungläubige« in ihrer Mitte.

In diesen Fällen bestand die »Behandlung« aus Gebet, Beichte, seelischer Läuterung. Der Körper der Frau wurde niemals seziert und das Krebsgeschwür, das der wahre Grund für ihren Tod war, niemals gefunden. Man würde das Augenmerk niemals auf die Brunnen der Stadt richten, die mit einem gefährlichen Bakterienstamm verseucht waren. Die Ursachen von Gesundheit und Krankheit waren in Angst, Aberglauben und die feste Überzeugung gehüllt, dass körperliche Leiden die Strafe eines allwissenden Gottes waren.

Als Descartes Körper und Geist voneinander trennte, verwies er die »Seele« in den Bereich des Geistes und gab damit den Körper frei, sodass man ihn untersuchen, sezieren und Experimente damit anstellen konnte. Es mag den Anschein haben, als sei dies eine rein philosophische Veränderung. Sie hatte jedoch insofern eine umwälzende Wirkung, als sie den menschlichen Körper für die Wissenschaft verfügbar machte. Mit einem Mal konnte man die menschliche Anatomie erforschen. Endlich konnten Ärzte und Wissenschaftler ungehindert die biologischen Mechanismen des Körpers und damit auch die Krankheitsmechanismen untersuchen.

Im Grunde folgten die großen medizinischen Fortschritte der vergangenen dreihundert Jahre aus der Trennung von Körper und Geist wie eine Reihe von umstürzenden Dominosteinen. Jetzt ist der letzte Stein gefallen und eine Pause eingetreten. Ich glaube, dass alle Fortschritte, die innerhalb der Grenzen der Dualität von Körper und Geist möglich sind, ausgeschöpft wurden. Wir müssen uns zurückbesinnen, um das wiederzufinden, was an der früheren Vorstellung von der Einheit von Körper und Seele richtig war.

Vielleicht ähnelt der Fortschritt eher einer Aufwärtsspirale als einer Geraden: Wir kommen immer wieder auf bereits bekannte Vorstellungen zurück, verfügen dann aber über neues Wissen und neue Technik. Auf diese Weise befinden wir uns, wenn wir einen bekannten Punkt erreichen, auf einer neuen Ebene voller bislang unbekannter Möglichkeiten. Was uns zu der Frage bringt: Was fangen wir mit dem keimenden Verständnis an, dass Körper und Geist tatsächlich stark vernetzt sind und eine Heilung der Seele vielfach auch den Körper heilen kann?

In Brasilien hatte ich Zugriff auf einen Pool vielversprechender Fälle gehabt, aus dem ich hatte schöpfen und die ich hatte prüfen können. Das brachte mich an diesen Punkt meiner Recherchen. Obwohl nicht alle Fälle einer genauen Untersuchung standhielten, war Brasilien zweifellos ein Brennpunkt spontaner Remissionen und für meine Forschungen erhellend gewesen. Wenn ich diese Fälle in ihrer Gesamtheit betrachtete, musste ich mich fragen: Waren Spontanheilungen wirklich so »spontan«? Manchmal schien die Remission tatsächlich sehr plötzlich einzutreten: wenn zum Beispiel ein Tumor von einem Tag auf den nächsten verschwand. Doch immer mehr sprach dafür, dass sich die Genesung oft über Wochen, Monate oder gar Jahre anbahnte. Möglicherweise ist der Rückgang einer Krankheit, den die Ärzte, die nur einen kleinen Ausschnitt aus dem Leben eines Patienten sehen, oder gar der Betroffene selbst als spontan empfinden, in Wirklichkeit das Ergebnis einer Entwicklung, die schon seit geraumer Zeit im Gang ist. Wie bei Samen, die vor langer Zeit gesät wurden und nun »plötzlich« aus der Erde hervorbrechen und erblühen.

Ich hatte das Gefühl, dass ich kurz davorstand, einen Überblick über die Spontanheilung zu bekommen. Aber die Situation erinnerte mich an die Bergbesteigungen bei den Touren in der Wildnis, die ich während des Studiums geleitet hatte: Man weiß, dass der Gipfel nah ist, obwohl er sich in den Wolken verbirgt. Doch dann erreicht man den Hügelkamm und sieht, dass er viel weiter entfernt ist. Ich brauchte »ein weiteres Brasilien«.

TEIL 2

DER WUNDERBARE GEIST

7

GLAUBENSHEILUNG UND HEILENDER GLAUBE

Es ist besser zu glauben, als nicht zu glauben; damit rückt man alles in den Bereich des Möglichen.

Albert Einstein

CLEVELAND, OHIO, 2012

Bei meiner Ankunft in Ohio herrschte tiefster Winter. Es war Anfang März, und eigentlich sollte um diese Zeit schon der Frühling in der Luft liegen, aber Eis und Schnee hatten die Welt fest im Griff. Ein Sturm hatte Neuschnee gebracht, und dort, wo der Schneepflug durchgefahren war, konnte man die Schichten aus altem und neuem Schnee sehen. Autos sausten durch den Schneematsch, während ich die Schultern zum Schutz vor der Kälte nach oben zog und im Geiste meine Interviewfragen durchging. In Gedanken kehrte ich an den Ort zurück, an dem vor knapp zehn Jahren alles begonnen hatte. Ich erinnerte mich daran, wie ich vom Flugzeug in die feuchte Hitze Brasiliens hinausgetreten war. Ich hatte keine Ahnung, worauf ich mich einließ. Meine Gedanken und Pläne waren ebenso unklar und verschwommen wie die feuchtheiße Luft. Doch dieses Mal, all die Jahre später, hatte ich einen glasklaren Plan. Dieses Mal war ich nicht hier, um irgendetwas zu widerlegen oder zu beweisen. Das alles hatte ich längst hinter mir. Ich war hier, um tiefer in das Rätsel des Glaubens und der Überschneidungen zwischen Glauben und Heilung einzudringen.

Salzkristalle und Eis knirschten unter meinen Füßen, als ich die Treppe zu dem unscheinbaren Praxisgebäude von Dr. Issam Nemeh hinaufstieg, einem ausgebildeten Arzt, der auch als »Gesundbeter« bezeichnet wird. Die verschneiten Betonstraßen Clevelands hatten so gut wie keine Ähnlichkeit mit den warmen Schotterpisten im ländlichen Brasilien. Dr. Nemehs Praxis sah aus wie alle anderen amerikanischen Arztpraxen: beige Teppichböden, Topfpflanzen, ein großes Fenster mit Blick auf den Parkplatz. Auf dem Papier hätten die Unterschiede zu den warmen Plazas voll mit Ziegen und Hühnern größer nicht sein können, aber offenbar zogen beide Orte Fälle von spontaner Heilung magnetisch an. Worin also lagen die Gemeinsamkeiten? Das war die brennende Frage.

Ich hatte Dr. Nemeh im Jahr 2011 kennengelernt, als wir beide in der Fernsehsendung »The Dr. Oz Show« aufgetreten waren. Ich hatte mit meiner Zusage gezögert. In vielen Radio- und Fernsehdiskussionen über »Wunderheilungen« blieb das Gespräch an der Oberfläche. Es ging nicht über die Frage »Gibt es das wirklich?« hinaus und verriet nicht, was es bedeutet und was wir daraus lernen können, also den Teil, der tatsächlich hilfreich sein könnte. Gleichzeitig wusste ich, dass wir die Geschichten von Spontanremissionen ans Licht bringen mussten und diese Fälle möglicherweise ein dringend benötigtes Gegenmittel gegen die Epidemie der Hoffnungslosigkeit sein konnten, die ich in der Medizin beobachtete.

Aber konnte Hoffnung den Krankheitsverlauf wirklich verändern? Oder war sie, wie viele Mediziner glaubten, nur eine Illusion, eine Fata Morgana, derentwegen die Menschen endlos durch die Wüste liefen, ohne Erleichterung zu finden? Weil Ärzte keine »falschen Hoffnungen« schüren wollen, scheuen sie sich davor, ihre Patienten über das volle Spektrum der Möglichkeiten zu informieren. Wir bewegen uns entschieden im sicheren Bereich des Mittels, der wahrscheinlichsten Entwicklungen. Wir sind konservativ und vorsichtig. Aber warum haben wir so große Angst davor, sogenannte falsche Hoffnungen zu wecken, dass wir gar keine Hoffnung machen? Welche Folgen hat dies für die Gesundheit? Als jemand von der »Dr. Oz Show« anrief und fragte, ob ich bei den Recherchen zu einem sogenannten Gesundbeter aus Ohio als medizinischer Sachverständiger helfen würde, war ich deshalb neugierig.

Ich wusste nicht, was mich bei Issam Nemeh, einem Heiler mit einer treuen Fangemeinde, erwarten würde. Ich wusste nur, was in der kurzen Einweisung stand, die ich von den Produzenten der Sendung bekommen hatte: dass Nemeh ein zugelassener Arzt mit einem Hintergrund in Anästhesie und Chirurgie war. Das passte nicht so recht zu meiner Vorstellung von einem Gesundbeter.

Ebenso wenig wie Nemeh selbst, als ich ihm hinter der Bühne zum ersten Mal die Hand schüttelte. Er trug ein Hemd, einen braun karierten Pullover und wirkte wie ein typischer Hausarzt. Aber ich merkte schnell, dass Dr. Nemeh voller Widersprüche steckt. Er ist in Syrien geboren und lebt nun als Katholik mit seiner großen Familie am Stadtrand von Cleveland im Mittleren Westen. Er ist ein rüstiger Herr Anfang sechzig, der Zigaretten raucht und isst, was er will. Er macht kaum Pausen und arbeitet an fast allen Tagen der Woche oft bis in die frühen Morgenstunden. Es gibt eine lange Liste mit Menschen, die verzweifelt auf einen Termin bei ihm warten, entweder für die Hightech-Elektroakupunktur in seiner Praxis oder für Heilungen der anderen Art, die er gelegentlich an

Wochenenden im ganzen Land vollführt. Er glaubt, das Göttliche wirke durch ihn und führe ihm die Hand.

Als Gesundbeter will er nicht bezeichnet werden. Ich merke schnell, dass andere ihn zwar oft so nennen, er selbst seine Tätigkeit aber niemals so beschreibt. Er sagt, dass es seine Berufung sei, die Kluft zwischen Wissenschaft und Spiritualität zu überbrücken. Die Menschen, die auf geheimnisvolle Weise ihr Augenlicht wiedererlangt haben, deren Knochen zusammengewachsen und deren Tumoren verschwunden sind, um nur einige verblüffende Genesungen zu nennen, glauben daran, dass er genau dies vermag.

Dr. Nemeh hat auch seine Kritiker. Sie halten ihn für einen falschen Propheten, der Illusionen verkauft. Wenn man jedoch sieht, wie viele Menschen zu ihm in die Behandlung strömen, und wenn man ihren Geschichten von Hoffnung und Genesung lauscht, fragt man sich allmählich, ob nicht doch etwas dran ist. Nemeh hat etwas Bodenständiges und Praktisches an sich, das ich als Arzt erfrischend finde. Trotz seines leidenschaftlichen Glaubens an die Kraft des Gebets rät er den Menschen, die ihn aufsuchen, die schulmedizinische Behandlung fortzusetzen. Er gibt auch unumwunden zu, dass seine Art der Heilung nicht bei allen Menschen funktioniert.

Gleich vom ersten Augenblick der Unterhaltung mit Nemeh war klar, dass er ein enormes Talent dafür hat, direkten Kontakt zu seinem Gegenüber herzustellen und schnell echte Nähe zu seinen Patienten aufzubauen.

Bei der Aufzeichnung der Sendung quetschte ihn Dr. Oz zu seinen Methoden und den scheinbar unmöglichen Heilungen von Menschen durch seine Behandlung aus. Nemeh war bescheiden und lehnte jede Verantwortung für die Heilungen ab. Nicht er heile, so sagte er. Gott wirke durch ihn. Er sei nur der Kanal.

Dr. Oz fragte das Publikum, ob sich jemand von Nemeh behandeln lassen würde. Eine Frau hob die Hand und wurde auf die Bühne geholt. Sie klagte über lähmende Rückenschmerzen. Nemeh legte die Hand auf ihren Rücken, betete, und sofort wurde es ganz still im Raum. Die Zuschauer beugten sich auf ihren Sitzen nach vorn, um hören zu können, was er sagte, aber seine Stimme war nur ein leises Murmeln. Auch ich konnte nichts verstehen, obwohl ich direkt neben ihm stand. Das war kein Auftritt; er tat einfach seine Arbeit. Das Publikum schien ihn nicht im Geringsten zu stören. Es war, als sei er mit der Frau allein.

Ich sah in die Gesichter der Zuschauerinnen und Zuschauer. Ich war neugierig, was sie von Gebeten und Heilung hielten. Die meisten waren ruhig und respektvoll. Sie wirkten nicht skeptisch, aber das überraschte mich nicht. In Meinungsumfragen geben neun von zehn US-Amerikanern an zu beten; drei von vier sogar täglich. 80 Prozent der US-Amerikaner haben schon einmal für die eigene Heilung gebetet, und sage und schreibe 90 Prozent beten für die Heilung anderer.[80] Laut Statistik war es also wahrscheinlich, dass die meisten Menschen in diesem Studio fest an die Kraft des Gebets glaubten.

Trotzdem dürfte so mancher die Praxis des Handauflegens oder des Gesundbetens befremdlich finden. Ich bin in einer tiefreligiösen Familie aufgewachsen, die viel auf die Kraft des Gebets gab. Aber als ich sah, wie Nemeh den Kopf neigte und zu murmeln begann, empfand ich einen vertrauten Stich von Ungläubigkeit oder Widerstand. In der Welt, in der ich aufgewachsen war, gab es viele Regeln. Es wurde viel geurteilt. Man betete, um seine Sünden zu beichten und Dinge zu erbitten, die man sich wünschte. Als Jugendlicher hatte ich das Beten für ein weiteres unsinniges Ritual gehalten, für etwas, was wir taten, weil wir es tun mussten. Doch später wurde mir klar, dass es mir keineswegs am grundsätzlichen Glauben an das Gebet fehlte. Ich glaubte nur nicht an das, was mir als Kind dazu gesagt worden war.

Dr. Nemeh nahm die Hände von der Frau aus dem Publikum. Mit einem Ausdruck der Erleichterung auf dem Gesicht stand sie auf.

»Wie fühlen Sie sich?«, fragte Dr. Oz.

»Es ist unglaublich«, antwortete sie. »Er ist weg. Der Schmerz ist weg.«

Die Zuschauer applaudierten, also klatschte ich mit. Aber ich fragte mich, ob die Besserung anhalten würde. Die Schmerzforschung ist widersprüchlich, gerade bei Rückenschmerzen. Bei manchen Menschen zeigt der Scan mehrere Bandscheibenvorfälle oder andere Probleme, die sie eigentlich lähmen sollten, aber sie haben keinerlei Schmerzen. Andere kämpfen mit chronischen Schmerzen, aber ihre Scans sind ohne Befund. Ich dachte, dies könnte das klassische Beispiel eines Placeboeffekts sein: Es geht besser, oder üblicherweise fühlt man sich besser, weil man glaubt, es ginge besser. Patienten, die glauben, dass sie ein Wundermittel schlucken, aber nur eine Zuckerpille bekommen, können dennoch manchmal sogar eine dramatische Besserung erleben.

In der Schulmedizin hieß es dazu, der Placeboeffekt sei nur Schall und Rauch. Den Menschen ginge es nicht wirklich besser, sie würden sich nur so fühlen. Dies seien Psychospielchen, keine echte Medizin. Doch die Reise in die Tiefen der Spontanheilung hatte mich bereits gelehrt, dass in Geist und Herz mächtige, aber bislang unerschlossene Möglichkeiten der Heilung schlummerten. Ich wusste, dass ich mich ernsthaft mit der potenziellen physiologischen Wirkung des Glaubens auf den Körper auseinandersetzen musste. Welchen Unterschied machte es, ob man sich besser fühlte oder ob es einem tatsächlich besser ging? Wo lag die Grenze zwischen dem Glauben, geheilt zu sein, und echter Heilung?

Nacheinander kamen Patientinnen und Patienten von Nemeh auf die Bühne, um ihre Geschichten zu erzählen. Sie traten abwechselnd ins Rampenlicht, um den Verlauf ihrer Genesung zu schildern. Da war die Lungenkrebspatientin Kathy Kuack, deren bösartiger Tumor so weit fortgeschritten war, dass ihr Arzt die Lunge entfernen wollte. Nach einem Termin bei Nemeh schrumpfte der Tumor und verschwand. Da war Meredith Kreye, die von Lyme-Borreliose außer Gefecht gesetzt wurde. Sie konnte weder aufstehen noch gehen oder ins Licht schauen, ohne dass ihr Kopf vor Schmerzen schier zerspringen wollte. Sie wurde wieder gesund, fing noch einmal an zu studieren und lernte das Reiten. Und dann war da noch Leonard DeBenedictus, dessen Knochen sich buchstäblich auflösten, weil er jahrzehntelang mit giftigen Chemikalien zu tun gehabt hatte. Er sagte, viele seiner Kollegen seien an Leukämie und anderen Krebserkrankungen gestorben, und ihm selbst habe man einen Finger abnehmen wollen. Als Nemeh zu ihm gesagt habe: »Gott will, dass du gesund wirst«, seien die jahrzehntelangen Schmerzen verschwunden und Kraft und Beweglichkeit allmählich zurückgekehrt.

Dann begann Patricia Kaine zu sprechen. Sie erzählte als letzte Patientin Nemehs ihre Geschichte. Sie saß mir am anderen Ende der Runde gegenüber und wirkte unter dem verwirrend grellen Licht der heißen Studioscheinwerfer ruhig und gefasst. Ihr Rücken war gerade, ihre Hände waren im Schoß gefaltet, und sie fixierte alle Anwesenden nacheinander mit festem Blick. Sie war konservativ gekleidet, ein Seitenscheitel teilte ihr langes silbernes Haar, und sie hatte den charmant-näselnden Akzent des Mittleren Westens. Sie war selbst Medizinerin und hatte über Jahrzehnte als Hausärztin praktiziert. Als sie die Diagnose »idiopathische Lungenfibrose« bekam, wusste sie ganz genau, wie schlimm es war. Die idiopathische Lungenfibrose ist eine Erkrankung der Lunge, die immer tödlich endet. Die Ärzte wissen nicht genau, was die Ursache ist; die Folge aber ist eine irreversible Vernarbung der Lunge, die fortschreitet, bis der Patient nicht mehr atmen kann. Im Grunde verhärtet sich die Lunge mit der Zeit, und man stirbt.

Zuerst muss man immer fragen: War die Diagnose korrekt? Auch Dr. Oz stürzte sich auf diese Frage und zweifelte an der Gültigkeit der Diagnose. In Fällen von spontaner Heilung ist es am wahrscheinlichsten, dass eine falsche Diagnose gestellt wurde und es sich nicht um die von den Ärzten vermutete unheilbare tödliche Krankheit handelt. Dr. Kaine nickte. Da sie selbst Ärztin war, hatte sie diese Möglichkeit natürlich bereits geprüft.

»Sie haben Lungengewebe entnommen, untersucht und eine Fibrose festgestellt«, sagte sie. »Wenn man etwas unter dem Mikroskop betrachtet, ist die Sache eindeutig.«

Wie konnte jemand an einer Fibrose erkranken, die bleibende Narben in der Lunge hinterlässt, und nun wieder gesundes Lungengewebe haben? Medizinisch hätte dies nicht möglich sein dürfen.

Dr. Kaine und alle anderen Teilnehmer der Sendung führten ihre Heilung darauf zurück, dass Gott durch Dr. Nemeh gewirkt hatte. Sie glaubten, sein Gebet – seine Fähigkeit, Gottes Energie zu kanalisieren – habe sie geheilt. Konnten sie damit recht haben? Ausschließen konnte ich es nicht. Aber ich würde die wissenschaftlichen Studien und Belege zur heilenden Wirkung von Gebeten sowie zum Placeboeffekt prüfen müssen. Natürlich handelte es sich dabei um zwei Paar Stiefel, doch sie waren über die Vorstellung verbunden, dass der

Glaube heilen konnte. Wer häufig betet, geht davon aus, dass Heilung von außen kommt (von Gott oder der, wie manche Menschen meinen, gemeinsamen Energie der Betenden). Beim Placeboeffekt wird eine innere Quelle vermutet (der eigene Geist, die Überzeugungen, die Wahrnehmung). Konnten das Gebet und der Placeboeffekt etwas gemeinsam haben, und verbarg sich darin möglicherweise der nächste Schlüsselfaktor der Spontanheilung? Es war der Glaube, der sich wie ein roter Faden durch beides zog, und dieser Spur musste ich folgen.

Die Sendung ging zu Ende, und das Publikum applaudierte, aber für mich war dies erst der Anfang. Ich wusste, dass ich mich noch einmal mit Dr. Kaine und einer größeren Stichprobe von Dr. Nemehs Patienten unterhalten musste. Ich würde nach Ohio fahren müssen. Möglicherweise hatte ich tatsächlich gefunden, wonach ich gesucht hatte: eine weitere ungewöhnlich hohe Konzentration von Spontanremissionen. Ich hatte eine Theorie zur Ballung von Spontanheilungen in Brasilien: dass der Ort und seine Kultur irgendwie besonders waren und sich Menschen mit einer außerordentlichen Einstellung zu Gesundheit und Heilung davon angezogen fühlten, sodass sich die meisten Fälle von Remission alle an einem Ort versammelten. Wenn Epidemiologen feststellen, dass irgendwo vermehrt bestimmte Krankheiten auftreten oder Infektionen ausbrechen, bezeichnen sie den Ort als »Hotspot« für bestimmte Erkrankungen. Vielleicht war Ohio ja genau wie Brasilien das Gegenteil davon: ein Hotspot der Heilung.

EIN HOTSPOT DER HEILUNG

Auf den ersten Blick sah Issam Nemehs Untersuchungszimmer aus wie jedes andere. Mit der Liegenabdeckung aus Papier, den medizinischen Gerätschaften an den Wänden, dem

Waschbecken und dem Rollhocker wirkte es ein wenig steril. Gleichzeitig stachen viele kleine Unterschiede ins Auge wie die Regale mit persönlichen Andenken von Patienten, die dank seiner Hilfe eine dramatische Besserung erfahren hatten.

In seinem Untersuchungszimmer schilderte Nemeh den normalen Ablauf einer Behandlung. Den größten Anteil hat die Verbindung zu seinen Patienten: Er spricht mit ihnen, hört ihnen zu. Er betet für sie oder für bestimmte Körperteile, die ihnen Probleme bereiten. Die Behandlungsdauer variiert. Manchmal sind die Patienten schnell wieder draußen; und manchmal verbringt er zwei oder gar drei Stunden mit jemandem, wenn es nötig ist. Die Menschen sitzen stundenlang in seinem Wartezimmer und warten geduldig, bis sie an der Reihe sind. Er arbeitet bis spät in die Nacht, steht am nächsten Morgen auf und beginnt von vorn.

Mitten im Gespräch schaute er mich an, während ich auf meinem Stuhl saß und mir Notizen machte, und sagte: »Sie haben Probleme mit dem Rücken.«

Mich plagten tatsächlich Rückenprobleme. Als Kind hatte ich auf der Farm meiner Eltern schwer gearbeitet, große Heuballen und 20-Liter-Eimer Wasser geschleppt. Als ich noch klein war, musste ich sie hochhalten, damit sie nicht am Boden schleiften. Ich hatte immer angenommen, dass die Schmerzen von der körperlichen Arbeit kamen und ich meinen Rücken durch die Überlastung von klein auf dauerhaft geschädigt hätte. Ich dachte kaum noch daran. Ich hatte mich an die Schmerzen gewöhnt und akzeptiert, dass sie einfach Teil meines Lebens waren. Sie kamen und gingen, aber sie machten sich besonders stark bemerkbar, wenn ich unter Stress stand.

Nemeh sah sich meinen Rücken an. Er sagte, irgendetwas sei verschoben. Er betete. Es war ein kurzes, leises Murmeln. Als er die Hände auf meinen Rücken legte, wurde er mit einem

Mal warm und nachgiebig wie Gummi. Er schob irgendetwas an die richtige Stelle – zumindest fühlte es sich so an –, und die Schmerzen waren verschwunden.

Ich wartete den ganzen Tag darauf, dass die Schmerzen wiederkamen, aber nichts geschah. Sie sind nie wiedergekommen.

Am nächsten Tag begann ich mit den Interviews mit Dr. Nemehs Patienten. Ich rückte in einem kleinen Besprechungsraum des Hotels ein paar Stühle zurecht und zeigte dem Kameramann, wo er das Stativ aufstellen sollte. Nemeh und seine Frau hatten ihn beauftragt, um mir zu helfen. Ich hatte sie gebeten, mir Patienten zu vermitteln, die bereit waren, von ihrer Genesung zu berichten. Dabei nannte ich klare Kriterien: Ich brauchte Personen mit einer unheilbaren medizinischen Krankheit und unanfechtbaren Beweisen sowohl für die korrekte Diagnose als auch für die Genesung. Ich hoffte, dass es zumindest ein paar Menschen gab, die diese Bedingungen erfüllten. Kathy Nemeh ist eine temperamentvolle, kontaktfreudige Frau und der hochorganisierte Motor von Nemehs Praxis. Sie wählte 25 Patientinnen und Patienten aus und versprach, falls nötig, könne sie jederzeit weitere schicken.

Zwei Tage lang herrschte im Besprechungsraum ein reges Kommen und Gehen, während draußen vor den Hotelfenstern dichter Schnee fiel. Die Interviews folgten Schlag auf Schlag, eines nach dem anderen, während ich blitzschnell Notizen machte und versuchte, geistesgegenwärtig zu bleiben, um die nötigen Anschlussfragen stellen zu können, falls das Gespräch eine überraschende Wendung nahm. Am Ende jeden Tages prüfte ich in meinem Hotelzimmer die Krankenakten. Es war schwierig, denn alle Fälle waren recht überzeugend. Einige waren jedoch etwas weniger klar umrissen. Manchmal konnte ich nicht absolut sicher sein, dass die Betreffenden vollständig genesen waren und sich nicht nur vorübergehend in Remission befanden, wie es für bestimmte Erkrankungen typisch war. Lymphome und Leukämie zum Beispiel sind äußerst komplexe Krankheiten. Einige Formen dieser Erkrankungen führen schnell zum Tod, bei anderen schwankt der Gesundheitszustand über lange Zeiträume hinweg. In anderen Fällen waren Diagnose und Heilung zwar gut dokumentiert und real, aber die fragliche Erkrankung unbekannt und selten. Zu außergewöhnlich seltenen Krankheiten gibt es kaum Forschungen und Daten. Wir können deshalb nicht sicher wissen, wie sie sich verhalten und was möglich ist. Eine plötzliche Remission kann im normalen Verlauf einer bestimmten Erkrankung durchaus im Rahmen des Möglichen sein. Wir wissen es einfach nicht.

Andere Fälle stachen besonders hervor. Es waren verblüffende Beispiele dafür, zu welchen Heilungen der Mensch fähig ist. Da war Guy, der unter schwerer rheumatoider Arthritis litt. Diese unheilbare Autoimmunerkrankung greift die Gelenke an und wird immer schmerzhafter und lähmender. Durch die Behandlung bei Dr. Nemeh gelangte er von der völligen Funktionsunfähigkeit zu einem ganz normalen Leben. Seine Heilung schrieb er sowohl Dr. Nemeh als auch der Vergebung zu. Er habe einem nahen Angehörigen vergeben, der ihn viele Jahre zuvor zutiefst verletzt hatte, und er glaubte, seinen Körper dadurch von einem »Gift« befreit zu haben. In der Tat vermittelte seine Schilderung den Eindruck, als habe der Prozess der Vergebung buchstäblich seine Gelenke gelockert.

Seine Geschichte war beinah unglaublich, seine Behauptungen hatten jedoch eine gewisse wissenschaftliche Grundlage. Ich hatte mehrere Studien über die positiven gesundheitlichen Wirkungen gesehen, die mit dem Vergebungsprozess einhergehen. Forscher stellten die Theorie auf, die Vergebung könne eingefahrene Muster von Stress und Angst lösen,

Stresshormone im Körper abbauen und wieder ins Gleichgewicht bringen. Vergebung ist mit einem niedrigeren Blutdruck und einem geringeren Infarktrisiko verbunden. Wer stärker auf Vergebung programmiert ist, hat offenbar eine robustere und stärkere Immunantwort. Aufgrund der komplexen Mischung von Hormonen und Chemikalien, die bei anhaltend negativen Gefühlen freigesetzt werden, kann eine *unversöhnliche* Haltung hingegen das Immunsystem dämpfen und ihm die Abwehr von Viren und Bakterien erschweren.[81] Als ich mir Guys Geschichte anhörte, fragte ich mich, ob die wissenschaftlichen Studien zur Vergebung nur die Spitze des Eisbergs waren. Wenn kontrollierte wissenschaftliche Studien derart starke Korrelationen zeigen, ist in bestimmten Situationen vielleicht auch noch mehr möglich.

Dann war da noch Karen.[82] Sie und ihre Zwillingsschwester waren mit infantiler Zerebralparese zur Welt gekommen, einer schweren Störung, die Gehirn und Muskeln schädigt und die Betroffenen stark lähmen kann. Obwohl es sich bei der infantilen Zerebralparese um eine bleibende und unumkehrbare Erkrankung handelt, hatte Karen sich erholt. Bevor sie Dr. Nemeh aufsuchte, war sie häufig auf den Rollstuhl angewiesen gewesen. In der Schule hatte sie versucht, ohne ihn auszukommen, und sich, wo es ging, am Treppengeländer hinaufgezogen. Aber das Gehen war immer schwierig gewesen. Inzwischen konnte sie nicht nur selbstständig gehen, sondern sogar laufen. Sie fühlte sich stärker als je zuvor in ihrem Leben.

Verblüfft fragte ich mich, ob dies wirklich wahr sein konnte, und bat um weitere Details. Doch dann erinnerte ich mich an meine eigene Sitzung bei Dr. Nemeh und wie sich mein Rücken mit einem Mal seltsam nachgiebig anfühlte.

Was also hielt ich von der heilenden Wirkung des Betens?

Da war ich mir immer noch nicht sicher. Ich verstand, dass der Akt des Betens beim Betenden durch die Verbundenheit mit anderen die »Aufwärtsspirale« des Herzens in Gang setzen konnte. Ein Gefühl der Verbundenheit mit anderen, ein Gefühl von Gemeinschaft und Zugehörigkeit gehören zu jenen positiven Empfindungen, die Stress lindern und den Parasympathikus aktivieren können. Doch konnte das Beten noch viel mehr? Was zeigte die Forschung? Ich musste sie mir genauer ansehen. Und ich musste mit Dr. Kaine sprechen, einer der Personen, deren Geschichte mich ursprünglich nach Ohio gelockt hatte.

»ICH WERDE FÜR SIE BETEN«

Dr. Nemehs Patienten glauben, Gott würde sie heilen und Dr. Nemeh sei ein Kanal. Er selbst bezeichnet sich meist als »Energieheiler« und hält das Gebet tatsächlich für eine Form von Energie. Aber als ich mich intensiv mit den Forschungen zum Thema »Beten und Heilung« auseinandersetzte, offenbarte sich ein Morast aus Widersprüchen und Streitigkeiten. Es gibt nicht viele zuverlässige Studien dazu; denn wie man sich vielleicht vorstellen kann, ist es schwer, finanzielle Mittel zur Erforschung von Gebeten zu bekommen. Und das, was ich dazu aufstöbern konnte, war ein ziemlicher Schlamassel. Eine Metaanalyse aller wichtigen Studien über das Beten kam zu dem Schluss, dass weniger streng kontrollierte Studien positive Ergebnisse brachten, während strengere wissenschaftliche Studien keinen besonderen Zusammenhang zwischen Beten und Heilung offenbarten. Aber die Einschätzung war schwierig. Alles in allem ergab sich eine recht gleichmäßige Aufteilung der Studien in solche, die einen positiven Einfluss auf die Heilung zeigten, und solche, bei denen dies nicht der Fall war. Ich fragte mich allerdings nach der verwendeten Methodologie. Wenn wir die wissenschaftliche Methode anwandten, wie es üblicherweise der Fall ist, und mit klassischen randomisierten, placebokontrollierten Doppelblindstudien arbeiteten, schalteten wir dann unter Umständen nicht all das aus, was Gebeten ihre Macht verlieh?

Im Jahr 2006 wurden Herbert Benson, der sich auch nach seiner Arbeit über die Meditation und die Entspannungsreaktion weiter für die Verbindung zwischen Körper und Geist interessierte, eine Million Dollar für die größte Gebetsstudie aller Zeiten bewilligt. Sie sollte den Zusammenhang zwischen Fürbitten und Operationsergebnissen erforschen. Fürbitten sind Gebete für andere Menschen. Die Frage war also: Konnte jemand in Oklahoma mit Gebeten das Operationsergebnis eines Patienten beeinflussen, der in Ohio in den OP geschoben wurde?

Bensons Studie war die am strengsten kontrollierte wissenschaftliche Studie in der Geschichte der Gebetsforschung. Nach offiziellen Maßstäben war diese randomisierte, placebokontrollierte Doppelblindstudie wasserdicht: Man wählte 1500 Personen aus sechs Krankenhäusern überall in den Vereinigten Staaten, die alle die gleiche Operation bekommen sollten – eine Bypassoperation des Herzens (Koronararterien-Bypass). Benson dürfte sich dafür entschieden haben, weil er selbst Kardiologe war und bis dahin viele Gebetsstudien mit Herzpatienten durchgeführt worden waren. Außerdem gehören Herzerkrankungen zu den führenden Todesursachen in diesem Land und der ganzen westlichen Welt. Die genannte Operation ist besonders häufig: Im Jahr der Studie wurde sie bei 350000 US-Amerikanern und über 800000 Menschen weltweit vorgenommen. Dadurch war es einfach, eine gute Fallzahl zu erreichen.

Die Patienten, die sich zur Teilnahme an der Studie bereit erklärt hatten, wurden nach dem Zufallsprinzip in eine von drei Gruppen eingeteilt. Der ersten Gruppe wurde gesagt, dass während der Operation vielleicht jemand für sie beten würde, vielleicht aber auch nicht. Tatsächlich wurde für sie gebetet. Der zweiten Gruppe wurde das Gleiche gesagt, aber für sie wurde nicht gebetet. Die letzte Gruppe bekam zu hören, dass man für sie beten würde, was auch geschah. Normalerweise kommt es bei dieser speziellen Herzoperation bei der Hälfte aller Patienten zu mindestens einer Komplikation. Diesen Maßstab legte Benson zu Studienbeginn an, um herauszufinden, ob Fürbitten den Operationserfolg beeinflussen konnten – ob diese Zahl zurückging, wenn jemand für die Patienten betete.

Benson machte drei Gebetskreise ausfindig, die sich über die gesamte Studiendauer zur Teilnahme verpflichteten. Das war ein aufwendiges Engagement, denn die Studie sollte über drei Jahre gehen. Am Abend vor der Operation faxte Bensons Team eine Liste mit den Namen der Patienten an die Gebetskreise. Teilnehmer katholischer Gebetsgruppen des St. Paul's Monastery in Minnesota, der Community of Teresian Carmelites in Worcester, Massachusetts, sowie eines Gebetsdienstes namens Silent Unity in Lee's Summit, Missouri, die außer dem Vornamen und dem Anfangsbuchstaben des Nachnamens – Matthew L., Sarah G. – nichts über die Gebetsempfänger wussten, wiederholten für jeden Namen auf der Liste das gleiche vorgegebene Gebet: für eine erfolgreiche Operation mit einer schnellen Genesung ohne Komplikationen.

Die Ergebnisse der Studie zeigten alles andere als das, worauf viele gehofft hatten. Bei den ersten beiden Gruppen – die nicht sicher waren, ob man für sie beten würde – lag der Anteil der postoperativen Komplikationen bei 52 beziehungsweise

51 Prozent. Die Abweichung betrug nur einen Prozentpunkt von der üblichen Komplikationsrate bei dieser Operation und war damit statistisch unbedeutend. Wenn sich die Leute nicht sicher sein konnten, ob jemand für sie betete, schienen die empfangenen oder unterbliebenen Gebete keinen Einfluss zu haben. Doch bei denjenigen, die um die Gebete wussten und sie tatsächlich bekamen, gab es deutlich mehr Komplikationen: 59 Prozent.

Was war passiert? Warum um alles in der Welt gab es bei den Menschen, für die gebetet wurde, mehr Komplikationen? Konnten Gebete aus irgendeinem Grund eher schaden als nützen?

Benson hatte dazu einige Vermutungen. Es konnte erstens Zufall sein: Bei einer 9-prozentigen Erhöhung der Komplikationsrate innerhalb einer Studiengruppe konnte es sich schlicht um die normale Schwankung handeln. Sie lag nicht allzu weit außerhalb dieser Spanne, und selbstverständlich handelt es sich bei der normalen Komplikationsrate von 50 Prozent um einen Durchschnittswert, der jährlich aus vielen Hunderttausend Operationen errechnet wird. Seine zweite These war, dass andere Gebete die Studienergebnisse verkomplizierten. Die Studienteilnehmer wurden gebeten, ihre Pläne rund um ihre Operation nicht zu ändern und einfach so zu tun, als ob in Minnesota, Missouri und Massachusetts keine Fremden für sie beten würden. Viele hatten bereits Freunde und Angehörige, die für sie beteten. Viele beteten für sich selbst. Es wäre »unethisch und unpraktisch« gewesen, die Menschen zu bitten, dies zu unterlassen oder Freunden und Angehörigen zu verbieten, für sie zu beten.

»Deshalb«, schrieb Benson, »waren die Probandinnen und Probanden vielleicht auch vielen nicht zur Studie gehörenden Gebeten ausgesetzt. Dies könnte es schwieriger gemacht haben, die Wirkung der Gebete der Fürbittenden auszumachen.«

Ich war fasziniert davon, dass die Menschen, für die gebetet wurde, mehr Komplikationen erlebten. Bensons Hypothesen zu den Gründen haben durchaus ihre Berechtigung. Ich fragte mich allerdings, ob nicht noch mehr dahintersteckte. Vielleicht betrachteten manche Menschen das Gebet und auch Gott als etwas Externes, etwas außerhalb von sich, was das Gebet zu einer Art Wunderwaffe machte. Dies konnte ebenso gefährlich sein, wie Medikamente als Wunderwaffen zu sehen. In beiden Fällen muss man weder seine Einstellung noch seine Perspektive ändern; man wartet einfach darauf, geheilt zu werden. Wenn man der Empfänger fremder Gebete ist, ist dieser Zustand vielleicht zu passiv, um tatsächlich eine Wirkung zu entfalten. Außerdem hatte Dr. Nemeh das Gebet als Energie bezeichnet, etwas, was es in unterschiedlichen Qualitätsabstufungen gibt. Die Dimension der Gebetsqualität war bei dieser Studie völlig unberücksichtigt geblieben.

Letztlich kam ich zu dem Schluss, dass mit dieser Studie, so strikt sie auch sein mochte, das letzte Wort zum Gebet für mich noch nicht gesprochen war. Möglicherweise sagte sie mehr über das Studiendesign und den Ablauf von Studien im Allgemeinen aus. Diese haben ihren Ursprung in einem traditionellen Verständnis der Wissenschaft und der wissenschaftlichen Methode und sollen ausschließlich Dinge messen, die sich »außerhalb von uns« befinden und die wir mit den fünf Sinnen wahrnehmen. In der aktuellen Auffassung von der wissenschaftlichen Methode bleibt der Einzelne in seiner ganzen Einzigartigkeit, Außergewöhnlichkeit und charakterlichen Tiefe unberücksichtigt. Dies macht es nahezu unmöglich, eine Sache wie das Gebet zu untersuchen, bei der geistige, emotionale und spirituelle Faktoren eine Rolle spielen. Eine solche

Studie verrät uns nichts über die Intensität der Gebete und die jeweilige spirituelle Entwicklungsstufe.

Es war wie in meiner medizinischen Ausbildung. Im Medizinstudium wurde uns beigebracht, den Zusammenhang und die Geschichte des Einzelnen auszublenden und uns auf die Symptome und die Krankheit zu konzentrieren. Wir sollten weder die Gefühle noch den Hintergrund, die Intensität oder die Wünsche des Patienten berücksichtigen. Wir lernten, diese Aspekte zu ignorieren, einen engen Kreis um die Symptome zu ziehen und diesen engen kleinen Kreis unterm Mikroskop zu beurteilen. Bei dieser Herangehensweise entgeht uns viel – genau wie bei den Gebetsstudien. Die Art und Weise, *wie* jemand betet, könnte ein wichtiger Faktor sein. Und was ist mit der Frage, ob jemand fest an die Kraft des Gebets glaubt oder ob es eher eine soziale Funktion oder Tradition für ihn ist? Gibt es aufsteigende Qualitätsstufen beim Gebet, so wie es verschiedene Leistungsstufen bei Sportlern gibt?

Viele dieser Studien garantierten zwar genau wie Bensons Untersuchung, dass die Menschen Gebete sprachen, aber sie untersuchten darüber hinaus nichts weiter. Ich dachte daran, dass die Studien zur heilenden Wirkung von Meditation und Yoga von den Probanden verlangten, dass sie diese Rituale einfach ausführten, und wir erst jetzt überlegen, wie wir das Engagement der Menschen messen können. Denn es gibt einen Unterschied zwischen Meditationsstudien mit ungeschulten Studierenden und Menschen, die schon länger praktizieren. Warum sollte dies nicht auch für Gebete gelten?

Bensons Gebetsstudie war aus Sicht der medizinischen Forschung sehr streng aufgebaut. Seine Methoden waren unangreifbar; niemand konnte ihn der schlampigen oder unwissenschaftlichen Arbeit bezichtigen. Meiner Ansicht nach sagte die Studie aber auch nicht wirklich etwas darüber aus, ob Gebete die Heilung beeinflussten. Es musste auf die Frage hinauslaufen, was der Betende dachte, fühlte und empfand. Gebete lassen sich noch nicht auf die gleiche Weise messen wie Medikamente. Sie lassen sich nicht ebenso einschätzen. Wir können nicht mit Gewissheit sagen, aus welchen »Bestandteilen« sie zusammengesetzt sind und wie hoch die »Dosis« ist. Es wäre möglich, dass Gebete eine umwälzende Wirkung haben oder aber nicht das Geringste ausrichten – je nachdem, was man glaubt.

Dies gilt auch für den Glauben selbst. Wir verwenden reflexartig Bezeichnungen wie »Gesundbeter« oder »Glaubensheiler«, um Menschen wie Issam Nemeh zu beschreiben. Aber was meinen wir eigentlich mit dem Wort »Glaube«? Dieses einfache Wort hat gewaltiges Gewicht. »Glaube« wird als »gefühlsmäßige, nicht von Beweisen, Fakten o. Ä. bestimmte unbedingte Gewissheit, Überzeugung« definiert. Wer »Glauben« hat, vermag allen Widrigkeiten zum Trotz an seinen Überzeugungen festzuhalten. Doch genau wie beim Gebet versteht jeder Mensch etwa anderes darunter. Wenn Glaube bedeutet, unbedingt an seinen Überzeugungen festzuhalten, spielt es dann keine Rolle, woran genau man glaubt?

Letztlich sind sowohl das Gebet als auch der Glaube Ausdruck einer inneren Überzeugung. Wenn wir zu analysieren versuchen, ob Gebete oder der Glaube heilen können, müssen wir uns ansehen, welche Überzeugungen allem zugrunde liegen: wie wir die Welt sehen, welchen Reim wir uns aufs Leben machen, was wir für möglich oder unmöglich halten. Gab es in Fällen von Spontanheilung Beweise dafür, dass die eigenen Überzeugungen beeinflussen, ob und wie jemand wieder gesund wird? Und wenn ja, wie stark? Wie viel ist Wunschdenken oder psychologischer Trost, aber letztlich auch nicht mehr: etwas, was Leiden lindert, aber kaum Einfluss auf den

Krankheitsverlauf hat? Kann das, woran wir glauben, tatsächlich auf die Biologie unseres physischen Körpers einwirken?

In der »Dr. Oz Show« schrieb Patricia Kaine ihre Heilung dem Gebet und Dr. Nemeh zu. Sie sagte, er sei ein Kanal Gottes gewesen. Das Beten habe sie geheilt. Als sie Monate später zu einem weiteren Interview in diesen Besprechungsraum kam, stellte sich heraus, dass noch sehr viel mehr hinter ihrer Geschichte steckte.

»WUNDER GIBT ES WIRKLICH«

Patricia Kaine zog den Wintermantel aus, setzte sich und faltete die Hände im Schoß. Sie war genau so, wie ich sie aus dem Studio in Erinnerung hatte: ruhig und gelassen, sachlich, aber mit einem herzlichen, freundlichen Auftreten. Ich bat sie, ihre Geschichte mit eigenen Worten und auf ihre eigene Weise zu erzählen. Sie schwieg kurz, dann atmete sie tief ein.

»Wie viel Zeit haben wir?«, wollte sie wissen, pragmatisch, wie ich es bereits von ihr kannte.

»So viel, wie wir brauchen«, antwortete ich und schlug eine neue Seite in meinem Notizbuch auf.

»Soll das heißen, Sie wollen die ganze Geschichte hören?«, erkundigte sie sich. »Sie wären der Erste, der danach fragt.«

Patricias Schwester erkrankte an Kinderlähmung, als beide noch sehr klein waren und kurz bevor der Impfstoff herauskam. Im behandelnden Krankenhaus sagte man der Familie, dass dies der schlimmste Fall von Polio sei, den je ein Kind in ihrem Haus überlebt hätte. Man sagte ihnen, sie müssten sich darauf einstellen, dass das Mädchen ihr Leben lang behindert bleiben würde; sie würde nie ohne Schiene gehen können.

Patricia erinnerte sich daran, dass ihre Schwester bei der

Rückkehr aus dem Krankenhaus schwach und stark beeinträchtigt gewesen war. Jeden Tag machte die Mutter Gymnastikübungen mit ihr, um die gelähmten Gliedmaßen zu kräftigen, obwohl die Ärzte gesagt hatten, dass dies sinnlos sei. Patricias Tante reiste sogar zu der berühmten Heilquelle im französischen Lourdes und kehrte mit einem Fläschchen Quellwasser zurück. Damit segnete Patricias Mutter die Gliedmaßen ihrer Schwester in der Hoffnung, es würde helfen.

»Dank der fleißigen Gymnastik mit meiner Mutter und des Wassers aus Lourdes erholte sie sich«, sagte Patricia. »Sie konnte wieder laufen. Sie wurde examinierte Krankenschwester und arbeitet heute in ihrem Beruf. Die wahre Bedeutung dieser Geschichte aber ist, dass ich in dem Wissen aufgewachsen bin, dass es Wunder wirklich gibt.«

Patricia heiratete mit zwanzig Jahren. Als ihr Mann sich beruflich veränderte, zogen sie in die ländliche Appalachenregion ins Dreiländereck von Ohio, West Virginia und Kentucky. Die Gegend war isoliert, heruntergewirtschaftet und abgehängt, aber mit ihren silbrigen, verwitterten Holzgebäuden vor einer Kulisse aus bewaldeten Bergen in den Farben des Sonnenuntergangs auf ihre eigene Weise schön. Die Menschen in diesen Häusern hatten oft weder fließendes Wasser noch Elektrizität.

Da Patricia mit ihrem vierten Kind schwanger war, ging sie jeden Monat zum Arzt. Sie merkte, wie schwierig es war, medizinische Versorgung zu bekommen, und wie weit Angebot und Nachfrage auseinanderklafften. Ihr Termin war immer der letzte des Tages. Der Arzt war sichtlich erschöpft. Oft war sie die fünfzigste Patientin am Tag, und er musste trotzdem die Energie, die Aufmerksamkeit und die Konzentration aufbringen, um sich ihre Akte anzusehen, dem Herzschlag ihres Kindes zu lauschen und ihr mit müder Stimme zu erklären, was sie über Schwangerschaftsvitamine und die bevorstehende Geburt wissen musste. Sie fühlte mit ihm und mit der Gemeinschaft, aber vor allem mit den Menschen, die sich gar nicht erst um einen Arzttermin bemühten, weil sie kein Geld hatten.

Es gab einfach nicht genügend Ärzte. Ihr wurde klar, dass dies ihre Berufung war. Sie wusste, dass sie die intellektuellen Voraussetzungen für den Arztberuf erfüllte. In der Schule hatte sie hervorragende Noten gehabt. Aber sie hatte all das hintangestellt, um Frau und Mutter zu sein, wie das damals in ihrem Umfeld von Mädchen erwartet wurde. Als sich Patricia in den Siebzigerjahren um einen Studienplatz für Medizin bewarb, waren nur 3 Prozent der Studienanfänger weiblich. Eine Universität nach der anderen schickte eine Absage, da die Mitarbeiter des Immatrikulationsbüros das Gefühl hatten, sie könne als Mutter keine Ärztin sein. Lediglich zwei medizinische Fakultäten erlaubten ihr überhaupt, einen Aufnahmeantrag auszufüllen. Und nur eine lud sie zum Gespräch. Als sie den Raum betrat, richteten sich alle Blicke auf ihren Bauch. Sie war mit dem fünften Kind im sechsten Monat schwanger. Vor den Augen des Auswahlgremiums zählte sie die Monate an ihren Fingern herunter und sagte: »Wie Sie sehen, werde ich bei Studienbeginn nicht mehr schwanger sein.«

Sechs Wochen nach der Geburt begann sie mit dem Studium an der Wright State University School of Medicine. Sie hatte noch immer starke Blutungen. Irgendetwas war nicht in Ordnung, aber ein Arztbesuch war nicht möglich gewesen. Ihr Mann war arbeitslos, sie hatten fünf kleine Kinder, sie studierte Vollzeit und wartete darauf, dass die beantragten Darlehen bewilligt wurden. Sie saß mit Gebärmutterinfektion im Untersuchungszimmer, blutete in eine Binde und »hatte ein winziges Stück Papier an, das als Hemdchen herhalten musste«, als die für die Abrechnung zuständige Mitarbeiterin hereinkam. Sie sagte, Patricia müsse die Behandlung vollständig bezahlen, bevor der Arzt käme. Sie musste sich wieder anziehen und gehen, ohne Hilfe zu bekommen. Diese Erfahrung zeigte ihr, wie es um die medizinische Versorgung in den Vereinigten Staaten bestellt war. Sie war für viele Familien, die ums Überleben kämpften, Realität.

»Ich verstand, wie es unterversorgten Menschen ging, wenn sie keine ärztliche Hilfe bekamen«, sagte sie. »Ich habe es selbst erlebt.«

Nach dem ersten Studienjahr hatte sie nur einen Dreier-Schnitt. Eigentlich war dies in Ordnung; es würde sie nicht daran hindern, ihren Abschluss zu machen und Ärztin zu werden. Aber sie war weder mit ihrer Leistung noch mit ihrem Wissensstand zufrieden. Sie bat darum, das Jahr wiederholen zu dürfen.

»Es wäre den Patienten gegenüber unfair«, sagte sie, »nicht die bestmögliche Ausbildung zu bekommen.«

Wow, dachte ich. *Eine solche Ärztin würde ich mir auch wünschen.*

Als sie nach fünf Jahren ihren Abschluss machte, hatte sie eine Viertelmillion Dollar Schulden, fünf Kinder und einen arbeitslosen Mann. Schließlich ließen sie und ihr Mann sich scheiden.

Nach der Assistenzzeit kehrte sie in die Appalachenregion zurück: den Ort, der sie zur Medizin gerufen hatte. Die große Mehrzahl ihrer Patienten bekam Leistungen von Medicaid oder eine andere Form von Unterstützung, so wie es bei ihr selbst früher der Fall gewesen war. Einige von ihnen hatten kein fließendes Wasser. Sie badeten im Fluss, bevor sie zu ihr kamen. Doch wenn der Fluss zufror, war das Baden unmöglich, bis es wieder taute. In ihrem ersten Jahr als praktizierende Ärztin reichte ihr Verdienst gerade fürs Überleben und die monatlichen Darlehenszahlungen. Es war ein ständiger Kampf. Aber jedes Mal, wenn ein Patient nicht zahlen konnte, erinnerte sie sich daran, wie sie in der gleichen Situation gewesen war – wie sie blutend und krank in einem winzigen Papierhemdchen dagesessen und kein Geld auf dem Konto gehabt hatte, um die Rechnung zu zahlen.

»Rückblickend betrachtet diente all dies der Vorbereitung auf das, was ich mit meiner Krankheit später durchmachen sollte«, sagte sie. »Es ist nicht so, dass der eine privilegiert ist und eine medizinische Behandlung verdient und der andere nicht. Vor Gott sind wir alle gleich.«

Nachdem sie vier Jahre in der Appalachenregion praktiziert hatte, änderte die Regierung die Vergütungsstruktur. Obwohl sie mehr Patienten behandelte, verdiente sie ein Viertel weniger. Sie ging unter. Da ihre Kinder studierten und sie keinen Unterhalt für sie bekam, hatte sie nicht mehr genügend Geld, um die Darlehen zu bedienen und die Familie zu ernähren. Sie nahm eine Festanstellung in Bellevue im Norden Ohios unweit des Eriesees an, direkt am Highway zwischen Toledo und Cleveland. Dort gab es mehr Menschen, mehr Patienten, eine bessere Versicherung, mehr Geld. Dort konnte sie ihren Lebensunterhalt verdienen. Leider bedeutete es auch, dass sie ihr Ziel, den Benachteiligten zu helfen, auf Eis legen musste.

Im Jahr 1995 tauchten die ersten Anzeichen von Schwierigkeiten auf: Sie war müde, hatte Schmerzen. *Das ist nichts,* dachte sie. *Mein Körper wehrt sich nur gegen eine Infektion.* Aber die Symptome blieben.

Monatelang zog sie von einem Spezialisten zum nächsten, aber eine Besserung war nicht zu verzeichnen. Damals war noch kaum etwas über die idiopathische Lungenfibrose bekannt. Niemand hatte die Krankheit auf dem Schirm, nicht einmal die engagierte Hausärztin Patricia selbst. Am Ende beschloss sie, zu einem Experten für Infektionskrankheiten zu gehen, mit dem sie in ihrer Zeit als Assistenzärztin zusammengearbeitet hatte und den sie bewunderte. Er ordnete eine Röntgenaufnahme der Lunge an, die ein sofortiges Alarmsignal war.

Auf einer typischen Röntgenaufnahme des Brustkorbs sollten die beiden symmetrischen Lungenflügel dunkel, die festen Knochen von Rippen und Wirbelsäule hell erscheinen. Patricias Lunge hingegen wirkte unscharf, fast kristallin, als blicke man durch die kaputte Windschutzscheibe eines Wagens. In der Medizin spricht man von »Honigwabenstruktur«.

Die anschließende Computertomografie zeigte fibrotisches Gewebe in beiden Lungenflügeln. Das weiche, schwammartige Lungengewebe wies feste, streifige Vernarbungen auf. Die nuklearmedizinische Untersuchung bestätigte dies, genau wie die Biopsie. Alle vier Untersuchungen ließen nur eine einzige Diagnose zu: idiopathische Lungenfibrose.

Dr. Kaine war mit der Erkrankung bereits vertraut. Bellevue war eine sehr kleine Gemeinde, und im gleichen Jahr hatte schon ein weiterer Hausarzt in ihrem Bekanntenkreis diese Diagnose erhalten; er war an der Krankheit gestorben.

Bei einer Lungenfibrose verfestigt sich zunächst das Gewebe am Lungenrand, wenn der Vernarbungsprozess beginnt. Mit fortschreitender Erkrankung wird die Schicht aus Narbengewebe immer enger und fester, bis sie die Lunge wie eine Gipsschicht umhüllt. Die Lunge verliert an Elastizität und Ausdehnungsvermögen, und es wird unmöglich, tief durchzuatmen. Der Körper bekommt nicht ausreichend Sauerstoff. Die Patienten berichten von starker Erschöpfung und Schwäche. Manchmal erzählen die Pflegenden, die Patienten seien friedlich eingeschlafen. Andere leiden unter Schmerzen in der Brust und einer überwältigenden Angst, während sie mit Sauerstoffmangel kämpfen, weil sie die Lunge nicht ausdehnen und mit Luft füllen können. So oder so endet die Krankheit immer mit dem Tod. Die idiopathische Lungenfibrose ist unheilbar.

Der Begriff »idiopathisch« bedeutet »ohne erkennbare Ursache auftretend«. Patricia wurde im Jahr 1995 diagnostiziert, und auch heute ist die Krankheitsursache noch unbekannt. Manche Fälle könnten genetisch begründet sein, aber Fibrosen liegen bei Patricia nicht in der Familie. Es könnte auch eine Autoimmunerkrankung sein, bei der ein verwirrtes Immunsystem den eigenen Körper angreift. In der Tat entdeckte ich eine Studie aus dem Jahr 2015, bei der Patienten in den akuten Stadien der idiopathischen Lungenfibrose vorübergehend auf Autoimmuntherapien ansprachen. Dies legt nahe, dass der Ursprung der Erkrankung tatsächlich darin liegt, dass das Immunsystem völlig verrücktspielt. Doch unabhängig von ihrem Auslöser gilt die Krankheit als unheilbar, fortschreitend und letzten Endes tödlich. Als ich mich damit beschäftigte, stellte ich fest, dass sie weiter verbreitet ist, als ich vermutet hatte. In den Vereinigten Staaten beträgt das Verhältnis 1 zu 100 000, weltweit sind fünf Millionen Menschen betroffen.

Die Ärzte hatten Dr. Kaine maximal fünf Jahre gegeben; und selbst diese Prognose war sehr großzügig. Die mittlere Überlebenszeit bei idiopathischer Lungenfibrose betrug drei Jahre. Weniger als 20 Prozent der Betroffenen überlebten länger als fünf Jahre. Patricia wollte zu diesen 20 Prozent gehören und ihre Lebenszeit so weit wie möglich ausdehnen. Sie hatte inzwischen Enkelkinder, wollte noch so viel machen und so viel sehen. Wenn sie an idiopathischer Lungenfibrose sterben sollte, dann sei's drum – nur eben noch nicht so bald.

Im Lauf der nächsten Jahre verschlechterte sich ihr Zustand stetig. Sie wurde immer müder und schwächer. Sie wurde erwerbsunfähig, bekam Sauerstoff und musste ein CPAP-Gerät mit sich herumtragen, das half, Sauerstoff in ihre zunehmend vernarbte Lunge zu pressen. Sie schlief achtzehn Stunden am Tag und war immer müde, weil ihr Körper nicht ausreichend Sauerstoff bekam. Sie suchte einen Spezialisten in Toledo auf, aber nach der Hin- und Rückfahrt war sie so erschöpft, dass sie volle 24 Stunden schlief.

Als ihre Nichte vorschlug, Dr. Nemeh aufzusuchen, zuckte sie mit den Schultern. »Warum nicht?«, sagte sie. Alles andere hatte sie bereits versucht.

Eineinhalb Jahre später war Patricia stärker, wacher und energiegeladener. Sie schlief nur noch acht bis zehn Stunden jede Nacht, und ihr Zustand besserte sich weiter. Sie fing wieder an zu arbeiten und kehrte zu dem zurück, was sie immer als ihre Lebensaufgabe erachtet hatte: den Menschen zu helfen, die ihrer Hilfe bedurften. Sie arbeitete wieder und machte Hausbesuche bei Patienten im Stadtzentrum, die Schwierigkeiten hatten, zum Arzt zu kommen. Sie stellte fest, dass sie das CPAP-Gerät immer seltener benutzte. Irgendwann hörte sie ganz damit auf. Sie brauchte es nicht mehr.

Die Wende bei dieser fortschreitenden, unheilbaren und tödlichen Erkrankung war verblüffend. Patricia Kaines Zustand hätte sich nach geltender Auffassung nicht verbessern dürfen, er hätte sich vielmehr verschlechtern müssen. Welchen plötzlichen Zauber hatte Dr. Nemeh gewirkt?

Vor allem, sagte Patricia, sei es nicht über Nacht passiert. Es geschah sukzessive in kleinen Schritten im Laufe der eineinhalb Jahre, in denen sie etwa alle zwei Monate zu Dr. Nemeh ging. Sie fuhr nach Cleveland zu ihrem Termin, wo Dr. Nemeh mit »Elektroakupunktur« begann. Dabei handelt es sich um ein von ihm entwickeltes Akupunkturverfahren, bei dem die Stellen des Körpers mit Schwingung und Magnetismus behandelt werden, die der besonderen Aufmerksamkeit bedürfen. Bei jeder Sitzung arbeitete er sowohl mit der Maschine als auch mit Gebeten. Dr. Kaine war mit Dr. Nemeh allein. Sie hatte das Gefühl, seine volle Aufmerksamkeit zu genießen. Wenn er für ihren kranken Körper betete, hatte sie das Gefühl, als fließe Energie von ihm zu ihr. Die Sitzungen konnten bis zu zwei Stunden dauern. Angesetzt war eine Stunde, aber wie Dr. Kaine sagte, dauerten sie letztlich, »solange Gott will«.

»Man verliert jedes Zeitgefühl, wenn man bei ihm ist«, sagte sie. »Es ist, als existiere keine Zeit.«

Sie war nach den Behandlungen auch nicht erschöpft wie nach den Fahrten zu den anderen Spezialisten. Sie fühlte sich ruhig und energiegeladen. Sie erholte sich schneller. Jeder der etwa zwölf Besuche bei Dr. Nemeh fühlte sich wie ein gewaltiger Fortschritt an.

»Warum, glauben Sie, war das so?«, fragte ich und schrieb fleißig mit.

Sie dachte lange nach. Schließlich sagte sie: »Jedes Mal, wenn ich bei ihm war, verließ ich ihn in dem Bewusstsein, Gott näher zu sein.«

Am Ende zeigte eine Röntgenaufnahme das Unmögliche: Ihre Lunge, die beiden Flügel auf dem Röntgenbildbetrachter, die früher verschwommen und wie eine zerborstene Windschutzscheibe kreuz und quer von Narbengewebe durchzogen gewesen waren, waren nun wieder dunkel. Makellos. Von Narbengewebe keine Spur.

Obwohl ich schon seit Jahren solche Geschichten hörte, war ich erstaunt. Patricias Story war erschütternd. Wie sollte man daraus schlau werden? Die Diagnose war durch eine Biopsie gesichert – der Goldstandard in solchen Fällen. Man hatte ihr noch bis zu fünf Jahre gegeben, ohne Aussicht auf Heilung. Dennoch saß sie mir fast zehn Jahre später gesund und energiegeladen gegenüber und atmete mühelos. Aber Narbengewebe in der Lunge verschwindet nicht so einfach.

Dieser Fall warf wichtige Fragen auf. Anders als viele andere hatte Patricia weder ihre Ernährung umgestellt noch ihren Lebensstil geändert. Ich konnte ihre fantastische Genesung also nicht an radikalen Veränderungen in diesen Bereichen festmachen. Bei meinen Studien zur Spontanheilung war ich so weit gekommen, dass ich das Gefühl hatte, mich dem Gesamtbild anzunähern. Aber möglicherweise hingen die bisher von mir isolierten Faktoren wie Ernährung, Entzündung, Immunfunktion, Stress, sogar Liebe und Verbundenheit ja von etwas Tieferem, Grundlegenderem ab? Jedes dieser Prinzipien diente als wichtiger Schritt auf dem Weg zum Verständnis. Doch allmählich wurde mir klar, dass die maßgeblichen Faktoren nicht messbar waren. Es waren Faktoren, die von der Wissenschaft schlicht deshalb ausgeklammert wurden, weil man sie nicht in kontrollierten Versuchen quantifizieren konnte wie Ernährung, Entzündungsprozesse, Stresshormone und sogar Denkmuster.

Als ich Patricia Kaine fragte, ob sie erklären könne, wozu Nemeh fähig sei und warum, dachte sie eine Weile nach.

»Ich vergleiche es gern mit Wasser«, sagte sie. »Wenn man mit dem Eimer zehn Meilen zum Brunnen laufen muss, kann man zwar Wasser für die Gemeinschaft holen, aber die Menge ist begrenzt. Wenn man eine Leitung, ein Rohr oder ein Aquädukt baut, ist die Menge sehr viel größer, sie ist unbegrenzt. So ist es auch mit Dr. Nemeh, nur dass wir es nicht mit Wasser, sondern mit Liebe zu tun haben. Und er ist der Kanal.«

Viele Menschen denken ähnlich über ihre außergewöhnliche Genesung: dass ihnen etwas, was getrennt von ihnen ist oder sich außerhalb von ihnen befindet, wie ein Heiltrank eingeflößt wird. Sie halten es für ein Geschenk Gottes und den Heilenden für eine Art Kanal. Vielleicht hat diese Hypothese etwas für sich. Es gibt so vieles, was wir über dieses riesige und rätselhafte Universum, in dem wir leben, nicht wissen. Aber kehren wir zu der Frage zurück, ob das Gebet selbst oder der Akt des Betens die Heilung bringt. Sind Heiler wie Nemeh tatsächlich der Kanal für eine Art heilende Energie, oder liegt es daran, dass die Menschen dies von ganzem Herzen glauben? Wie viel Einfluss haben unsere Überzeugungen tatsächlich auf unsere Biologie?

Ich würde mich eingehender mit einem der kontroversen und heiß umstrittenen medizinischen Themen beschäftigen müssen: dem Placeboeffekt.

8

DIE MACHT DER PLACEBOS

Eine einzige, absolute Zeit gibt es in der Relativitätstheorie nicht. Nach ihr hat jedes Individuum sein eigenes Zeitmaß, das davon abhängt, wo es sich befindet und wie es sich bewegt.

Stephen Hawking

Das bereits mehrfach erwähnte Wort »Placebo« steht bekanntlich für ein »Scheinmedikament« respektive eine »Scheinbehandlung« (lat. *placebo* [ich werde gefallen]). Aufmerksame Heiler jeglicher Couleur wissen seit Ewigkeiten, dass der Glaube eine Rolle bei der Heilung spielen kann. Dies war schon lange bekannt, bevor die Wissenschaft ihren Aufschwung nahm. Der Begriff aber hat seinen Ursprung im 18. Jahrhundert. Damals versuchten die Mediziner, eine Praxis zu beschreiben, bei der sie sich häufig ertappten: Sie verschrieben ihren Patientinnen und Patienten wissentlich Medikamente oder Behandlungen ohne objektiven medizinischen Wert, um ihrer Kundschaft gefällig zu sein oder sie zufriedenzustellen. Man war allgemein der Ansicht, dass dies keine signifikante heilende Wirkung habe. Es diente hauptsächlich dazu, hartnäckige Patienten loszuwerden und ihnen im Zuge dessen noch eine gewisse Scheinlinderung zu verschaffen.

Doch dann stellten Ärzte fest, dass diese Scheinbehandlungen – mit Zuckerpillen und verdünnten Arzneimitteln – offenbar tatsächlich wirkten. Die Mediziner verabreichten damals aber üblicherweise keine reinen Placebos, wie wir heute sagen. Meist gaben sie den Patienten sanfte Medikamente, die als harmlos galten. Die oft verdünnten Arzneimittel würden ihnen zwar nicht helfen, aber auch nicht schaden. Dies war für beide Seiten ein Gewinn: Die Ärzte hatten bereits alles getan, was in ihrer Macht stand, und die Patienten waren zufriedener. Das konnte nicht schlecht sein! Aber natürlich war die Sache viel komplizierter. Die Geschichte ist voller Scharlatane, die durch die Lande reisten und ihre Waren mit erstaunlichen Geschichten anpriesen, die häufig erfunden oder übertrieben gewesen sein dürften: Worte, die kranke Menschen so verzweifelt hören wollten, dass sie bereit waren, sich die Hoffnung ein paar Münzen kosten zu lassen.

Als einige Patienten zu behaupten begannen, dass sie aufgrund eines vermeintlich wirkungslosen oder schwachen Medikaments eine Besserung spürten, dachte man anfänglich, dass dies »alles in ihrem Kopf« sei. Deshalb diente die Placeboreaktion ursprünglich dazu, Scheinmedikamente oder -behandlungen zu entlarven. Im Jahr 1799 sollte eine kostspielige Behandlung mit den sogenannten »Perkins Tractors« angeblich »die Krankheit aus dem Körper ziehen«, und zwar mittels eines »animalischen Magnetismus«, der durch zwei eigens dafür konstruierte spitze Metallstäbe gesteuert wurde, die man an die betroffene Stelle hielt. Die Patienten behaupteten, dass dies alle möglichen Beschwerden von Schmerzen bis hin zu Eiterbeulen lindere. Ein Arzt namens John Haygarth baute die Perkins-Traktoren aus einfachem Holz nach und notierte, dass die Patienten die gleiche »wundersame« Wirkung erfahren würden. Bei Verwendung der nachgebauten Traktoren spürten ebenso viele Personen mit rheumatoider Arthritis eine Linderung der Beschwerden (vier von fünf) wie bei den Originalstäben.

Das Experiment bewies nicht, dass der Placeboeffekt besonders stark war (es untersuchte zum Beispiel nicht, ob diejenigen, die mit den Perkins-Traktoren arbeiteten, tatsächlich Heilung erfuhren oder es lediglich glaubten). Es diente vielmehr dazu, die Versprechungen von Quacksalbern allerorten zu entkräften. Haygarth wollte zeigen, dass die Perkins-Traktoren nichts Besonderes waren. Sie bedienten sich lediglich der Überzeugung, dass sie Heilung bringen würden.

Lange Zeit stand der Schmerz im Fokus der Forschungen zur Placeboreaktion, weil sich hier nicht die tatsächlichen Bedingungen im Körper ändern mussten, sondern lediglich die Sicht des Patienten darauf. Im Zweiten Weltkrieg ging dem Truppenarzt Henry K. Beecher das Morphin für die verwundeten Soldaten in seiner Obhut aus. Die Männer hatten furchtbare Schmerzen, und er wollte ihnen nicht sagen müssen, dass er ihnen nicht helfen konnte. In einem OP-Zelt am Schlachtfeld legte er den Patienten Infusionen mit Kochsalzlösung und behauptete, es handle sich um Morphin. Er hoffte, ihren Schmerz dadurch ein wenig zu lindern, damit sie durchhielten, bis das echte Morphin eintraf. Ihre Reaktion erstaunte ihn: 40 Prozent der Männer berichteten von einem »deutlichen« Rückgang der Schmerzen.

Die Placeboreaktion faszinierte Beecher, der später ein bekannter Anästhesist und Medizinethiker wurde, und er widmete ihrer Erforschung einen großen Teil seiner beruflichen Laufbahn. Seit seiner Entdeckung an der Westfront beweisen unzählige weitere Studien, dass es funktioniert. Heute geht man zu Beginn aller wissenschaftlichen Studien zur Wirksamkeit von Medikamenten davon aus, dass durchschnittlich 35 Prozent der Probanden eine starke Placeboreaktion zeigen werden. Sie bekommen im Grunde eine Zuckerpille, erfahren aber die gleiche Wirkung wie die Probanden, die das echte Medikament erhalten.

Eine überwältigende Statistik. Man darf auch nicht vergessen, dass es sich bei diesen 35 Prozent um einen Mittelwert handelt. Die eigentliche Spanne reicht von 10 bis 90 Prozent, je nachdem, um welche Erkrankung es sich handelt und welches Medikament oder welche Behandlung untersucht werden.

Die sogenannte Kniearthroskopie ist eine gängige Knieoperation und wird in den Vereinigten Staaten 700 000-mal im Jahr vorgenommen. Die Kosten für diese Operation machen allein einen Anteil von vier Milliarden Dollar der US-Gesundheitsausgaben aus. Die Arthroskopie dient häufig der Reparatur verletzter Menisken, der beiden Knorpelscheiben im Knie, die das Gelenk puffern. Meniskusrisse sind weit verbreitet und machen die Bewegung schmerzhaft, sodass Ärzte häufig eine Arthroskopie empfehlen. In Studien verglichen Wissenschaftler die Ergebnisse von echten und Scheinarthroskopien (bei denen der Chirurg zwar einen Schnitt setzt, aber nichts weiter repariert, sodass der Patient nur glaubt, man habe ihn operiert). Dabei zeigte sich *kein Unterschied* zwischen der echten und der Scheinoperation. Die Probanden beider Gruppen berichteten in gleichem Umfang von einer Linderung der Symptome. Man könnte auch sagen, wir brauchen keine Kniearthroskopie, um unseren Bewegungsumfang zu erhöhen und unsere Schmerzen zu lindern. Wir müssen lediglich *glauben*, dass eine Operation stattgefunden hat.

Pharmazeutische Unternehmen profitieren ebenfalls von der Placeboreaktion. Ihnen ist aufgefallen, dass die Aufmachung eines Medikaments seine Wirksamkeit beeinflussen kann. Auch bei echten Arzneimitteln macht beispielsweise die

Tablettenfarbe einen Unterschied. Blaue Schlaftabletten wirken besser als andersfarbige. Im Gegensatz dazu lindern rote Tabletten den Schmerz besser. Große Tabletten wirken immer besser als kleine, Spritzen besser als Tabletten und Operationen besser als alles andere.

Was also ist ein Placebo? Nur eine Illusion? Oder kann es tatsächlich körperliche Veränderungen hervorrufen?

Viele Ärzte glauben, beim Placeboeffekt löse die Erwartung einer Linderung eine physiologische Reaktion aus, die diese Erwartung spiegelt. Man rechnet damit, sich besser zu fühlen, und fühlt sich deshalb auch besser. Ein Placebo, so sagen sie, könne keine echten biologischen Veränderungen hervorrufen oder den Verlauf einer Krankheit ändern. An der Harvard University untersucht Ted Kaptchuk, die Koryphäe auf dem Gebiet der Placeboforschung, inwieweit Placebos die gleichen Neurotransmitter nutzen wie bestimmte Medikamente. Er hat auch begonnen, Genprofile zu isolieren, die aus irgendeinem Grund besonders gut auf Placebos ansprechen. Er kommt zu dem Schluss, dass der Placeboeffekt eine sehr starke, aber oft unterschätzte und missverstandene Kraft ist. In seinen Studien weist er immer wieder nach, dass Placebos echte, messbare physiologische Veränderungen im Körper bewirken und unter anderem Herzfrequenz, Blutdruck, Neurochemie und sogar Erkrankungen des Nervensystems wie die Parkinson-Krankheit beeinflussen können.

So wirkungsvoll Placebos seinen Beobachtungen zufolge auch sind, verlässt er sich bei seinen Thesen doch auf die Grenzen kontrollierter Studien und geht nicht so weit zu behaupten, dass sie eine tödliche Erkrankung rückgängig machen könnten. »Placebos können zwar Erleichterung schaffen«, fasst Kaptchuk zusammen, »aber nur selten heilen.«

Nach der Lektüre zahlreicher Studien, die sich um klare

Aussagen zur Wirkung von Placebos drückten, fragte ich mich: Gab es irgendwo eine klare Verbindung zu einem Fall von Spontanremission? Wenn es auch nur einen einzigen solchen Fall gab, musste ich es wissen.

In meinem Kopf machte es klick, und ich erinnerte mich an einen Fall, von dem wir vor vielen Jahren im Medizinstudium gelesen hatten: Es handelte sich um ein Beispiel, bei dem die extremen physiologischen Veränderungen nur mit dem Placeboeffekt zu erklären waren. Ich erinnerte mich an den Namen, den ich vor all den Jahren im Lehrbuch gelesen hatte: Mr. Wright.

DAS WUNDERMITTEL, DAS KEINES WAR

Ich fand die Geschichte in einer Fallstudie aus dem Jahr 1957. Sie begann so, wie ich es in Erinnerung hatte: Der Krebspatient Mr. Wright lag im Sterben. Er hatte Lymphdrüsenkrebs im Endstadium. An seinem Hals, unter seinen Armen, an seiner Brust und in seinen Leistenbeugen waren Tumoren aufgetaucht, groß wie Orangen. Sie drückten auf seine Luftröhre, und das Atmen fiel ihm schwer. Seine Ärzte hatten alle verfügbaren Behandlungen ausprobiert und sämtliche Möglichkeiten ausgeschöpft. Sie konnten nichts mehr für ihn tun.

Nun kam genau zu dieser Zeit ein neues experimentelles Medikament auf den Markt. Das Krebsmittel hieß Krebiozen, und die Berichte über seine Wirkung waren äußerst optimistisch. Wright hatte von dem »Wundermittel« gehört und flehte seine Ärzte an, es bei ihm zu versuchen.

Die erste Injektion bekam er sofort, nachdem die Lieferung am Freitagnachmittag im Krankenhaus eingetroffen war. Als der behandelnde Arzt drei Tage später am Montag wieder zur Arbeit erschien, sah er, dass Mr. Wright das Bett verlassen hatte, auf den Beinen war, mühelos atmete, auf der Station herumlief und mit den Schwestern scherzte. Der sprachlose Arzt vermerkte schriftlich, die Tumoren seien »geschmolzen wie Butter in der Sonne«. Zehn Tage später wurde Wright, der immer noch gewaltige Fortschritte machte, nach Hause entlassen.

Einige Monate später kam in den Nachrichten die Meldung, dass Krebiozen doch kein Wundermittel gegen Krebs, sondern lediglich ein wirkungsloses Scheinmedikament sei. Als Wright davon las, erlitt er sofort einen schweren Rückfall. Die Tumoren schwollen wieder an, und sein Gesundheitszustand verschlechtere sich rapide. Er kehrte in dem gleichen schlechten Zustand ins Krankenhaus zurück, in dem er sich vor der Behandlung mit dem Medikament befunden hatte, von dem er sich so sehr die Heilung erhofft hatte.

Sein Arzt beschloss, einen ungewöhnlichen Versuch bei diesem Patienten zu wagen, der immerhin auf dem Sterbebett lag. Er sagte Wright, dass die Berichte falsch seien. Er habe soeben eine neue und »doppelt so starke« Version des Serums erhalten, da das erste Medikament noch nicht ganz korrekt gewesen sei. Dieses sei nun noch stärker.

Nach einer Spritze verschwanden die Tumoren erneut. Doch diese Mal hatte Wrights Arzt nicht einmal ein echtes Medikament injiziert. In der Spritze war kein Krebiozen gewesen.

Sondern Wasser.

Zwei Monate lang erfreute sich Wright bester Gesundheit. Die Tumoren waren verschwunden, und er fühlte sich großartig. Er nahm seinen Alltag wieder auf. Doch dann las er einen weiteren Bericht in den Nachrichten: Das Krebsmittel Krebiozen war endgültig entzaubert. Es habe bei einer Gruppe von Probanden keinerlei Besserung gebracht.

Wright erlitt sofort einen Rückfall und war innerhalb weniger Tage tot.

Als ich diese Fallstudie zum ersten Mal seit dem Medizinstudium las, musste ich sofort an meine Freundin Nikki denken, die Onkologieschwester. Ich erinnerte mich an das, was Janet Rose alias Jan Shaw bei unserem Gespräch gesagt hatte: Nikki hatte auf der *pousada* im Zimmer nebenan gewohnt, und als sie sie kennenlernte, war sie gebrechlich und schwach gewesen und hatte nicht mehr lange zu leben gehabt. Sie dachte, dass sie maximal eine oder zwei Wochen in Brasilien bleiben würde.

»Eines Tages bekam sie richtig hohes Fieber«, sagte Jan. »Ich blieb bei ihr und flößte ihr Flüssigkeit ein. Als das Fieber endlich zurückging, wachte sie ausgehungert auf. Sie hatte monatelang nichts hinuntergebracht, aber jetzt schien sie nicht genug bekommen zu können.«

Das Fieber interessierte mich. Wie Dr. Coley entdeckt hatte, waren Menschen in anderen Fällen von spontaner Remission plötzlich genesen oder hatten sich erholt, nachdem offenbar ein hohes Fieber ihr Immunsystem aktiviert hatte. Natürlich konnte niemand wissen, ob bei Nikkis Krankheitsverlauf wirklich ein Fieber eine Rolle gespielt hatte; es war aber durchaus erwähnenswert. Im Folgenden deckte sich Jans Version mit dem, was ich über Nikki und ihre Geschichte wusste – dass sie bei der Rückkehr aus Brasilien gesund und glücklich ausgesehen hatte und aß, was ihr guttat. Jan berichtete, in den sechs Wochen nach dem Fieber und ihrer vermeintlichen Erholung sei Nikki stetig kräftiger geworden. Gegen Ende ihres Aufenthalts brauchte sie keinen Rollstuhl mehr. Als Nikki das Heilzentrum verließ, wurde ihr laut Jan empfohlen, wie sie weiter vorgehen sollte. Man riet ihr, unbedingt ein halbes Jahr lang auf jede bildgebende Diagnostik zu verzichten. Doch ein paar Tage nachdem Nikki nach Hause zurückgekehrt war, bekam Jan einen Anruf. Am Telefon gestand Nikki ihrer Freundin, dass sie zur Computertomografie gegangen sei. Aber als sie auf der Liege lag, habe die Maschine auf einmal nicht mehr funktioniert.

»Was, meinst du, hat das zu bedeuten?«, habe sie Jan gefragt.

»Was ich meine, spielt keine Rolle«, erwiderte Jan. »Entscheidend ist, was du denkst.«

»Ich denke, es soll wohl heißen, dass ich auf den Scan verzichten soll«, sagte Nikki. »Ich weiß nur nicht, ob ich das aushalte. Ich bin Onkologieschwester!«

Keine Woche später meldete sich Nikki erneut: Sie war noch einmal hingegangen und hatte die Computertomografie machen lassen. Sie hatte keine guten Neuigkeiten: Der Krebs war noch da. Sie war am Boden zerstört und fühlte sich sofort wieder schlecht. Ihr Gesundheitszustand verschlechterte sich rapide, und sie starb wenige Wochen später, verwirrt und unter starken körperlichen Schmerzen.

»Ich habe seither oft darüber nachgedacht«, sagte Jan. »In meinem Herzen glaube ich, wenn sie die sechs Monate abgewartet hätte, hätte etwas passieren können. Sie hätte gesund werden können.«

Das, was mir von Nikki am besten im Gedächtnis geblieben ist, sind ihre Leidenschaft, ihre große Hingabe an ihre Kinder und dass sie auf der Suche nach einer Antwort nichts unversucht gelassen hat. Ich habe lange gezögert, in Betracht zu ziehen, dass der Glaube so viel Macht haben konnte; dass der Anblick des Tumors auf dem CT-Bild derart schnell zu einer Verschlechterung und zum Tod führen konnte. Wäre sie auch gestorben, wenn sie die Empfehlungen befolgt und mindestens sechs Monate abgewartet hätte? Ich weiß es nicht. Der Mediziner in mir will ihre Geschichte schützen, damit sie nicht missverstanden wird. Deshalb habe ich auch gezögert, sie zu erzählen. Aber der Wissenschaftler in mir weiß, dass das, was sie mir und Jan erzählt hat, wichtig ist.

Wenn wir mehr darüber erfahren wollen, wie das alles funktioniert, müssen wir uns unangenehmen, ja sogar komplexen Wahrheiten stellen. Bei der Vermessung dieses Neulands müssen wir auf jede erdenkliche Weise dazulernen. Das geht nur, wenn wir Urteile und Ängste bei der Suche nach Verständnis außen vor lassen. Ich musste an das denken, was Matt Ireland über die Zeit nach seiner Rückkehr aus Brasilien gesagt hatte: Seine Ärzte am Dartmouth College hatten den Fortschritt der Erkrankung mit einer MRT-Untersuchung prüfen wollen, aber er hatte abgelehnt.

»Der Tag X war bereits vorbei«, sagte er in Anspielung auf den groben Zeitrahmen, den ihm die Ärzte gegeben hatten. »Aber ich fühlte mich gut. Wenn der Tumor gewachsen war, wollte ich mich nicht von der Angst oder dem Gedanken beunruhigen lassen, dass das mit der Heilung nicht funktionierte. Also lehnte ich die Untersuchung ab. Ich musste wirklich daran glauben.«

»Der Glaube ist auf jeden Fall ein großer Bestandteil der Heilung«, sagte Matt. »Wenn Sie Glauben und Vertrauen haben und von der Chemotherapie überzeugt sind, ist das für Sie vielleicht die Antwort.«

Die Parallelen zwischen Mr. Wright und Nikki waren auffallend. Es gab eine Gemeinsamkeit – den tiefen Glauben daran, dass die angebotene Behandlung (bei Wright das Krebiozen, bei Nikki die heilende Energie eines spirituellen Heilers und eines Ortes) eine radikale Besserung bringen würde. Der Verlust des Glaubens an diese Behandlung ließ die Krankheit aggressiv aufflammen. Der Fall von Mr. Wright ist zu einem

Prüfstein in der medizinischen Überlieferung geworden, weil die bösartigen Lymphknotentumoren sichtbar waren und die Ärzte mit ansehen konnten, wie sie abhängig von seinem Glauben an das Medikament schrumpften und wieder anschwollen. Die Wirkung trat sofort ein und war mit bloßem Auge erkennbar. In Nikkis Fall wissen wir leider nicht, was in ihrem Körper vor sich ging. Anfangs hatte sie den Eindruck gemacht, als ob sich ihr Zustand deutlich gebessert hätte, und obwohl der Krebs schon weit fortgeschritten war, muss man offen für die Möglichkeit sein, dass ein gewisser Rückgang zu verzeichnen war. Wir wissen es nur nicht mit Sicherheit. Vielleicht fühlte sie sich einfach besser, obwohl es ihr zunehmend schlechter ging. Vielleicht wäre sie so oder so auf die gleiche Weise gestorben.

Überzeugungen haben auch ihre dunkle Seite, die möglicherweise sowohl bei Mr. Wright als auch bei Nikki eine Rolle spielte. Die Kehrseite des Placeboeffekts wird »Noceboeffekt« genannt (lat. *nocebo* [ich werde schaden]): Man rechnet damit, sich schlecht zu fühlen, und fühlt sich auch schlecht. Studien können dies häufig messen, indem sie die Nebenwirkungen betrachten. Wird jemand darüber informiert, dass ein Medikament eine bestimmte Nebenwirkung (von Kopfschmerz über Erbrechen bis hin zu Ausschlägen) haben wird, zeigt sich eine erkennbare Spitze bei der Häufung dieser Begleiterscheinungen.

Es mag den Eindruck haben, als seien manche Nebenwirkungen, zum Beispiel Schmerzen, schwer zu messen. Wir wissen, dass die Psyche einen großen Anteil an Schmerzen hat und deprimierte, gestresste oder Menschen ohne starken Lebenssinn mehr Schmerzen haben. Wir wissen bereits, dass mehrere Studien keinen Zusammenhang zwischen dem tatsächlichen, auf den MRT-Bildern sichtbaren Krankheitsumfang und den von den Betroffenen geschilderten Rückenschmerzen zeigen. Soll das heißen, dass Schmerzen zuweilen subjektiv oder gar Einbildung seien? Können wir den Noceboeffekt einfach als Wahrnehmungsanomalie abschreiben – weil jemand erwartet, sich schlecht zu fühlen, fühlt er sich auch schlecht, ohne dass ihm wirklich etwas fehlt?

Vor einigen Jahren entstand in den italienischen Alpen eine Studie, die einen gewissen Einblick gibt. Ein Team von Wissenschaftlern machte mit 120 Studierenden einen Ausflug in die Berge. Bei einem Teil der Gruppe verbreiteten sie das Gerücht, dass die dünne Luft höherer Lagen eine starke Migräne auslösen könne. Dieser Teil der Studierenden schilderte bei Weitem die stärksten Kopfschmerzen. Doch damit nicht genug: Bei ihnen stieg auch die Menge eines Enzyms im Blut stark an, das mit Kopfschmerzen in Verbindung gebracht wird. In diesem Fall veränderte der Noceboeffekt messbar die Biochemie von Gehirn und Körper.

Die Placeboforschung kennt unendlich viele dieser unglaublichen Geschichten. Bei meinen Nachforschungen stieß ich auch auf eine obskure japanische Fallstudie aus den Sechzigerjahren. Die Wissenschaftler wollten prüfen, wie stark der Placebo- beziehungsweise Noceboeffekt sein konnte, und versammelten eine Gruppe von dreizehn Personen, die bekanntermaßen hochallergisch auf Giftefeu reagierten. Sie rieben mit einem harmlosen Blatt über den einen Arm der Probanden, sagten ihnen aber, es handle sich um Giftefeu. Danach rieben sie mit Giftefeu über den anderen Arm, während sie behaupteten, es handle sich um ein harmloses Blatt. Alle dreizehn Personen reagierten dort, wo sie von dem eigentlich harmlosen Blatt berührt worden waren, mit einem ähnlichen Ausschlag wie nach dem Kontakt mit Giftefeu. Nur zwei von ihnen reagierten auf den echten Giftefeu. Ich konnte mir diese lange zurückliegende Studie gut vorstellen: Placeboeffekt am einen, Noceboeffekt am anderen Arm. Die Studie war klein, aber provokant. Derselbe Körper demonstrierte die Macht des Glaubens – sowohl zu schützen und zu heilen als auch zu schaden.

Ich dachte an das, was wir im Medizinstudium über die Placeboreaktion gelernt hatten und was meine Kolleginnen und Kollegen davon hielten. Wir betrachteten sie als unglückliche Komplikation bei Forschungsstudien, die ohne sie klarer ausfallen würden. Man musste den Placeboeffekt bei allen Studien berücksichtigen, um sicherzustellen, dass das getestete neue Medikament oder der neue Behandlungsansatz ihn an Wirkung übertraf. Doch in der Medizin schlug der Placeboeffekt die Behandlung in durchschnittlich 35 Prozent aller Fälle. In der Psychiatrie waren Placebos regelmäßig wirksamer als die »echte« Behandlung, und es gab Hinweise darauf, dass die Placeboreaktion im Laufe der Zeit noch stärker wird.[83]

Je mehr ich über Placebos las, desto größer wurde meine Überzeugung, dass der Begriff des Placeboeffekts nur einen Bruchteil der eigentlichen Wirkung des Glaubens auf den Körper zeigt. Ich konnte das medizinische Standardargument nicht mehr akzeptieren, dass er eine Art oberflächliches Ärgernis, ein Beispiel dafür sei, wie der Geist den Körper zum Narren hielt, damit er sich eine Weile besser fühlte. Es war offensichtlich, dass es dem Körper tatsächlich manchmal besser ging. Und dennoch interessierte uns offenbar nicht, warum das so war.

Bei alledem begann ich mich zu fragen: Wie sieht die Wahrheit hinsichtlich des mächtigen und immer wieder neuen Wechselspiels von Körper, Geist und Seele in einem Menschen aus? Wie sehr reflektiert unser Körper, welche bewussten und unbewussten Überzeugungen wir im Lauf der Zeit angenommen haben? Und konnte der physische Körper in gewisser Weise das Spiegelbild eines Aspekts sein, den wir noch nicht verstehen oder zu verstehen versuchen?

JENSEITS DES PLACEBOEFFEKTS

Im Jahr 2011, ein paar Jahre nachdem ich am Good Samaritan Medical Center angefangen hatte, tauchte aus heiterem Himmel ein Patient auf, der bei meinen Forschungen zur Spontanremission eine Schlüsselrolle spielen sollte. Eines Donnerstagabends kam Stephen Dunphe spätabends mit Rückenschmerzen ins Krankenhaus. Er litt schon seit einer Weile darunter, aber er hatte versucht, allein damit fertigzuwerden. Schließlich seien es nur Rückenschmerzen, und er jammerte nicht so schnell. Darauf, das konnte ich spüren, war er stolz. Am Ende aber waren die Schmerzen unerträglich geworden, und er hatte sich ins Auto gesetzt und war ins Krankenhaus gefahren.

Eine computertomografische Untersuchung seines Rückens lieferte das schlechteste aller möglichen Ergebnisse: Er hatte Krebs. Man war noch nicht sicher, um welche Art es sich handelte, aber das Krebsgeschwür hatte einige Wirbel zerstört und drückte auf sein Rückenmark. Es wurde sofort eine Operation für die darauffolgende Woche angesetzt, und bis dahin musste Stephen im Krankenhaus bleiben. Weitere Untersuchungen ergaben, dass er an einer Krebserkrankung der weißen Blutkörperchen litt, einem multiplen Myelom. »Multipel« bedeutet so viel wie »an mehreren Stellen [des Körpers] auftretend« (lat. *multiplex* [vielfach, vielfältig]); das griechische Wort *myelós* heißt »Knochenmark«, die griechische Endung *-ōma* hat hier die Bedeutung »Tumor, Geschwulst«, und so lautete Stephens Diagnose »Knochenmarkstumor«. Die weißen Blutkörperchen werden im Knochenmark gebildet, und beim multiplen Myelom verdrängen die entarteten die gesunden Zellen. Sie breiten sich immer weiter aus, bis mehrere Tumoren und so viele abnorme Antikörper entstehen, dass das Blut dicker werden und sogar die Nieren verstopfen kann.

Das multiple Myelom ist nicht heilbar und führt letztlich immer zum Tod. Eine Behandlung kann das Leben jedoch verlängern: Ohne Behandlung liegt die durchschnittliche Lebenserwartung bei nur sieben Monaten; mit Behandlung kann sich der Zeitrahmen auf viereinhalb Jahre ausdehnen. Im Großen und Ganzen ist der mangelnde Erfolg der Behandlungsmöglichkeiten beim multiplen Myelom, verglichen mit den Standardtherapien bei vielen anderen Krebsarten, berüchtigt. Oft wird Dexamethason verabreicht – eine Art Steroid, das für gewöhnlich nur wenig Wirkung zeigt. Es kann die Tumorgröße zwar vorübergehend reduzieren; man geht aber nicht davon aus, dass es eine Krankheit wie das multiple Myelom heilen oder eine Operation überflüssig machen kann.

In Stephens Fall bestand die vordringlichste Aufgabe darin, den Druck aufs Rückenmark zu lindern. Zur Vorbereitung auf die Operation wurde mit der Dexamethasonbehandlung begonnen – für den unwahrscheinlichen Fall, dass sie den Tumor verkleinern und die gefährliche Operation ein wenig sicherer machen konnte. Dexamethason hatte bei multiplen Myelomen zwar keine besonders gute Erfolgsbilanz, aber wir Ärzte wollen einfach gern etwas tun, und angesichts des Risikos war es unwahrscheinlich, dass es größere Schäden anrichten würde. Und vielleicht konnte es ja helfen.

Am Abend vor der Operation musste sich Stephen einer MRT-Untersuchung unterziehen. Dies war Standard vor einer Operation, damit den Chirurgen genaue Bilder als Arbeitsgrundlage zur Verfügung standen. Er zog das weiße Hemdchen an, legte sich auf die schmale Liege und wurde in die Maschine geschoben. Die Röhre war glatt und weiß, und er musste ganz still liegen. Er hörte die Geräusche des Geräts, das um ihn herum arbeitete: ein Klopfen, Zirpen und leises Brummen wie vom Motor eines Wagens. Mit einem Mal geschah etwas Merkwürdiges. Er sah, wie erst ein, dann immer mehr dünne Rinnsale auftauchten und an der Innenseite der Röhre herabliefen. Er sagte sich, dass es keinen Grund zur Panik gebe. Wahrscheinlich war das Gerät kaputt, und man würde ihn jeden Augenblick aus der Röhre holen. Das Wasser bildete eine Lache um seinen Körper und stieg immer höher, bis es die Röhre füllte. Er war seltsam ruhig. Er sei ein Taucher, sagte er sich, ihm würde nichts passieren.

Immer wieder unterbrach ich Stephens Erzählung. Er sprach, als sei all dies wirklich passiert.

»Das hört sich an, als hätten Sie halluziniert«, warf ich immer wieder ein, um mir Klarheit zu verschaffen. »Oder sich in einer Art verändertem Bewusstseinszustand befunden.«

Doch Stephen winkte ab. Er sagte: »Ja, sicher«, und schilderte weiter, was ihm widerfahren war, als sei es wirklich passiert. Das Erlebnis dauerte ebenso lang wie die Untersuchung: Er sprach davon, wie er unter Wasser atmete, während die Röhre sich füllte. Er spürte eine wohlwollende Präsenz in seiner Nähe. Am Ende hörte er eine Stimme, öffnete die Augen und stellte fest, dass er wieder im Untersuchungsraum war.

Man könnte dies lachend als den seltsamen Traum eines Mannes abtun, der eine Stunde lang »in der Röhre« gefangen war. Wäre da nicht Folgendes gewesen: Es war unmöglich, aber als die Untersuchungsergebnisse vorlagen, war der Tumor den Notizen in Stephens Akte zufolge »fast vollständig verschwunden«. Er war so gut wie weg. Sein Chirurg sagte: »Das ist ein Fall von Spontanremission.« Die Operation wurde gestrichen, und tagelang herrschten Aufregung und Erstaunen in der Abteilung, als sich verblüffte Schwestern, Ärzte und Auszubildende in Schlangen durch sein Zimmer wälzten. Da es nichts mehr zu operieren gab, schickte man ihn nach Hause.

Ich sprach sowohl mit dem Radiologen als auch mit dem Chirurgen. Sie waren überrascht und sagten, sie hätten so etwas noch nie erlebt. Vor allem Stephens Chirurg war überzeugt, dass es sich um einen Fall von Spontanremission wie aus dem Lehrbuch handle, der mit anderen Variablen (Medikamente, Gene und dergleichen) nicht zu erklären war.

Ich kann mich noch gut daran erinnern, wie wir vor Stephens Zimmer auf dem Flur standen, einander ungläubig ansahen und er sagte: »Eine andere Erklärung gibt es nicht.«

Jahre später trug ich Stephen Dunphes Fallakte noch immer mit mir herum. Sie steckte in dem Aktenstapel aus Fallstudien, mit dem ich zwischen meinem Arbeitszimmer zu Hause und dem Krankenhaus hin- und herpendelte. Sie befand sich stets im oberen Teil des Stapels: randvoll mit Stephens Tumoraufnahmen, den Ergebnissen der Leukozytenzählung und den Notizen des behandelnden Arztes. Manchmal zog ich sie nur heraus, um mir die Aufnahmen anzusehen: die CT-Aufnahmen der Wirbelsäule, deren normale Krümmung von dem großen Tumor beeinträchtigt wurde, und die MRT-Aufnahmen eine Woche später, als der Tumor verschwindet und kaum noch etwas davon zu sehen ist. Andere Fälle kamen und gingen, dieser aber blieb – ein Rätsel, das meine Aktentasche schwerer machte.

Jedes Mal, wenn ich neue potenzielle Fälle von Spontanheilung entdeckte, zog ich Stephens Akte heraus und betrachtete seinen Fall unter dem neuen Gesichtspunkt in der Hoffnung, dass einer der anderen Fälle, mit denen ich mich beschäftigte, auch endlich etwas Licht auf Stephens Fall werfen würde.

An der Ernährung lag es nicht. Stephen ernährte sich nicht sonderlich gesund. Er hatte in diesem Bereich auch nichts verändert, und das Krankenhausessen konnte man beim besten Willen nicht als gesundheitsförderlich bezeichnen. Hatten der Abbau von Stresshormonen und das Abschalten der Kampf-oder-Flucht-Reaktion möglicherweise eine Rolle gespielt? Zweifelhaft, denn Stephen bezeichnete seinen Krankenhausaufenthalt nicht als ruhig oder erholsam, wie etwa Janet Rose und Matt Ireland die Zeit in Brasilien beschrieben hatten. Er hatte vielmehr den Großteil der Woche im Krankenbett damit zugebracht, düstere Statistiken zum multiplen Myelom zu lesen, und seine Angst und Besorgnis waren immer weiter gewachsen. Auch Freunde und Familie hatten sich nicht in Scharen um ihn versammelt. Er war die meiste Zeit allein gewesen. Er hatte Schmerzen, war ans Bett gefesselt und wartete wie viele andere, die keine Remission erleben, ängstlich auf eine Operation, die sein Leben nicht retten konnte. Da er eine Behandlung mit Dexamethason hinter sich hatte, wusste ich, dass einige Ärzte versuchen würden, seine Remission daran festzumachen. Sie würden behaupten, er spräche einfach besonders gut auf das Medikament an. Doch weder mir noch weiteren Kollegen, die ich zurate zog, waren aus der Literatur Hinweise auf eine derart positive Reaktion auf Dexamethason bekannt. Die Behauptung, jemand würde eben besonders gut auf ein Medikament ansprechen, kann sich wie der Begriff der Spontanremission als Blackbox erweisen, in der das Unerklärliche verschwindet, statt genauer untersucht zu werden. Wenn jemand besonders gut auf eine Behandlung oder ein Medikament anspricht und die Behandlungsergebnisse die Grenzen des Möglichen sprengen, stellt sich die Frage, woran das liegt.

Ich bemühte mich weiter um des Rätsels Lösung, doch sie entzog sich mir wie bei einem unlösbaren Zauberwürfel. Die Fragen schienen nicht zu Antworten, sondern zu weiteren, nicht weniger verwirrenden Fragen zu führen. Hatte sich der Tumor im Laufe der Woche allmählich zurückgebildet, oder war er während der MRT-Untersuchung plötzlich geschrumpft? Hatte etwas, zum Beispiel ein Fieber, Stephens Immunsystem dazu veranlasst, endlich auf den Tumor loszugehen, oder war etwas anderes geschehen? Die Akte enthielt keinen Hinweis auf ein Fieber. Das Ungewöhnliche an Stephens Fall war der äußerst knappe Zeitrahmen: Die CT-Bilder des Rückens, die den Tumor zeigten, waren am Donnerstag gemacht worden; die MRT-Aufnahmen, die keine Notwendigkeit für eine Operation mehr offenbarten, einige Tage später. Es war völlig unerklärlich.

Momente der Klarheit oder auch nur die nächste gute Frage ergeben sich oft, wenn man gerade nicht danach sucht. Bei einer meiner Recherchereisen nach Cleveland lud mich Dr. Nemeh in sein Lieblingsrestaurant ein. Bei einem Teller köstlicher Pasta fragte ich Dr. Nemeh, der nicht nur Arzt, sondern auch Ingenieur ist, wie oder warum sein Gebet heilend auf den Körper wirkt. Er dachte kurz nach.

»Ich glaube«, sagte er, »dass die Wirkung die gleiche ist, ob nun ein Laser oder Liebe auf das Quantenfeld einwirkt.«

Es war eine überraschende Bemerkung, und mit einem Mal schwirrte mir der Kopf vor Möglichkeiten, vor allem im Hinblick auf Stephen Dunphes Fall. Als ich nach Hause kam, stürzte ich mich noch einmal darauf. Es gab einige Aspekte, die ich untersuchen konnte. Sie betrafen den von Dunphe beschriebenen veränderten Bewusstseinszustand während der MRT-Untersuchung und den rotierenden Magneten der Maschine selbst.

DIE QUANTENPHYSIK DES KÖRPERS

Als René Descartes' Philosophie der Trennung von Körper und Geist Fuß fasste, begann eine neue Ära, die routinemäßige klinische Obduktionen möglich machte. Endlich konnten wir die inneren Abläufe des menschlichen Körpers verstehen. Es war ein großer Fortschritt für die Menschheit, doch zur damaligen Zeit war die Wissenschaft wie gesagt stark von Religion und Aberglauben geprägt und hatte kaum Ähnlichkeit mit dem, was wir heute als Wissenschaft bezeichnen würden. Wenn wissenschaftliche Argumente oder rationales Denken den religiösen Überzeugungen widersprachen, galten sie als Bedrohung. Galileo Galilei wurde der Prozess gemacht, als er seine – auf jahrelanger Beobachtung und Untersuchung der Sterne und anderer Himmelskörper – beruhende Theorie veröffentlichte, dass nicht die Sonne um die Erde, sondern die Erde um die Sonne kreise. Die Vorstellung, dass die Menschheit nicht der Mittelpunkt des Universums war, galt als derart lästerlich, dass er exkommuniziert und unter Hausarrest gestellt wurde. Folter und Tod entging er nur dadurch, dass er seinen Überzeugungen abschwor. Überzeugungen, von denen wir heute wissen, dass sie den Tatsachen entsprechen.

Die Aufklärung diente als Wegbereiter einer rationalen Wissenschaft, die aus der Erklärung der Gesetze der physikalischen Welt hervorgegangen ist. Diese Zeit brachte grundlegende Veränderungen, die uns die wissenschaftliche Methode sowie die Newton'schen Gravitations- und Bewegungsgesetze schenkten. Diese revolutionierten unsere Möglichkeiten, die sicht- und fühlbare Welt zu verstehen und zu erklären. Wir haben uns zu einer Kultur entwickelt, die Beobachtung, Vernunft und wissenschaftliche Untersuchung höher schätzt als religiöse Überlieferung und blinden Glauben. Heute befindet sich die Quantenphysik an vorderster Front der modernen Wissenschaft und macht den nächsten Schritt, der uns in eine unerwartete Richtung führt. Dabei geraten einige der langjährigen Thesen bezüglich der Regeln des Universums sowie des Verhaltens von Materie und Energie ins Wanken.

Im Grunde erforscht die Quantenphysik die Bausteine der Materie. Sie betrachtet die komplexen subatomaren Teilchen, aus denen ein Atom besteht. Aus meiner Zeit an der Princeton University kenne ich mich mit der Quantenphysik ein wenig aus, aber ich bin kein Physiker. Deshalb rief ich meinen Freund Dr. Andreas Mershin an, nachdem ich Dr. Nemehs Bemerkung über das Quantenfeld des Körpers gehört hatte. Er ist Physiker am Massachusetts Institute of Technology (MIT). Ich wusste in groben Zügen, wie ein MRT-Gerät funktioniert, doch er sollte es mir ganz genau erklären.

MRT steht für »Magnetresonanz-« oder »Kernspintomografie«. Es ist ein bildgebendes Verfahren, das aus den Prinzipien der Quantenmechanik entwickelt wurde. Anders als eine einfache Röntgenaufnahme liefert die Magnetresonanztomografie höchst detaillierte Bilder von allen Weichgeweben: vom Gehirn über das Rückenmark und die Organe bis hin zum Bindegewebe. MRT-Geräte bestehen aus tonnenschweren supraleitenden Magneten. Die Geräte erzeugen ein unglaublich starkes Magnetfeld, das etwa tausendmal stärker ist als der normale Magnet an unserer Kühlschranktür, um einen Blick in den menschlichen Körper zu werfen. Wie macht der starke Magnet dies möglich? Indem er die um die eigene Achse rotierenden Protonen der Wassermoleküle im Körper »liest«.

Der menschliche Körper besteht hauptsächlich aus Wasser. In einem starken Magnetfeld richten sich die Protonen aller H_2O-Moleküle parallel zueinander aus. Bei einer MRT-Untersuchung werden Sie in eine Magnetspule geschoben: Im

Grunde handelt es sich dabei um einen Zylinder, der mit vielen Kilometern supraleitendem Draht umwickelt ist. Es fließt ständig elektrischer Strom hindurch, der ein elektromagnetisches Feld erzeugt, das wiederum auf die Atomteilchen im Körper wirkt und alle Protonen in den Atomkernen zwingt, sich parallel zueinander auszurichten. Während die einzelnen Aufnahmen gemacht werden, wird der Körper gleichzeitig harmlosen Radiowellenimpulsen ausgesetzt. Anders als bei der Computertomografie gibt es bei der Magnetresonanztomografie keine ionisierende Strahlung – nur Radiowellen. Wenn die Untersuchung abgeschlossen ist und die Impulse enden, kehren die mit dem Magnetfeld ausgerichteten Atomkerne allmählich in ihre ursprüngliche Position zurück. Dabei werden ihre Signale von Antennen eingefangen und aufgezeichnet. Da die Atomkerne in verschiedenen Körpergeweben unterschiedlich schnell zur normalen Rotation zurückfinden, kann das MRT-Gerät diese Unterschiede erkennen, um zwischen Gewebearten zu unterscheiden. So kann es herrlich detaillierte Bilder von unserem Körperinneren erzeugen, indem es im Wesentlichen mit unseren subatomaren Teilchen herumspielt.

Einige Wissenschaftler überlegen nun, ob die MRT-Technik noch mehr kann als nur Bilder machen: Die Hochfrequenzspulen des MRT-Geräts erzeugen tatsächlich Schwingungen, die Neuronen und Zellen im Körper beeinflussen können. Neuere Studien untersuchen, ob sich das MRT-Gerät zum Beispiel zur Behandlung von Depressionen eignet. Unter gewissen Umständen kann das Magnetfeld die Hirnfunktion offenbar tatsächlich beeinflussen. Eine placebokontrollierte Studie ergab, dass die Untersuchten nach einer bestimmten MRT-Untersuchung deutlich besserer Laune waren.[84] Deshalb überlegten Wissenschaftler, ob der rotierende Magnet Signalwege im Gehirn verändern oder überschreiben konnte. Dr. Michael Rohan, ein Physikerkollege an der Harvard University, experimentiert ebenfalls damit, die vom MRT-Gerät erzeugten Felder zur Behandlung der Depressionen im Rahmen einer bipolaren Störung einzusetzen. Er stieß zufällig auf den Zusammenhang, als einer wissenschaftlichen Mitarbeiterin auffiel, dass am McLean Hospital gelegentlich Patienten deprimiert ins MRT-Gerät geschoben wurden und in deutlich besserer Stimmung wieder herauskamen.[85]

Dies erregte eine Menge Aufmerksamkeit und zog unter anderem einen Artikel in der Zeitung *The Boston Globe* nach sich. Dr. Rohan hat inzwischen die Theorie, dass das von einem MRT-Gerät erzeugte elektromagnetische Feld die Hirngesundheit unter bestimmten Bedingungen positiv beeinflussen kann, was in diesem Fall zu einem schnellen Ende der Depressionen führte. Es ist zwar schwierig, die finanziellen Mittel für derartige Forschungen aufzutreiben, gleichzeitig ist es aber auch vielversprechend, dass diese Forschungen eher in der Quantenmechanik als der traditionellen Wissenschaft wurzeln. Es ist nichts für schwache Nerven, wenn man zur Speerspitze der nächsten medizinischen Ära gehört, wie Vorreiter von Béchamp bis Benson feststellen mussten.

An diesem Punkt haben wir mehr Fragen als Antworten zur möglichen Heilwirkung von Geräten wie dem Magnetresonanztomografen, und die meisten Ärzte stehen dem Thema skeptisch gegenüber. Ich wusste nicht, ob sich Stephen Dunphes merkwürdig plötzliche Remission in den Tagen zwischen der Computertomografie und der Magnetresonanztomografie oder schlagartig während der MRT-Untersuchung ereignet hatte. Aber ich konnte nicht umhin, mich zu fragen, ob ein Zusammenhang bestand. Konnte es zu einer unbekannten Wechselwirkung zwischen dem von ihm beschriebenen veränderten Bewusstseinszustand und dem rotierenden Magneten des MRT-Geräts gekommen sein, die abrupte molekulare Veränderungen bei seinem Tumor verursacht hatte?

Einstein erzählte gern eine Geschichte über den Ursprung eines seiner berühmtesten Konzepte. Als Jugendlicher auf einem Schweizer Internat verlor er sich in einem fortlaufenden Gedankenexperiment. Wenn er mit dem Rad einen bewaldeten Weg entlangfuhr und das Sonnenlicht Muster auf den Boden malte, stellte er sich vor, wie diese Lichtstrahlen mit Lichtgeschwindigkeit ins Weltall hinausschossen – schneller, als es dem Menschen möglich war. Trotzdem malte er sich aus, dass er sie irgendwie einholen und in der gleichen Geschwindigkeit daneben herlaufen konnte. Er überlegte, wie er die Lichtwelle wahrnehmen würde. Würde sie sich weiter wellenförmig vorwärtsbewegen, oder würde seine eigene Geschwindigkeit – die Lichtgeschwindigkeit – dafür sorgen, dass die Lichtwelle starr oder reglos wirkte?

Später schrieb er, er sollte einen solchen Lichtstrahl als ruhendes elektromagnetisches Feld wahrnehmen. Dieses Gedankenexperiment, der Tagtraum vom Ritt auf dem Lichtstrahl, brachte Einstein zu einigen seiner einflussreichsten und für die moderne Physik prägenden Konzepte: der Relativitätstheorie und der Gleichung $E = mc^2$. Energie ist gleich Masse mal Lichtgeschwindigkeit zum Quadrat. Was heißt das? Es heißt im Grunde, dass die im Universum vorhandene Materie – der Stuhl, auf dem Sie sitzen, Ihr eigener Körper und die Erde selbst – eine Art verdichtete Energie ist. Es ist verlangsamte Energie. Und Energie ist umgekehrt Materie, deren Atome sich allmählich schneller bewegen. Wenn wir etwas anfassen und spüren können, unterscheidet es sich oft nur in einem Punkt von etwas, das wir nur empfinden können: in der Geschwindigkeit. Der Physiker David Bohm hat einmal gesagt, man könne Materie als »verdichtetes oder stehendes Licht« verstehen. Unser physischer Körper ist also in gewisser Weise stehendes Licht, verlangsamte und in Form gegossene Energie.

Was bedeutet das also wirklich für die Heilung – für den Glauben und den menschlichen Körper –, wenn wir uns die Quantenphysik und die Bausteine der Materie ansehen?

Die Quantenphysik zeigt uns erstens, dass einige Gesetze des Universums, die wir für unumstößlich hielten, keineswegs unumstößlich sind. Die Newton'sche Mechanik beschreibt nur einen kleinen Teil dessen, was es über die Funktionsweise der Welt zu wissen gibt. Da ist noch so vieles, von dem wir keine Ahnung haben: von der Überlegung, warum es schwarze Löcher gibt, bis hin zur Frage, wie sich die subatomaren Teilchen des menschlichen Körpers verhalten. Bei unserem Telefonat hatte mir Andreas noch etwas erklärt, was mir nicht mehr aus dem Kopf gegangen war und den Wunsch in mir geweckt hatte, die Verbindung zwischen Körper und Geist genauer zu erforschen. Er erinnerte mich an eine wesentliche Studie der Quantenphysik, die in gewisser Hinsicht alles infrage stellt, was wir über Materie und Energie und die Gesetze des Universums wissen: das sogenannte Doppelspaltexperiment. Es machte uns auf etwas aufmerksam, was sich als einer der Schlüsselaspekte des sich entfaltenden Rätsels der Spontanheilung erweisen könnte, und zwar den sogenannten *Beobachtereffekt*.

DER BEOBACHTEREFFEKT

Das Doppelspaltexperiment ist kompliziert und wurde im Laufe der Jahre verschiedentlich wiederholt. Seit dem ersten Durchgang verblüfft es die meisten Menschen, die herausfinden möchten, was es damit auf sich hat, sogar die Physiker selbst... Für unsere Zwecke aber genügt es, einige wichtige Aspekte dieses Experiments zu verstehen. Sein Ziel war es, das Verhalten von Photonen oder subatomaren Teilchen zu beobachten.

»Denk an einen Tennisplatz«, sagte Andreas.

Ich sollte mir vorstellen, wie ich von oben darauf herabschaute. Statt eines Netzes befand sich in der Mitte eine Wand mit zwei offenen Türen, die gleich weit voneinander entfernt waren. Der Platz war an allen vier Seiten von einem Zaun umgeben.

»Jemand fängt also an, mit Tennisbällen auf die Wand mit den Türen in der Mitte zu werfen. Manche treffen keine der beiden und prallen an der Wand ab. Andere fliegen hindurch und landen im Zaun unmittelbar dahinter. Stimmt's?«

»Stimmt.«

»Beim Doppelspaltexperiment passierte im Grunde das Gleiche«, erklärte Andreas. »Es wurde lediglich mit einer Elektronenkanone geschossen.« Er erzählte weiter, dass die Wissenschaftler eine mit zwei Schlitzen versehene »Wand« mit Elektronen beschossen hätten. Dabei stellten sie fest, dass sich die Teilchen, die nicht an der Wand abprallten, sondern die Schlitze passierten, anders verhielten als erwartet. Sie verhielten sich nicht wie Bälle auf einem Tennisplatz. Sie hätten in einem berechenbaren Winkel abprallen müssen, wie alle Grundsätze der Physik und der Bewegung behaupten. Doch das taten sie nicht. Sie nahmen die Eigenschaften von Wellen an. Als sie auf den dahinterliegenden »Zaun« trafen, erzeugten sie Muster, wie man sie von sich ausbreitenden Wellen kannte; nicht, wie es dem normalerweise zu erwartenden Verhalten von Teilchen entsprach.

Anfangs stellten die Wissenschaftler die These auf, dass sich die Teilchen vielleicht gegenseitig beeinflussten. Aber sie zeigten dieses Verhalten auch, wenn sie einzeln und nicht in der Gruppe abgefeuert wurden. Schließlich platzierte man eine Art Detektor – eine Videokamera für subatomare Teilchen – zwischen den beiden Spalten. Man wollte einen besseren Blick auf das erhaschen, was passierte, wenn die Teilchen durch die Spalte flogen. Dabei geschah etwas höchst Merkwürdiges: Die Teilchen hörten auf, sich wie Wellen zu verhalten, und landeten wie Tennisbälle geradewegs im »Zaun«.

»Es war, als wüssten sie, dass sie beobachtet werden«, sagte Andreas.

Das Doppelspaltexperiment ist schwer zu begreifen, wenn man kein Quantenphysiker ist. Die wichtigste Erkenntnis aus diesem Projekt aber war, dass sich Atomteilchen unterschiedlich verhalten – je nachdem, ob und wie sie beobachtet werden. Der Akt des Beobachtetwerdens verändert ihre Funktionsweise. Heute wird dies in der Physik wie gesagt als »Beobachtereffekt« bezeichnet. Er wurde in Hunderten von Experimenten immer wieder bestätigt. Es ist schwer zu glauben, aber wahr: Wenn ein Phänomen beobachtet wird, wird es durch den Akt des Beobachtens verändert.

Vielleicht tragen wir also in gewisser Weise zur Erschaffung dieses Universums bei. Vielleicht sind seine »Gesetze« nicht so unumstößlich, wie wir glauben. Wenn man bedenkt, dass die Atomteilchen in unserem Körper – die Bausteine jeglicher Materie – ihr Verhalten auf diese Weise verändern können, ergeben sich daraus alle möglichen Fragen im Hinblick darauf, wie unsere Wahrnehmung die Welt in gewisser Weise tatsächlich verändern kann. Oder auch unseren Körper.

Vielleicht legt der Beobachtereffekt nahe, dass jeder von uns der »Beobachter« seines fortlaufenden persönlichen Experiments ist und dass wir durch die Art und Weise, wie wir uns selbst, unseren Körper und die Welt »beobachten«, in der wir leben, möglicherweise tatsächlich die Realität erschaffen, die wir sehen und berühren können. Vielleicht sind der Körper, in dem wir leben, und das Verhalten seiner Zellen grundsätzlich fließender und formbarer, als wir ahnen.

All dies könnte tiefgreifende Folgen haben und die Welt verändern, vor allem im Hinblick auf die Heilung des physischen Körpers. Was uns zu der Frage führt, warum noch nichts davon in die Medizin durchgedrungen ist.

Vielleicht sind wir einfach noch nicht bereit dafür. Ich glaube nicht, dass unsere Kultur und jeder Einzelne von uns – ich eingeschlossen – bereit sind für die Welt, die laut Quantenphysik Wirklichkeit ist. Es ist zu überwältigend. Es wirft die meisten der Annahmen über den Haufen, mit denen wir seit Generationen leben und auf die wir unsere ganze Welt gebaut haben.

Einige Physiker versuchen, dieses Problem mit der Behauptung zu umgehen, dass auf der subatomaren Ebene vielleicht andere Gesetze gelten als auf der makroskopischen, auf der Sie und ich leben. Diese Vermutung wäre schön bequem: Quantenmechanik auf der einen Ebene, Newton'sche Mechanik und die Welt, wie sie zu sein scheint, auf der anderen. Doch bislang liefert jede Sprosse der Leiter, mit der die Teilchen größer werden, nur weitere unwiderlegbare Beweise dafür, dass sich diese Welt nicht ganz so verhält, wie es uns der traditionelle Wissenschaftskanon glauben machen möchte. So, wie im Medizinstudium von mir verlangt wurde, nicht viele Fragen zu stellen und den Stoff einfach auswendig zu lernen, lernen auch die Physiker, sich auf die Mathematik zu verlassen und nicht viele Fragen zu stellen. Ich frage mich, ob sich der eine oder andere nicht ein wenig betrogen fühlt. Diese Menschen entscheiden sich für die Physik, weil sie die physische Welt verstehen wollen, und dann verraten ihnen die Fakten, dass die physische Welt entweder gar nicht existiert – oder anders ist, als wir glauben.

Die Quantenphysik ist ein hochkomplexes, immer größer werdendes Forschungsfeld. Menschen bemühen sich ein Leben lang, sie zu verstehen. Um es mit den Worten des berühmten amerikanischen theoretischen Physikers Richard Feynman zu sagen: »Wer glaubt, die Quantenphysik zu verstehen, versteht sie nicht.«

Obwohl ich diese Konzepte nur am Rande streifte, sah ich mit einem Mal unendlich viele Möglichkeiten, wie persönliche Grundüberzeugungen auf die physische Existenz einwirken können. Unser Denken und unsere Überzeugungen sind in der Lage, den Körper sowohl auf der Makro- als auch der Mikroebene zu beeinflussen. Mit Makroebene meine ich unsere Erfahrung der Welt, die uns umgibt, und ihre Auswirkungen auf die Stresshormone im Körper. Mit Mikroebene meine ich, dass wir durch die Zellen bis in die Atome hineinzoomen können, aus denen unser Körper besteht, und das Potenzial für Veränderungen auf subatomarer Ebene erkennen können. Ich fragte mich, inwieweit wir unsere eigene Realität erschaffen.

Ich nahm mir ein weiteres Mal den Fall von Stephen Dunphe vor, der mich auf diese Spur gebracht hatte. Ich machte Dunphe ausfindig, um mich nach seinem Befinden zu erkundigen. Es war unglaublich, aber es ging ihm auch Jahre später immer noch gut. Er leidet zwar offiziell noch am multiplen Myelom, hat seine Prognose inzwischen aber deutlich überlebt. Die plötzliche Remission seines lebensbedrohlichen Tumors hatte den Verlauf seiner Erkrankung und seines Lebens zweifellos verändert.

Ich schrieb an Henry Stapp, einen führenden Quantenphysiker der University of California at Berkeley, und schilderte ihm die Einzelheiten des Falls – in der Hoffnung, dass er aus Sicht der Quantenmechanik etwas Licht in die Angelegenheit bringen konnte. War Stephen Dunphe irgendwie zum »Beobachter« seines eigenen physischen Zustands geworden, und hatte er dadurch die subatomaren Teilchen seines Körpers dazu gebracht, ihr Verhalten zu ändern?

Dr. Stapp antwortete zunächst mit der gesunden, vorsichtigen Skepsis des geschulten Wissenschaftlers. Er machte sich Gedanken über viele weitere Erklärungsmöglichkeiten und deutete an, dass es vermutlich andere und einfachere Erklärungen für die Remission gebe. Seine Meinung ließ sich im Grunde mit den Worten zusammenfassen: »Wenn du Hufgetrampel hörst, sind es wahrscheinlich Pferde, keine Zebras.«

Doch dann bekam ich überraschenderweise eine weitere E-Mail von ihm. Er habe den Fall noch einmal eingehender geprüft und nach genauerer Überlegung seine Meinung geändert: Seinem Verständnis nach unterstütze die Quantenmechanik durchaus die Vorstellung, dass der Geist eine Rolle bei der körperlichen Gesundheit – und im weiteren Sinne bei der Erschaffung der Welt, die uns umgibt – spiele. Er räumte ein, dass er sich zunächst gegen diesen Gedanken gewehrt habe, obwohl er Physiker sei. Die Quantenphysik werfe große, tiefgreifende und beunruhigende Fragen auf, denen wir uns jedoch ohne Umschweife stellen müssten, statt uns davor zu scheuen. Als wir die Korrespondenz beendeten, konnte ich Dr. Stapps abschließender Bemerkung nur zustimmen, nämlich dass die Angelegenheit der weiteren Untersuchung bedürfe.

Wir wissen noch nicht, wie wir den Beobachtereffekt auf einer höheren als der subatomaren Ebene testen können. Fortlaufende Experimente stützen die ursprünglichen Ergebnisse jedoch weiterhin, und zwar nicht als Theorie, sondern als unbestreitbare Tatsache. Unsere Kultur wird sich weiter auf den nächsten Schritt vorbereiten. Die Erkenntnisse könnten sowohl im Hinblick auf die Medizin als auch darüber hinaus die Grenzen all dessen sprengen, was wir über die Heilung und ihre Ursache glauben. Wenn die Erklärung der Quantenphysik auch für die sicht- und spürbare Ebene der Welt gilt, werden wir ein völlig neues Verständnis von der Rolle entwickeln müssen, die Glaube, Überzeugung und Wahrnehmung bei der Erschaffung der gemeinsam wahrgenommenen Wirklichkeit spielen.[86] Aus dem tiefgreifenden Einfluss des Beobachters auf subatomarer Ebene kann durchaus folgen, dass Sie als Beobachter Ihres Körpers und Ihrer Erfahrung einen ähnlich großen Einfluss auf Ihren physischen Körper haben – bis hinein in die Zellen. Wie dies im Einzelnen funktioniert, werden wir wohl auch weiterhin aus der harten Arbeit derjenigen ableiten, die ihre Wahrnehmung und ihre Überzeugungen verändern und uns zeigen, wie sie es gemacht haben.

Demzufolge interessierte ich mich für einen letzten wichtigen Aspekt des Glaubens. Ich wusste aus eigener Erfahrung, dass sich nicht nur die bewussten Überzeugungen auf die Gesundheit, den Körper und die Heilungsfähigkeit auswirken. Es kommt auch darauf an, wie man konditioniert ist. Diese Überzeugungen sind erheblich schwieriger zu erkennen und zu ändern. Oft ist man sich ihrer gar nicht bewusst. Sie bleiben sogar einem selbst verborgen. Sie werden als »unbewusste Überzeugungen« bezeichnet, und jeder Mensch hat sie.

TIEFE ÜBERZEUGUNGEN

Ich habe etwas wirklich Schockierendes über den Placeboeffekt herausgefunden: Er funktioniert auch dann, wenn Sie *nicht* daran glauben.

In placebokontrollierten Studien wissen die Probanden für gewöhnlich nur, dass sie anstelle eines echten Medikaments ein Placebo bekommen könnten. In einer Variante des Experiments stellten Wissenschaftler eine Reihe von Studien an, in denen sie den Teilnehmern offen und ehrlich sagten, dass ihre Behandlung mit Sicherheit aus einem Placebo bestehen würde. Die Probanden verzeichneten trotzdem eine deutliche Verbesserung ihres Gesundheitszustands.

Wie bitte? Ich dachte, Placebos würden einzig und allein deshalb wirken, weil wir an die Behandlung glauben. Diese Erkenntnis brachte mich ein wenig aus dem Konzept. Wenn es beim Placeboeffekt um den Glauben geht und sich auch Menschen, die nicht an die Wirksamkeit des Placebos glauben, besser fühlen, was ist dann hier los? Ist der Glaube doch kein so wichtiger Faktor bei der Heilung?

Ich musste mir genauer ansehen, was wir unter »Glauben« verstehen. Wenn wir vom Glauben oder von unseren Überzeugungen sprechen, beziehen wir uns dabei normalerweise auf Gedanken und Entscheidungen, auf die Funktion unseres Bewusstseins. Für mich als Psychiater steht jedoch unumstößlich fest, dass es verschiedene Arten und Abstufungen von Überzeugungen gibt. Da gibt es diejenigen, die wir selbst wählen, die wir bewusst zu einem Teil unserer Persönlichkeit und der Art und Weise machen können, wie wir durchs Leben gehen. Dann sind da noch Überzeugungen anderer Art: Sie sitzen tief, sind oft unsichtbar und wurden uns einprogrammiert, als wir noch klein waren. Oft sind wir uns ihrer gar nicht bewusst. Jeder von uns ist eine komplexe Mischung aus Überzeugungen, die wir von unseren Eltern, Lehrern, Freunden oder den anderen Kindern auf dem Spielplatz übernommen haben und zu denen wir aufgrund unserer Interpretation der verschiedensten wundervollen wie traumatischen Erfahrungen gelangt sind. Doch die meisten dieser Überzeugungen bleiben ungeprüft.

Wir Menschen sind berühmt dafür, dass wir unsere wahren Überzeugungen nicht korrekt identifizieren können. Der Philosoph Paul Tillich sagte, jeder Mensch habe ein »letztgültiges Anliegen«, auf das er sein ganzes Leben ausrichte. Als Psychiater kann ich Ihnen verraten, dass die Leute oft behaupten, ihr letztgültiges Anliegen sei zum Beispiel ihr religiöser Glaube oder ihr Familiensinn, und das glauben sie auch. Der genaue Beobachter dagegen erkennt, dass ihr letztgültiges Anliegen in Wirklichkeit ein ganz anderes ist – ob finanzielle Sicherheit, die Wahrung des Scheins oder das Streben nach der Anerkennung einer Elternfigur (um nur ein paar zu nennen). Wir sind komplizierte Geschöpfe, und wir sind nicht gut darin zu erkennen, woran wir wirklich glauben.

Forscher glauben, dieser Aspekt des Placeboeffekts mache sich tiefere Überzeugungen zunutze, die schon vor langer Zeit in unserem Kopf und unserem Körper festgeschrieben wurden. Es hat mit der sogenannten »Pflegeleistung« zu tun. Selbst wenn wir eine Tablette bekommen, von der wir wissen, dass es sich um ein Placebo handelt – und dass sie deshalb keine hilfreiche chemische Wirkung hat –, fühlen wir uns nach der Einnahme besser. Warum? Weil wir uns umsorgt fühlen. Im Laufe der Zeit wurden wir darauf konditioniert, bestimmte Erfahrungen mit größerem Wohlbefinden und Heilung in Verbindung zu bringen. Das können die unterschiedlichsten Dinge sein: vom Arzt im weißen Kittel, der die Tablette verabreicht, bis hin zu den sensorischen Erfahrungen in einer Arztpraxis – dem sterilen, alkoholischen Geruch und dem Gefühl, wenn man sich auf das saubere, knisternde Papier der Untersuchungsliege legt. Der logische Teil unseres Gehirns weiß, dass die Pille, die wir schlucken, wirkungslos ist.

Aber ein tiefer liegender, unbewusster Teil von uns fühlt sich umsorgt, und der Körper reagiert darauf. Der Chemiker und Philosoph Michael Polanyi bezeichnete dies als »implizites Wissen«, das sich klar vom expliziten oder bewussten Wissen unterscheidet. Bewusstes Wissen ist, wenn Sie jemandem erklären, wie man die Fahrradkette wechselt. Implizites Wissen ist, wenn Sie sich aufs Rad setzen und davonradeln. Sie müssen nicht darüber nachdenken. Sie tun es einfach.

Zu Beginn unseres Interviews betonte Patricia Kaine (jene Patientin von Dr. Nemeh, die von einer tödlichen Fibrose genesen war), nach der frühen Erfahrung mit der unwahrscheinlichen Genesung ihrer Schwester von der Kinderlähmung sei sie »in dem Wissen aufgewachsen, dass es Wunder wirklich gibt«. Ich dachte an meine eigene Kindheit und daran, dass ich in einem starren und dogmatischen Umfeld aufgewachsen war. Als ich älter wurde und immer mehr Fragen stellte, wandte ich mich vom Glauben ab und der Wissenschaft zu. Ich betrachtete den Glauben zunehmend als etwas Schlechtes, als ein Paar Scheuklappen, die den klaren Blick auf die Welt begrenzen. Allmählich aber erkannte ich, dass nicht der Glaube an sich schädlich oder heilend war, sondern das, *woran* man glaubte. Es ging noch nicht einmal um die bewussten Überzeugungen, was vielleicht die Ergebnisse von Bensons Gebetsstudie erklären konnte. Es ging um die Dinge, die man glaubte, ohne sich dessen bewusst zu sein. Vielleicht gab es auch im Körper etwas, was man als »Überzeugungen« bezeichnen konnte, bis hinein in seine Zellen.

Wir wissen noch immer nicht genau, wie weit oder wie tief der sogenannte Placeboeffekt tatsächlich geht. Meine Untersuchungen zum Thema »Spontanheilung« zeigten jedoch, dass er offenbar hin und wieder aus der Schublade quillt, in die wir ihn gesteckt haben. Natürlich fühlt sich jemand manchmal nur deshalb besser, weil er es erwartet; das geistige Wechselspiel von Wahrnehmung und Erfahrung ist höchst faszinierend. Aber manchmal ist da noch mehr. Wir sollten immer versuchen, die Ausnahmen zu finden, denn sie sind der Schatz, in dem sich die nächsten Entdeckungen verbergen. Wir sehen immer wieder, wie Überzeugungen auf den Körper wirken, und bei Spontanheilungen haben wir es mit einer Häufung dieser Fälle zu tun. Vielleicht sind Menschen, die Spontanheilungen erleben, entweder auf eine Empfänglichkeit für heilende Überzeugungen konditioniert (wie Patricia Kaine), oder sie vermochten ihre ursprüngliche Konditionierung so zu verändern, dass sie nicht nur ihre Grundüberzeugungen, sondern auch ihren physischen Körper tiefgreifend verändern konnten.

Es lässt sich nicht leugnen, dass jeder von uns Grundüberzeugungen hat, deren wir uns nicht bewusst sind und die unsere Fähigkeit zur Heilung beeinflussen könnten. Wie aber finden wir heraus, welche Überzeugungen uns vielleicht einschränken oder gar schaden, und wie lösen wir sie auf?

Wir denken, bei unserem Glaubenssystem ginge es um Gott (ob oder an welche Art Gott wir glauben) oder um die Welt und wie sie funktioniert. Doch bei der Spontanheilung haben wir es nicht mit der üblichen Art von Glauben zu tun, also dass man einer bestimmten Religion angehören oder auf eine bestimmte Weise beten muss oder gar um die Frage, ob man ein »gläubiger« oder religiöser Mensch ist. Der Glaube, um den es hier geht, reicht tiefer und ist vielleicht sogar unbewusst. Es geht um das, was wir wirklich über das Leben, uns selbst, das Universum und die Menschen um uns herum denken, sowohl bewusst als auch unbewusst, was wir wirklich für möglich oder unmöglich halten. Was glauben wir tief im Inneren, dort, wo alle anderen Überzeugungen entstehen, über unseren Wert? Über das Wohlwollen des Universums, oder auch nicht? Sind wir wichtig? Ist unser Leben von Bedeutung? Wenn es um den Glauben und seinen Beitrag zur Heilung geht, lautet die vielleicht wichtigste Frage: Was glauben wir über *uns selbst*?

9

DIE HEILUNG DER IDENTITÄT

Die Schuld ist das Ergebnis eines vertanen Lebens, des »Ungelebten« in uns.

Ernest Becker

Wir schrieben das Jahr 2015. Ich hatte ein Mikrofon am Revers und eine dünne Schicht Schweiß unter dem guten Anzug. Ich würde gleich die Bühne der TEDx-Konferenz New Bedford betreten und versuchen, das Publikum aus Wissenschaftlern, Forschern und anderen in ihren Bereichen führenden Persönlichkeiten davon zu überzeugen, dass es sich lohnte, die Blackbox der Spontanremission zu öffnen.

Als ich das Angebot bekam, den Vortrag zu halten, zögerte ich. Waren die Menschen bereit, etwas über Spontanheilung zu erfahren? Würde man diese Fälle einfach abtun, wie man es immer getan hatte? Und vor allem: Was wusste ich an diesem Punkt wirklich über Spontanheilungen, das ich mit der Welt teilen konnte?

Ich setzte mich hin, um den Vortrag vorzubereiten, und merkte, dass ich eine Menge wusste. Ich wusste, dass Spontanheilungen wichtig waren und dass wir sie nicht richtig einordneten und nicht korrekt analysierten. Ich wusste, dass viele Faktoren zusammenkommen mussten – von der Ernährung bis hin zur »emotionalen Nahrung« –, wie die Menschen lebten, dachten, empfanden und mit anderen verbunden waren und was sie glaubten, was vielleicht am wichtigsten war. Ich wusste auch, dass Menschen, die unheilbare Krankheiten überlebten, große und manchmal sogar radikale Veränderungen in diesen Bereichen vornahmen.

Als ich zwölf Jahre Recherchen in achtzehn Minuten packte, zeigte sich allmählich der größere Zusammenhang: woher ich kam, wo ich mich gerade befand und wohin ich als Nächstes gehen musste. Ich hatte den Vortrag tagelang geübt. Im Wagen, im Aufzug, im Büro. Ich konnte ihn auswendig. Ich erinnerte mich daran, langsam zu sprechen. Mein Name wurde angekündigt, gefolgt von einer kurzen Vorstellung. Applaus. Ich trat auf die Bühne ins gleißende Scheinwerferlicht.

»Was bedeutet es, wenn jemand eine unheilbare und tödliche Krankheit überlebt?«, fing ich an. »Wenn er gesagt bekommt, dass er sterben wird? Wenn der prognostizierte Zeitpunkt des Todes verstreicht… und sich herausstellt, dass die Krankheit verschwunden ist? Die Medizin bezeichnet dies als einen seltenen Glücksfall. Aber ist es das wirklich?«

Rasch stellte ich einige der wichtigen Gedanken zur Spontanremission vor: den zersplitterten Ansatz der Medizin, die Vorstellung, dass es außer Allheilmitteln noch etwas anderes geben müsse, dass Fälle von Spontanheilung uns aufforderten, ihnen unsere Aufmerksamkeit zu schenken. Und dann kam ich zum Kern meiner Botschaft ans Publikum.

»Das Geniale an der westlichen Kultur ist: Wenn man ein medizinisches Problem hat, geht man zum Arzt. Wenn man ein psychisches Problem hat, geht man zum Psychotherapeuten. Und wenn man ein spirituelles Problem hat, geht man zum Priester, Rabbi, Geistlichen oder Scheich. Das Geniale an der westlichen Kultur ist, dass sie Unterschiede erkennt und die Bestandteile des größeren Ganzen analysiert.

Das asiatische System trennt weniger scharf zwischen Körper und Geist. In der asiatischen Medizin werden körperliche und geistige Erkrankungen behandelt, indem man das Energiesystem des Körpers wieder ins Gleichgewicht bringt.

Als ich viele Jahre später überlegte, was die Menschen mit Remissionen mir sagen wollten, kam ich auf diese uralten theologischen Schriften zurück. Ich wurde daran erinnert, dass der Körper als Metapher für das betrachtet wurde, was der tiefere Geist lernen möchte. Ich fragte mich, ob es diesen Menschen irgendwie gelang, einen Vorhang der Wahrnehmung im tieferen Geist zu öffnen, und ob dies eine Rolle bei ihrer Genesung spielte?«

Da war sie, die nächste große Frage. Bei der Zusammenfassung meiner Arbeit für den TEDx-Talk war es mir gelungen, genau einzukreisen, wo ich als Nächstes ansetzen musste. Während ich mir einen Fall nach dem anderen angesehen und nach Mustern und Hinweisen gesucht hatte, quälte mich bei meinen Beobachtungen ein grundlegender Widerspruch. Die umwälzenden Veränderungen, die diese Menschen vornahmen bei ihrer Art, zu essen, sich zu bewegen, zu denken, zu arbeiten, zu leben und zu lieben, waren für die Heilung absolut unerlässlich. Sie hätten eigentlich die verschiedenen Lebensbereiche repräsentieren sollen, die man ändern oder in Ordnung bringen konnte. Doch irgendetwas passte nicht zusammen – oder zumindest nicht ganz. Manche Menschen ergriffen all diese Maßnahmen und wurden trotzdem nicht gesund. Andere verzichteten auf alle (oder zumindest die meisten!) davon und wurden dennoch spontan gesund.

Ich wollte die Lehren der Spontanheilung unbedingt verstehen und mehr Menschen zugänglich machen. Ich wollte einen Plan für sie zeichnen, eine gerade Linie von der Ernährung über die Lebensführung und den Stress bis hin zur

Liebe, die zur Heilung führte. Aber ich merkte schnell, dass dies bei Spontanheilungen nicht funktionierte. Die Fälle von Spontanheilung zeigten zwar durchaus wichtige, sich wiederholende Muster und Gemeinsamkeiten, aber auch ebenso viele Widersprüche. Die gerade Linie der Logik von der Ernährung über die Entzündungsprozesse bis zur Kampf-oder-Flucht-Reaktion, die zu ziehen mir solche Mühe bereitete, ließ sich nicht wie gewünscht zusammenfügen. Ich war die Sache wie eine mathematische Gleichung angegangen: Lösen Sie nach x auf. Aber das Problem widersetzte sich einem linearen Ansatz. »Richtige Ernährung« plus »Verlieben« ergibt nicht automatisch mehr Gesundheit. Im Land der Spontanheilung ergibt zwei plus zwei nicht immer vier.

Ich wollte unbedingt eine Art Anleitung zur radikalen Heilung schreiben, dabei lag es auf der Hand, dass zur Spontanremission mehr nötig war als eine Liste mit Punkten, die man abhaken konnte: Gemüse essen, bewegen, meditieren, Freunde und Familie lieben – erledigt! Es ging nicht darum, perfekt zu sein oder sich an einen vorgeschriebenen Ablauf zu halten. Manchmal geht es gerade denjenigen, die streng einen hochdisziplinierten Ansatz befolgen, gesundheitlich am schlechtesten.

Anfangs hatte ich die naheliegendsten Aspekte geprüft: was die Leute auf ihren Teller luden, wie sie ihr Leben lebten, wie sie mit Stress umgingen. Aber allmählich wurde mir klar, dass etwas anderes dahintersteckte und diese Veränderungen ermöglichte. Etwas, worüber man nicht so leicht sprechen konnte, weil uns ein Standardvokabular dafür fehlte, vielleicht auch weil sich viele Menschen dessen gar nicht bewusst waren. Ich erinnerte mich daran, dass Claire davon gesprochen hatte, »mit sich selbst ins Reine zu kommen«. Dass Dr. Kaine gesagt hatte, sie habe sich »in eine neue Art, mich selbst zu sehen und zu erleben«, fügen müssen. Ich hatte nach den großen Veränderungen gesucht, die die Menschen im Vorfeld der unerwarteten gesundheitlichen Wende vornahmen, den Veränderungen bei Ernährung, Tagesablauf, Beziehungen und Überzeugungen. Nun fragte ich mich, ob die vielleicht größte und wichtigste Veränderung ihre Identität betraf.

Anfangs hatte ich diese Aspekte als so individuell empfunden, dass mir die Parallelen nicht aufgefallen waren. Doch nach und nach wurden die Ähnlichkeiten deutlich. Alle hatten auf einen Prozess der Findung und Bewertung des Selbst angespielt. Er hatte ihnen irgendwie geholfen, die anderen Aspekte der Heilung zu koordinieren und zu nutzen, auf die ich mich so versteift hatte, also den Körper zu nähren, den Umgang mit Stress zu verändern und sich um Liebe und Verbundenheit zu bemühen. Möglicherweise beschrieben alle Überlebenden die gleiche fundamentale Erfahrung, versuchten aber, sie in sehr unterschiedliche Worte zu fassen, so wie ein Dutzend Künstler die gleiche Szene malen und zu völlig anderen Resultaten kommen können. Ich hatte es übersehen, obwohl ich es direkt vor Augen gehabt hatte. Endlich wusste ich, wonach ich suchte: nach einem schlecht greifbaren, schwer zu beschreibenden und höchst individuellen Transformationsprozess. Wenn man sich selbst in einem völlig neuen Licht sehen konnte, machte dies offenbar alle anderen Veränderungen von der Ernährung über den Stress bis hin zu Liebe und Verbundenheit möglich.

DAS PERFEKTE BEISPIEL

Nach meinem TEDx-Talk wurde ich mit Anrufen und E-Mails überschwemmt. Es waren mehr, als ich bewältigen konnte. Während ich versuchte, auf dem Laufenden zu bleiben, stieg mein Stresspegel ins Unermessliche. *Was für eine Ironie,* dachte ich, *dass mich meine Nachforschungen bezüglich der Frage, wie Stress einen Menschen töten konnte, höchstwahrscheinlich bald selbst umbringen werden!*

Im ganzen Land, auf der ganzen Welt meldeten sich Menschen zu Wort, die mir unbedingt ihre Geschichten von plötzlichen und »unmöglichen« Heilungen erzählen wollten. Am liebsten hätte ich mich jeder einzelnen davon gewidmet und das darin enthaltene Wissen geborgen, aber es waren einfach zu viele. Es war überwältigend. Es wäre ein ganzes Team von Wissenschaftlern und Interviewern nötig gewesen, um die Flut von Fällen zu prüfen. Ich besaß nun zwar eine gewisse Legitimität, auf die ich mich bei der Arbeit stützen konnte, hatte aber nicht die Kapazitäten für ein Projekt dieser Größenordnung. Die medizinische Fachwelt hatte sich für die Idee geöffnet, dass jeder etwas aus Spontanheilungen lernen konnte, aber nur ein klitzekleines bisschen. Ich wusste, ich würde noch niemanden davon überzeugen können, eine Längsschnittstudie zum Thema »Spontanheilung« zu finanzieren. Ich würde allein weitermachen müssen und alles tun, was ich mit meinen Mitteln vermochte. Meine Mittel, das waren ein Mann, ein Schreibtisch und etwa tausend E-Mails.

Ich entwickelte einen Selektionsprozess zur schnellen Identifikation der vielversprechendsten legitimen Fälle. Damit sich ein Fall für die weitere Überprüfung qualifizierte, mussten zumindest eine unheilbare Erkrankung und der Nachweis einer korrekten Diagnose sowie einer eindeutigen Remission vorliegen. Es durfte keine weiteren Komplikationsfaktoren geben, die die Heilung erklären konnten. Hatte ein Fall diese erste Hürde genommen, beurteilte ich ihn anhand einiger weiterer Kriterien, unter anderem der Art der Erkrankung. Bei manchen Krankheiten treten Spontanremissionen deutlich häufiger auf als bei anderen, warum auch immer. Über andere wissen wir einfach nicht sehr viel; sie sind selten und nicht besonders gut dokumentiert. Wir wissen nicht, wie sie verlaufen und wann sie als »unheilbar« gelten können. Aber bei Mirae Bunnells Fall spürte ich ein starkes Zucken an der Angel. Das war ein großer Fisch.

Es war nur einer von Dutzenden Fällen, die ich in meinem Posteingang fand, nachdem ich eines Morgens sehr spät zur Arbeit geeilt war, den Computer hochgefahren und meine E-Mails überflogen hatte, ob etwas Dringendes dabei war, bevor ich mit der Visite begann. Im Betreff stand: »SR-Patientin Mirae Bunnell«, und ich klickte zerstreut auf die Mail, um sie in den Ordner mit potenziell interessanten Fällen zu verschieben, die ich mir später ansehen wollte. Zehn Minuten später saß ich immer noch im Mantel da und las Miraes Nachricht ein zweites Mal. Sie hatte alles, was ein hieb- und stichfester Fall von Spontanremission brauchte: eine unheilbare Krankheit, eine äußerst sorgfältig und gründlich dokumentierte Diagnose, renommierte Ärzte und ein erstklassiges Krankenhaus, den klar dokumentierten Nachweis der Diagnose und der Remission mit Scans, diagnostischen Berichten der Pathologie, Operationsnotizen der Ärzte – einfach allem. Zu guter Letzt konnte Mirae als, wie sie selbst sagte, »logisch-analytischer Mensch« und »eingefleischter Datenfreak« klar und präzise beschreiben, was sie erlebt hatte. Ein Abschnitt ihrer E-Mail erregte meine besondere Aufmerksamkeit. Darin schrieb sie, dass sie glaube, ihre Heilung habe sich aus einem Prozess entwickelt, den sie mit ihren eigenen Worten als »Veränderung meiner Beziehung zu mir und zur Welt« beschrieb.

Die Vorstellung, die Beziehung zu sich selbst zu verändern, ist groß, tief und vage. Wie sah dies in der Praxis aus? Und konnte es tatsächlich ein Katalysator für die Heilung sein?

Diese Fragen wollte ich mit Mirae erforschen, sofern sie bereit dazu war.

Ich hatte großes Glück: Mirae, die eine Führungsposition im Softwarebereich bekleidete und in Saint Louis im US-Bundesstaat Missouri lebte, reagierte umgehend auf meine Bitte um weitere Informationen. Im Laufe unserer E-Mail-Korrespondenz kamen die Einzelheiten ihrer Geschichte ans Licht. Als sie mir bei unserer ersten persönlichen Begegnung mit festem Griff und einem breiten, fröhlichen Lächeln die Hand schüttelte, war ich mir vollständig im Klaren darüber, was für ein Wunder es war, dass sie wie das blühende Leben vor mir stand.

KEINE ZEIT, UM KRANK ZU SEIN

Mirae bemerkte die Beule an ihrem Hals, als sie in wichtigen beruflichen Verhandlungen steckte. Damals war der Beruf ihr Leben. Sie arbeitete im Verkauf eines großen Softwareunternehmens mit Sitz in den USA und leitete die Vertragsverhandlungen über eine neue mehrjährige Vereinbarung mit einem Kunden. Es war ein wichtiges Geschäft, bei dem es um mehrere Millionen Dollar ging und das sehr viel Verantwortung mit sich brachte. Die Verhandlungen würden sich über Monate hinziehen. Mirae stürzte sich in das Projekt und arbeitete rund um die Uhr, um alles zu schaffen.

Die Anfang Vierzigjährige war aktiv, ehrgeizig und unabhängig. Sie liebte ihre kleine Stadt, einen bewaldeten Vorort am Stadtrand von Saint Louis. Ihr langjähriger Freund wohnte nebenan, und sie trafen sich abends zum Kochen und Reden. Obwohl seit zehn Jahren ein Paar, waren sie weder zusammengezogen, noch hatten sie geheiratet – sie fanden es angenehm, dass jeder seinen eigenen Bereich hatte. Mirae ging täglich mit ihren Hunden im Hundepark der Stadt spazieren, an dessen Gründung sie beteiligt gewesen war. Sie machte sowohl Pilates als auch Yoga und wirkte sportlich und stark. Doch unter der Oberfläche ging unbemerkt noch etwas anderes vor sich.

Als Kind war Mirae infolge eines Zeckenbisses erkrankt. Die Lymphknoten hinter ihren Ohren schwollen an, und sie bekam Fieber. Doch der Arzt gab keine Behandlungsempfehlung und bezeichnete es als »normale Reaktion« auf den Biss. Dies war in einem Vorort von Saint Louis, wo Mirae in einer konservativen Mormonenfamilie aufwuchs. Ihre Mutter, eine begabte Tänzerin und Pianistin, stellte ihre beruflichen Ziele zurück, um zu Hause zu bleiben und sich ganz der Erziehung der Kinder zu widmen. Ihr Vater war viel unterwegs, arbeitete lang und klettere die Karriereleiter hinauf. Er war auch der Bischof der mormonischen Kirche. Ihre Eltern waren sehr religiös und streng und brachten ihren Kindern bei, alle kirchlichen Zusammenkünfte und Gottesdienste zu besuchen und sehr hohen Maßstäben gerecht zu werden. Mirae wuchs in dem Glauben auf, dass jede Abweichung vom Pfad der Tugend eine katastrophale Verfehlung sei. Die Botschaft lautete: Wenn man sich an die Gebote hielt, blieb man für immer zusammen, auch nach dem Tod. Tat man es nicht, wurde man verstoßen und von der Familie getrennt. Auf ewig.

Für ihre älteren Schwestern war dies offenbar kein Problem. Sie waren brav und gehorsam. Sie hatten als Jugendliche großes Talent gehabt und waren musikalisch begabt. Aber sie hatten wie ihre Mutter Abstand von ihren beruflichen Ambitionen genommen, um zu Hause bei den Kindern zu bleiben. Mirae hatte den Eindruck, dass dies von Frauen in der mormonischen Kirche erwartet wurde. Aber sie war der rebellische Typ.

»Ich wollte nicht, dass mein Leben verplant war«, sagt sie heute. »Ich sagte meinen Eltern, dass ich niemals heiraten würde, wenn ich erwachsen war. Ich würde einen Beruf ausüben und für jedes Jahr, das ich alt war, tausend Dollar verdienen.« Sie lacht. »Sie haben nur mit den Augen gerollt. Aber ich war fest entschlossen, niemals von irgendjemandem abhängig zu sein.«

Mit vierzehn Jahren lief sie zum ersten Mal von zu Hause weg. Sie suchte sich ältere Freunde, die Autos besaßen und Wohnungen hatten. Sie war einfallsreich und fleißig und begann, mit Gelegenheitsjobs ihr erstes eigenes Geld zu verdienen. Dann wurde sie schwanger.

Alle sagten, sie solle das Kind zur Adoption freigeben. Doch das lehnte sie ab.

»Sie sagten ständig: ›Du kannst es nicht behalten. Es ist dem Kind gegenüber nicht fair‹«, erzählt sie. »Aber wie immer, wenn mir jemand Vorschriften machte, rebellierte ich dagegen.«

Sie machte den Führerschein wie alle anderen Sechzehnjährigen, obwohl sie im achten Monat schwanger war. Aber davon wollte sie sich auf keinen Fall bremsen lassen. Sie erwarb die Hochschulreife und begann, neben ihrem Vollzeitjob noch Collegekurse zu belegen. Sie arbeitete hart, suchte sich einen besseren Job und zog dann eine noch bessere Arbeit an Land. Mit Anfang zwanzig war sie beruflich viel unterwegs und machte etliche Überstunden. Sie hatte einen kleinen Jungen. Zu seiner Betreuung nahm sie zwar die Hilfe ihrer Familie in Anspruch, aber sie war deswegen hin- und hergerissen. Er erhielt die gleiche Erziehung wie sie selbst, und sie hatte Bedenken, dass er anfangen könne, ihre Entscheidungen und Lebensumstände zu verurteilen. Doch sie glaubte, keine Wahl zu haben. Allein schaffte sie es nicht. Außerdem fühlte sie sich nicht wohl. Sie war jung, ehrgeizig und allem Anschein nach gesund. Warum also war sie so erschöpft, so ausgelaugt? Das Leben war schwerer als nötig.

Rückblickend hat sie das Gefühl, nie richtig gesund, sondern immer krank gewesen zu sein. Ihre Zwanziger nennt sie »das Jahrzehnt der Erschöpfung«; ihre Dreißiger »das Jahrzehnt der Schmerzen«. Gelenkschmerzen, Muskelschmerzen, Nervenschmerzen, die scheinbar ohne Grund in ihrem Körper umherzuwandern schienen. Es waren die Signale eines Körpers in Not, eines aus dem Gleichgewicht geratenen Systems.

Sie war Anfang vierzig und hatte einen Arzt nach dem anderen abgeklappert, als sie endlich eine Diagnose bekam: chronische Lyme-Borreliose infolge des unbehandelten Zeckenbisses. Zum damaligen Zeitpunkt hatte sie eine wichtige Position in einem Softwareunternehmen inne. Zu ihren Aufgaben gehörte die Leitung von Vertragsverhandlungen, bei denen es um mehrere hundert Millionen Dollar ging, und sie steckte gerade in den Vorbereitungen auf ein neues Geschäft, weshalb sie die nächsten acht bis zehn Monate Überstunden machen musste. Sie hatte das Gefühl, auf gar keinen Fall krank sein zu können.

Ihr Arzt ordnete an, dass ein sogenannter PICC-Katheter gelegt wurde, über den die starken Antibiotika verabreicht werden sollten, um die Borrelieninfektion ein für alle Mal aus ihrem Körper zu vertreiben. Der zentrale Venenkatheter wurde an der Innenseite ihres linken Arms ein paar Zentimeter über dem Ellenbogen eingeführt und durch immer größere Venen bis in die Nähe des rechten Vorhofs des Herzens geschoben. Mirae fixierte den außenliegenden Teil des PICC-Katheters mit einer fleischfarbenen Bandage an ihrem Arm, damit er unter dem Ärmel ihrer Bluse nicht zu sehen war. Niemand sollte ihn bemerken oder wissen, dass sie krank war.

Krankheit war Schwäche; es war Versagen. Als sich die Vertragsverhandlungen verschärften, schwollen ihre Arbeitstage erst auf vierzehn, dann auf sechzehn Stunden an. Also schlich sie sich aus dem Büro, setzte sich in ihr Auto auf dem Parkplatz, hängte den Infusionsbeutel über den Rückspiegel und schloss die Infusion an.

Anfangs machte sich Mirae keine Sorgen wegen des Knotens an ihrem Hals. Die Ärzte sagten, es handle sich höchstwahrscheinlich um eine Folge der Lyme-Borreliose und dass er verschwinden würde, wenn sie die Antibiotikabehandlung fortsetzte. Die Lymphknoten, das wusste sie, bildeten gleich unter der Haut eine Kette und umgaben den Hals wie ein Strang Perlen. Der Arzt rollte den Knoten zwischen den Fingern hin und her und sagte: »Fühlt sich nicht an wie Krebs.« Als der Knoten nicht kleiner, sondern größer wurde, war Mirae frustriert. Sie hatte für so etwas keine Zeit. Doch nach jahrelangen Gesundheitsproblemen fragte sie sich allmählich: *Warum ich?* Auf dem Papier hätte sie eine eindeutige Kandidatin für ein krankheitsfreies Leben sein sollen. Sie hatte scheinbar gesunde Gewohnheiten. Sie ernährte sich recht ordentlich, obwohl sie die Mahlzeiten oft im Stehen hinunterschlang oder nebenher am Schreibtisch aß. Sie machte Sport, trainierte zu Hause oder schob morgens vor der Arbeit noch eine Pilates-Stunde ein. Sie bemühte sich um ausreichend Schlaf, doch es war schwierig. Manchmal musste sie eine Nachtschicht mit reichlich Koffein einlegen, um alles zu schaffen. Aber so war das Leben, nicht wahr? Alle anderen machten es genauso. Sie hatte sogar das Gefühl, gesundheitsbewusster zu sein als die meisten Menschen, obwohl sie ziemlich viel von sich verlangte. Warum hatte sich die Krankheit gerade sie ausgesucht?

Rebellisch wie eh und je wollte sie den Forderungen ihres Körpers nicht nachgeben. Sie würde dieses Geschäft abwickeln und sich anschließend wieder ihrer Gesundheit widmen. Sie entschied nach Priorität, und das Geschäft war wichtiger. Mit ihrem Körper war immer irgendetwas; sie konnte nicht wegen jedes Zipperleins alles stehen und liegen lassen.

Sie begann, die Haare über eine Schulter zu drapieren, um die Beule zu kaschieren, doch die war inzwischen so groß, dass sie sich nicht mehr verstecken ließ. Sie arbeitete mit einem Dealmaker zusammen, der am aufgeklappten Laptop neben ihr saß und Tabellenkalkulationen erstellte, um verschiedene Szenarien durchzuspielen, während sie die Bedingungen ausarbeitete. Sie standen sich nicht sonderlich nahe, waren nur Kollegen. Aber eines Tages zog er einen Stuhl heran, setzte sich neben sie, sah ihr fest in die Augen und sagte: »Was zum Teufel ist das an deinem Hals?«

Sie versuchte, ihn abzuwimmeln: »Ach, das ist nichts weiter.« Aber er fiel ihr ins Wort.

»Ich muss dir sagen, dass es jede Woche größer wird. Jedes Mal, wenn ich wieder hier bin, ist es größer«, sagte er. »Du musst etwas unternehmen.«

Am 31. März brachte sie das Geschäft unter Dach und Fach, und am 1. April ging sie zur Biopsie. Zwei Tage später klingelte spätabends das Telefon.

»Sie werden morgen einen Anruf bekommen, und ich möchte, dass Sie darauf vorbereitet sind«, sagte die Stimme ihres Arztes am anderen Ende der Leitung. »Sie werden Ihre Ergebnisse bekommen, und sie werden beängstigend sein. Ich möchte, dass Sie sofort einen Termin ausmachen. Warten Sie nicht bis Montag.«

Ruhig stimmte sie allem zu. Nachdem sie aufgelegt hatte, saß sie sprachlos und wie benommen da. Dann telefonierte sie mit ihrem Freund nebenan und brach in Tränen aus, als sie wiederholte, was der Arzt soeben gesagt hatte. Dreißig Sekunden später stürzte er in ihre Küche, sank auf ein Knie und bat sie, ihn zu heiraten.

»Willst du mich auf den Arm nehmen?«, rief sie. »Das fragst du mich *jetzt*?«

Kopfschüttelnd zog sie ihn hoch. *Nein, nein, nein,* dachte sie. Sie hatte die Nachricht noch nicht verarbeitet, aber sie hatte es in seinen Augen gesehen – die Lage war ernst. Sie wollte die Uhr zurückdrehen, alles noch einmal zurückspulen, damit es wieder war wie vorher.

»Das ist niemals passiert!«, rief sie. »Das hast du jetzt nicht getan!«

Ihre Gedanken überschlugen sich. Sie wollte daran glauben, dass sie gleich aus einem schrecklichen Albtraum erwachen würde. Aber die Worte des Arztes hallten noch in ihren Ohren: metastasierendes Melanom.

EIN TUMOR NAMENS »MEL«

Tagtäglich mutieren allerorten Zellen in den Körpern der Menschen, und damit nimmt der Krebs seinen Anfang. Es könnte jederzeit einen jeden von uns treffen. Sie beginnen mit Ihrem Tag, kochen Kaffee, fahren zur Arbeit und haben keine Ahnung. Aber Ihr Immunsystem weiß Bescheid. Es markiert die Stelle und schickt ein Team von Zellen los (darunter die natürlichen Killerzellen, die wir weiter oben kennengelernt haben), um die mutierte Zelle aufzufressen und zu entsorgen. Tschüs, Krebs! Sie kochen das Abendessen und gehen zu Bett, ohne etwas davon mitbekommen zu haben. Ihr Immunsystem hat den Krebs vernichtet, bevor er wie Unkraut in einer Ritze im Gehweg Fuß fassen und sich ausbreiten konnte. Aber ein schwaches Immunsystem ist eine solche Ritze im Gehweg, und der Same kann wachsen; seine Wurzeln bohren sich in die

Erde und breiten sich aus. Ineffektive natürliche Killerzellen und Lymphozyten können eine Mutation übersehen, und der Krebs teilt sich schnell weiter.

Bei einem Melanom gibt es für gewöhnlich einen Primärtumor – die Stelle, an der die Mutation ihren Ursprung hat – irgendwo auf der Haut. Vielleicht entdecken Sie eine ungewöhnliche Hautverletzung oder ein Muttermal, das sich verändert oder blutet. Wenn ein Melanom etwas »Gutes« haben kann, dann ist das seine Tendenz, sich bemerkbar zu machen. Manche Krebsarten sind einfach deshalb tödlicher, weil sie keine derartigen Warnsignale senden, wie Bauchspeicheldrüsen- und Darmkrebs, um zwei Beispiele zu nennen. Wenn die ersten Symptome auftauchen, ist die Krankheit schon weit fortgeschritten, weniger gut behandelbar und tödlicher. Bei einem Melanom stehen die Überlebenschancen in der Regel schon deshalb besser, weil es häufiger früh entdeckt wird. Wenn der Primärtumor unauffindbar bleibt oder Metastasen bildet – sich von seinem Ursprung aus weiter im Körper ausbreitet –, sieht es dagegen anders aus. Ein metastasierendes Melanom ist Stadium IV und damit bereits fortgeschritten.

Die Ärzte suchten nach dem Primärtumor, wurden aber nicht fündig. Mirae kramte in ihren Erinnerungen. Möglicherweise war da im letzten Jahr etwas gewesen, eine schorfige Stelle auf ihrem Kopf, die lange nicht heilte. Aber damals hatte sie einfach vermutet, dass sie sich irgendwo gekratzt hätte. Konnte dies der Primärtumor gewesen sein? Es war unmöglich, das zu wissen.

Ein metastasierendes Melanom mit unbekanntem Primärtumor (MUP) ist selten, und es gibt kaum Forschungen dazu. Die Behandlungsergebnisse sind schlecht beschrieben. Es gilt im Allgemeinen aber als kein gutes Zeichen. Die Betroffenen haben eine sehr geringe Lebenserwartung mit einem mittleren Überleben von etwa zehn Monaten.[87] Etwas besser sieht es aus, wenn der Tumor operabel ist. Mit einer Operation schnellt die Fünfjahresüberlebensrate auf über 30 Prozent – was zeigt, wie weit wir in der Behandlung und dem Management von Krebs gekommen sind. Aber: An dieser Stelle ist unbedingt anzumerken, dass bei der Überlebensrate nicht von Remission die Rede ist. Es geht einfach um Menschen, die nach einer gewissen Zeit noch am Leben sind. Ein Melanom ist ein Krebs, mit dem man monate- oder gar jahrelang leben kann. Aber sobald er streut, gilt er als unheilbar. Je nach Behandlung kann die Fünfjahresüberlebensrate zwischen 18 und nur 8 Prozent liegen. Ist eine Operation nicht möglich, verringert sich der Prozentsatz noch weiter.[88]

Miraes Ärzte sagten, das Melanom sei »der Krebs, der millimeterweise tötet«. Noch schlimmer war, dass der Tumor nicht operabel war. Er hatte sich in ihren Lymphknoten verheddert und war so groß, dass er ihre rechte Halsschlagader verdrängte und (laut den in ihre Akte gekritzelten Notizen des Arztes) eine signifikante Kompression und ein Dünnerwerden der rechten inneren Drosselvene verursachte. Diese Gefäße – die Halsschlagadern und die inneren Drosselvenen – bilden die Hauptblutversorgung des Gehirns. Im Hals finden sich viele lebenswichtige Strukturen auf engstem Raum: solche zum Transport der Nahrung in den Magen, des Blutes in den Kopf und ins Gehirn sowie der Luft in den Körper, Muskeln zum Stützen und Drehen des Kopfes sowie Nerven, um Botschaften an den Körper zu senden, damit er Befehle – vom Kratzen, weil es juckt, über das Laufen bis hin zum Atmen – ausführt. Miraes Tumor war so stark mit diesen Elementen verwoben, dass man ihn nicht entfernen konnte. Als der Onkologe bei der Computertomografie darüberschwenkte, bezeichnete er ihn als »wunderschön komplex«, während Mirae danebensaß. Sie war entsetzt, beinah gekränkt.

»Was sollte daran *schön* sein?«, sagt sie heute. »Dieses Ding würde mich umbringen!«

Als sie das Bild betrachtete, schien es plötzlich nichts mehr mit ihr zu tun zu haben. Es schien nicht ihr Körper, sondern nur ein leuchtendes Bild an der Wand zu sein. Und sie konnte verstehen, wie man ihn schön finden konnte. Er war so unglaublich groß, so ungewöhnlich. Es war schon erstaunlich, dass ein Körper trotz dieser riesigen Masse im Hals weiter funktionieren konnte. Es war tatsächlich ein eigenes Gebilde. Sie beschlossen, ihm einen Spitznamen zu geben: »Mel«, als Abkürzung für Melanom.

Die unmittelbare Sorge galt dem starken Druck, den Mel auf Miraes lebenswichtige Blutgefäße und ihre Speiseröhre ausübte. Obwohl sich der Tumor nicht vollständig entfernen ließ, wollte einer der Ärzte sofort operieren, um den Druck auf die Strukturen in ihrem Hals zu verringern und ihr damit mehr Zeit zu verschaffen. Ein anderer war der Ansicht, dass man es zunächst mit Chemo versuchen sollte, um den Tumor zu verkleinern und möglicherweise mehr davon zu erwischen. Alle – Ärzte, Schwestern, Pfleger und Techniker – betrachteten ihre CT-Bilder mit großem Entsetzen. Eine Schwester kam zu ihr.

»Wir waren alle draußen auf dem Flur und haben überlegt, wie Sie das mit dem Atmen machen«, sagte sie zu Mirae. »Können Sie atmen?«

In diesem Moment merkte Mirae mit einem Mal, dass sie keine Luft bekam.

Monatelang hatte sie sich eingeredet, dass die Schwellung in ihrem Hals nichts allzu Schlimmes sei, dass sie sich darum kümmern würde, sobald das Geschäft abgeschlossen war, so wie sie sich um alles kümmerte. Doch nun sah sie vor ihrem geistigen Auge die Bilder des »wunderschön komplexen« Tumors, der auf ihre Speiseröhre drückte. In ihren Ohren klang noch die Frage der Krankenschwester: »Können Sie atmen?« Und mit einem Mal konnte sie die Auswirkungen des Tumors nicht mehr ausblenden. Als sie um Atem rang und die Schwestern sich um sie scharten, das Kopfteil des Krankenhausbetts absenkten, sie zurücklegten und ihr eine Sauerstoffmaske auf den Mund drückten, versuchte sie, das Gehörte zu verarbeiten: dass sie sich von diesem Krebs nicht mehr erholen würde.

Ich betrachtete die Bilder von Miraes Tumor. Sie hatte mir ihre Krankenakte gemailt, und als ich auf die Anhänge klickte und das CT-Bild den Bildschirm füllte, war mir klar, warum Mel einen eigenen Spitznamen bekommen hatte. Ich konnte auch die Metastasen fernab vom Primärtumor sehen, was im Grunde bedeutet, dass der Krebs unheilbar ist. In diesem Stadium liegt die mittlere Überlebenszeit bei etwa sechs bis zwölf Monaten, und die Behandlung ist rein palliativ.

Im aufgestellten Behandlungsplan wimmelte es nur so von schlechten Chancen: Die Chancen standen fünfzig zu fünfzig, dass Miraes Gene zu dem Medikament passten, das die Ärzte ausprobieren wollten. Wenn sie diese Hürde nahm, standen die Chancen erneut fünfzig zu fünfzig, dass sie das starke toxische Mittel vertrug, das viele wieder absetzen mussten. Und selbst wenn diese beiden Hürden genommen waren, blieb ihr wieder nur eine Chance von fünfzig zu fünfzig, dass die Chemotherapie den Tumor um 30 Prozent verkleinern konnte – das absolute Minimum, damit man ihn entfernen konnte. Der Onkologe war ehrlich. Er schätzte die Chancen, dass das Medikament überhaupt irgendetwas bewirken würde, auf etwa 5 Prozent.

Mirae gewann zumindest den ersten Münzwurf: Sie erfüllte die genetischen Voraussetzungen für das Medikament.

Es ist schwer, sich scheinbar hoffungsvolle Behandlungspläne anzuhören, wenn langfristig im Grunde keine Besserung zu erwarten und auch nicht beabsichtigt ist. Die Behandlung soll das Leben lediglich verlängern und in der verbleibenden Zeit eventuell seine Qualität verbessern. Mitgerissen vom dynamischen Vokabular der Behandlung verwendete Mirae im Gespräch mit einem ihrer Ärzte das Wort »Heilung«. Er bremste sie sofort.

»Wir sprechen bei dieser Erkrankung nicht von *Heilung*«, sagte er behutsam. »Wir sprechen davon, *ihr Voranschreiten zu managen.*«

Nach und nach war die Realität der Diagnose eingesunken, und das fühlte sich nun an wie ein bodenloses Loch. Es stand außer Frage, dass der Krebs sie töten würde. Fraglich war nur noch, wann.

Es war unwirklich, dachte Mirae, dass man in einem Moment am Schreibtisch sitzen und ein Geschäft abschließen konnte, das man für so unglaublich wichtig gehalten hatte, und im nächsten in einem Krankenbett lag und versuchte, mit dem unmittelbar bevorstehenden Tod klarzukommen. *Ich bin ein intelligenter Mensch*, dachte sie. *Wie konnte ich es nur so weit kommen lassen, dass sich dieses Ding aus meinem Hals beulte und ich so lange nichts unternahm?* Sie empfand überwältigendes Bedauern. Ein Teil von ihr fragte sich auch, ob diese Krankheit eine Botschaft war.

»Es war, als sagte mein Körper: ›Du behandelst mich seit Jahren wie Dreck. Koffein, kein Schlaf, frisst wie ein Scheunendrescher.‹ Vielleicht wollte mein Körper mir mit dem Krebs mitteilen: ›Du kannst mich mal. Mir reicht's.‹«

Die medikamentöse Therapie begann im Mai, als überall

in Saint Louis der weiß-rosa Hartriegel erblühte. Während starke tägliche Dosen von Zytotoxika ihren Körper überschwemmten, litt sie unter Erschöpfung, Übelkeit und Durst.

»Warum ich?«, fragte Mirae. »Sicher, ich wollte fast mein Leben lang alles immer so machen, wie ich es mochte. Aber ich bin der netteste Mensch, den ich kenne. Ich bin rücksichtsvoll. Ich bin liebenswürdig. Ich denke immer zuerst an die anderen. Wenn am Straßenrand ein totes Tier lag, hielt ich nach Möglichkeit an und begrub es. Die Welt ist ein besserer Ort, weil ich darin lebe. *Ich bin ein guter Mensch.* Warum tat Gott mir das an?«

Sie ging durch eine schwere Phase. Sie war überzeugt davon, dass ihre Krankheit die Strafe für die Entscheidungen war, die sie im Leben getroffen hatte, und für ihre Art, gegen den Strom zu schwimmen. Im Grunde hatte sie die mormonische Kirche verlassen. Sie hatte sich ein ums andere Mal den Wünschen ihrer Familie widersetzt. Sie wollte nicht glauben, was sie glaubten. Sie wollte sich weder kleiden wie ihre Schwestern noch sich in das Leben fügen, das sie sich als Mormonin wünschen sollte. Sie hatte als Jugendliche ein uneheliches Kind bekommen. Sie war immer die Böse, die Schlechte, der Fehler gewesen. Sie spürte nach wie vor die kalte Angst, nach dem Tod allein zu sein, ausgegrenzt von allen, die sie liebte.

Vor ihrer Diagnose war ihr die Zeit unendlich erschienen wie das Meer. Wenn man einen Eimer Wasser schöpfte, war immer noch genügend davon da. Sie hatte sich darauf verlassen, auf dieses weite, offene Meer; auf die Zukunft, die vor ihr lag. Es gab noch so viel zu tun. Ihr Sohn war inzwischen verheiratet, machte seinen Abschluss in Zahnmedizin und zog während seiner Assistenzzeit ans andere Ende der USA. So viele Jahre hatte sie ihre ganze Zeit und Energie in die

Arbeit gesteckt, um die Leute Lügen zu strafen und ihm ein Leben zu ermöglichen, wie es für eine alleinerziehende jugendliche Mutter unmöglich schien. Nun, da die Zukunft nicht mehr unendlich war, schien die Arbeit mit einem Mal fast keine Rolle mehr zu spielen, obwohl sie sich so sehr darauf konzentriert hatte. Was für eine Ironie, dass die Dinge, die für sie immer an erster Stelle gestanden hatten, nun offenbar die geringste Rolle spielten.

Mirae sagte: »Am schwersten war für mich, dass mir keine Zeit blieb, die Dinge umzuschreiben.«

Was wollte sie denn umschreiben?

»Die Geschichte meines Lebens«, erwidert sie. »Die Geschichte, die ich mir über mich erzählte – wer ich war. Sie war komplett verkehrt, und mir blieb keine Zeit für Korrekturen.«

DIE BEDEUTUNG UNSERER GESCHICHTE

Ich habe die Spontanremission als »Blackbox« bezeichnet, die von der medizinischen Wissenschaft nicht geöffnet und untersucht wird. Die in Verkehrsflugzeugen eingesetzte echte Blackbox-Technik sammelt die Daten während des Flugs, codiert und speichert sie. Falls etwas schiefgeht und das Flugzeug abstürzt, können die Ermittler die entscheidenden Informationen aus der Blackbox auslesen, um herauszufinden, was passiert sein könnte.

Auch jeder von uns besitzt eine Blackbox, die Daten zu allem sammelt, was uns im Laufe unseres Lebens zustößt. Ich spreche von Erinnerungen und alten Gefühlen, erlittenen Traumata und Verlusten, die ihren Abdruck in unserer Psyche und in unseren Zellen hinterlassen haben. Von tief sitzendem Stress und Ängsten, zu denen wir mit einer kurzen Meditation oder einer Änderung der Lebensumstände keinen Zugang bekommen. Von Trauer und Groll, an die wir uns klammern wie an eine Kuscheldecke. Von unserer Vorstellung von uns selbst, die in den prägenden Jahren entstanden ist: wer wir sind, was wir können, was wir verdienen oder auch nicht. So, wie die medizinische Fachwelt davor zurückschreckt, die Blackbox der Spontanheilung zu öffnen, so scheuen auch wir den Blick in die eigene Blackbox und lassen diese unbewussten Überzeugungen über uns, die anderen und die Welt gänzlich ungeprüft.

Diese Blackbox ist nicht bloß eine Metapher. Sie ist real.

Eine wissenschaftlichere Bezeichnung dafür lautet »Default Mode Network« oder »Ruhezustandsnetzwerk«. Es ist im Kern eine Ansammlung locker miteinander verknüpfter Hirnareale und besteht sowohl aus älteren Strukturen tief im Gehirn als auch aus neueren Strukturen der Großhirnrinde. Sie leuchten auf, wenn Sie in bestimmten Kategorien denken. Ich sage »aufleuchten«, denn bei der funktionellen Magnetresonanztomografie (fMRT) bietet sich genau dieses Bild: Hirnareale leuchten hell aus dem Silbergrau wie eine von Ihrem Atem angefachte Feuersglut.

Was lässt das Ruhezustandsnetzwerk aufleuchten? Tagträume. Gedanken über sich und andere. »Likes« in den sozialen Medien. Erinnerungen an die Vergangenheit und Vorstellungen von der Zukunft. Selbstreflexion oder die Bewusstwerdung der eigenen Emotionen. Das Ruhezustandsnetzwerk ist am aktivsten, wenn wir uns nicht auf Aspekte der Außenwelt konzentrieren, sondern in uns gehen und in einen eher introspektiven Modus schalten. Es sehnt sich nach Erzählungen und hilft uns, die Geschichte unserer Identität zu schreiben, indem es unsere Vergangenheit mit der Gegenwart und den Dingen verknüpft, die wir in unserer Zukunft für möglich oder wahrscheinlich halten.[89]

Wir interpretieren das, was uns widerfährt, auf individuelle Art und Weise und zeichnen Ereignisse so auf, wie wir sie wahrnehmen. Wenn wir diese Ereignisse später im Geiste noch einmal durchgehen, wie wir es mit wichtigen Dingen gern tun (besonders wenn sie negativ sind oder wir sie intensiv erlebt haben), aktivieren wir das Ruhezustandsnetzwerk mehrfach im gleichen Muster und erzeugen dadurch Spuren, die sich im Laufe der Zeit immer tiefer »eingraben«. Haben Sie als Kind in der Schule einmal aufs Pult gekritzelt? Ich kann mich noch gut an das glatte beigefarbene Holz erinnern, aus dem die Tische gemacht waren, und wie mein Bleistift anfangs einfach über die glatte Oberfläche glitt. Aber je öfter ich die Linien nachzog, desto tiefer und dauerhafter wurden die Furchen. Schon bald konnte ich nur noch diese eine Form malen und die gleichen Linien nachfahren, die immer tiefer und dunkler wurden. So ist es auch mit dem Ruhezustandsnetzwerk in unserem Gehirn, wenn wir Traumata und Belastungen und Erinnerungen und Kummer und alle möglichen anderen Überzeugungen bezüglich der eigenen Person immer wieder durchkauen.

Das Ruhezustandsnetzwerk ist ein relativ neues naturwissenschaftliches Konzept, und es gibt keinen Konsens darüber, welche Hirnareale offiziell zu diesem nebulösen, aber äußerst wichtigen System gehören. Einig ist man sich aber meist darüber, dass zur Definition des Ruhezustandsnetzwerks der präfrontale Cortex (ein Ort der Planung, Entscheidungsfindung und Verhaltensregulation), der Gyrus cinguli (ein Teil des limbischen Systems mit der Aufgabe, Emotionen und Erinnerungen zu bilden) und der untere Scheitellappen gehören sollten (der für die Interpretation der gebildeten Emotionen sowie die Verarbeitung von Sprach- und Sinnesinformationen zuständig ist). Gemeinsam bilden sie das, was außenstehende Beobachter als unsere Persönlichkeit bezeichnen und wozu wir »Ich« sagen würden. Neurowissenschaftler haben ihm den Spitznamen »Ich-Netzwerk« gegeben. Es ist die neurobiologische Grundlage des Selbst; es ist, wer wir sind.

Es ist wichtig, hier innezuhalten und darauf hinzuweisen, dass wir mehr sind als das. Zur eigenen Identität gehört mehr als nur das Ruhezustandsnetzwerk. Ein Mensch in seiner Gesamtheit lässt sich nicht in einem neuronalen Netz zusammenfassen. Wir werden gerade im Hinblick auf die radikale Heilung sehen, dass Identität viel weiter geht, das Ruhezustandsnetzwerk aber ein wichtiger Ausgangspunkt ist. Es ist der Plan zu dem Gebäude, das wir als Ich zu betrachten gelernt haben. Er bildet die Grundlage für unser Leben, unsere Identität, unser Selbstverständnis, unsere Geschichte und unsere Art, auf der Welt zu leben.

Was also geschieht, wenn unser Selbstverständnis – der Plan von unserer Identität – auf negativen, schädlichen oder einschränkenden Vorstellungen beruht? Wie beeinflussen selbst auferlegte negative Überzeugungen oder Einschränkungen unsere Hirnchemie? Die Zyklen von Stress und Kampf oder Flucht unseren Körper? Unsere biologischen Systeme und unsere Zellen? Unsere Wahrscheinlichkeit zu erkranken und unsere Fähigkeit, wieder zu genesen? Ist in unserer Blackbox etwas gespeichert, was unsere Heilung verhindern oder uns gar krank machen könnte?

WAS IST IN IHRER BLACKBOX GESPEICHERT?

Im Jahr 1985 gab der Versprecher eines Wissenschaftlers den Anstoß zu einer Studie, welche die Landschaft der modernen Medizin verändern sollte. Vincent Felitti, Leiter einer Vorsorgeinitiative des US-Krankenversicherers Kaiser Permanente im kalifornischen San Diego, wollte verstehen, warum immer wieder Patientinnen oder Patienten aus seinem Diätprogramm ausstiegen. Obwohl es eine der erfolgreichsten Initiativen seiner Abteilung war, war ein Schwund von 50 Prozent zu verzeichnen. Anfangs nahmen die Teilnehmenden sehr erfolgreich ab und befanden sich auf dem besten Weg, ihr erklärtes Zielgewicht zu erreichen, um dann urplötzlich abzuspringen und zu verschwinden. Warum um alles in der Welt liefen sie ausgerechnet kurz vor der Verwirklichung ihrer Ziele davon?

Eine Patientin gehörte zu den »Stars« der Klinik und nahm im Lauf eines Jahres fast 140 Kilogramm ab, ehe sie das Programm abrupt beendete. Als Dr. Felitti im Gespräch mit ihr eine Reihe von Fragen durchging, versprach er sich. Er fragte: »Wie alt waren Sie, als Sie zum ersten Mal Sex hatten?« – oder zumindest dachte er, das gesagt zu haben. Die Patientin erwiderte: »18 Kilo.« Verwirrt stellte er die Frage noch einmal, worauf sie die gleiche Antwort gab und in Tränen ausbrach.

Mit einem Mal wurde Felitti klar, dass er zwei Fragen miteinander vermischt und teilweise vertauscht hatte: Statt die Patientin nach dem *Alter* zu fragen, hatte er gesagt: »Was *wogen Sie*, als Sie zum ersten Mal Sex hatten?« Die Antwort, mit der sie herausgeplatzt war, offenbarte eine Wahrheit, die sie anderenfalls wohl niemals hätte zugeben können: dass sie als Kind sexuell missbraucht worden war. Ihre erste sexuelle Erfahrung machte sie im Alter von vier Jahren mit einem Familienmitglied.

Es war ein Moment der Offenbarung. Felitti überarbeitete seine Fragen, erweiterte den Umfang der Befragungen und kam schnell zu dem Ergebnis, dass die Leute das Diätprogramm nicht abbrachen, obwohl sie abnahmen, sondern weil sie an Gewicht verloren. Eine Frau hatte in nur drei Wochen beinah 18 Kilogramm zugenommen, nachdem ein Arbeitskollege angemerkt hatte, wie toll sie aussah, und sie um eine Verabredung gebeten hatte. Sie sagte: »Übergewichtige werden übersehen, und genau das brauche ich.« Auch sie hatte früher unter Missbrauch zu leiden gehabt.

Dank seines zufälligen Versprechers gelang es Felitti, das Geheimnis der Behandlung seiner Patienten zu lösen. Der Zusammenhang zwischen sexuellem Missbrauch in der Kindheit und Übergewicht war sehr stark und, wie sich herausstellte, auch sehr häufig. Die Menschen nahmen beinah vorsätzlich zu – es war eine Überlebensstrategie in Reaktion auf das Trauma, das sie als Kinder erlebt hatten. Felitti konnte sich also nicht nur auf die Ausarbeitung von Strategien konzentrieren, die den Menschen zum gegenwärtigen Zeitpunkt beim Abnehmen halfen; die Leute würden sich auch mit ihrer Kindheit beschäftigen und dieses Trauma heilen müssen, ehe sie dauerhaft abnehmen und gesund werden konnten. Felitti erweiterte den Umfang seiner Befragungen zu traumatischen Erfahrungen in der Kindheit und dem aktuellen Gesundheitszustand und entwickelte zusammen mit dem führenden Epidemiologen Robert Anda eine gewaltige Längsschnittstudie. Sie entdeckten, dass es um mehr als sexuellen Missbrauch und starkes Übergewicht ging. Viel mehr.

Felitti und Anda identifizierten zehn Kategorien von Kindheitsbelastungen und -traumata, die sie als *adverse childhood experiences* oder ACEs (»belastende Kindheitserfahrungen«) bezeichneten. In über zwei Jahren überprüften sie 17 000 Studienteilnehmer mit einer Kombination aus Untersuchungen sowie Befragungen zu ihrer Vergangenheit und Kindheit. Dabei offenbarte sich bei mehreren Erfahrungs- und Krankheitskategorien ein deutlicher Zusammenhang zwischen Kindheitstraumata und aktuellen Erkrankungen. Wenn jemand Missbrauch oder Vernachlässigung erlebt oder einen Elternteil verloren hatte, Zeuge häuslicher Gewalt geworden war, mit einem psychisch Kranken oder Drogenabhängigen zusammengelebt hatte oder auch »nur« dauerhaft einem unterschwelligen Stress durch emotionale Vernachlässigung ausgesetzt gewesen war, erwiesen sich diese und weitere Erfahrungen als wichtige Anzeichen für alle möglichen Probleme von Übergewicht und Diabetes bis hin zu Krebs und Herzerkrankungen. Oder wie die Telomerforscherinnen Blackburn und Epel sagen würden, für einen vorzeitigen Eintritt in die Krankheitsspanne.

Wie genau entwickeln sich aus diesen Erfahrungen später Erkrankungen beim Erwachsenen?

Auf den ersten Blick zeigt die ACE-Studie, dass Traumata und Belastungen aus der frühen Kindheit zu krank machenden Verhaltensweisen führen. Die Centers for Disease Control and Prevention (CDC) erklären die Verbindung zwischen belastenden Kindheitserfahrungen und späteren Krankheiten folgendermaßen: Wenn man in jungen Jahren Traumata oder chronischem Stress ausgesetzt ist, kann dies die neurologische Entwicklung stören. Das hat zur Folge, dass man als Erwachsener manchmal keine guten Entscheidungen trifft, wenn es darum geht, was man isst, mit wem man zusammenlebt oder ob man raucht. Dadurch setzt man sich der Gefahr verschiedenster Erkrankungen von Diabetes über Herzkrankheiten bis hin zu Krebs aus. Sie werden gern als »Zivilisationskrankheiten« bezeichnet, denn ihr Ursprung liegt in unserer Art zu leben. Die Entdeckung, dass viele unserer Entscheidungen und Gewohnheiten auf Erfahrungen in der Kindheit zurückgehen, war eine große Offenbarung und verändert endlich die Art und Weise, wie wir auf diese Krankheiten hin untersuchen und sie behandeln. Ich schreibe »endlich«, weil diese Veränderung lange auf sich hatte warten lassen.

Felitti und Anda veröffentlichten die ersten Ergebnisse ihrer Studie im Jahr 1998. Sie hätten die Ärzte im ganzen Land aufhorchen lassen und eine Neubewertung ihrer medizinischen Praxis anstoßen müssen. Aber die meisten schenkten ihnen entweder keine Beachtung oder taten sie ab. Sie riefen: »Korrelation ist nicht Kausalität.« Ihre Ablehnung beruhte auf der Vorstellung, dass es reiner Zufall sei, wenn man in der Kindheit traumatische Erfahrungen gemacht hat und als Erwachsener krank geworden war. Aber die ACE-Studie war so durchdacht, wurde so sorgfältig umgesetzt und seither von so vielen Nachweisstudien gestützt, dass ich den wahren Grund für die anfängliche Ablehnung darin vermute, dass der Gedanke dahinter einfach zu groß ist. Würden wir den Ergebnissen der ACE-Studie Glauben schenken, wären wir gezwungen, die medizinische Praxis von Grund auf zu verändern. Es ist eine überwältigende Aufgabe zu überlegen, wie wir diese Systeme überarbeiten können, um die sich eine ganze Industrie gebildet hat.

»Niemand wollte etwas davon wissen«, sagt Vincent Felitti heute, wenn er die negativen Reaktionen auf seine bahnbrechende Studie beschreibt. »Aber es war real.«[90]

Wenn man sich die von den Centers for Disease Control and Prevention (CDC) dargestellte Entwicklung – eine Linie von belastenden Kindheitserfahrungen über eine gestörte neurologische Entwicklung zu gesundheitsgefährdenden Verhaltensweisen – ansieht, kann man leicht denken: *Ach, das betrifft mich nicht, weil man sich selbst nicht so verhält.* Vielleicht haben Sie den ACE-Fragebogen ausgefüllt und festgestellt, dass es zwar einen oder zwei Belastungsfaktoren gab, Sie heute aber gesunde Gewohnheiten haben. Das ist großartig und könnte bedeuten, dass Sie entweder selbstständig oder mit der Hilfe anderer Menschen in Ihrem Leben psychische

Widerstandsfähigkeit (Resilienz) oder Bewältigungsstrategien entwickeln konnten. Es bedeutet leider nicht, dass die belastenden Kindheitserfahrungen keinen Einfluss auf Sie hätten. Nur die Hälfte der Krankheiten, bei denen belastende Kindheitserfahrungen eine Rolle spielen, gehen auf das Konto des aktuellen Verhaltens der Betroffenen. Die andere Hälfte ergibt sich daraus, dass Stress und Traumata Ihre DNS tatsächlich umschreiben und Ihren Körper dahin gehend umprogrammieren können, dass er krankheitsanfälliger wird und sogar zulässt, dass der Krankheiten begünstigende Code an Ihre Kinder weitergegeben wird. Wir wissen bereits, dass toxischer Stress die Chemie und die Biologie des Körpers bis hinein in die Zellen verändern kann. Belastende Kindheitserfahrungen verursachen nicht nur krank machende Verhaltensweisen – sie machen unmittelbar krank.

Was ist, wenn Sie den ACE-Fragebogen ausgefüllt und keine Belastungsfaktoren (ACEs) entdeckt haben? Auch das ist eine wundervolle Nachricht. Trotzdem können Stress, Traumata, Trauer oder andere Erfahrungen in der Vergangenheit Ihr Ruhezustandsnetzwerk geprägt haben und sich aktuell auf Ihre Gesundheit oder Heilungsfähigkeit auswirken. Die ACE-Studie bestätigte, dass zehn Traumatypen der Gesundheit zusetzen und uns krank machen. Das heißt nicht, dass andere Formen von Belastung dies nicht ebenfalls tun; es heißt lediglich, dass sie bislang noch nicht untersucht wurden.

An diesem Punkt wusste ich, dass ich bei meinen Forschungen zur Spontanheilung über hundertprozentig wissenschaftlich erwiesene Fakten hinaus beachten musste, worauf sie hindeuteten. Der Schwerpunkt der ACE-Studie lag auf Erfahrungen der Kindheit, und sie konnte beweisen, dass sie die Gesundheit prägen. Doch in gewisser Weise war sie ein recht grobes Instrument. Sie war ein Anfang, erzählte aber nicht die ganze Geschichte darüber, wie unsere Erfahrungen unsere aktuelle Identität und unsere Gesundheit formen. Ich konnte nicht umhin, mich zu fragen, was mit all den Erfahrungen war, die noch niemand untersucht hatte? Mit den in der ACE-Studie unberücksichtigt gebliebenen Erfahrungen wie den frühzeitig an uns herangetragenen Vorstellungen darüber, wer wir sind, was wir verdienen (oder nicht verdienen), was schlecht oder falsch an uns ist? Was war mit Trauer und Herzeleid oder dem Groll gegenüber den Menschen, die uns verletzt haben? Wie wirkten sich diese Erfahrungen auf uns aus? Wie wirkten unsere Wahrnehmung und unsere Interpretationen auf unseren Körper, wenn er ihnen über Monate, Jahre und Jahrzehnte ausgesetzt war? Wie prägten sie die Karte unseres Ruhezustandsnetzwerks und legten damit fest, wie wir uns selbst sahen und definierten?

Bei meiner ersten Lektüre der ACE-Studie fühlte ich mich ziemlich trostlos. Die beste Möglichkeit zu verhindern, dass diese Erfahrungen Wurzeln schlagen und die neurologische Entwicklung sowie die Physiologie verändern, ist eine frühzeitige Behandlung. Da kann man sich leicht hoffnungslos fühlen, vor allem wenn die eigene Blackbox schwerwiegende Vorkommnisse enthält. Ich weiß, dass ich es so empfand. Ich scrollte im Geiste durch meine Kindheit und Jugend und dachte an all die Erfahrungen, die höchstwahrscheinlich meine Anfälligkeit für alle möglichen Erkrankungen erhöht haben, die auf jahrelangen toxischen Stress zurückgehen. Als ich den ACE-Fragebogen ausfüllte, fand ich heraus, dass ich sieben Belastungsfaktoren (ACEs) hatte.

Sieben!

Bei einem solchen Ergebnis ist es schwer, sich nicht zur Krankheit verdammt zu fühlen. Inzwischen weiß ich, dass wir von unseren Eltern sowohl körperlich als auch emotional misshandelt wurden. Jeder Tag war so, als lebten wir in einem Kriegsgebiet. Mein Bruder und ich wurden geschlagen. Wir mussten im Namen der Religion Entbehrungen erdulden. Meine Mutter verlangte, dass ich saure Milch und verdorbene Lebensmittel aß. Sie erzeugte die verschiedensten Extremsituationen, um mir zu zeigen, dass ich ihr mit Haut und Haaren gehörte. Heute glaube ich, dass sie unter ihrer eigenen ungeklärten Geschichte des Verlusts litt und vielleicht deshalb eine besonders schwierige Beziehung zu mir, ihrem ältesten Sohn, hatte. Sie sagte immer, dass die Probleme zwischen uns begonnen hätten, als ich zwei Jahre alt war. Damals sei sie übers Wochenende weg gewesen, und als sie mich bei ihrer Rückkehr gerufen habe, sei ich nicht zu ihr gekommen. Sie hat es nie verwunden, und unsere Beziehung hat sich nie davon erholt. Als ich älter wurde, wollte sie mir einreden, dass etwas tief in mir von Grund auf schlecht sei. Beinah hätte es auch geklappt. Erst viel später, nachdem ich mich gelöst hatte, wurde mir klar: Wenn bekannt gewesen wäre, was bei uns vor sich ging, hätte man meine Geschwister und mich von zu Hause weggeholt.

Rückblickend verstehe ich, dass es mich von allen Geschwistern am schlimmsten erwischt hatte. Aber inzwischen leiden alle an verschiedenen chronischen Erkrankungen. Die Beschäftigung mit außergewöhnlichen Überlebenden, wie sie in diesem Buch zu finden sind, ist einer der wichtigsten Einflüsse auf meine eigene Entwicklung; es ist eine sehr persönliche Suche nach den Dingen, die unsere Seele wirklich heilen. Indem ich eine traumatische Kindheit überwand und sicherstellte, dass mein Körper nicht in einem chronischen Kreislauf von Kampf oder Flucht gefangen war, konnte ich auch meinem Ruhezustandsnetzwerk entkommen.

Eine der Möglichkeiten dazu sind neue Erfahrungen. Jedes Mal, wenn wir aus der Alltagsroutine ausbrechen und etwas

Neues erleben, schaltet das Ruhezustandsnetzwerk ab, und wir fallen aus unserem üblichen »Modus Operandi« heraus. Dies ist eine Riesenchance, um Denkmuster und Gesundheit zu verbessern. Wenn wir dem Ruhezustandsnetzwerk entkommen, erhalten wir die Gelegenheit, neue Nervenverbindungen zu schaffen und zu verstärken, die bereits bestehende Verbindungen außer Kraft setzen können.

Der Begriff »Ruhezustandsnetzwerk« beziehungsweise »Default Mode Network« klingt zwar sehr technisch, ist aber eine erheblich bessere und genauere Beschreibung dessen, was früher »Ego« genannt wurde. Das Ego ist in der Populärkultur nicht klar definiert, meint aber im Grunde die Identität oder das Selbstverständnis des Einzelnen: wie wir das unbewusste und bewusste Selbst, unsere mehr oder weniger erhabenen Impulse integrieren und entscheiden, was wir in unserem Leben für wahr halten. Allerdings sprechen wir oft über das Ego, als handle es sich um etwas Dauerhaftes oder Unveränderliches, obwohl es erheblich dynamischer ist. Das Gute am Begriff des Ruhezustandsnetzwerks ist auch, dass er klar erfasst, inwiefern Identität zum Teil eine Funktion der neuronalen Synapsen und Signalwege ist, die man verändern oder neu verknüpfen kann, so wie man eine Landkarte überarbeiten oder neu zeichnen kann, wenn sich eine Landschaft im Laufe der Zeit verändert.

DEM RUHEZUSTANDSNETZWERK ENTKOMMEN

Wir verlassen uns im Leben auf Denkmuster. Stellen Sie sich vor, Sie müssten jedes Mal, wenn Sie auf dem Fahrersitz Ihres Wagens Platz nähmen, alle Einzelschritte austüfteln und durchdenken, die nötig sind, um ihn zum Lebensmittelladen zu steuern: Gaspedal, Lenkrad, Blinker … all die kleinen

Handgriffe, die Sie unbewusst so ausführen. Sie sollten in der Lage sein, Routineaufgaben zu erledigen, ohne aktiv darüber nachdenken zu müssen. Dieser Code wurde vor langer Zeit in unserem Ruhezustandsnetzwerk festgeschrieben, als wir lernten, zu gehen, zu sprechen, Rad und Auto zu fahren und vieles andere mehr. Er ist für unser Überleben und Funktionieren unerlässlich. Wenn es darum geht, durch die Stadt zu fahren, sollten wir die Programmierung unseres Ruhezustandsnetzwerks nutzen. Wenn es darum geht, dass wir uns automatisch für verdorben, schlecht, kaputt, machtlos oder unwürdig halten, sollten wir unbedingt darauf verzichten.

Es ist sinnvoll, sich im Alltag und bei Routineaufgaben auf das Ruhezustandsnetzwerk zu verlassen. Nicht sinnvoll ist es dagegen, sich über diese Muster und diesen Trott zu definieren. Radikale Veränderungen sind nur möglich, wenn wir uns in einem völlig neuen Licht sehen und verstehen. Und vielleicht gilt dies auch für die radikale Heilung. Möglicherweise erfindet der Mensch deshalb schon seit Jahrtausenden rituelle und kulturelle Möglichkeiten, das Ruhezustandsnetzwerk zu unterbrechen. Geeignet sind viele Maßnahmen vom Gebet bis zur Meditation, vom Tanz über das Reisen bis hin zur Kunst. Vielleicht ist dies auch der Grund, weshalb die Unterbrechung des Ruhezustandsnetzwerks durchaus eine große Rolle bei der Spontanheilung spielen könnte.

Als Mirae mit der Chemotherapie begann, war sie so erschöpft wie nie zuvor in ihrem Leben. Obwohl sie zwanzig Stunden am Tag im Bett verbrachte, fühlte sie sich zu schwach für einen kurzen Spaziergang mit den Hunden. Sie litt ständig unter Fieber, Übelkeit und so großem Durst, dass sie literweise Wasser trinken konnte und doch nie genug bekam. Ihr Körper schmerzte, ihre Gelenke brannten. Manchmal wusste sie nicht, ob das Zittern vom Fieber kam oder ob sie Krämpfe hatte. Sie verlor die Kontrolle über ihre Blase und fragte sich, ob sie den Verstand verloren hätte. Außerdem spielten sich seltsam lebendige Szenen vor ihrem inneren Auge ab. Sie hatte immer wieder den gleichen Traum: Sie sah ein Paar Hände vor sich, groß und sanft. Sie kannte sie, wusste aber nicht genau, woher. Die Hände strahlten ein Gefühl von Geborgenheit aus. In einem Traum zeigten sie ihr ein Buch und blätterten langsam die Seiten um. Sie hatte den Eindruck, dass sie es lesen sollte, wurde aus den Worten aber einfach nicht schlau; und dort, wo eigentlich Bilder sein sollten, waren nur leere Stellen.

Mirae schrieb dies der Chemotherapie zu: Vermutlich brachten die vielen Chemikalien ihren Schlafrhythmus durcheinander. Allerdings konnte sie sich des Gefühls nicht erwehren, dass sie aus diesen Träumen etwas lernen sollte. Sie waren immer gleich. Sie waren so lebendig und echt und anders als alle anderen Träume, die sie zuvor gehabt hatte. Sie träumte erneut von den großen Händen, die nun Notenblätter umdrehten, die sie nicht lesen konnte. Doch nun erklang auch eine Stimme. »Dein Leben ähnelt Notenblättern«, sprach sie. »Die Schwingung deines Lebens lässt ein wunderschönes Lied erklingen, das deine Ohren nicht hören können.«

Beim Aufwachen schnappte sie sich einen Notizblock und schrieb die Worte auf. Daraufhin hielt sie alles fest, was sie beim Erwachen dachte und fühlte. Sie notierte:

- Ich wurde nicht mit glatten Kanten gemacht oder um in eine Schublade zu passen.
- All dies ist Teil meines Plans.
- Der Plan kann zu diesem Zeitpunkt nicht offenbart werden; hab Vertrauen.
- Der Plan kann nicht in Angst offenbart werden.

- In meinem Plan fehlen die Bilder, weil ich entscheide, wie er aussehen und sich zeigen wird.

Als sie aufschrieb, was sie träumte und welche Bedeutung diese Träume für sie hatten, betrachtete sie sich allmählich »in der dritten Person«, wie sie heute sagt. Sie konnte Abstand nehmen und das Gesamtbild ihres Lebens und ihrer Identität von außen betrachten. Im Kontext ihrer Familie hatte sie sich immer als »falsch«, »schlecht« oder »nicht gut genug« gefühlt. Doch zum ersten Mal konnte sie sich selbst deutlich sehen. Ihr Leben war eine Art Theaterstück gewesen. Sie hatte eine Rolle auf einer Bühne gespielt, eine Rolle, auf die sie und ihre Familie sich vor langer Zeit geeinigt hatten. Sie war von Anfang an »die Rebellin« gewesen. Sie erkannte, dass sie keine der schlechten Charakterzüge besaß, die sie sich stets zugeschrieben hatte; sie spielte lediglich die ihr zugedachte Rolle. In gewisser Hinsicht war das genau das, was ihre Familie brauchte. Sie war nicht vollkommen, passte aber perfekt in ihre Familie. Sie war, wie sie sagte, »vollkommen unvollkommen«.

Nach und nach verstand sie, dass sie eine bestimmte Rolle für die Menschen in ihrem Leben gespielt hatte, statt wirklich sie selbst zu sein. So unabhängig und ehrgeizig sie immer gewesen war, hatte sie doch auch ihr Leben lang versucht, es allen anderen – ihren Eltern, ihren Chefs, ihrem Sohn – recht zu machen, nur nicht sich selbst.

»Ich weiß nicht, was das für Träume und Visionen waren«, sagt sie. »Aber sie waren sehr heilsam für mich. Ich hatte nicht mehr das Gefühl, Fehler gemacht zu haben, sondern erkannte, dass ich vollkommen war. Vollkommen in meiner Unvollkommenheit, vollkommen angepasst an meine menschliche Erfahrung.«

Gleichzeitig widmete sie sich den gleichen schwierigen und umfassenden Veränderungen, wie sie auch die meisten anderen Menschen, die eine spontane Remission erleben, angesichts einer verheerenden Diagnose vornehmen. Sie dachte über ihre Ernährung nach und stellte sie um. Da es ihr wegen der Chemotherapie schwerfiel, etwas zu essen und bei sich zu behalten, beschränkte sie sich auf besonders nährstoffreiche Lebensmittel und aß so viel davon, wie sie konnte. Ihr wurde klar, dass sie auch ihre Art zu essen überdenken musste, dass sie langsamer essen, den Vorgang würdigen und sich vorstellen musste, wie die Nährstoffe in ihren Körper strömten. Sie krempelte ihr Leben um, damit sie Stress abbauen und sich die Zeit nehmen konnte, die chronische Kampf-oder-Flucht-Reaktion abzustellen, indem sie unbezahlten Urlaub nahm.

An dieser Stelle möchte ich kurz auf etwas Wichtiges aufmerksam machen: Mirae hatte Glück, dass sie die nötige Unterstützung hatte und länger freinehmen konnte. Sie hatte etwas Geld gespart, und ihr Arbeitgeber, der ihre jahrelange harte Arbeit und Überstunden sehr zu schätzen wusste, ließ ihr viel Freiraum. Sie hatte gerade ein großes Geschäft für die Firma abgeschlossen und bekam die Erlaubnis, sich so viel Zeit zu nehmen, wie sie brauchte. Man sollte sich bewusst sein, dass nicht jeder diese Möglichkeit hat. Viele von uns müssen irgendwie über die Runden kommen und stecken deshalb in einer Routine fest, die ihnen möglicherweise die Heilung erschwert.

Doch bei der Heilung geht es weniger um äußere Veränderungen als vielmehr um das, was im Inneren geschieht. Man muss nicht aufhören zu arbeiten, um gesünder zu werden oder gar eine radikale Heilung zu erleben. Es braucht auch kein großes verfügbares Einkommen. Zuweilen leiden die wohlhabendsten Menschen an den schlimmsten Krankheiten, und manchmal erholen sich Menschen, die viel weniger besitzen, auf dramatische Weise. Einige der verwendeten Strategien wie Yoga, Rolfing oder eine biologische Ernährung sind zwar ein Kostenfaktor, aber kaufen lassen sich Spontanheilungen nicht. Es gibt kein Allheilmittel; es gibt keinen äußeren Faktor, der am Ende allein über Ihre Genesung entscheidet. Wenn Sie das Gesamtbild der Spontanheilung betrachten, werden Sie erkennen, dass jeder Mensch seinen eigenen Weg findet.

Heute glaubt Mirae, dass nicht die eher kostspieligen Strategien, die sie ausprobierte, den Unterschied machten. Natürlich war es hilfreich, eine Weile nicht arbeiten zu müssen. So hatte sie Zeit zum Schlafen, Ruhen und Nachdenken. Im Kern aber ging es darum, Grenzen zu setzen. Sie fing an, Nein zu den Aufgaben zu sagen, die ihr zu viel waren und unnötig erschienen; die ihr zu viel abverlangten. Sie entschuldigte sich nicht mehr, wenn sie ein Meeting versäumte oder nicht ununterbrochen da war. Sie hatte keine Schuldgefühle mehr deswegen.

»Entscheidend war die Erkenntnis, dass ich niemandem etwas schuldig war«, sagt sie. »Aber ich schuldete meinem Körper die Zeit.«

Mirae wusste, dass die Hoffnung der Ärzte auf eine 30-prozentige Reduktion des Tumors – gerade genug, um ihn operieren zu können – unwahrscheinlich war. Sie wusste auch, dass jedes weitere Wachstum die lebenswichtigen Strukturen ihres Halses schädigen konnte. Sie begann, Mels Größe mit einem Schneidermaßband zu ermitteln, um die Veränderungen zwischen den Scans selbstständig überwachen zu können. Sie hatte Angst, der Tumor könne anfangen zu wachsen. Doch mit einem Mal ging er rasant zurück. Als sie ihren Arzt anrief, um ihm mitzuteilen, dass Mel einen guten Zentimeter pro Woche schrumpfte, die 30-Prozent-Marke erreicht habe und immer noch kleiner werde, glaubte er ihr erst nicht. Als sie zu ihm fuhr, damit er es mit eigenen Augen sehen konnte, war er vollkommen sprachlos.

»Da müssen viele Menschen für Sie beten«, sagte er schließlich. Anders wusste er sich das, was ihr widerfuhr, nicht zu erklären.

EINE »N = 1« WERDEN

Die naheliegende Frage lautete: Sprach Mirae einfach besonders gut auf die Chemotherapie an?

Selbstverständlich reagieren Betroffene unterschiedlich auf die Chemotherapie, doch Miraes Ergebnisse übertrafen bei Weitem alle Ergebnisse, die mit diesem Medikament auch in den Extrembereichen bekanntermaßen möglich waren. Ihre Ärzte konnten das, was da vor sich ging, nicht ihrer Behandlung zuschreiben. Während ihr Tumor dahinschmolz wie Butter in der Sonne, bewegten sie sich auf unbekanntem Terrain.

Aus Wochen wurden Monate, und Mel schrumpfte so stark, dass er von außen nicht mehr sichtbar war. Miraes Ärzte waren erstaunt und fragten sich, was um alles in der Welt in ihrem Hals vor sich ging. Es gab nur eine Möglichkeit, dies herauszufinden.

Der Chirurg nahm wie geplant die Halsdissektion vor und entfernte erfolgreich 33 Lymphknoten an der rechten Seite. Die Ausbreitung von Krebs erfolgt oft über das lymphatische System. Deshalb entfernt man häufig einige Lymphknoten, um festzustellen, wie weit er bereits gestreut hat. Der Chirurg versuchte auch, die Reste des Tumors zu entfernen, doch das war nicht möglich, denn er war nicht mehr da. Laut Pathologiebericht konnte keine Spur der Erkrankung nachgewiesen werden – ein unmögliches Ergebnis. Das an der Tumorstelle entnommene Gewebe zeigte nur noch eine hauchfeine Spur von schwarzem Pigment, ein dunkles Echo dessen, was einmal dort gewesen war. Mel, der »wunderschön komplexe« bösartige Tumor, der blitzschnell auf Miraes lebenserhaltende Arterien zugeschwollen war, hatte sich einfach aus dem Staub gemacht.

Mirae erzählt jedem, der es wissen will, dass sich die Ärzte an der Washington University in St. Louis bestens um sie gekümmert haben. Sie waren hochqualifiziert, mitfühlend und engagiert. Sie betont, wie dankbar sie für alles sei, was sie für sie getan haben. Trotzdem war sie überrascht, dass sie nicht mehr daran interessiert waren herauszufinden, ob sie in den sieben Monaten zwischen der Diagnose einer unheilbaren metastasierenden Krebserkrankung und der Diagnose der vollständigen Remission etwas getan hatte, was zu ihrer unerwarteten Genesung beigetragen haben konnte. Sie staunten über ihre Heilung. Sie schrieben eine Studie über sie und veröffentlichten sie. Sie präsentieren ihren bemerkenswerten Fall auf Konferenzen. Wenn sie sie heute sehen, klatschen sie ab und sprechen Mirae mit ihrem Spitznamen »the Miracle« (»das Wunder«) an. Aber sie begnügen sich offenbar damit, ihre Genesung unerforscht zu lassen. Mirae ist einfach etwas, das sie als »N = 1« bezeichnen. Dieser statistische Jargon besagt, dass sie eine Klasse für sich, dass sie ein Datenpunkt ist, der seinesgleichen sucht.

Wir können nicht sicher sagen, was sich bei Miraes bemerkenswerter Genesung in ihrem Körper abgespielt hat. Wir wissen noch nicht, wie wir eine mögliche Spontanheilung vorhersagen können, um den Vorgang in seiner Entfaltung zu beobachten. Derzeit können wir die Puzzlestücke lediglich so gut wie möglich zusammensetzen. Es fehlen zwar noch Teile, aber allmählich fügt sich das Bild zusammen.

Wir wissen, dass traumatische Erfahrungen, wie sie von den Belastungsfaktoren der ACE-Studie abgebildet werden, und höchstwahrscheinlich auch weitere Kategorien von belastenden oder negativen Erlebnissen Teil unseres Ruhezustandsnetzwerks werden können – einer Karte im Gehirn, auf der sich eine Landschaft voller Grenzen abzeichnet. Wenn wir Möglichkeiten finden, dem Ruhezustandsnetzwerk zu entkommen, kann dies nicht nur unsere Art zu denken, sondern auch die Funktionsweise unseres Körpers auf chemischer oder gar molekularer Ebene verändern. Wir können die Vergangenheit zwar nicht im wörtlichen Sinne neu schreiben, aber wir können sie anders erleben und dafür sorgen, dass künftig andere Elemente Teil unseres Ruhezustandsnetzwerks werden.

Wie? Am Anfang steht die Wahrnehmung.

Mirae sagte mir einmal: »Die Wahrnehmung erzeugt den Gedanken, und der Gedanke erzeugt das Gefühl.« Wie wir die Welt – uns selbst, die anderen, die Ereignisse und so weiter – sehen und deuten, entscheidet darüber, wie wir sie erleben und in Erinnerung behalten, wie wir uns fühlen, während wir uns darin bewegen, und letztlich, wie wir biologisch reagieren. Die Wirkung reicht bis in unsere Zellen hinein. Wir haben darüber gesprochen, dass wir unsere Einstellung zum Stress ändern, Bedrohungsstress in Herausforderungsstress verwandeln müssen und dies tatsächlich die Körperbiologie modifizieren kann. Hier geht es darum, diesen Ansatz noch zu erweitern. Wenn wir nicht nur die Stressfaktoren in unserem Leben, sondern unser Leben selbst – wer wir letztlich wirklich sind – durch eine neue Brille betrachten, können wir unsere Gesundheit sehr viel umfassender beeinflussen.

Wie also können wir die alten Standardprogramme umgehen und die Wahrnehmung verändern? Indem wir bei den

Erfahrungen ansetzen. Wenn wir uns und unsere Umwelt in einem neuen Licht sehen möchten, besteht der erste grundlegende Schritt oft darin, etwas Neues zu tun. Indem wir die bekannte Routine durchbrechen, können wir uns in einem neuen Zusammenhang sehen. Dies ist eine natürliche Möglichkeit, unsere Annahmen über uns selbst zu hinterfragen – wer wir sind und wozu wir fähig sind. Wie gesagt: Manche Menschen nutzen Meditation oder Yoga, um dem Ruhezustandsnetzwerk zu entkommen. Andere reisen. Ich setze auf Bildung sowie die Suche nach vielen neuen Erfahrungen und Denkansätzen. Vermutlich gibt es Tausende von Möglichkeiten. Der Schlüssel aber liegt darin, eine Erfahrung nicht nur zu machen, sondern auch zu nutzen. Sie müssen eine neue Wahrheit auf spürbare Weise aktiv in Ihr Leben einbinden. Miraes Träume und ihre neuen Überzeugungen wären verblassende Erinnerungen geblieben, wenn sie den Alltag nicht nach ihren neuen Überzeugungen gestaltet hätte. Menschen, denen Spontanheilungen widerfuhren, durchbrachen das Standardprogramm, ließen ihren Trott hinter sich, sahen und erlebten sich völlig neu – und machten sich anschließend daran, dieses Wissen in ihr Leben einzubinden.

Bei Mirae waren die Träume der Katalysator für diesen Prozess. Aber Träume lassen sich nicht kontrollieren; man kann nichts tun, um im Traum Offenbarungen zu erhalten. Einige dieser Erfahrungen lassen sich weder herbeiführen noch erzwingen. Doch man kann sich Fragen stellen, die eine neue Selbsteinschätzung anstoßen, wie: Was ist meine Geschichte? Was erzähle ich mir darüber, wer ich bin? Was erzählen mir andere darüber, wer ich bin? Was ist richtig, was falsch an diesen Geschichten?

Wir können auch für ähnliche Erfahrungen offen sein, können Chancen erkennen und bestmöglich nutzen. Mirae ließ die Mitteilungen ihres Unterbewusstseins nicht einfach links liegen. Bemühen sich unser Unterbewusstes, unser Körper oder unser Immunsystem, irgendwie unsere Aufmerksamkeit zu erregen? Mirae schenkte diesen Bemühungen Beachtung. Sie lernte hinzuhören und nahm die Botschaften ernst. Sie schrieb sie auf und führte Tagebuch, um sich über ihre Gedanken und Gefühle klar zu werden. Sie war grundsätzlich offen für eine Überprüfung ihres Grundverständnisses, wer sie war und worin ihre Lebensaufgabe bestand.

Wichtig ist, dass sie diese Lehren letztlich im Alltag umsetzte. Sie begann, bestimmten Angelegenheiten Priorität einzuräumen und gut für sich zu sorgen, Zeit mit ihrem Partner zu verbringen und sich Zeit für die Ziele und Träume zu nehmen, die sie vor langer Zeit aus den Augen verloren hatte, als sie das Selbstbild mit dem beruflichen »Erfolg« verknüpft hatte. Wie Juniper, Jan und so viele andere konnte Mirae dank der Heilung ihrer Identität und eines neuen Selbstverständnisses die bisherigen Regeln ihres Lebens umschreiben. Sie bezeichnet diesen Zeitraum als »rundum lebensverändernd«.

Vielleicht haben Menschen, die unerwartet genesen, herausgefunden, wie man auf diese Vorstellungen von sich – die vor so langer Zeit scheinbar in Stein gemeißelt wurden – zugreifen und sie verändern kann. Sie bestehen nach wie vor aus den gleichen Grundmaterialien, aber sie haben zum Kern dessen zurückgefunden, wer sie hinter all den Geschichten, die man ihnen erzählt, den verinnerlichten Traumata, den Stressfaktoren oder Belastungen wirklich sind. Sie finden einen Weg, ihr Ruhezustandsnetzwerk zu überwinden, und können sich und die Welt ganz neu sehen und erleben.

Wie wird unser neues Ich die Welt sehen? Wie werden unsere Prioritäten aussehen, wie werden wir unser Leben verändern, um weniger Stress und mehr Freude zu erleben? Wie wird die Chemie des Körpers unseres neuen Selbst mit Stresshormonen und ihren Auswirkungen auf unsere Zellen umgehen? Wie viel besser wird es uns gelingen, tief und umfassend im parasympathischen Modus zu leben?

Wenn wir uns intensiv mit diesen Fällen von Remission auseinandersetzen, die Ärzte nicht erklären oder verstehen können, erkennen wir einen deutlichen Zusammenhang zwischen unserer Identität und unserem Immunsystem. Vielleicht beruht die Gesundheit unseres körperlichen »Milieus« letztlich darauf, wie klar uns ist, wer wir auf der authentischsten Ebene wirklich sind – hinter dem äußeren Schein, den Zwängen, den vermeintlichen Erwartungen und allen Masken und Rollen, die wir für uns und die Welt anlegen und spielen. Weil sich der tiefgreifende und zentrale Aspekt der Identität auf alles auswirkt. Er bestimmt, wie wir denken, wie wir fühlen, wie wir uns selbst wahrnehmen. Ob wir uns Zeit für uns selbst nehmen oder nicht. Ob wir uns bewegen, nach draußen gehen und tief durchatmen oder nicht. Ob es uns wichtig ist, unseren Körper mit hochwertigen Lebensmitteln zu versorgen oder nicht. Wie und wann und wie oft die Stressreaktion ausgelöst wird, wie viele Stresshormone dabei ausgeschüttet werden und wie unsere speziellen Zellen auf diese Hormonflut reagieren.

Indem Miraes Ärzte sie voller Bewunderung als »N = 1« bezeichneten, wollten sie im Grunde sagen, dass sie in eine eigene Kategorie fällt – dass sie ein Unikat ist. In der medizinischen Fachliteratur wird dieser Begriff eigentlich für klinische Studien mit nur einem Patienten verwendet. Alle getesteten Maßnahmen oder Strategien werden an einem einzigen Patienten untersucht, individuell angepasst und speziell auf ihn zugeschnitten. Es ist in gewisser Weise die individuellste und persönlichste Form der Medizin. Vielleicht müssen wir uns wie Mirae als Einzelfall betrachten und mit einer eigenen klinischen »N = 1«-Studie herausfinden, welche individuellen Veränderungen wir vornehmen müssen, und uns anschließend voll hineinknien. Wir werden im Folgenden entsprechende Strategien erörtern, die uns zeigen, wie man ein dringend nötiges persönliches Gesundheitsexperiment vornimmt, wie es auch die in diesem Buch porträtierten Überlebenden getan haben.

Mit den Schritten im ersten Teil des Buches können wir unseren Körper dabei unterstützen, zu seiner natürlichen Heilungsfähigkeit zurückzufinden. Wir können uns auf das Immunsystem konzentrieren und es stärken, auf entzündungsfördernde Nahrungsmittel verzichten und mehr nährstoffreiche Lebensmittel verzehren, anders mit Stress umgehen und lernen, wie wir das Geschwätz im Kopf zum Verstummen bringen und Zugriff auf den Parasympathikus bekommen. Jeder ist dazu in der Lage. Es wird sich als äußerst wohltuend erweisen und kann vielleicht sogar zu Remissionen führen, wie sie Tom, Juniper und Jan aufgrund der großen und schwierigen Veränderungen in ihrem Leben erfuhren. Meine jahrelangen Recherchen zum Thema »Spontanremission« haben mich allerdings auch zu der wichtigen Erkenntnis geführt, dass die meisten Menschen noch tiefer gehen müssen. Wir müssen uns intensiv mit der Frage auseinandersetzen, wer wir im tiefsten Grunde wirklich sind. Denn am Ende entscheidet vielleicht die Heilung unserer Identität darüber, ob wir die vorgestellten Werkzeuge und Strategien nutzen können, um im parasympathischen Modus zu leben und unsere Gesundheit und Genesung zu unterstützen.

Heute ist Mirae frei von Krebs. Da dieses Ergebnis so gar nicht zu ihrer ursprünglichen Prognose passt, lässt sie sich immer noch regelmäßig untersuchen. Aber je mehr Zeit vergeht, desto größer werden die Abstände. Anfangs fanden die Untersuchungen monatlich, dann halbjährlich statt, und schließlich überredete sie die Ärzte, den Abstand auf einmal jährlich auszudehnen. Nachdem die Untersuchungen jahrelang ohne Ergebnis geblieben waren, schüttelte ihr Onkologe schließlich staunend den Kopf.

»Nun«, sagte er. »Es sieht ganz danach aus, als könnte ich bei dieser Krankheit zu meinen Lebzeiten doch noch von Heilung sprechen.«

10

SIE SIND NICHT IHRE KRANKHEIT

Jeder ist ein Genie. Aber wenn du einen Fisch danach beurteilst, ob er auf einen Baum klettern kann, wird er sein ganzes Leben lang glauben, dass er dumm ist.

Albert Einstein zugeschrieben

Was sehen Sie, wenn Sie das folgende Bild betrachten?

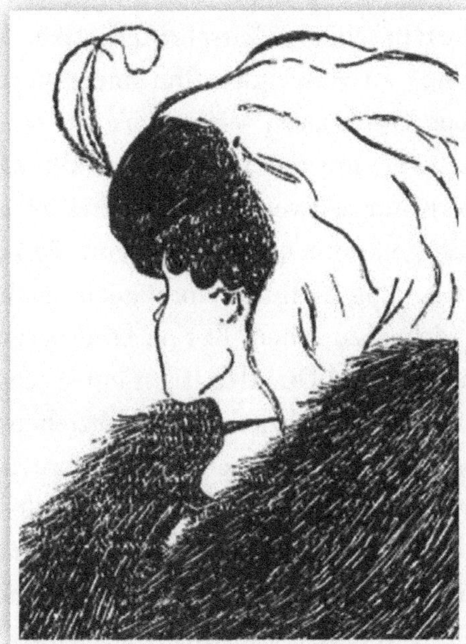

Vielleicht sehen Sie eine alte Frau, das Kinn in den Pelzkragen gesteckt, den Kopf in einen weißen Schleier gehüllt. Sie hat eine Hakennase, kleine und traurige Augen, hängende Mundwinkel. Aber schauen Sie noch einmal hin. Konzentrieren Sie sich auf die Nase, und lassen Sie daraus den Schwung einer aufreizend abgewandten Wange werden. Das Auge der alten Frau wird zum Ohr, ihr Mund zum Kropfband (Choker). Können Sie die junge Frau jetzt sehen?

Dieses Bild wurde im Jahr 1888 von einem unbekannten Künstler gezeichnet, auf eine Postkarte gedruckt und als Krimskrams verkauft. Ein Zeitungsredakteur entdeckte es Jahre später irgendwo und veröffentlichte es in seiner Zeitung unter dem Titel »Meine Frau und meine Schwiegermutter«. »Sie sind beide im Bild«, schrieb er im Bildtext. »Finden Sie sie!«

Machen Sie nun einen Sprung ins Jahr 1930, als der Psychologe Edwin Boring über das Bild stolperte. Er schnappte es sich, um es in einem Zeitschriftenartikel zum Thema »Wahrnehmung« zu verwenden. Ihn interessierte die Frage, warum wir bei Kippbildern sehen, was wir sehen, und wie leicht (oder schwer) uns das Umschalten fällt. Oft gelingt es den Betrachtern nur schwer, etwas anderes zu erkennen als das zuerst wahrgenommene Motiv: Wenn Sie zunächst eine alte Frau sehen, mag es Ihnen unmöglich erscheinen, auch das junge Mädchen zu sehen. Boring fand heraus, dass sich bei den Betrachtern der Umschlagfigur ein Wechsel der sogenannten Figur-Grund-Wahrnehmung vollziehen musste, damit sie auch das andere Motiv erkennen konnten, das sie vor Augen hatten. Bei einem Figur-Grund-, Gestalt- oder Wahrnehmungswechsel gelingt es, bestimmte Aspekte des Bildes in den Hintergrund, andere in den Vordergrund treten zu lassen. Und mit einem Mal taucht ein ganz neues Motiv vor unseren

Augen auf. Wir sehen erst jetzt, was wir schon die ganze Zeit unmittelbar vor der Linse hatten.

Menschen, die spontan genesen, erleben einen Figur-Grund-Wechsel ihres Selbstbildes. Wie Mirae empfinden sie dies häufig als sehr abrupt. Als hätten sie ewig auf das Bild mit der alten Frau gestarrt, aber als sie aufblickten, war da die junge. Mirae sagte: »Der Schleier wurde gelüftet«, und plötzlich sah sie die Geschichte ihres Lebens zum ersten Mal klar; und sie war ganz anders, als sie immer gedacht hatte. Mirae erlebte einen sehr intensiven Wahrnehmungswechsel. Es war dieselbe Frau, dasselbe Leben, doch nun kam ein völlig neues Bild zum Vorschein.

Jeder von uns muss bei der Sicht auf die eigene Person und die eigenen Krankheiten einen Figur-Grund-Wechsel vornehmen. Sobald Sie bei dem Boring-Bild beide Frauen erkennen, sollten Sie nach Belieben hin und her springen können. Allerdings können Sie immer nur das eine oder das andere Motiv, entweder die alte oder die junge Frau sehen, nie beide gleichzeitig. Wenn Sie sich also als erkrankt betrachten, können Sie sich dann auch noch anders sehen?

Karen, die junge Frau, die ich auf der Reise nach Ohio kennenlernte, ist das perfekte Beispiel. Sowohl Karen als auch ihre eineiige Zwillingsschwester litten seit ihrer Geburt an infantiler Zerebralparese. Diese Erkrankung wird üblicherweise durch Entwicklungsstörungen im Mutterleib oder Sauerstoffmangel bei der Geburt verursacht und betrifft Muskeln, Bewegung und Koordination des Körpers. Manche Muskeln sind zu stark, andere nicht stark genug angespannt. Karen hatte besondere Schwierigkeiten mit den Beinen. Sie kam beim Gehen mit den Fersen nicht auf den Boden und konnte die Beine schlecht strecken. In unserem Gespräch schilderte sie, wie sie sich in der Schule langsam am Geländer des Haupttreppenaufgangs nach oben geschleppt hatte, während die anderen Kinder an ihr vorbeizufliegen schienen. Das Leben ist nicht leicht für ein Kind, dem etwas fehlt, was für die anderen selbstverständlich ist.

Schließlich begab sie sich in die Behandlung Dr. Nemehs, der unweit ihres Heimatorts praktizierte. Bereits nach wenigen Besuchen begann sich ihre Körperwahrnehmung zu verändern. Manche Patienten sagen, ihnen sei ganz warm geworden oder sie hätten sich seltsam gefühlt, als Dr. Nemeh die Hände auflegte. Manche zittern, andere fallen in Ohnmacht. Karen spürte einen Energieschub, sprang von ihrem Stuhl auf und rannte aus dem Zimmer. Sie war noch nie zuvor im Leben gerannt.

Neue Studien untersuchen Therapien zur Behandlung der infantilen Zerebralparese, darunter auch Behandlungen mit Nabelschnurblut und Stammzellen. Die Ärzte vermuten, dies könne dazu beitragen, die verloren gegangenen Nervenzellen im Gehirn zu ersetzen, die ursächlich für das Leiden sind. Die Wissenschaftler hegen zwar Hoffnungen für die Zukunft, doch derzeit ist die infantile Zerebralparese unheilbar. Karen hingegen ist eine lebhafte junge Frau und hat inzwischen die meisten lähmenden Symptome überwunden, mit denen sie zur Welt gekommen war. Bei unserer letzten Begegnung war sie glücklich und gesund und lief regelmäßig zwischen drei und fünf Kilometer, um die Muskeln aufzubauen, die sie die längste Zeit ihres Lebens nicht hatte nutzen können. Vor Kurzem hat sie sich an einer Schule eingeschrieben, um selbst Physiotherapeutin zu werden. Eine neue Zukunft breitet sich vor ihr aus wie ein Teppich, von dem sie nie geglaubt hätte, dass sie ihn einmal beschreiten würde.

Karen war in Begleitung ihrer eineiigen Zwillingsschwester gewesen, die während unseres Gesprächs schweigend im Rollstuhl saß und zuhörte. Sie war natürlich Zeugin der außergewöhnlichen Veränderungen im Körper und im Leben ihrer Schwester geworden, aber sie weigerte sich, ebenfalls zu Dr. Nemeh zu gehen. Sie erklärte mir im Wesentlichen, dass sie sich seiner Aufmerksamkeit nicht würdig fühle; sie sei sich sicher, dass alle Bemühungen um Besserung scheitern würden. Sie fühlte sich zu fehlerbehaftet und deshalb unwürdig.

Es brach mir das Herz, dies zu hören, und ich werde ihre Geschichte niemals vergessen. Sie erinnerte mich daran, dass es uns allen einfach leichter fällt, die unschönen Dinge zu glauben. Wie viele Menschen leben so, halten sich irgendwie für mangelhaft und glauben, einer echten Genesung und eines großartigen Lebens nicht würdig zu sein? Und wie kippen wir das Bild, um uns nicht mehr als krank oder fehlerhaft zu sehen – sondern so, wie wir wirklich sind?

DIE MACHT DER WAHRNEHMUNG

Ich bin in Indiana auf dem Land aufgewachsen, umgeben von weitem Ackerland und endlosem blauem Himmel, und fühlte mich dennoch eingesperrt – gefangen in den Regeln und Urteilen einer strafend religiösen Familie. Meine Mutter hatte meine Kleider selbst genäht; den Haarschnitt bekamen meine Geschwister und ich zu Hause. Der ländliche Akzent, der anderen Amerikanern rückständig und seltsam vorkommen dürfte, war bei uns noch ausgeprägter als bei unseren Nachbarn. Ich werde nie vergessen, wie ich mit etwa sieben Jahren im Vorraum der Kirche stand und mein Freund sagte: »Dein Dad redet wie ein Bauerntölpel!« Wir lebten in einer der ärmsten Regionen Indianas, und er fand, dass mein Vater – anders als der seine – wohl ein wenig rückständig sei. Doch uns sollte es gleich sein, wie wir aussahen oder ob unsere Kleidung modisch war. Wir sollten ausschließlich Interesse daran zeigen, Gott wohlgefällig zu sein.

Als mir klar wurde, dass die Welt größer und weiter und wundervoller war, als man mir stets weiszumachen versucht hatte, wusste ich, dass ich es in dieser kleineren und engeren Welt nicht aushalten würde. Ich wusste auch, dass ich mich ändern musste, wenn ich meine Ziele erreichen und studieren, einen höheren akademischen Grad erwerben und vielleicht sogar Arzt werden wollte. Kurz vor Studienbeginn tauschte ich die Brille mit dem hässlichen Plastikgestell gegen Kontaktlinsen, »rebellierte«, ging zum Friseur und kaufte mir moderne Kleidung. Der Unterschied war frappierend, als ich an jenem schwülwarmen Septembertag im Mittleren Westen das Universitätsgelände betrat. Die Menschen nahmen mich spürbar anders wahr. In ihren Blicken lag Akzeptanz, kein Urteil; sie nahmen an, dass ich so war wie sie – nicht irgendwie »anders«. Die Erleichterung trieb mir beinah die Tränen in die Augen. Ich wusste, dass ich mich innerlich nicht verändert hatte, aber mit der Zeit verhalf mir die Akzeptanz der Menschen zu einer neuen Sicht auf mich selbst.

Ich finde es hilfreich zu wissen, dass sich bei allen Menschen eine – zuweilen sehr große – Kluft auftut zwischen der Person, die sie wirklich sind, und der Person, die sie zu sein scheinen. Dies ist eine von vielen Erkenntnissen, die eine schwierige Kindheit mit sich bringt.

Die Menschen finden es oft oberflächlich, wenn man sich Gedanken macht, wie man von anderen wahrgenommen wird. Es ist in der Tat wichtig, den eigenen Wert zu kennen – unabhängig davon, was andere sehen. In gewisser Weise ist aber auch wichtig, was andere bei unserem Anblick denken. Es kann Einfluss darauf haben, welchen Job wir bekommen oder wie unsere Chancen bei jemandem stehen, mit dem wir gern ausgehen würden. Es kann sich sogar auf unsere Heilungsfähigkeit auswirken. Wie andere uns sehen, beeinflusst zum Teil auch uns selbst; wir lehren sie sogar, wie sie uns sehen sollen. Wenn andere uns für krank oder irgendwie angeschlagen halten, können wir das Gefühl bekommen, wirklich krank oder lädiert zu sein. Es kann die Vorstellung in unserem Ruhezustandsnetzwerk zementieren, dass wir nun mal so sind. Wenn wir uns als »krank« oder »leidend« betrachten oder von Menschen umgeben sind, die dies tun, wie viel länger und schwieriger mag der Weg zur Heilung dann für uns sein?

Wir wissen bereits, wie stark Überzeugungen, körperliche Gesundheit und Heilung miteinander verflochten sind und dass unsere persönliche Wahrnehmung unser Verständnis von der Welt – von Grund auf – prägt. So können zum Beispiel zwei Menschen im Central Park nebeneinandersitzen und doch in völlig verschiedenen Welten leben. Der eine empfindet das ununterbrochene Rauschen des Verkehrs als lästig oder das schnelle Schlagen der Rotorblätter des Hubschraubers über ihm als beängstigend. Die Menschen, die sich ihm nähern, wirken bedrohlich. Was wollen sie? Die Person neben ihm hat völlig andere Eindrücke: Sie sieht eine Mutter, die liebevoll ihren Säugling im Kinderwagen zudeckt; ein Pärchen, das sich an den Händen hält und miteinander spricht, als seien sie allein auf der Welt; ein paar Blätter, die von einem Baum schweben, rot und golden im Sonnenlicht. Verschiedene Welten. Dehnen Sie diese grundverschiedenen Wahrnehmungen über einige Jahre aus und stellen Sie sich vor, wie groß der Unterschied in der Körperchemie und Biologie dieser beiden Menschen sein dürfte.

Die Wahrnehmung beeinflusst sogar die Sinne, also das, was wir schmecken und hören. Der berühmte McGurk-Effekt ist nach dem Wissenschaftler benannt, der in einem 1976 erschienenen Aufsatz mit dem Titel »Hearing Lips and Seeing Voices« (etwa »Lippen hören, Stimmen sehen«)[91] erstmals darüber berichtete. Er fand heraus: Was wir hören, beruht oft stark auf dem, was wir sehen. Suchen Sie einmal zum Spaß mit Ihrem Smartphone oder Computer danach. Sie werden ein Video finden, in dem ein Mann zuerst immer wieder die Silben »bah, bah, bah« wiederholt, um anschließend zu »fah, fah, fah« zu wechseln. Der Wechsel zum F-Laut ist sehr deutlich zu hören. Der Haken an der Sache ist, dass an der Tonspur nichts geändert wurde. Sie wiederholt immer die gleiche Silbe – »bah, bah, bah«. Weil wir aber sehen, wie der Mund des Mannes den Buchstaben F formt, hören ihn auch unsere Ohren. Ohne uns dessen bewusst zu sein, erzeugen wir ein klares, deutliches und unmissverständliches F im Kopf.

Ähnlich ist es mit dem blinden Fleck in unserem Gesichtsfeld. Er entsteht dadurch, dass sich dort, wo der Sehnerv auf die Netzhaut trifft, weder Zapfen noch Stäbchen befinden. Trotzdem erzeugen wir eine Art »Überbrückungsbild«, um nahtlos sehen zu können. Was nicht da ist, wird erfunden, und wir bekommen nicht einmal etwas davon mit.

Eine Studie kam zu dem Ergebnis, dass Schmerzen als stärker empfunden werden, wenn man Menschen den Eindruck vermittelt, der Verursacher füge sie ihnen mit Absicht zu. Bei einer anderen Schmerzstudie stellte sich heraus: Wenn Sie fluchen, nachdem Sie sich verletzt haben, tut es weniger weh. Daran können wir erkennen, wie unsere Gefühle die Schmerzwahrnehmung beeinflussen. Wenn wir uns persönlich angegriffen fühlen, schmerzt es mehr; wenn wir den Schmerz verbal vehement zurückweisen können, schmerzt es weniger. Eine weitere Untersuchung[92] zeigt, wie unglaublich verblüffend die Wissenschaft der Wahrnehmung ist: Ein Team von Zimmermädchen, die alle im gleichen Hotel tätig waren und grundsätzlich den gleichen Aufgabenbereich hatten, wurde in zwei Gruppen aufgeteilt. Der einen Gruppe wurde gesagt, dass ihre normalen Aufgaben mit »Sport« gleichzusetzen seien und ihre Arbeit die Empfehlungen des Surgeon General of the United States (etwa »Sanitätsinspekteur der Vereinigten Staaten«) für die tägliche sportliche Betätigung erfülle. Der anderen Gruppe sagte man nichts. Im Studienverlauf wurden die Frauen der ersten Gruppe nachweislich gesünder (Gewicht, Taille-Hüft-Quotient, BMI, Normalisierung des Blutdrucks), während bei den anderen alles beim Alten blieb. Die Wahrnehmung besaß einmal mehr die Macht, den Körper zu verändern.

Und noch ein eindrückliches Beispiel: Ich vermute, die meisten von uns sind nicht sonderlich begeistert vom Älterwerden. Wenn wir altern, fangen wir vielleicht an, uns für schwach oder hinfällig zu halten; möglicherweise versteifen wir uns auch auf unsere Verluste. Diese Negativität ist normal, aber auch ausgesprochen schädlich. Die wissenschaftlichen Forschungen von Ellen Langer an der Harvard University und Becca Levy an der Yale School of Public Health zeigen, dass eine aufrichtig positive Einstellung zum Älterwerden gesünder macht[93] und das Leben verlängert – sogar mehr, als Sport zu treiben oder das Rauchen aufzugeben.[94] Außerdem erhöhen negative Vorstellungen vom Älterwerden das Risiko, an Alzheimer zu erkranken. Warum? Wissenschaftler haben festgestellt, dass chronischer Stress infolge einer negativen Selbstwahrnehmung den Hippocampus verschleißt – den kleinen Teil des Gehirns, der einem Seepferdchen ähnelt und für Erinnerungen, Gefühle und sogar das Schlagen unseres Herzens zuständig ist.

Aus unserem Exkurs in die Physik wissen wir, dass der Verstand keineswegs nur passiver Beobachter einer objektiven äußeren Wirklichkeit ist. Der Beobachtereffekt zeigt, dass unsere Wahrnehmung bis zu einem gewissen Grad in der Lage ist, unsere Wirklichkeit zu formen; sie kann unsere Erfahrungen und manchmal sogar unseren Körper verändern. Die Fähigkeit, unsere Wahrnehmung zu wählen, trifft uns im Kern unserer Menschlichkeit. Anders als die Tiere haben wir die Deutungshoheit über unsere Erfahrungen und sind deshalb zu bemerkenswerter Transzendenz imstande. Wie der Philosoph Giovanni Pico della Mirandola zu Beginn der Renaissance intonierte, sind wir entweder Götter oder Tiere, Engel oder Dämonen.[95] Wir können erkennen, was gut und möglich ist, oder nur das, was uns fehlt oder Angst einflößt. Die Einstellung zu uns selbst und unserer Erkrankung kann unser Genesungspotenzial entweder stark einschränken oder unerwartete Wege zur Heilung eröffnen.

JIM BOWIE IN EL ÁLAMO

Im Jahr 2014 wandte sich Herbert Benson, der Erfinder der Entspannungsreaktion und einer der Vorreiter der Körper-Geist-Medizin, mit einer Bitte an mich. Er hatte gute, wenn auch etwas beängstigende Neuigkeiten: Ich sollte vor dem Lehrpersonal des Massachusetts General Hospital einen Vortrag über Spontanremission halten. Zu diesem Zeitpunkt war ich bereits mehrfach im Fernsehen aufgetreten und auf der TED-Bühne gestanden. Ich hätte eigentlich nicht nervös sein dürfen. Aber ich war es. Ich würde vor dem härtesten, skeptischsten Publikum sprechen, das es gab: meinen eigenen Kolleginnen und Kollegen.

Der Vortrag lief gut. Ich achtete darauf, ihn so wissenschaftlich und quantitativ wie möglich zu gestalten, und das Publikum schien fasziniert. Hinterher fand ich eine Seite mit den Notizen einer Ärztin, die versehentlich liegen geblieben war. Sie hatte eine meiner Bemerkungen notiert und dann unterstrichen, mit Ausrufezeichen und einem Smiley versehen: dass Menschen, die eine unerwartete Genesung erlebten, Helden der Selbstfürsorge waren und etwas Ungewöhnliches erreicht hatten, weil sie Möglichkeiten und Chancen sahen, wo andere Invalidität und Krankheit sehen.

Am nächsten Tag bekam ich eine E-Mail vom stellvertretenden Leiter der Psychiatrie am Massachusetts General Hospital. Es war der Hinweis auf eine Spontanremission bei Nierenzellkarzinom, einem Nierenkrebs, der oft tödlich endet, aus unerfindlichen Gründen aber zu den Krebsarten gehört, bei denen es häufiger zu spontanen Remissionen kommt. Die Nachricht lautete: »Gerald White ist ein Ingenieur aus Texas. Er hat eine erstaunliche Geschichte zu erzählen.«

Gerald, den alle nur »Jerry« nannten, gehörte zu den Leuten, die ins Telefon brüllen. Er war nicht wütend, er sprach einfach mit Nachdruck. Mit überschwänglicher Begeisterung. Er hatte etwas zu erzählen und wollte es in die Welt hinausposaunen. Als ich ihn anrief, um die Geschichte von seiner Erkrankung und seiner Heilung zu hören, wollte er zuerst etwas anderes erzählen. Dabei ging es um ein Wildschwein.

Jerry lebte auf dem Land in Texas in einer kleinen Stadt am Ufer des Brazos River. Die historische Altstadt mit ihren Backsteinfassaden und Markisen hatte einen Hauch von Wildem Westen, und der endlos weite texanische Himmel erinnerte daran, dass dieser wilde, unabhängige Staat einst eine eigenständige Republik gewesen war. Jedes Jahr nahm Jerry an einer Aufführung der Schlacht von El Álamo teil, einem aussichtslosen Kampf im texanischen Unabhängigkeitskrieg. Er spielte den legendären Pionier James »Jim« Bowie. Bowie war für seinen geschickten Umgang mit dem Messer im Nahkampf berühmt und hatte bis zuletzt gekämpft, obwohl er todkrank und bettlägerig war. Er soll von seinem Bett aus alle Kugeln in seinem Gewehr auf die anrückenden Soldaten abgefeuert haben, bevor er selbst getötet wurde. Ich verstand schnell, wie gut diese Rolle zu Jerry passte, als er die Geschichte von seiner eigenen legendären Konfrontation im texanischen Unterholz erzählte. Er sagte, dass ein Wildschwein in seinen Garten eingedrungen sei. Es habe Blumen und Gras ausgerissen und die ganze Familie samt Haustieren in Angst und Schrecken versetzt. Jerry ist 85 Jahre alt und von zwei Krebserkrankungen genesen, die ihn eigentlich hätten umbringen müssen. Er war nicht der Typ, der sich von einem glorifizierten Schwein einschüchtern ließ, und machte mit einer antiken Pistole Jagd auf das Tier.

Er trat als Sieger aus dem Unterholz, ganz ähnlich, wie er auch aus der Schlacht gegen den Krebs hervorgegangen war, was ich gleich hören sollte.

»Alles begann mit einem unzuverlässigen Gartenarbeiter«, erzählte er. Er hatte jemanden beauftragt, den Rasen zu mähen, aber der Mann hatte die Sache immer wieder aufgeschoben. Schäumend vor Wut hatte Jerry entschieden: Wenn man wollte, dass etwas erledigt wurde, tat man es am besten selbst. Er lieh sich den Aufsitzrasenmäher eines Nachbarn, und »dann stürzte ich mich wütend in die Arbeit«, wie er sagte. Nachdem er stundenlang in der Hitze gearbeitet und die riesengroße Rasenfläche besiegt hatte, ging er nach oben, um zu duschen. Beim Abtrocknen bekam er einen Schreck: Sein linker Hoden war plötzlich auf die Größe einer Grapefruit angeschwollen.

Es folgte eine Reihe hektischer Arztbesuche inklusive Computertomografie, um mit einem Blick in Jerrys Bauch festzustellen, was seinen Körper derart unter Druck setzte und die Hodenentzündung verursachte. Als der Arzt die Aufnahmen aufhängte, war der Übeltäter auch für Jerrys ungeschultes Auge sofort erkennbar. Dort, wo seine linke Niere hätte sein sollen, befand sich eine große gallertartige Masse, die auf dem CT-Bild grau wie eine Gewitterwolke war.

Der Arzt wartete ein paar Minuten. Gemeinsam betrachteten sie die Aufnahmen, während Jerry das Gesehene verarbeitete und sich auf das vorbereitete, was sein Arzt gleich sagen würde. Als er sich später an diesen Augenblick erinnerte, kurz bevor alles anders wurde, war er dem Arzt für diesen Moment der Stille und der Vorbereitung dankbar. Ihm war klar, dass er sich an einem der großen Wendepunkte seines Lebens befand – im seltsam ruhigen Auge des Orkans zwischen Vorher und Nachher. Als der Arzt die vorläufige Diagnose bekannt gab und Jerrys Familie anfing, Fragen zu stellen, saß er selbst einfach eine Weile ruhig da und dachte nach. Er sagt, er habe es zuerst nicht wahrhaben wollen. Er fühlte sich gar nicht so schlecht. Vielleicht konnte er damit leben, es ruhig angehen lassen, und es würde im Großen und Ganzen gut gehen.

Er wandte sich an seinen Arzt, und seine Familie wurde still. »Und wenn ich einfach nichts tue?«, fragte er.

»Dann wird der Krebs Sie töten«, antwortete sein Arzt.

Als der anfängliche Schock langsam nachließ, fand Jerry diese Aussage nicht allzu beunruhigend. Er wusste die Deutlichkeit sogar zu schätzen.

»Ich fand seine Aufrichtigkeit erfrischend!«, erzählte er mir.

Die Diagnose lautete »Nierenzellkarzinom« oder »Nierenkrebs«. Der Tumor war fortgeschritten und hatte bereits Metastasen gebildet. Ohne eine Behandlung, so schätzten die Ärzte, hätte er noch etwa drei Monate zu leben. Auch mit Behandlung war die Prognose nicht viel besser. In den Neunzigerjahren hatten Patienten mit metastasierendem Nierenzellkarzinom nicht viele Möglichkeiten. Es war bekannt, dass dieser Tumor schlecht auf die damals verfügbaren traditionellen Therapien wie Chemo- und Strahlentherapie ansprach. Zum damaligen Zeitpunkt hatte man mehr als siebzig Mittel (verschiedene chemotherapeutische Substanzen) getestet – mit enttäuschenden Ansprechraten von unter 10 Prozent.[96]

Doch unabhängig davon, ob Jerry eine dieser fragwürdigen Behandlungsmethoden ausprobierte, bestand die vordringlichste Aufgabe darin, den Tumor zu entfernen, der einen enormen Druck auf sein Harnsystem ausübte. Jerry wurde sofort am Baylor University Medical Center in Dallas operiert. Die Operation dauerte sieben Stunden. Dabei wurden sowohl Jerrys linke Niere als auch ein Tumor entfernt, den Jerry als »zwanzig Pfund schweren Oschi!« beschreibt.

»Sie haben gesagt, dass es nicht der größte Tumor dieser Art sei, der jemals entfernt wurde«, sagte er. »Aber ich habe recherchiert und konnte keinen größeren finden.«

Ich musste über Jerrys unverhohlenes Konkurrenzgebaren ein wenig lachen. Er klang so enttäuscht! Der Mann, der einen El-Álamo-Befehlshaber spielte, der einem Wildschwein ins texanische Unterholz hinterherstürmte, dieser Mann wollte einfach immer gewinnen – sogar wenn es um seine Krebserkrankung ging.

Die Genesung war schwierig. Sie war lang und überraschend schmerzhaft. Aber Jerry stand sie durch, indem er sich zwang, jeden Tag etwas länger auf dem Fahrradergometer zu strampeln, und indem er sich an die Worte des Chirurgen nach der langen Operation erinnerte: »Ich habe alles erwischt.«

Doch das hatte er nicht.

Da sich Jerry rückhaltlos in alles stürzte, was er tat, hatte er sich auch über Nierenzellkarzinome informiert. Er hatte entdeckt, dass es eine der eher unberechenbaren und kapriziösen Krebsarten war. Ein Nierenzellkarzinom konnte sich rasch entwickeln und streuen. Ein Jahr nach der Operation zeigte das CT-Bild der Nachuntersuchung eine kleine Raumforderung, wo Jerrys linke Niere gewesen war. Sein Onkologe hatte gesagt, ein Nierenzellkarzinom »taucht kein zweites Mal in der Nierenloge auf«. Der Radiologe hingegen war der Auffassung, dass es sich um einen weiteren bösartigen Tumor handelte. Eine Biopsie bestätigte dies: Das Nierenzellkarzinom war zurück.

Für Jerry gab es keine Standardbehandlungen mehr. Er unterzog sich einer weiteren Operation zur Entfernung des Rezidivtumors, aber der Krebs würde wiederkommen, und gegen Nierenkrebs in diesem Stadium waren nur experimentelle und umstrittene Mittel auf dem Markt. Jerrys Sohn entdeckte interessante Forschungen zu einem neuen Medikament, einem immuntherapeutischen Mittel namens Interleukin-2, die Jerry Hoffnung schenkten. Doch als er damit zu seinem Arzt ging, war dieser außer sich vor Wut.

»Er sprang tatsächlich auf und schlug mit der Hand auf den Schreibtisch«, sagte Jerry. »Er rief: ›Sagen Sie Ihrem Sohn, dass er aufhören soll, diese verdammten Bücher zu lesen! Interleukin tötet!‹«

Seit der Diagnose waren eineinhalb Jahre vergangen, und obwohl ihm seine Chirurgen viel Gutes getan hatten, wusste Jerry, wie wichtig es war, seine Gesundheit selbst in die Hand zu nehmen. Nachdem die Computertomografie zum Beispiel die kleine Raumforderung in seinem Bauch zum Vorschein gebracht hatte, hatte Jerry eine Biopsie verlangt. Er wollte wissen, ob der Krebs zurückgekehrt war. Sein Arzt beharrte darauf, dass es nichts Bösartiges sein konnte. Doch das war es.

Jerry war ein studierter Ingenieur und Erfinder. Er hatte zahlreiche Patente in verschiedenen Ländern angemeldet und glaubte, dass es immer am besten war, wenn man selbst herausfand, wie etwas funktionierte. Er vertiefte sich in die Forschungen zu Interleukin-2 und entschied, dass sein Arzt der Zeit hinterherhinkte. Die Standardbehandlungen bei Krebs (Chemo- und Strahlentherapie) waren bei Nierenzellkarzinomen nicht sonderlich erfolgreich. Interleukin-2 und Medikamente wie Dexamethason (das auch Stephen Dunphe bekommen hatte) nutzen natürliche Botenproteine des Immunsystems im Kampf gegen Krebszellen. Das Medikament war durchaus umstritten. In den Neunzigerjahren waren die Immuntherapien noch ganz neu, und obwohl die FDA Interleukin-2 genehmigt hatte, erzeugte das Mittel furchtbare Nebenwirkungen und erzielte eine eher geringe Erfolgsquote von 20 Prozent. Da Jerry ein 100-prozentiges Todesurteil erhalten hatte, erschien ihm eine 20-prozentige Chance ziemlich gut! Außerdem hatten ihn geringe Chancen noch nie geschreckt. Bedenken Sie, dass wir es hier mit Jerry White zu tun haben, dem Jim Bowie von El Álamo und Schrecken aller Wildsäue. Als bei einer weiteren CT-Untersuchung Flecken auf seiner Lunge gefunden wurden, bei denen es sich um Metastasen des Primärtumors handelte, die nun zu wachsen begannen, gab sein Arzt schließlich nach und genehmigte die Immuntherapie.

Jerry beschrieb die Nebenwirkungen von Interleukin-2 als »die schlimmste Grippe, die man sich vorstellen kann«. Fieber, Schüttelfrost, Erbrechen. Im Kampf gegen die Nebenwirkungen der Immuntherapie, die seinen Körper in einen starken Entzündungszustand versetzt hatte, um den Krebs zu vernichten, gelangte er zu der Überzeugung, dass er noch mehr tun musste. Seit seiner Diagnose hatte Jerry fleißig recherchiert und alles gelesen, was er über Nierenzellkarzinome, Krebs und seine Behandlungsmöglichkeiten, über Überlebende und ihre Geschichten in die Finger bekommen konnte. Er begann,

Ernährung, Meditation und Gebet zu verbinden, um seinen Behandlungsversuchen die größtmögliche Chance auf Erfolg zu verschaffen.

Einer der schwierigsten Aspekte der Interleukin-Behandlung waren die regelmäßigen Injektionen des Medikaments. Die meisten Patienten mussten für die schnelle Spritze den Weg in die Praxis ihres Arztes auf sich nehmen. Da Jerrys Tochter Krankenschwester war, konnten sie es so einrichten, dass sie ihrem Vater die Injektionen bequem zu Hause verabreichte. Im Laufe der Monate entwickelte Jerry eine Routine, die ihn seiner Ansicht nach in die bestmögliche körperliche und geistige Verfassung für die abwehrsteigernde Behandlung versetzen würde. Er nahm ein entspannendes Bad. Er versuchte, den Kopf frei zu bekommen, Angst und Sorgen zu vertreiben. Er meditierte lange, absolvierte dabei ein Programm geführter Visualisierung und stellte sich genauestens vor, wie seine weißen Blutkörperchen durch seine Blutgefäße huschten, die zerstörerischen schwarzen Krebszellen ausfindig machten und vernichteten. Wenn er sich dann bereit fühlte, versammelte sich die Familie um sein Bett und betete mit ihm. Sie legten ihre Hände auf seinen Körper und schickten ihm heilende Energie, was er – wie er schwor – fühlen konnte.

»Sogar meine Enkelsöhne, die erst vier und fünf Jahre alt waren, rissen sich darum, mit den anderen beten zu dürfen«, erzählte Jerry. »Einmal betete einer der Kleinen, die Spritze möge ein Schwert sein, das den Krebs tötet. Ich war völlig überwältigt.«

Nach der Spritze war er jedes Mal ausgelaugt, aber dennoch sah Jerry einen großen Wert in dem Ritual, das er und seine Familie geschaffen hatten. Die Momente, wenn an den »Spritzenabenden« die ganze Familie versammelt war, gehörten sogar zu seinen liebsten Erinnerungen.

»Zumindest ist es uns gelungen«, sagte er, »eine normalerweise kalte und unpersönliche Erfahrung in etwas Schönes zu verwandeln.«

Nach acht Monaten hatte Jerry genug. Die Nebenwirkungen des Medikaments belasteten ihn sehr, und eine weitere Computertomografie offenbarte, dass das Interleukin nicht die gewünschte Wirkung hatte. Im Gegenteil, der Krebs wuchs weiter.

Jerry beschloss, das Interleukin abzusetzen, noch bevor der Behandlungszyklus abgeschlossen war. Er wollte sich stattdessen ganz auf die Meditation und die geführte Visualisierung konzentrieren, die er im letzten Jahr praktiziert hatte. Es war eine radikale Entscheidung, aber Jerry hatte das Gefühl, dass dies seine letzte und beste Möglichkeit war.

»Die Folge davon war, dass es bei der Geist-Körper-Arbeit nun um Leben und Tod ging«, sagte er. »Das war wohl nötig gewesen, damit ich ihr meine volle Aufmerksamkeit und Konzentration schenkte.«

Was verstand Jerry genau unter »geführter Visualisierung«? Der Begriff kann je nach Zusammenhang eine andere Bedeutung haben. Jerry meinte damit, dass er sich der intensiven Visualisierung widmete und so versuchte, »mithilfe von Bildern über die bewusste linke Gehirnhälfte mit der unbewussten rechten Hälfte zu kommunizieren«, wie er es mir beschrieb. Ich wusste zwar, dass in den Neurowissenschaften die Auffassung von einer Aufteilung des Gehirns in »links« und »rechts« als etwas simplifizierend galt. Es gehört wesentlich mehr zum Verständnis des Gehirns als die Dichotomie von links und rechts. Trotzdem ist diese Unterscheidung sowohl anatomisch als auch metaphorisch wichtig und erinnert uns daran, dass es sehr unterschiedliche Möglichkeiten gibt, auf der Welt zu leben und sie zu erleben, und ich fand Jerrys Ansatz faszinierend. Wichtig war, dass er nach einer Möglichkeit suchte, mittels intensiver visueller Meditation Signale an seinen Körper zu senden – von seinem bewussten Selbst an eine tiefere koordinierende Intelligenz in seinem Inneren, welche die Funktionsweise seines Immunsystems zu verändern vermochte. Jerry hatte sich für die folgende Meditation entschieden: Er ließ die Antigene auf jeder einzelnen Krebszelle aufleuchten, hell wie Leuchtsignale, damit die Zellen seines Immunsystems – die natürlichen Killerzellen, die Makrophagen und T-Zellen – sie finden und herausschneiden konnten.

Ist es ihm gelungen? Allem Anschein nach ja! Drei Monate nachdem er die Behandlung abrupt abgebrochen und die Meditationspraxis aufgenommen hatte, untersuchen ihn die Ärzte und erklärten, dass keine Erkrankung mehr nachweisbar sei.

Abgesehen von Jerrys unglaublichem Elan, seinem Ingenieurspragmatismus, seiner Eigeninitiative in Sachen Heilung und seinem Humor, der ihn nie im Stich ließ, beeindruckt mich sein Krankheitskonzept. Er trennte klar zwischen der Krankheit und sich selbst: Sie war ein Feind, den es zu bekämpfen galt. Als ich unsere Gespräche, seine E-Mails, die langen Abschnitte über seine Erkrankung noch einmal durchsah, fiel mir auf, wie er davon sprach: Er schlug eine »Schlacht«; sein Kampf mit dem Krebs war ein »Krieg«. Der Krebs war »das Monster« oder »der Eindringling«, der ihn »angriff«. Die Formulierung seines kleinen Enkelkindes vom »Schwert, das den Krebs tötet«, hatte ihn berührt und inspiriert.

Viele Menschen verwenden martialische Metaphern, wenn sie über den Umgang mit einer schweren Krankheit sprechen. Sie sind fest mit der Art und Weise verschmolzen, wie wir allgemein über Erkrankungen sprechen. Wir kämpfen und gewinnen oder verlieren den Kampf. Dieser Ansatz kann durchaus inspirieren, funktioniert aber vielleicht nicht bei jedem. Manchen Menschen könnte es mehr schaden als nutzen, ihre Krankheiten als feindliche Eindringlinge zu sehen. Nehmen wir zum Beispiel Claire, die ihre Krankheit als Botschaft ihres Körpers und seinen Versuch betrachtete, mit ihr zu kommunizieren. Für sie war entscheidend, dass sie die Botschaft vernahm und darauf reagierte. Jerry betrachtete den Krebs als feindliche Armee, die heimlich in El Álamo eindrang und ihn in seinem Bett überraschte; er betrachtete sie als das Wildschwein, das den Boden in seinem Garten umgepflügt und das er mit einer antiken Feuerwaffe vertrieben hatte.

Dass bei allen Menschen andere Bilder funktionieren, ist vielleicht eine Frage der Bedeutung hinter den Metaphern. Jeder von uns verwendet Wörter und Bilder, die in den hintersten Winkeln seiner Psyche eine etwas andere Konnotation haben. Deshalb ist das, was bei Ihrem Nachbarn funktioniert, für Sie vielleicht nicht optimal. Sie müssen ein Bild verwenden, das ein Echo in Ihnen findet, das Kraft und Leben in sich trägt. Diese Kraft und dieses Leben müssen Sie spüren. Aber unabhängig davon, ob Sie Ihre Krankheit als Botschaft oder Feind oder etwas ganz anderes betrachten, kommt es darauf an, dass Sie sie nicht als zu Ihnen gehörig betrachten. Sie *sind* nicht Ihre Krankheit; sie macht Sie nicht aus.

Wenn man mitten in einer schweren Krankheit steckt, kann es schwierig sein, an diesem Konzept festzuhalten und es umzusetzen. Wie löst man sich davon, wenn man schon so lange mit einer Krankheit lebt, dagegen ankämpft, darauf hört und sein Leben darauf ausrichtet, dass sie tatsächlich Teil der eigenen Kernidentität geworden ist?

WENN AUS KRANKHEIT IDENTITÄT WIRD

Eine Krankheit kann im Leben viele Rollen spielen. Manchmal bietet sie eine dringend benötigte Verschnaufpause: Wenn in unserem Leben etwas geschieht, was wir nicht bewältigen können oder was uns überfordert, bricht der Körper zusammen, um uns die erforderliche Pause zu verschaffen. Wenn sie krank sind, erleben viele Menschen zum ersten Mal in ihrem Leben, dass sich jemand um sie kümmert, sobald sie es sich erlauben, sich selbst an die erste Stelle zu setzen. Man muss auch weder selbst entscheiden noch handlungsfähig sein, um Hilfe zu erbitten: Die Krankheit trifft die Entscheidung für uns. Dies kann das Geschenk sein, das sich in ihr verbirgt – dass sie nicht in unseren Händen liegt.

Wenn eine Krankheit in irgendeiner Weise dauerhaften Aufschub gewährt, wenn sie Ihnen als Möglichkeit dient, sich aus einem Leben auszuklinken, das Sie überfordert, und ein gewisses Gleichgewicht wiederzuerlangen, könnte sich ein innerer Anteil, dessen Sie sich nicht einmal bewusst sind, gegen die Genesung sperren. Wenn Sie so weit vom Weg eines authentischen Lebens abgekommen und so sehr damit beschäftigt sind, sich um alle anderen zu kümmern und ihnen alles recht zu machen, dass Sie längst vergessen haben, wer Sie wirklich sind und wann Sie sich lebendig fühlen, ist die Krankheit nicht nur ein großer Weckruf, sondern auch ein Ausweg.

Unsere Krankheiten können aber auch so sehr mit unserer Identität und Selbstwahrnehmung verflochten sein, dass sie sich nur schwer entwirren lassen. Ich sehe tagtäglich sowohl im Krankenhaus als auch in der Psychiatrie, dass unsere tiefsten Hoffnungen, Ängste, Bedürfnisse und Sehnsüchte oft in Form von Krankheiten zum Ausdruck kommen. Manchmal liegt es daran, dass dies die einzige Ausdrucksmöglichkeit ist.

Es lohnt, sich die Frage zu stellen: Was bewahrt diese Krankheit für mich auf? Vielleicht bewahrt sie einen Aspekt dessen, wer Sie sind – oder zu sein glauben. Da kann es den Anschein haben, als sei ein Loslassen der Krankheit gleichbedeutend mit einer Art Verlust des Selbst. Zur Heilung der eigenen Identität gehört dann auch die Erkenntnis, dass Sie Krankheit und Selbst trennen und doch vollständig bleiben und sogar die aus der Krankheit gezogenen Lehren mitnehmen können, wenn Sie ein neues Selbstverständnis entwickeln.

Im Alltag nehmen wir zum eigenen Nutzen oder dem Nutzen anderer unterschiedliche Identitäten an. Denken Sie an ein Glasprisma: klein, kompakt, durchsichtig und scheinbar schlicht. Doch wenn Sie es ins Licht halten und etwas drehen, nimmt es erst die eine, dann die andere Farbe an. Rosa, Blau, Gelb. Es gibt so viele verschiedene Versionen von Ihnen. Sie sind jemandes Ehemann oder Ehefrau, Sohn oder Tochter, Bruder oder Schwester. Für manche Menschen sind Sie der Chef, für andere der oder die Geliebte und für wieder andere der älteste Freund oder die älteste Freundin aus Kindertagen. Für Ihr Kind sind Sie ein ganz anderer Mensch als für Ihre Eltern. Sie sind deshalb nicht weniger Sie selbst oder weniger authentisch – es ist einfach ein Teil dessen, was es bedeutet, ein Mensch zu sein und ständig intensiv in den verschiedensten Beziehungen zu anderen Menschen zu stehen. Wer wir in einem bestimmten Moment sind, hängt vom Zusammenhang ab.

Manchmal neigen wir das Prisma bewusst, um bestimmte Facetten unserer Identität zu präsentieren. Ich habe zum Beispiel gelernt, dass sich meine Patienten zuweilen wünschen, ich möge die Rolle des autoritären Arztes spielen und dabei mutig, ja sogar streng auftreten. Ein anderes Mal kann ich ihr Bedürfnis spüren, dass ich bildlich gesprochen den weißen

Kittel ablege und als Mensch mit eigenen Sorgen und Ängsten zu ihnen spreche. Das Gespür, wann ich was tun muss und in welchem Umfang, musste ich durch jahrelanges Üben schulen.

In anderen Situationen wechseln wir automatisch zwischen den Identitäten, ohne uns dessen wirklich bewusst zu sein. Wenn Sie zum Beispiel die Kinder zu Bett bringen und dann zu Ihrem Mann hinuntergehen, wechseln Sie möglicherweise unbewusst von der Mutter zur Frau. Meinen Patienten gegenüber bezeichne ich dies manchmal als »Maskentausch«. Die einzelnen Facetten unserer Identität können wie Masken sein, da sie sowohl ent- als auch verhüllen, wer wir sind: Sie enthüllen es, weil sie einen bestimmten Teil unserer Identität betonen; und sie verhüllen es, weil sie dabei oft alle anderen verbergen.

Manche Facetten Ihrer Identität können sich eher wie Stempel anfühlen, die Sie von der Welt aufgedrückt bekommen, als selbst gewählt zu sein. Aber unabhängig davon, ob es Ihnen hilft, einen Aspekt Ihrer Identität als Maske oder Stempel zu betrachten, dürfen Sie niemals vergessen, dass er nicht Ihrem ganzen und vielleicht auch nicht Ihrem wahren Selbst entspricht. Krankheit – besonders eine langjährige chronische Erkrankung oder eine Krankheit im Endstadium – kann zu einer Maske werden, die wir nicht mehr abzunehmen vermögen, zu einem Stempel, den wir nicht loswerden. Um unsere Identität zu heilen, müssen wir unter anderem hinter die Stempel und Masken schauen können, um zu verstehen, wer wir dahinter wirklich sind. Ein Prisma hat zwar unendlich viele Facetten, ist aber letztlich ein einziger wunderschöner Gegenstand. Genau wie wir.

Wir besitzen einen tieferen Aspekt, der über das Sichtbare hinausgeht. Die spirituellen Traditionen versuchen seit Langem, dies in der Sprache der Seele auszudrücken. Der berühmte Neurochirurg Wilder Penfield berichtete davon, wie er bei Hirnoperationen, während der Schädel eines Patienten geöffnet und der Patient wach war, mit einer kleinen Elektrode verschiedene Hirnareale berührte und damit Gefühle, Gerüche, Erinnerungen, Empfindungen und Bewegungen auslöste, die verschiedenen Teilen des Gehirns zugeordnet sind. Er zeigte, wie der Körper von innen aus der Perspektive des Gehirns aussah, und hinterließ eine Karte der Hirnfunktionen – den sogenannten *Homunkulus*. Bekanntermaßen gelang es ihm jedoch nie, das Selbst zu lokalisieren. Über die Bewegungen und Empfindungen, die aufgrund seiner Manipulation bestimmter Hirnareale auftraten, sagten die Patienten stets: »Das waren *Sie*, nicht ich.«

In dieser Kultur werden wir von der Frage verzehrt, wie andere uns sehen. Das kann dazu führen, dass wir uns von ihnen definieren lassen, doch in Wahrheit besitzen wir eine ganz andere – tiefere, vollständigere und grundlegendere – Identität. Wir sind nicht, was wir tun. Wir sind nicht, was wir früher einmal getan haben. Und wir sind ganz gewiss nicht unsere Krankheiten. Das wahre Selbst existiert, unsichtbar und rätselhaft, jenseits all dieser Stempel und Masken. Wie also können wir einen Figur-Grund-Wechsel vollziehen, um dies wirklich zu erkennen und zu erfahren? Wie also verändern wir unsere Wahrnehmung, damit wir uns sehen, wie wir hinter all unseren Masken und vor allem der Maske der Krankheit wirklich sind?

DIE MASKE DER KRANKHEIT ABLEGEN

Ein zentrales Paradoxon dabei ist, dass sich ein Figur-Grund-Wechsel nicht erzwingen lässt. In vielen von mir untersuchten Fällen klang die Beschreibung des Gestaltwechsels, den die Betroffenen bezüglich ihrer Identität erlebten, ebenso »spontan« wie ihre spontanen Heilungen – auch bei Mirae. Doch wie wir wissen, sind Spontanheilungen nicht immer so spontan. Es hat den Anschein, als offenbarten viele Fälle einen langen Prozess, in dem die Basis für die Remission geschaffen wurde.

Ich hatte dieses Problem im Hinterkopf, als mich die Mutter einer Patientin im Zuge einer Familiensitzung mit ihrer Tochter aufsuchte. Sie kam herein und schüttelte mir die Hand. Sie hatte ein strahlendes Lächeln, ihr Blick war warm. Sie sah aus wie alle anderen relativ gut situierten Eltern mittleren Alters: fit, gefasst, schick gekleidet. Während wir auf ihre Tochter warteten, schilderte sie kurz ihre eigene Geschichte. Vor Jahren, so sagte sie, sei sie in destruktiven Verhaltensmustern gefangen gewesen. Sie habe mehrere Ehen an die Wand gefahren, vergeblich versucht, die Jahre des sexuellen Missbrauchs in ihrer Kindheit hinter sich zu lassen, sei immer wieder in Muster des Drogenmissbrauchs zurückgefallen und habe wiederholt die Arbeit verloren. Es schien, als könne sie diesen Kreislauf nicht durchbrechen, sosehr sie sich auch bemühte. All das schrie geradezu nach belastenden Kindheitserfahrungen wie dem geschilderten Missbrauch. Sie erzählte mir, dass sie sich lange als einen Menschen betrachtet habe, der von Grund auf beschädigt, auf ungesunde Entscheidungen programmiert, zu Krankheit und sogar Tod verdammt war. All diese Muster schienen so fest in ihrer Kernpersönlichkeit verankert zu sein, dass sie sich nicht vorzustellen vermochte, wie es anders sein konnte, obwohl sie unbedingt clean, gesund und glücklich sein wollte. All das passte nicht zu der Frau, die nun gelassen vor mir saß und der es offensichtlich gut ging.

»Was hat sich verändert?«, fragte ich. Ich war sehr neugierig darauf zu hören, was diese bemerkenswerte Kehrtwende verursacht hatte. Eine Kehrtwende, um die sich viele meiner

Patientinnen und Patienten so sehr bemühten und an der sie dennoch scheiterten.

Zu meiner Überraschung konnte sie ganz genau den Augenblick benennen, in dem ihr mit einem Mal klar geworden war, dass sie die gesamte Geschichte ihres Lebens missverstand. Ich erkannte sofort, dass es sich dabei um jenen Figur-Grund-Wechsel handelte, den schon so viele andere Menschen vor ihr beschrieben hatten.

»Ich weiß noch die Sekunde, in der es passiert ist«, erzählte sie. »Es war im Yoga. Ich befand mich in der Stellung des Kindes, hatte die Stirn am Boden, und die Erkenntnis schwappte einfach über mich hinweg: Ich war nicht fehlerhaft, wie ich wohl immer geglaubt hatte. Ich wurde nicht durch das definiert, was ich getan, und die Fehler, die ich begangen hatte. Ich war gut genug, so wie ich war. Ich war es wert, ein gutes Leben zu haben.«

Über Yoga weiß ich nicht viel, es ist nicht gerade mein Ding (zumindest noch nicht!). Aber nach der Sitzung informierte ich mich über die Stellung des Kindes und fand heraus, dass sie die einfachste der Haltungen ist. Man kniet auf dem Boden, neigt die Brust zu den Oberschenkeln und rollt sich ein wie ein Kind in der Embryonalstellung. Es leuchtet ein, dass sie in dieser Haltung ihre Geschichte verändern konnte. Sie ging dorthin zurück, wo die Geschichte ihren Ursprung hatte, und riss sie wie Unkraut mitsamt den Wurzeln aus.

Sie kam aus der Haltung, verließ das Yogastudio und krempelte ihr Leben um, damit es dieses neue Selbstverständnis spiegelte und würdigte. Das war nun vor zwölf Jahren, und ihr neues Leben war so anders, dass ihr früheres Selbst es nicht wiedererkannt hätte. Beruflich jagte ein Erfolg den nächsten. Neben ihr saß ihr Mann, mit dem sie seit zehn Jahren verheiratet war, und ich konnte sehen, dass er sie über alles liebte.

Sie mochte noch die Gleiche sein, aber im Grunde war sie es nicht. Es war ihr gelungen, hinter die zerstörerischen Stempel zu schauen, die ihr die Welt aufdrückte (und denen sie Glauben geschenkt hatte), und die einschränkenden und krank machenden Masken abzulegen, die ihr wahres Ich verhüllten. Sie eroberte sich ihren Persönlichkeitskern zurück, den sie im Laufe der Zeit aus den Augen verloren hatte.

Es war auch nicht »einfach« blitzartig in jenem Augenblick im Yogaunterricht passiert. Diese Frau hatte die Basis für den Figur-Grund-Wechsel geschaffen, der ihr widerfuhr. Sie hatte – nach jahrelangen Ausreden – schon vorher irgendwann beschlossen, ihre geistige und körperliche Gesundheit ernst zu nehmen. Sie hatte verschiedene Strategien ausprobiert, um ihre Gewohnheiten zu ändern, aber es war ihr schwergefallen, und sie war gescheitert. Schließlich hatte die Sehnsucht nach Veränderung sie dazu bewogen, sich zu einem Yogakurs anzumelden, um etwas für ihre Gesundheit zu tun. Deshalb hatte sie sich an jenem Tag in der Stellung des Kindes befunden und jene blitzartige Erkenntnis gehabt, die letztlich ihr Leben veränderte. Sie war nicht einfach zur richtigen Zeit am richtigen Ort gewesen – sie hatte sich dorthin begeben.

Als ich viele meiner Fälle einer genaueren Prüfung unterzog, wurde mir bewusst, dass auch sie nicht »einfach passiert« waren. Alle, von Juniper über Jan und Mirae bis hin zu Claire und Jerry, hatten viel überlegt oder nachgespürt, was sie sich vom Leben wünschten oder wie sie ihre Krankheiten behandeln wollten (oder auch nicht). Manchmal hatten sie eine große Veränderung in ihrem Leben vorgenommen und trieben nun im Kielwasser dahin. Diese Zeit kann dunkel und schwer sein, aber sie ermöglicht uns auch eine Neueinschätzung oder eine klarere Sicht auf die Dinge, sie ermöglicht es uns, dem Ruhezustandsnetzwerk zu entkommen.

Es zeichnete sich ein Muster ab: Wir können diese blitzartigen Einsichten und Figur-Grund-Wechsel nicht erzwingen, aber wir können bereit dafür sein. Dazu müssen wir den Boden für diese Erkenntnisse bereiten und sie zu uns einladen. Wie wir im letzten Kapitel erörtert haben, kann das bedeuten, dass man sich neuen Situationen aussetzt, um dem Ruhezustandsnetzwerk zu entkommen und sich und die Welt aus einer neuen Perspektive zu erleben. Es kann bedeuten, gründlich zu überlegen, was die Krankheit für uns bedeutet – was sie für uns »aufbewahrt« oder warum wir uns in mancher Hinsicht darauf verlassen. Bietet es uns irgendwie Erleichterung oder einen Ausweg, die Krankheit als wichtigsten Aspekt unserer Identität anzunehmen? Was fehlt in unserem Leben? Kümmern wir uns zu viel um andere, statt auch den tiefen eigenen Bedürfnissen und Träumen Beachtung zu schenken? Oder versuchen wir, die vermeintlichen Erwartungen anderer zu erfüllen, statt authentisch zu leben? Wozu sagen wir nicht Nein? Wissen wir, wozu wir im tiefsten Inneren laut Ja sagen wollen? Indem wir diese Fragen stellen und Schritte unternehmen, um das Fundament zu legen, wird es uns vielleicht gelingen, zuerst an uns selbst zu denken und ein authentisches Leben zu führen, in dem wir uns nicht über unsere Krankheit definieren müssen.

Um unser wahres Selbst zu finden, müssen wir uns manchmal auch der Tatsache stellen, dass dieses Selbst letzten Endes sterblich ist. Wir alle müssen dieser Wahrheit ins Auge sehen, ob wir krank sind oder nicht. Die meisten Menschen schieben dies jedoch so lange vor sich her, bis es einfach nicht mehr anders geht, obwohl der klare Blick auf die eigene Sterblichkeit viel verändern und dazu beitragen kann, jenen Figur-Grund-Wechsel anzustoßen, der zur Heilung der eigenen Identität notwendig ist.

Ein paar Wochen nachdem Claire Haser die Whipple-OP abgelehnt hatte, fuhr sie ins Einkaufszentrum in der Nähe ihres Hauses in Portland. Sie war allein. Das letzte Mal war sie vor der Diagnose mit ihrer Mutter dort gewesen. Sie waren plaudernd durch die Geschäfte gebummelt und hatten Kleider anprobiert. Sie erinnerte sich daran, wie sie sich im Spiegel der Umkleidekabine betrachtet und überlegt hatte, ob sie diesen Pullover haben wollte. Nun blickte sie dem Ende ihres Lebens entgegen und fand es seltsam, sich daran zu erinnern, wie leicht ihr das Nachdenken über die Zukunft damals gefallen war – wie sie sich vorgestellt hatte, wo sie den Pulli tragen würde, und den Stoff zwischen den Fingern gerieben hatte, um zu testen, wie lange er halten würde. Auch an diesem Tag blickte Claire in die Zukunft, aber auf andere Weise. Sie war im Einkaufszentrum, um sich eine Welt vorzustellen, in der es sie nicht mehr gab.

Im Rahmen einer Übung aus dem Buch *A Year to Live*, mit dem sie gerade arbeitete, sollte sie durch die Welt gehen, als ob sie nicht mehr dazugehörte. Claire ging auf dem gleichen Weg an den Geschäften vorbei, den sie auch sonst nahm, wenn sie für sich oder ihren Mann einkaufte. Sie fuhr mit der Hand über einen Ständer mit Kleidern. Ihr wurde klar, dass dieser Kleiderständer noch da sein würde, wenn sie schon tot wäre; dann würden andere Hemden auf den Kleiderbügeln hängen. Es würden auch künftig gelangweilte Ehemänner auf Bänken vor den Umkleidekabinen herumlungern. Die Leute, die an den Imbissständen Schlange standen, wären anderswo und würden ihren Tag beginnen, zur Arbeit fahren, die Kinder küssen und Eis essen. Sie dagegen nicht. Allmählich beschlich sie das Gefühl, wie ein echter Geist für die Leute unsichtbar und tatsächlich nicht mehr da zu sein. Es war ein hohles, qualvolles Gefühl.

»Es macht dir klar, dass sich die Welt auch ohne dich weiterdrehen wird«, sagt sie heute über die Übung. »Sie trifft dich wie ein Pfeil ins Herz.«

Es war eine schwierige Erfahrung. Aber Claire erzählte mir, wenn es eine Sache gab, die als Katalysator für ihre Heilung diente, dann war es der Umstand, dass sie sich dem eigenen Tod gestellt und ihn angenommen hatte. Bei vielen Menschen löst dies den Figur-Grund-Wechsel aus, der ihnen eine neue Perspektive eröffnet, da er mit einem Schlag Klarheit schafft. So können sie endlich erkennen, wie sie leben und wer sie sein möchten. Es ist der erste Dominostein, der eine Kaskade von Veränderungen anstößt, die ihr Leben, ihre Seele, ihren Körper und sogar ihre Zellen erfasst.

Gleichzeitig ist es ein schwieriges Paradox. Wie kann man den Tod wirklich akzeptieren, wenn man unbedingt leben will?

11

DEN TOD HEILEN

Arzt, hilf dir selber!

Lukas 4:23

Im ersten Studienjahr machte ich meiner Freundin und ersten großen Liebe Jane einen Heiratsantrag. Sie sagte Ja. Ich weiß noch, dass ich mich fühlte, als würde ich fliegen. Ich hatte eine schwere Kindheit hinter mir, doch nun konnte ich mit Jane eine eigene Familie gründen und alles anders machen.

Am ersten Tag der Frühlingsferien quetschten wir uns morgens mit vier weiteren Kommilitoninnen und Kommilitonen in einen alten Kombi und fuhren von Chicago zu Janes Elternhaus in Connecticut. Jane und ich saßen beim Fahrer vorn. Jane las ein Buch, das ich ihr gerade geschenkt hatte: *Eine harte Gnade. Die Geschichte einer großen Liebe.* Es handelt von der Beziehung zwischen einem Mann und seiner Frau, und ich hatte es sehr bewegend gefunden. Ich sah aus dem Fenster, während erst die Felder Ohios und nach Sonnenuntergang die dunklen Hügellandschaften Pennsylvanias vorüberzogen. Ab und zu war in der Ferne ein helles Rechteck zu sehen, eine Farm, auf der noch jemand wach war. Es wurde allmählich spät, und ich weiß noch, dass ich über die Menschen in diesen hell erleuchteten Häusern nachgedacht hatte: warum sie wach waren, ob sie allein waren, was sie an diesem Samstagabend gerade dachten oder worüber sie sich Sorgen machten.

Als wir den Pass bei Lock Haven überquerten, stellte sich unmittelbar vor uns ein Sattelschlepper auf einer vereisten Brücke quer. Zwischen dem Ende des Lastwagens und dem Brückengeländer war kaum Platz. Ich weiß noch, dass ich schrie: »Fahr nach rechts!« Danach zersplittern meine Erinnerungen wie die Windschutzscheibe des Wagens.

Zunächst war es unheimlich still, als hätte die Welt angehalten. Dann stürzte alles auf mich ein. Der Lkw-Fahrer hatte das Führerhaus verlassen, er fluchte und heulte verängstigt. Einer unserer Mitfahrer vom Rücksitz stieg aus und lief schreiend in die Dunkelheit. Ich wusste sofort, dass unser Fahrer John tot war. Jane war zusammengesackt, und aus einer tiefen Schnittwunde an ihrem Hals pulsierte das Blut. Als ich sie aus dem Wagen zog, wurde ihr Puls bereits schwächer.

Es war eiskalt und dunkel. Auch ich war verletzt, doch das merkte ich kaum. Ich wischte mir das Blut aus den Augen und reanimierte Jane mehr als eine, vielleicht sogar zwei Stunden lang. Wegen der vereisten Straßen erreichte uns kein Rettungswagen, aber es kam auch kein Hubschrauber. Also machte ich einfach weiter. Ich wusste aus meiner Zeit als Pflegehelfer, wenn man einmal mit der Herzdruckmassage begonnen hatte, machte man so lange weiter, bis Hilfe kam, und das tat ich – roboterhaft, starr, wie benommen. Ich machte weiter, bis die Rettungssanitäter endlich eintrafen und mich von ihr wegzogen. Sie war tot.

Als ich etwas später in dieser Nacht in der Notaufnahme lag, rief jemand bei meinen Eltern an, um von ihnen zu hören, dass mein Großvater am gleichen Tag in Montana an einem Herzinfarkt gestorben war. Er war der Einzige in meiner Familie gewesen, bei dem ich das Gefühl hatte, dass ich ihm wirklich etwas bedeutete. Ich werde nie vergessen, wie der plastische Chirurg, der die Schnittwunden in meinem Gesicht nähte, mit der Schwester flirtete und Witze riss, während ich zu verstehen versuchte, dass das Leben, wie ich es kannte, vorüber war. Die Stimmen schienen von weit her zu kommen, als befände ich mich am Grunde eines Brunnens.

Zwei Tage später torkelte ich gegen die Anweisung des Arztes aus der Intensivstation und entließ mich selbst gegen den medizinischen Rat aus dem Krankenhaus. Ich musste Dokumente unterzeichnen, dass ich mir über die Risiken im Klaren war, dass sie glaubten, meine Lunge sei durchstochen und ich würde sterben, wenn sie kollabierte. Ich unterschrieb. Damals zählte für mich nur eines: dass ich rechtzeitig zu Janes Totenwache und Beerdigung in Connecticut war. Ich war stur, wütend, verwirrt und in Trauer und würde bei dieser Beerdigung sein – ganz gleich, was man mir zu sagen versuchte.

Der Unfall hatte mich zutiefst erschüttert. Er führte mir die Zerbrechlichkeit des Lebens deutlich vor Augen. In einem Augenblick schmiegte sich Jane an mich und blätterte die Seiten ihres Buches um, und im nächsten hielt ich das blutverschmierte Buch in den Händen, während man sie wegbrachte.

Warum war ich noch am Leben? Hatte all das irgendeinen Sinn? Mein Leben war bis dahin sehr schmerzhaft und verwirrend gewesen. Warum war das passiert? Warum waren zwei Menschen, die ich liebte, am gleichen Tag gestorben? Gab es irgendeinen Grund dafür, wann wir sterben – oder wie? Hatten die Vorgänge im Universum Sinn oder Verstand: wie das Leben aufflimmerte und wieder verschwand, wie Energie zu Materie wurde und Materie sich wieder in Energie auflöste?

Der Schatten des Unfalls verfolgte mich noch lange wie ein Hund, der in einem fort nach meinen Fersen schnappte. Fragen wirbelten mir durch den Kopf. Annahmen, auf die ich mein Leben gebaut hatte, wurden mir abrupt genommen, und zurück blieb eine tiefe Kluft. Ich wusste nicht, was ich noch glauben sollte. Eine Zeit lang war ich wie betäubt. Studium und Arbeit erledigte ich rein mechanisch. Ich präsentierte eine stoische Fassade, aber dahinter war ich erstarrt. Manche Menschen trauern schnell und heftig – ich trauerte lange. Doch irgendwann begann sich unter der mechanisch abgespulten Alltagsroutine wieder etwas zu regen.

Wo Schatten ist, muss auch Licht sein. Ich musste den Tod der beiden Menschen erdulden, die ich auf der Welt am meisten liebte und schätzte, und der Möglichkeit des eigenen Todes ins Auge sehen. Und wenn dieser Unfall etwas Gutes hatte, dann, dass er mich befreite. Als ich aus dem kalten Nebel der Trauer erwachte, merkte ich, dass mir völlig egal war, welche Erwartungen andere Menschen an mein Leben stellten. Was wollte *ich* vom Leben?

Zum ersten Mal begann ich, ernsthaft zu studieren. Ich musste hart arbeiten, um nach meiner traumatischen Kindheit meine Denk- und Konzentrationsfähigkeit wiederzuerlangen. Ich hatte Fragen, die nach Antworten verlangten, und war entschlossen, sie zu finden. Diese Fragen führten mich ans theologische Seminar der Princeton University, wo ich einen Mentor fand, auf meinen Abschluss in Theologie hinarbeitete, mich in die Philosophie der Wissenschaft und das Wesen des Glaubens vertiefte. Anschließend studierte ich Medizin, wo ich die Wissenschaft des Körpers erlernte. Zum allerersten Mal befand ich mich auf meinem eigenen Kurs und interessierte mich dafür, authentisch zu leben. Der Unfall, der Tod von Jane und Grandpa hatten ein Loch in die Mauern des schmalen Korridors meines Lebens geschlagen, und jenseits davon lag eine ganze Welt. Diese Welt war schmerzlich, denn es war eine Welt ohne Jane und eine Welt, in der auch ich meine Sterblichkeit gestreift hatte. Doch sie entpuppte sich als Pforte in mein ureigenes Leben. Ich versuchte nicht mehr, es irgendjemandem recht zu machen. Dieser Unfall machte auf eine sehr konkrete Weise mein ganzes Leben möglich. Er befreite mich aus einem Käfig, aus dem ich zuvor nicht hatte fliehen können und von dem ich kaum etwas geahnt hatte. Es stellte sich heraus, dass der Tod die Pforte ins Leben war.

Wenn man sich aufgrund einer schweren Erkrankung oder aus anderen Gründen dem Tode stellt, kann dies ein Schlüsselmoment im Leben sein. Doch das ist leichter gesagt als getan.

Wir sind auf allen Ebenen darauf programmiert, den Tod zu verleugnen. Wie Ernest Becker in seinem Buch *Dynamik des Todes. Die Überwindung der Todesfurcht* so eloquent schrieb, für das er mit dem Pulitzerpreis ausgezeichnet wurde, haben wir unsere Zivilisationen auf diese Verleugnung gebaut. Wir erbauen kunstvolle Kulturen, um uns auf diese Weise tagtäglich vor dem Gespenst des sicheren Todes schützen zu können. Ein Teil von uns glaubt an Unsterblichkeit, und wir streben danach in unseren Religionen, mit unseren Kindern, mit unseren Leistungen, mit den Denkmälern, die wir errichten und von denen wir glauben, sie würden unser physisches Selbst überdauern. Als Arzt kann ich es jeden Tag an der schieren Zahl der Menschen ablesen, die ihre Unterschrift auf der Anordnung zum Verzicht auf Wiederbelebung für Angehörige verweigern und damit die Wünsche der geliebten Menschen missachten, dass weitere Maßnahmen unterlassen werden, wenn man dabei nicht mehr von Lebensqualität sprechen kann. Ich sehe es auch an der Zahl derjenigen, die ihre Lieben an lebenserhaltenden Maschinen lassen, nachdem es längst Zeit wäre, Abschied zu nehmen. Es ist leichter, das

Unvermeidliche aufzuschieben. Wir Ärzte machen das auch nicht anders: »Nicht in meiner Schicht.«

Doch die überwältigende Mehrheit der Menschen, die eine unheilbare Krankheit überwunden haben und die ich in diesem Buch vorstelle, bezeichnet es als entscheidenden Schritt auf ihrem Weg zur Heilung, dass sie sich dem eigenen Tod gestellt haben.

»Wenn man sich erst einmal dem eigenen Tod gestellt hat, passiert eine ganze Reihe von Dingen«, sagt Claire. »Die Angst ist weg. Man hat das Gefühl, als sei eine Last von einem genommen. Man zögert nicht, sein Leben zu leben – ganz gleich, wie viel davon noch übrig ist. Man ist präsent, man ist dankbar. Daraus ergibt sich sehr viel.«

Manchmal muss man erst die schwierige Aufgabe bewältigen, der eigenen Sterblichkeit ins Auge zu sehen und sie zu akzeptieren, ehe man die Identität heilen kann.

DAS WUNDER DES TODES

Es hat etwas Transzendentes, wenn man sich dem Tod stellt und nicht davor zurückweicht. Wenn man um das Feuer, das nur das Wesentliche übrig lässt, nicht herumgeht, sondern geradewegs hindurchschreitet. Mit einem Mal wird klar, was man sich am meisten wünscht, wer man im Kern wirklich ist, was man mit seiner Zeit auf Erden anfangen soll. Es macht deutlicher als alles andere, was es heißt, die eigene »Identität zu heilen« und für die verbleibende Zeit des Lebens eine neue Geschichte zu schreiben.

Man kann es als eine Art symbolischen »Tod« des falschen Selbst betrachten. Viele Überlebende beschreiben es mit diesen Worten. Sie bezeichnen ihre Krankheiten mir gegenüber sogar wiederholt als ihr größtes Geschenk, da sie ihr wahres

Selbst befreiten. Im Sterben fanden sie zum Leben. Sie stellten sich der schlimmsten aller Erfahrungen, gingen durch sie hindurch und rotteten damit die »Krankheit der Angst« aus, die uns alle fesselt. Und sie entdeckten überrascht, dass sie die Freiheit hatten zu leben.

Wie Claire zu mir sagte, machte die Konfrontation mit dem eigenen Tod alles andere möglich: die Neubewertung dessen, wer sie war und wie sie ihre Zeit auf Erden nutzen wollte, ein authentisches Leben und radikale Veränderungen. Mirae sagte, die Krebsdiagnose habe ihr die »Erlaubnis« gegeben zu tun, was sie wirklich wollte, statt zu leben, wie es von ihr erwartet wurde.

Die Konfrontation mit dem Tod erlaubt es uns, der Mensch zu sein, der wir wirklich sind und sein möchten, statt derjenige, wie ihn die anderen gern hätten. Sie kann den letzten Anstoß geben, die eigene Identität zu heilen, ein authentisches und erfüllendes Leben zu führen sowie vollständig und dauerhaft in den parasympathischen Modus umzuschalten. Der bei vielen Menschen durch die Diagnose einer tödlichen Erkrankung entzündete Funke des Wissens um die eigene Sterblichkeit kann der Katalysator für eine tiefgreifende Veränderung des Verständnisses sein, wer wir tief im Innern wirklich sind. Er kann die Schalter für den grundlegenden Figur-Grund-Wechsel umlegen. Urplötzlich sehen wir uns selbst zum ersten Mal klar. Andere Prioritäten fallen weg. Wir sind frei, authentisch wir selbst zu sein.

Wenn Sie sich von einer überholten Lebensweise lösen, haben Sie die völlige Freiheit, sich eine Identität aufzubauen oder zurückzuerobern, die weder auf Krankheit noch auf Mangel beruht. Sie können dieses neue Selbstverständnis auf dem aufbauen, was gut an Ihnen ist, statt auf dem, was falsch ist.

Die Diagnose einer tödlichen Erkrankung kann durchaus auch einschränken, statt zu befreien. Es gibt Menschen, die sich in eine Prognose fügen und genauestens daran halten. Was also macht den Unterschied, ob man den Tod auf einschränkende oder befreiende Weise annimmt? Und wie genau lässt er sich »heilen«? Was bedeutet es wirklich, sich dem Tod zu stellen?

Beginnen wir mit dem, was es *nicht* bedeutet: Die eigene Sterblichkeit zu akzeptieren bedeutet vor allem nicht, dass man aufgibt und auf den Tod wartet. Es bedeutet nicht, dass man eine Prognose hinnimmt, die überhaupt nicht zur individuellen und persönlichen Situation passt. Menschen, die Spontanremissionen erlebten, hatten eine wichtige Sache gemeinsam: Ob ihre Erkrankungen nun chronisch oder tödlich waren, irgendetwas in ihrem Inneren bäumte sich auf und protestierte, dass sie Menschen und keine Prognosen seien.

DIE WEIGERUNG, NACH PLAN ZU STERBEN

Wenn man eine Prognose – also die Einschätzung des Arztes, wie sich eine Krankheit *voraussichtlich* entwickeln wird – bekommt, kann man sie leicht als Prophezeiung betrachten. Aber Ärzte haben keine Kristallkugeln, sie können auch nicht in die Zukunft schauen.

Bei einer Prognose handelt es sich um den wahrscheinlichsten Krankheitsverlauf, und sie ergibt sich aus dem, was aus der Vergangenheit bekannt und dokumentiert ist. Dies ist alles andere als eine sichere Sache. Eine Prognose entsteht, indem man alle verfügbaren Daten zu einer Erkrankung prüft und den Mittel- oder Durchschnittswert errechnet. Wir konzentrieren uns auf den Bereich der Grafik, in dem sich die meisten Pünktchen tummeln und eine dichte kleine Wolke bilden.

Aber es gibt in beiden Richtungen Punkte, die viel weiter verstreut sind und die volle Bandbreite der Möglichkeiten zeigen – als da wären die Unglücklichen, denen weniger Zeit beschieden war als erwartet, und die Außergewöhnlichen, die unsere Erwartungen bei Weitem übertreffen. Doch diese Grafik, auf der alle unsere Prognosen basieren, lässt eines unberücksichtigt: Eine Regenwolke besteht aus vielen einzelnen Wassertropfen, und jeder Punkt der Grafik steht für einen einzelnen Menschen. Jeder schwarze Punkt steht für ein Menschenleben, und sehr viele von ihnen befinden sich außerhalb des Mittels. Bei einer Prognose wird das Außergewöhnliche definitionsgemäß vom Mittel geschluckt und verschleiert.

Sodass sich die Frage stellt: Erfüllen sich die Prognosen bei den meisten Menschen, weil es sich dabei tatsächlich um den wahrscheinlichsten unvermeidlichen Ausgang handelt? Oder erfüllen sie sich, weil wir daran glauben? Manifestieren wir sie, weil sie sich mit unseren Erwartungen decken, und verleihen sie den Mittelwerten dadurch noch mehr Gewicht?

Vielleicht setzen wir auch einfach die bereits begonnene biochemische Entwicklung fort. Unsere Ärzte beurteilen den Verlauf und versuchen, logisch vorherzusagen, wo er letztlich hinführen wird – ähnlich der Flugbahn eines Balls, der vom Schläger getroffen in einem Bogen durch den Himmel fliegt: Ein erfahrener Baseballspieler kann dank seiner Kenntnis des Spiels und seines Grundwissens in Physik und Schwerkraft eine recht gute Schätzung abgeben. Wenn aber Menschen wie Claire, Juniper, Pablo, Matt, Jan, Patricia und Jerry tiefgreifende geistige und spirituelle Veränderungen in ihrem Leben vornehmen, hat dies ebenfalls biochemische Folgen und Einfluss auf ihren Krankheitsverlauf. Statt wie vorhergesehen im Aus zu landen, wurden sie von der Thermik erfasst und geradewegs übers Spielfeld hinausgetragen.

In Medizinerkreisen entbrennt von Zeit zu Zeit die Debatte, ob es den Ausgang einer Erkrankung beeinflussen kann, wenn man den Menschen ihre Prognose mitteilt. Studien deuten an, dass, wenn man Menschen einen zeitlichen Rahmen vorgibt, sie exakt so lange leben werden – sie sterben gewissermaßen »nach Zeitplan«, als würden sie sich brav an die Anweisungen halten. Wir Ärzte geben im Zweifel eher alle Informationen weiter. Aber sollten wir das wirklich tun? Wenn Hoffnung Medizin ist und der Glaube die Biologie des Körpers verändern kann, vernachlässigen wir Ärzte dann unsere Pflichten, wenn wir keine Hoffnung schenken, wenn unsere Patienten unseren Schätzungen Glauben schenken, dass sie nicht mehr lange zu leben hätten?

An einem regnerischen Sonntag im April stellte ich auf der Fahrt ins Krankenhaus zur Visite das Radio an und begann, durch die Sender zu schalten. Ich steckte im Stau, und das rhythmische Quietschen der Scheibenwischer war nicht sonderlich unterhaltsam. Durch Zufall landete ich bei einer Ausgabe von »This American Life« und war sofort gefangen. Der Titel der Sendung lautete »In Defense of Ignorance«[97] (etwa »Was für das Nichtwissen spricht«), und sie beschäftigte sich mit der These, dass Unwissenheit zuweilen vielleicht doch ein Segen war. Vielleicht war es in manchen Situationen hilfreich – oder gar lebensrettend –, etwas nicht zu wissen.

Die Filmemacherin Lulu Wang erzählte die Geschichte ihrer Großmutter, der resoluten Matriarchin einer großen chinesischen Familie. Wang beschrieb ihre Großmutter Nai-Nai als »einen Meter fünfzig groß mit einem dicken Schopf dauergewellter weißer Haare. Nai-Nai ist klein, doch wenn sie einen Raum betritt, hören alle zu.« Mit achtzig Jahren war Wangs Großmutter beim Gesundheitscheck. Bei der Untersuchung wurde Lungenkrebs, Stadium IV, im Endstadium festgestellt.

Die Ärzte sagten, sie habe keine drei Monate mehr zu leben, und empfahlen, sie sofort ins Krankenhaus einzuweisen.

In einigen Kulturen wie in China, wo Wangs Geschichte sich ereignete, ist die Einstellung zu den Patientenrechten und der Einbindung der Familie in gesundheitliche Entscheidungen etwas anders als beispielsweise in den Vereinigten Staaten. Es ist zulässig, ja sogar angeraten, Patienten Informationen zu Diagnose und Prognose vorzuenthalten, wenn sie allzu trostlos sind. Entscheidungen im Hinblick auf die Krankheit und das weitere Vorgehen werden gemeinsam gefällt. Nicht selten informieren Ärzte zuerst die Familien der Patienten, die dann entscheiden, wann oder gar ob derjenige etwas über die Details der Krankheit erfährt. In den USA und anderen westlichen Ländern haben wir eine individualistischere Sicht: Der Patient ist die erste und oft einzige Person, die mit dem Arzt spricht. Privatsphäre und Autonomie stehen an oberster Stelle.

Die Entscheidung, jemandem eine tödliche Krankheit zu verheimlichen, mag vielen schockierend und unethisch vorkommen. Doch genau das hat Wangs Familie getan. Nicht Wangs Großmutter war in die Praxis des Arztes marschiert, um sich über die Ergebnisse der Untersuchung zu informieren, sondern ihre jüngere Schwester. Bei einer Familienkonferenz beschlossen alle gemeinsam, Nai-Nai nichts von der Diagnose zu erzählen.

Die Ärzte waren entsetzt. Sie beharrten darauf, dass es grob fahrlässig sei, Nai-Nai nicht ins Krankenhaus einzuweisen, da die Krebserkrankung sehr weit fortgeschritten war. Doch es war unmöglich, sie ins Krankenhaus zu bringen, ohne ihr die Diagnose zu verraten. Nai-Nais jüngere Schwester (Wangs Großtante, die sie »Klein Nai-Nai« nannte) fürchtete, dass sich diese Diagnose als Schlag erweisen würde, von dem sie sich vielleicht nicht mehr erholte. Sie glaubte, dass ihre Schwester möglicherweise länger leben würde, wenn sie nicht wüsste, dass sie dem Tod geweiht war. »Es ging nicht nur darum, dass sie ihre Schwester nicht mit der Nachricht ihres Todes beunruhigen wollte«, erzählte Wang im Radio. »Sie glaubte wirklich, dass es ihr Leben verlängern könne, wenn sie nichts davon erführe. Da Klein Nai-Nai die Persönlichkeit ihrer Schwester kannte, war sie besorgt, dass Nai-Nai von Angst und Depressionen überwältigt würde. Sie würde nichts mehr essen und nicht mehr schlafen und das Interesse am Leben verlieren. Die Chinesen glauben, dass die geistige und emotionale Gesundheit untrennbar mit der körperlichen Gesundheit verbunden ist.«

Die Familie holte erst eine zweite, dann eine dritte Meinung ein in der Hoffnung, dass die Diagnose ein Irrtum war. Aber sie war hieb- und stichfest, und die Prognose lautete immer gleich: »Drei Monate, vielleicht auch weniger.« Also fälschten sie den Bericht von Nai-Nais Arzt, ließen die tödliche Krebsdiagnose unter Korrekturflüssigkeit verschwinden und machten eine falsche Fotokopie von den Testergebnissen, um sie zu täuschen. Damit ihre Großmutter keinen Verdacht schöpfte, weil so viele Menschen sie vor ihrem Tod noch einmal sehen wollten, veranstalteten sie eine große Party unter dem Deckmantel einer Hochzeit. Braut und Bräutigam hatten die Hochzeit zwar erst für das darauffolgende Jahr geplant, zogen das Fest aber vor, damit sich alle versammeln konnten, ohne dass Nai-Nai den wahren Grund ahnte. Während bei dem Fest alle ein Lächeln aufsetzen und sich insgeheim von ihr verabschiedeten, blieb Wangs Großmutter »auf die Zukunft fokussiert – eine Zukunft, von der sie ein Teil zu sein glaubte«.

Man ging davon aus, dass sie schnell abbauen und sterben würde… doch das war keineswegs der Fall.

Ein Jahr nachdem ihr »Verfallsdatum« abgelaufen war, fühlte sie sich wie eh und je. Sie wirkte gesund. In diesem Jahr verweigerte sie den Gesundheitscheck, weil sie sagte, es ginge ihr gut – und was sollte das dann bringen? Ein weiteres Jahr verging, und der Arztbesuch brachte die gleiche Diagnose: Lungenkrebs, Stadium IV, drei Monate zu leben. Genau wie im Jahr darauf.

Doch Nai-Nais Körper schien sich in einem Schwebezustand zu befinden, in dem es mit ihrer Erkrankung weder vorwärts- noch rückwartsging. Die Jahre zogen ins Land, und alles blieb, wie es war. Offenbar hatte ihr Körper nicht mitbekommen, dass es ihm zunehmend schlechter gehen sollte. Also passierte es auch nicht.

Als Wang in der Sendung mit ihrer Großtante sprach, erzählte Klein Nai-Nai einen bekannten chinesischen Witz. Er ging in etwa so: Zwei Menschen gehen zum Check-up zum Arzt. Der eine ist gesund, der andere hat eine tödliche Krankheit. Die Arzthelferinnen vertauschen aus Versehen die Ergebnisse, und der eine erhält die Prognose des anderen. Der Gesunde stirbt, der Todkranke lebt.

»Das soll ein Witz sein?«, fragte Wang ihre Tante. »Das ist nicht sonderlich lustig.«

»O doch, das ist es«, erwiderte ihre Tante lachend.

An jenem Abend dachte ich bei der Visite darüber nach, ob das Wissen um eine tödliche Erkrankung hilft oder schadet. Machen wir es falsch? Verdammen wir die Menschen mit unseren gut recherchierten und sorgfältig ausbalancierten Prognosen, die auf dem mittleren Bereich der Kurve basieren, zu diesem Schicksal?

Bei meiner Arbeit als Arzt und Psychiater erlebe ich, dass es für so manchen bedrückend ist, zu viel über seine Prognose zu wissen. Für diese Menschen ist die Diagnose einer tödlichen Erkrankung vernichtend. Sie haben Angst, fühlen sich hoffnungslos und verloren. Doch die Reaktion ist höchst individuell. Jeder reagiert anders. Manche Menschen scheinen tatsächlich eine gewisse Kraft daraus zu ziehen, wenn sie ihre Diagnose und die Einschätzung ihres Arztes hören, wie sich die Krankheit weiterentwickeln wird. Für sie ist Wissen Macht. Sie wissen, wo sie stehen, betrachten die Situation und können ihre Gesundheit in die eigenen Hände nehmen. Sie sind in der Lage, ihren Weg selbst zu planen. Sie können sich der Realität ihres Todes stellen, die dann keine Wand ist, sondern zur Pforte wird, durch die sie hindurchschreiten.

Studien zur Erforschung des Vorenthaltens von Diagnosen liefern keinen echten Konsens. Man kann sich im Rahmen einer Studie nicht einfach weigern, den Menschen die Wahrheit über ihre Leiden zu sagen, und dann abwarten, was passiert. Das ist unmoralisch. Selbst die Kulturen, in denen ein solcher Ansatz weit verbreitet ist, drängen allmählich auf eine größere Handlungsfähigkeit der Patienten und darauf, dem Einzelnen mehr Informationen an die Hand zu geben. Letzten Endes liegt die Antwort nicht darin, den Patienten Informationen vorzuenthalten und sie über ihre Krankheiten im Unklaren zu lassen. In keinem der Fälle von Spontanremission, die ich im Lauf der Jahre untersucht habe, waren Unwissenheit oder Vermeidung eine Hilfe. Die Menschen sollten zumindest die Chance bekommen zu erfahren, dass ihre Zeit auf Erden schneller vorüber sein könnte, als sie angenommen hatten, um die verbleibende Zeit so zu verbringen, wie sie möchten. Gleichzeitig müssen wir Ärzte bessere Prognosen stellen, die Menschen stärker machen, statt sie einzuengen. Wir dürfen uns nicht mehr so sehr davor fürchten, »falsche Hoffnung« zu schüren, dass wir den Rahmen des Möglichen zu eng stecken.

Bei dem prominenten Evolutionsbiologen Stephen Jay Gould, der viele Jahre an der Harvard University lehrte, wurde im Alter von vierzig Jahren ein Mesotheliom festgestellt, das ist eine äußerst tödliche Krebserkrankung des Bauchfells. Seine Ärzte gaben ihm noch acht Monate zu leben. Sie sagten, dies sei der »Median« und somit die Zeit, mit der er halbwegs rechnen könne. Er war am Boden zerstört – bis er eigene Recherchen anstellte und begriff, dass der »Median« nur einen Teil der möglichen Behandlungsergebnisse umfasste. Zwar häuften sich die Fälle tatsächlich in der Mitte; doch es gab viele weitere, die an beiden Enden des Spektrums verstreut waren.

Die Erkenntnis, dass seine Chancen in Wirklichkeit sehr viel dynamischer waren, dass mehr Hoffnung bestand, als irgendeiner seiner Ärzte angedeutet hatte, verarbeitete er in einem Essay mit dem Titel »The Median Isn't the Message« (etwa »Der Median ist nicht die Botschaft«), einem an Menschen mit ähnlichen Prognosen gerichteten Appell. »Ich bin keine Zahl«, beharrte Gould in seinem Essay. »Ich bin keine Zahl in einer Statistik. Ich bin ein Mensch, und mein Leben folgt keinem von einem medizinischen Diagramm vorgegebenen Kurs.« Gould fand gute und vernünftige Gründe dafür, dass er sich auf der Seite derjenigen befinden könnte, die länger lebten, länger als der Median. Er erholte sich vollständig von dem Mesotheliom und lebte noch zwanzig Jahre, bevor er an etwas ganz anderem starb.

Vielleicht geht es weniger um das Zurückhalten von prognostischen Informationen als vielmehr darum, wie wir informieren. Sprechen wir vom Median und beschränken die Patienten damit auf den »Durchschnitt«? Oder schenken wir Hoffnung? Wird ein Mensch Kraft aus dem Wissen um den »Durchschnitt« schöpfen oder eher aus dem Wissen um die

Bandbreite der Möglichkeiten? Können wir ehrlich, klar und realistisch sein und den Einzelnen gleichzeitig die Gelegenheit geben, außergewöhnlich zu werden?

Im Jahr 1954 lag der Weltrekord im Laufen bei 4:02 Minuten für die englische Meile (1609,344 Meter). Beinah zehn Jahre lang war es niemandem gelungen, diesen Rekord zu brechen. Einige Ärzte hielten es gar körperlich für eine Unmöglichkeit, die Meile in unter 4 Minuten zu laufen. In jenem Jahr aber durchbrach der Medizinstudent Roger Bannister die 4-Minuten-Grenze auf einer Aschenbahn der University of Oxford. Es war ein wichtiger Augenblick für den Sport. Zeitungen in aller Welt veröffentlichten das Bild Bannisters, der bei 3:59 Minuten die Ziellinie überquerte. Die Erleichterung stand ihm ins Gesicht geschrieben, sein Körper war schwach vor Erschöpfung. Doch sein Rekord sollte nicht lange bestehen. 45 Tage später lief der Nächste die Meile in unter vier Minuten und verbesserte Bannisters Zeit um eineinhalb Sekunden. Von nun an gelang es immer mehr Läufern, dieses Ziel zu erreichen. Bis heute sind über fünfhundert Sportler die Meile in unter vier Minuten gelaufen. Sobald der Erste gezeigt hatte, dass es möglich war, konnten andere in seine Fußstapfen treten. Was man für eine physiologische Grenze gehalten hatte, erwies sich am Ende als psychologische Barriere.

Lulu Wangs Geschichte ist beeindruckend und fesselnd und hat es verdient, in unser wachsendes Verständnis davon einzugehen, weshalb Krankheiten mal voranschreiten und mal verschwinden. Ich halte es aber nicht für die Lösung, Menschen über ihre Diagnose im Ungewissen zu lassen. Wir würden nicht nur einseitige Entscheidungen für andere treffen, die uns nicht zustehen; wir würden sie auch einer möglicherweise transformativen Erfahrung berauben: Wenn man sich dem Tod stellt, kann dies den Anstoß zu einer radikalen Veränderung des Lebens geben. Es ist eine Chance, jene Art von Klarheit zu erlangen, die nur der Tod geben kann. Es kann nicht nur unsere Gesundheit, sondern unser ganzes Leben umkrempeln. Wenn wir das Gesamtbild der Spontanremissionen betrachten und nach Mustern suchen, treten weder das Nichtwissen noch das Nichtwahrhabenwollen als grundsätzlich wichtige Faktoren hervor. Das Gegenteil ist der Fall: Wir sehen vielmehr, dass sich Menschen, die eine Remission erlebt haben, aktiv mit der eigenen Sterblichkeit auseinandergesetzt haben. Wir sehen, dass sie sich ihr stellen, damit ringen, damit ins Reine kommen. Es widerspricht der Intuition, doch es kann uns mehr schaden, vor dem Tod davonzulaufen, als uns ihm zuzuwenden.

WIE UNS DIE FLUCHT VOR DEM TOD AUSLAUGT

Die Menschen in den westlichen Kulturen sind nicht gut im Sterben. Damit meine ich natürlich nicht, dass wir es nicht täten … Ich möchte damit vielmehr sagen, dass unsere Kultur die Gedanken an den Tod lieber verdrängt oder das Nachdenken über den Tod aufschiebt. Erst am Ende unseres Weges wird uns dann klar: Wir hatten niemals die Chance zu überlegen, wie wir sterben möchten, und konnten auch nie darüber nachdenken, wie wir leben wollen.

Wir sprechen kaum über den Tod. *Das hat Zeit*, sagen wir uns. *Darüber muss ich noch nicht nachdenken.* Unsere Kultur macht Jugend und Schönheit zum Fetisch. Über den Tod spricht man nur heimlich im Flüsterton. Selbst unsere Trauerrituale sind distanziert und unpersönlich geworden. Die meisten von uns sterben im Krankenhaus, und andere – Menschen, die wir beauftragen und eigentlich gar nicht kennen – kümmern sich um alles, holen den Leichnam ab, bereiten ihn auf die Erd- oder Feuerbestattung vor. Mit dem Tod eines geliebten Menschen sind in vielen Kulturen intime Rituale verbunden. Sie sollen sowohl den Verstorbenen würdigen als auch den Angehörigen mit dem Schock und der Trauer des Verlusts helfen. Viele Kulturen haben sich etwa das Ritual bewahrt, den Leichnam vor der Bestattung zu waschen; wir dagegen haben es abgeschafft. Unsere Vorfahren nahmen an Trauerritualen teil, die dafür sorgten, dass sie hautnah an der Realität und der Körperlichkeit des Todes blieben. Aber in weiten Teilen der modernen westlichen Kulturen ist der Bezug verloren gegangen und wird von den meisten verleugnet. Wir beschäftigen uns nicht mehr selbst mit dem Tod, sondern beauftragen Fremde damit. Wir glauben, uns dadurch vielleicht unnötigen Kummer und Schmerz zu ersparen, doch was entgeht uns dabei? Welche Kollateralschäden tragen Körper und Seele dadurch davon?

Wenn wir glauben, alle Zeit der Welt zu haben, erhöht sich die Wahrscheinlichkeit, dass wir unsere Zeit nicht richtig nutzen. Die Unfähigkeit zur Konfrontation mit dem Tod kann uns nicht nur daran hindern, das Leben zu führen, das wir wirklich führen wollen und müssen; sie kann auch unserer körperlichen Gesundheit schaden. Nehmen wir zum Beispiel das schwierige Thema der Hospizpflege. Wenn Sie das Wort »Hospiz« lesen, haben Sie vielleicht gleich ein negatives Bild im Kopf. Wahrscheinlich denken Sie sofort an den Tod. In der Tat geht es bei der Hospizarbeit um die Betreuung im letzten Lebensabschnitt. Sie kann in einem Altenheim oder einer anderen Einrichtung erfolgen, wird aber oft bei den Patienten zu Hause geleistet. Kurz gesagt geht es bei der Hospizpflege darum, dass nicht mehr versucht wird, eine tödliche Erkrankung zu behandeln. Von nun an steht das Wohlbefinden im Mittelpunkt. Bei vielen Patienten geht es um Schmerzlinderung, und die Anbieter von Hospizpflege kennen sich damit bestens aus. Zur Hospizarbeit gehört aber noch viel mehr. Sie sorgt nicht nur dafür, dass es die Patienten so angenehm wie möglich haben und es ihnen so gut geht, wie es angesichts der Umstände möglich ist; sie hilft ihnen auch, das meiste aus der Zeit zu machen, die ihnen bleibt. Manchmal gehören zur Hospizarbeit auch eine Therapie und das Setzen von Zielen. Sie widmet sich nicht nur den dringenden körperlichen, sondern auch den dringenden emotionalen und spirituellen Bedürfnissen der Patienten.

Es dürfte Sie also nicht verwundern zu hören, dass die Hospizpflege das Leben sogar verlängern kann. Während das Gespenst der Hospizarbeit – das Bild eines Menschen, der mit Morphininfusionen auf dem Sterbebett liegt – weiter umhergeistert, sieht die Wirklichkeit ganz anders aus. Vor ein paar Jahren veröffentlichte *The New England Journal of Medicine*, eine der angesehensten medizinischen Fachzeitschriften, eine Studie. Sie zeigte, dass Patientinnen und Patienten mit Lungenkrebs im Endstadium, wenn sie unmittelbar im Anschluss an die Diagnose eine Hospizpflege in Anspruch nahmen, im Durchschnitt drei Monate länger als die Kontrollgruppe lebten. (Da es sich um den »Durchschnitt« handelt, sollten wir auch hier bedenken, dass manche Menschen weit außerhalb jenes Bereichs liegen werden.) Darüber hinaus genossen sie in dieser zusätzlichen Zeit eine höhere Lebensqualität.

Als ich mir die Studie ansah, schien kein einziger echter Fall von Spontanremission dabei zu sein. Bedeutsam war allerdings, dass das Voranschreiten der Erkrankung gebremst wurde und das Wohlbefinden der Patienten zunahm. Dies war ein Hinweis. Er verriet mir, dass es wichtig, ja sogar wesentlich war, sich mit dem Tod zu »arrangieren«. Möglicherweise schenkte es Frieden und linderte die Angst. Wie mir alle erzählten, die von einer unheilbaren Krankheit genesen waren, war es transformativ und befreiend, die Kürze und Kostbarkeit des eigenen Lebens wirklich zu verstehen. Vielleicht spielt der einzigartige Ansatz der Hospizarbeit, die individuell auf den Patienten ausgerichtet ist, dabei eine große Rolle.

Bei genauer Betrachtung ist die Hospizarbeit ein wunderbares Pflegemodell. Selbstverständlich ist Hospizpflege nicht gleich Hospizpflege. Ansichten und Anbieter können sich hinsichtlich ihres Ansatzes und ihrer Kompetenz stark unterscheiden. Aber die Hospizarbeit ist ein einzigartiger medizinischer Bereich, in dem oft nicht nur die Maske der Erkrankung, sondern der gesamte Mensch dahinter mit Körper, Geist und Herz behandelt wird. Wir finden einen Weg, auf dem wir unter Berücksichtigung der einzigartigen Persönlichkeit mit ihren besonderen Bedürfnissen, Wünschen und Zielen weitergehen können. Stellen Sie sich nun vor, wir würden die Prinzipien der Hospizarbeit auf die Medizin im Allgemeinen anwenden. Stellen Sie sich vor, die Medizin würde automatisch die besondere und einzigartige Situation eines Menschen in Betracht ziehen – seine Behandlungsziele, seine K.-o.-Kriterien für den Fall, dass die Nebenwirkungen überhandnehmen, seine tiefen Ängste zu Krankheit und Tod, seine Hoffnungen und Träume für die Zeit auf Erden. Heraus käme eine patientenzentrierte Philosophie der Medizin, die dem ganzen Menschen Rechnung trüge, statt sich so stark auf die Krankheit zu konzentrieren, dass das Gesamtbild aus dem Blick entschwindet.

Doch die Hospizversorgung hat einen Haken: Damit Sie dafür infrage kommen, muss der Arzt Ihnen attestieren, dass Sie nicht mehr lange zu leben haben.

Wie wir inzwischen wissen, kann ein Arzt nicht sicher wissen, wie viel Zeit einem Patienten bleibt. Er kann lediglich sagen, dass der Durchschnitt aufgrund des normalen Verlaufs bei einer speziellen Erkrankung und der vorliegenden Daten bei einer gewissen Zahl von Monaten liegt. Und damit erfüllen Sie in der Regel die Kriterien für die Hospizpflege.

Aber manche Menschen gehen nicht ins Hospiz. Sie nutzen den verfügbaren Platz nicht. So wunderbar die Hospizpflege auch für sie wäre, sosehr sie ihr Leben auch verlängern sowie ihre Lebensqualität und ihr Wohlbefinden verbessern könnte, können sie sich dennoch nicht überwinden zuzugeben, dass sie noch maximal eine bestimmte Anzahl von Monaten zu leben haben. Dass sie wirklich sterben werden.

Es ist ein grausames Paradoxon: Sie haben die Chance auf mehr Lebenszeit, doch um diese Chance auch nutzen zu können, müssen Sie sich dem bevorstehenden Tod stellen und ihn akzeptieren. Das ist für viele von uns einfach zu schwer.

Je eher Sie ins Hospiz gehen, desto mehr kann es Ihr Leben verlängern und Ihre Lebensqualität verbessern. Doch in einer Umfrage aus dem Jahr 2012 hatte mehr als die Hälfte der US-Amerikaner, die sich schließlich für ein Hospiz entschieden, zum Zeitpunkt ihres Eintritts nur noch zwölf Tage oder weniger zu leben. Claire Haser sprach in einem unserer vielen Telefonate davon. »Ich war sehr gut mit einer Trauerbegleiterin befreundet«, erzählte sie. »Sie sagte: ›Die meisten Menschen gehen nicht ins Hospiz. Nicht einmal, wenn sie auf dem Sterbebett liegen. Sie akzeptieren eine Hospizversorgung erst, wenn sie so krank sind, dass sie nur noch wenige Tage zu leben haben.‹«

Wir haben sowohl im medizinischen Bereich als auch gesamtkulturell noch viel Arbeit vor uns, wenn es darum geht, über den Tod zu sprechen und zu verstehen, was er uns über das Leben sagen kann.

Im Jahr 2004 lud der Schweizer Soziologe Bernard Crettaz zu einer zwanglosen Zusammenkunft in einem Restaurant seiner Heimatstadt Neuchâtel. Er hatte kurz zuvor seine langjährige Ehefrau verloren und war entsetzt von dem, was er als »Tyrannei der Heimlichkeit« rund um den Tod in der westlichen Kultur empfand. Er hatte die Vorstellung von einer offenen Zusammenkunft an einem öffentlichen Ort wie einem Restaurant oder einem Café, an der alle Interessierten teilnehmen konnten. Es würde weder eine feste Tagesordnung geben, noch würde ein besonderes Thema behandelt. Die Menschen konnten einfach kommen und über den Tod sprechen – wenn sie einen geliebten Menschen verloren hatten, selbst dem Tod ins Auge sahen oder sich einfach damit auseinandersetzen wollten, bevor sie sich in einer dieser Situationen befanden.

»Nie bin ich mehr im Einklang mit der Wahrheit als an einem dieser Abende«, schreibt Crettaz in seinem Buch über die von ihm begründete Bewegung »Café mortel«. »Und ich habe den Eindruck, dass die Versammelten vor dem Hintergrund des Todes für einen Augenblick in die Authentizität hineingeboren werden.«[98]

Unabhängig davon, an welchem Punkt des Lebens Sie sich gerade befinden, müssen Sie sich dem Tod stellen, wenn Sie herausfinden möchten, wer Sie sind und was Sie mit Ihrer Zeit auf Erden anfangen möchten. Selbstverständlich sind auch diejenigen, die eine Spontanheilung erlebt haben, nicht gegen die Auseinandersetzung mit der Sterblichkeit gefeit.

JEDE GESCHICHTE GEHT EINMAL ZU ENDE

Man vergisst gern, dass Spontanremission nicht Heilung auf ewig bedeutet. In der Medizin versteht man unter einer Spontanremission die unerwartete Heilung oder Besserung einer Erkrankung, die normalerweise stetig voranschreitet. Wenn eine progrediente oder inkurable Erkrankung zurückgeht, statt voranzuschreiten, wenn sich ein Einzelner weit außerhalb des Mittels bewegt und zum Ausreißer, zu einer Besonderheit wird, haben wir es mit Spontanremission zu tun.

Erinnern wir uns an Mr. Wright. Seine seltsamen Jo-Jo-Remissionen infolge seines Glaubens an die Einnahme von Krebiozen, gefolgt von Rückfällen, wenn dieser Glaube an das Medikament erschüttert wurde, gelten trotz allem als Spontanremissionen. Obwohl Wright letztlich seiner Krankheit erlag, ist er ein beeindruckendes Beispiel für dieses Phänomen, das eindrücklich vor Augen führt, was möglich ist. Er ist auch ein Beispiel für die Macht der Hoffnung (und der Hoffnungslosigkeit), das wir nach wie vor untersuchen und enträtseln und aus dem wir zu lernen versuchen. Ich glaube, dass auch die Genesung von Janet Rose von Lupus erythematodes im Endstadium die Kriterien einer Spontanremission erfüllt, obwohl sie die Auswirkungen der Krankheit auf ihr Herz noch manchmal spüren kann. Sie deutet dies als Hinweis ihres Körpers, dass sie das Tempo drosseln, Stress abbauen und die Gesundheit an die erste Stelle setzen muss. Sie hatte sich an der Schwelle des Todes befunden und eine unwahrscheinliche Rückkehr erlebt. Ihre Genesung übertraf alles, was die Ärzte je für möglich gehalten hätten, und sie lernte, die Anzeichen eines Rückfalls zu nutzen, um gesund zu bleiben.

Wenn wir einer immerwährenden Heilung hinterherjagen, suchen wir nach etwas, was es nicht gibt. Seit der Homo sapiens auf diesem Planeten wandelt, jagt er der Fata Morgana der Unsterblichkeit hinterher. Mythen und Märchenbücher sind voller Geschichten von Menschen, die sich auf die Suche gemacht haben: den spanischen Konquistadoren, die nach dem Jungbrunnen suchten; einem Kaiser im antiken China, der ganze Schiffsflotten aufs Meer hinausschickte, um das »Elixier des Lebens« zu finden; der Geschichte des mesopotamischen Kriegerkönigs Gilgamesch, der sich angesichts des Todes seines Freundes in der Schlacht zum ersten Mal der eigenen Sterblichkeit bewusst wurde und herausfinden wollte, wie er den Tod überlisten konnte. Und heute lassen sich Menschen nach ihrem Tod »kryokonservieren«, weil sie hoffen, irgendwann in ferner Zukunft aufgetaut zu werden, wenn dann die Technik so weit sei, dass sie wiederbelebt und geheilt werden könnten.

Allem Anschein nach ist das Streben nach Unsterblichkeit nie von Erfolg gekrönt. Jener chinesische Kaiser zum Beispiel nahm unter der Aufsicht von Ärzten Quecksilberpillen, die sein Leben verlängern sollten. Doch er nahm zu viele davon und brachte sich damit um. Die Literatur kennt auch viele Geschichten von Charakteren, die Unsterblichkeit erlangten, um sich daraufhin das Gegenteil zu wünschen. Ein Leben, das irgendwann zu Ende geht, ist ein Leben, das Sinn besitzt. Das Streben nach Unsterblichkeit endet offenbar immer gleich: Keiner der Protagonisten findet, wonach er sucht; sie verschwenden bei dem Versuch nur viel kostbare Lebenszeit.

War auch ich auf der Suche nach Unsterblichkeit? All die Jahre eilte ich umher und recherchierte, flog hierhin und dorthin, durchforstete lange E-Mails nach Hinweisen auf eine echte Spontanremission. Wie viele Stunden, Tage und Wochen brachte ich damit zu, Notizbücher zu füllen, während ich den Menschen zuhörte? Vielleicht wünschte sich ein Teil von mir, dass es eine Möglichkeit gäbe, den Tod zu überlisten. Wenn es mir gelänge, das Geheimnis der Spontanheilung zu lüften, konnte ich im Krankheitsfall selbst darauf zurückgreifen – wie auf eine Art »Du-kommst-aus-dem-Gefängnis-frei-Karte« beim Monopoly, die ich bereithalten könnte, falls der Tod in Gestalt einer unheilbaren Krankheit zu mir käme. War all das nur eine weitere Suche nach dem Elixier des Lebens?

Da ich diese Arbeit schon so lange mache – zum Zeitpunkt der Niederschrift dieser Zeilen sind es siebzehn Jahre –, konnte ich einige erstaunliche Zusammenhänge lernen. Ich konnte unter anderem verfolgen, wie die Geschichten der Menschen weitergingen, die mir auf diesem Weg begegnet sind. Patricia Kaine zum Beispiel zeigt noch immer keine Anzeichen von Fibrose. Zum Ausdruck ihrer Dankbarkeit dafür, wie die Krankheit ihr Verhältnis zu sich selbst verändert hat, behandelt sie schwerpunktmäßig Menschen in Not. Sie verschickt einen wöchentlichen Newsletter mit dem Titel »Doc's Daily Chuckle« (etwa »Ein tägliches Schmunzeln vom Arzt«) mit Witzen, Geschichten und Zitaten, die ihre Leser amüsieren und aufbauen sollen. Sie hält Lachen für Medizin, Dankbarkeit für heilsam und glaubt, der Dienst an der Gemeinschaft verleihe ihrem Leben einen Sinn und sei etwas, wofür es sich zu leben lohnt, was ihr wiederum helfe, Krankheiten abzuwehren. Ich abonnierte ihren Newsletter, und er bringt mich wirklich zum Schmunzeln. Die folgende Anekdote beispielsweise stammt aus einer der letzten Ausgaben:

Mickey saß im Wartezimmer seines Arztes und hörte nicht auf, eine seltsame Litanei aufzusagen: »Hoffentlich bin ich krank. Hoffentlich bin ich krank.« Ein weiterer wartender Patient fragte: »Warum wünschen Sie sich denn, krank zu sein?« Mickey erwiderte: »Es wäre schrecklich, wenn ich mich so elend fühlte, obwohl ich gesund bin!«

Pablo Kelley und Matt Ireland leiden an dem unheilbaren Hirntumor Glioblastoma multiforme. Beide befanden sich noch immer in Remission, zogen kleine Kinder groß und hofften auf weitere Jahre der Gesundheit und der Gnade. Sie wussten aber auch, dass dieser Zustand vielleicht nicht ewig währt. Ich begriff, dass diese Menschen ebenso wenig auf einer oberflächlichen Suche nach Unsterblichkeit waren wie ich.

Es macht demütig, die vielen Geschichten zu hören, an denen mich meine Gesprächspartner so großzügig teilhaben ließen, ebenso demütig wie der Autounfall vor vielen Jahren. Man versteht, dass man alles »richtig« machen und trotzdem krank werden kann. Oder dass man wie alle Menschen vermeintliche »Fehler« machen kann und am Ende doch eine Remission erlebt. Wie manche meiner Gesprächspartner in diesem Buch kann man nach einer Spontanremission später sogar erneut mit einer Krankheit ringen. Es gibt so vieles, was wir noch nicht wissen, und so vieles, was wir nicht kontrollieren können. Jenseits der Heilung liegt das Leben. Doch mit dem Leben kommt immer auch sein Schatten, nämlich dass es eines Tages zu Ende gehen wird.

Jede Geschichte geht einmal zu Ende. Claire Haser, mit deren Geschichte dieses Buch begann, setzte sich auf Hawaii zur Ruhe, wie sie es sich immer gewünscht hatte. Ihre Tochter und ihr Schwiegersohn ließen sich ebenfalls auf dem Anwesen nieder. Sie waren Musiker, hatten Gigs in der ganzen Stadt, und wenn Claire und ihr Mann es sich abends draußen auf dem Lanai gemütlich machten, schwebte der Klang ihrer Akkorde und Melodien vom Proberaum zu ihnen herauf.

Nach der Diagnose der tödlichen Krebserkrankung, die ihrem Leben ein Ende hätte setzen sollen, erlebte Claire auf Hawaii zehn gesunde und glückliche Jahre mit ihrer Familie. Anfang 2018 wurde bei einem ihrer regelmäßigen Scans etwas in ihrer Lunge gefunden. Es sah verdächtig nach einer Krebsmetastase aus.

Es war klein und statisch. Es wuchs also nicht, was die Ärzte verwirrte. Es wäre ungewöhnlich, wenn nach all den

Jahren eine Metastase auftauchte – besonders wenn sie in irgendeinem Zusammenhang mit dem ursprünglichen Bauchspeicheldrüsenkrebs stünde. Sie würde sich auch nicht so verhalten. Eine Biopsie ergab jedoch, dass es sich tatsächlich um das Adenokarzinom aus ihrer Bauchspeicheldrüse handelte.

Das war eine schlechte und merkwürdige Nachricht. Nach einer Gnadenfrist von zehn Jahren und ohne eine Spur der Krankheit war der Krebs wieder da. Als Claire sich meldete, um mir davon zu berichten, schrieb sie auch: »Das Gute daran ist, dass die neuen Ärzte jetzt endlich an meine frühere Bauchspeicheldrüsenkrebs-Erkrankung glauben. Mein Onkologe, mein Chirurg und mein Hausarzt hatten sich allesamt über meine Diagnose mokiert. Sie sagten, es habe sich um eine Fehldiagnose gehandelt, ich hätte den Pathologiebericht missverstanden, es sei kein Bauchspeicheldrüsenkrebs, sondern etwas anderes gewesen. All das hatte ich mir anhören müssen. Als mir der Chirurg dieses Mal den Pathologiebericht vorlas, dass es Metastasen des Bauchspeicheldrüsenkrebses in meiner Lunge gab, war ich unendlich erleichtert, weil man mir endlich glaubte und mich nicht einfach abtat. Es ist eine bittere Pille, wenn man von seinen Ärzten rigoros abgekanzelt wird. Manchmal hatte ich das Gefühl, dass die Ärzte ebenso meine Feinde waren wie der Krebs.«

Es dürfte kaum überraschen, dass Claire sich gegen eine aggressive Behandlung entschieden hat. Sie ist inzwischen 73 Jahre alt, und ihr steht ein weiterer Scan bevor. Sie denkt, dass es nun auf das Ende ihres Lebens zugehen könnte, aber sie sagt: »Das kenne ich ja schon.« Auch dieses Mal hat sie angesichts ihrer Diagnose, Prognose und Behandlungsmöglichkeiten entschieden, dass sie die verbleibende Zeit nicht mit Behandlungen verbringen möchte, bei denen sie sich schlechter fühlt in der Hoffnung, ein paar Monate zu gewinnen. Dies ist eine individuelle und höchst persönliche Entscheidung, die jeder aufgrund seiner besonderen Umstände, seiner Erkrankung und seiner Behandlungsoptionen selbst treffen muss. Aber für Claire ist mehr Zeit nicht viel wert, wenn sie währenddessen unter den Nebenwirkungen einer Chemotherapie leidet, stundenlang unter einem Bestrahlungsgerät liegt oder im Neonlicht des Wartezimmers eines Arztes sitzt.

»Für andere ist diese Entscheidung sicher richtig«, sagt sie. »Aber nicht für mich.«

Vor einer Weile hatte sie eine schlechte Phase, fühlte sich krank und ausgelaugt. Die Erschöpfung machte ihr arg zu schaffen. Und nach einer Lungenoperation, die eine genauere Diagnose ermöglichen sollte, fühlte sie sich schlechter. Aber jetzt, sagt sie, ginge es ihr eigentlich ganz gut. Es ist wie immer ein Experiment. Sie versuchte es mit einem Medikament, das ihr angeblich das Atmen erleichtern sollte. Als der Erfolg ausblieb, setzte sie es ab und fühlte sich besser. Manche Tage sind schwierig, andere leicht und voller Anmut. Sie hat immer noch Krebs im Stadium IV. Es ist nicht leicht, dem Tod ins Auge zu blicken. Sie schreibt, sie sei in Therapie, »um es zu begreifen«. Sie arbeitet wie schon vor zehn Jahren wieder mit dem Buch *A Year to Live*. Sie nennt es ihre »Bibel«.

»Die Schwierigkeit ist nicht das Sterben«, sagt sie und lacht trocken. »Sondern der Weg dorthin.«

Nach dem Unfall, der mir Jane genommen hatte, fragte ich mich lange, ob ich mich richtig mit dem Tod auseinandersetzte – ihrem und meinem. Vielleicht hatte ich ja falsche Vorstellungen davon, was es heißt, sich dem Tod zu stellen. Es muss keine furchtbare Sache sein. Es muss weder makaber noch deprimierend sein. Es gibt nicht nur einen Weg, mit der eigenen Sterblichkeit zurande zu kommen. Aber ich weiß, dass ich mich nach jenem Unfall zum ersten Mal im Leben für

Authentizität interessierte. Mirae sagte, als ihr klar wurde, dass sie missverstanden hatte, wer sie war und wie ihr Leben aussehen sollte, hatte sie das Gefühl, »der Schleier wurde gelüftet«. Auch ich empfand es so. Auf einen Schlag sah ich mich und meine Zukunft ganz anders. Ich fühlte mich nicht mehr gezwungen, mein Leben nach fremden Regeln zu leben, sondern nur nach meinen eigenen.

Wenn Sie sich dem Tod stellen, heißt das nicht, dass Sie sich ihm ergeben. Sie können akzeptieren, dass Sie irgendwann sterben werden, und trotzdem um Ihr Leben kämpfen. Sie können dem Tod ins Auge blicken und sich dennoch für das Leben entscheiden.

ENTSCHEIDUNG FÜRS LEBEN

Nachdem Mirae Bunnell von dem unheilbaren metastasierenden Melanom erfahren hatte, erlebte sie viele dunkle Nächte der Seele. Sie rang mit der Frage, was sie tun und wie es weitergehen sollte. Ein Teil von ihr wollte nicht dagegen ankämpfen. Wenn die Ärzte sagten, sie würde daran sterben, käme es wohl auch so.

»Ich saß mit meinem Freund am Küchentisch und weiß noch, wie ich zu ihm sagte…, ich weiß es noch ganz genau, ich sagte: ›Ich habe das Gefühl, dass ich die Wahl habe. Ich weiß, dass es an mir liegt und dass es ein hartes Stück Arbeit wird. Ich weiß nicht, ob ich das will‹«, sagt Mirae. »Das hat ihn sehr verletzt.«

Heute sagt Mirae, es sei verführerisch gewesen, sich geschlagen zu geben; zu akzeptieren, dass sie in einigen Monaten sterben würde und dann »gelassen in die gute Nacht zu gehen«. Ihre Worte hatten ihren Freund verärgert, weil »er so etwas noch nicht erlebt hat«, sagt sie heute. »Er wusste es nicht. Aber für jeden, der dem Tod so nahe kommt, dass er ihn berühren kann, fühlt er sich an, wie heimzukommen.«

In den nächsten beiden Nächten saß sie bis in die frühen Morgenstunden wach und war sich ihrer Sterblichkeit überdeutlich bewusst. Schließlich traf sie ihre Entscheidung. Sie fürchtete den Tod nicht mehr, aber sie wählte das Leben.

Pablo Kelly befindet sich in einem Zustand unerklärlicher Remission, der seine Ärzte verblüfft. Auch er lebt mit der Realität, dass sein Glioblastom jederzeit, nie mehr oder schon morgen zurückkehren kann.

»Ich sehe das Sterben nicht mehr als Problem«, erzählt er mir bei einem etwas gedämpft klingenden Anruf über eine knackende Leitung aus Großbritannien. »Ich hätte schon vor einer Ewigkeit tot sein sollen.«

Heute zeigt sein Alltag klar, inwiefern er sich für das Leben entschieden hat. Er beschloss schon früh, wegen der Nebenwirkungen – allen voran der Unfruchtbarkeit – auf die Standardbehandlung bei einem Glioblastom zu verzichten. Pablo hatte immer gedacht, dass er eines Tages Kinder haben würde. Doch die von den Ärzten präsentierte Behandlungsmöglichkeit zeigte ihm die glasklare Antwort auf eine Frage, die noch gar nicht gestellt worden war. Die vielleicht lebensrettende Behandlung würde es ihm auch unmöglich machen, Vater zu werden. Er musste nicht lange überlegen, um sich dagegen zu entscheiden.

»Falls ich überlebte, wollte ich auch tatsächlich ein Leben haben, und ich wollte Kinder«, sagt er. »Wenn das nicht möglich war, was hatte das Ganze dann für einen Zweck?«

Pablo ist noch immer in Remission. Er hält sich nach wie vor an die strenge Diät, die seiner Ansicht nach dafür verantwortlich ist. Das ist nicht immer leicht, wenn alle anderen um einen herum, wenn das ganze Umfeld nach anderen Regeln lebt. Er versucht, sich jeden Tag bewusst dafür zu entscheiden, der Angst keine Aufmerksamkeit zu schenken. Er hält sich nicht an seine Diät, weil er den Tod fürchtet, sondern weil er leben will.

Seine Tochter kam im Juni rundum gesund zur Welt.

»Ich habe mir die Augen ausgeheult«, schrieb er in der Mail, in der er mir mitteilte, dass er Vater werden würde.

Als ich über Pablo nachdachte, fiel mir etwas ein, was Bernard Crettaz, der Begründer der »Café mortel«-Bewegung, gesagt hatte. In einem letzten Interview erklärte er, dass er kein »Café mortel« mehr veranstalten würde, wie er es bis dahin über zehn Jahre lang gewissenhaft getan hatte. Als die Journalistin nach dem Grund fragte, sagte er, dass es schmerzhaft sei aufzuhören, ein riesengroßer Verlust. Nachdem er gehört habe, wie so viele andere Menschen mit dem Tod rangen, sei es nun aber an der Zeit, über den eigenen Tod nachzudenken. Er habe als Kind viele religiöse Botschaften über den Tod und die Sünde verinnerlicht und müsse nun sein eigenes Verhältnis dazu heilen. Die »Café mortel«-Bewegung, sagte er, sei davon inspiriert – sie sei eine Reaktion auf die negativen Vorstellungen, die er als Kind gelernt habe. Er sagte, bei der Gründung der Bewegung »besann ich mich auf die Griechen, und die Griechen sagten: ›Lebe jeden Augenblick deines Lebens, als sei es der letzte.‹ Das ist alles. Sei das Maximum deiner selbst.«[99]

Sei das Maximum deiner selbst. Wie viele von uns können von sich behaupten, das wirklich in die Tat umzusetzen?

Crettaz starb mit achtzig Jahren, zwei Jahre nachdem er das Interview gegeben und sich aus der »Café mortel«-Bewegung zurückgezogen hatte, um sich um das eigene Leben und den eigenen Tod zu kümmern. Am Ende des Interviews erzählte er der Journalistin, dass es ihm egal sei, wann oder wo oder wie er stürbe. »Es spielt keine Rolle«, sagte er. »Wenn man seine ganze Intensität in diesen Augenblick steckt, lebt man.«

Menschen, die eine Spontanheilung erfahren haben, zeigen eine beispiellose Intensität, einen beispiellosen Einsatz. Der Vergleich zu großen Sportlerinnen und Sportlern passt gut. Sie sind die Überflieger – sie tun, was alle anderen für körperlich unmöglich halten. Menschen, die körperliche Rekorde brechen, widmen sich ausschließlich ihrem Training und treiben sich an, so weit es geht und noch ein Stückchen weiter. Machten es Menschen, die unheilbare Krankheiten überlebt haben, in gewisser Weise ebenso?

12

VERBRENNEN SIE IHR SCHIFF

Ich hatte das Gefühl, dass es nicht schlimm war, dass ich mich weder schämen musste noch dafür verurteilt wurde, wenn ich es gut sein lassen wollte. Aber ich spürte auch, wenn ich leben wollte, wenn ich das Leben wählte, würde es ein hartes Stück Arbeit werden.

Mirae Bunnell, metastasierendes Melanom

Wenn es nach den Gesetzen der Medizin gegangen wäre, sollte ich seit inzwischen fünfzehn Jahren im Grab liegen.

Patricia Kaine, idiopathische Lungenfibrose

Ich akzeptierte die Diagnose, aber nicht die Prognose.

Juniper Stein, Morbus Bechterew

Ich weiß, dass jenseits der Medizin noch etwas ist. Man hat mich aufgegeben, und fünfzehn Jahre später bin ich immer noch da.

Matt Ireland, Glioblastom

Vergessen Sie nicht: Wenn Sie die Heilung nicht selbst in die Hand nehmen, wird es ein anderer tun, und das Ergebnis wird Ihnen wahrscheinlich nicht gefallen.

Jerry White, Nierenzellkarzinom

Im Jahr 1519 erreichte der spanische Forscher und Konquistador Hernán Cortés die mexikanische Küste bei Veracruz. Er wollte das Land des Aztekenreichs für Spanien beanspruchen. Er hatte elf Schiffe, dreizehn Pferde und fünfhundert Männer. Das Aztekenreich erstreckte sich damals vom Golf von Mexiko bis zum Pazifik und war das größte und mächtigste mittelamerikanische Königreich aller Zeiten. Seine Bevölkerung belief sich auf über fünf Millionen Menschen. Seine Streitmacht war berühmt für ihre Wildheit und Unschlagbarkeit und um ein Vielfaches größer als Cortés' kleine Armee.

Cortés sollte eigentlich gar nicht dort sein. Er war aufgebrochen, obwohl sein Befehlshaber die Anweisung, nach Mexiko zu segeln, widerrufen hatte. Als Cortés an jenem Strand am Rande des Golfs von Mexiko landete, hatte er eine Armee, die für die bevorstehende Aufgabe zu klein war, und keinerlei Rückendeckung. Die in der Bucht vor Anker liegende Flotte von elf Schiffen war der einzige Notplan für den Fall seines Scheiterns, was angesichts der Chancen wahrscheinlich war. Sobald alle Soldaten an Land waren, gab Cortés einen beängstigenden Befehl: Verbrennt die Schiffe!

Auf den ersten Blick scheint diese militärische Taktik nicht sonderlich klug. Aber bedenken Sie, was Cortés tat: Er ließ seinen Männern keine andere Wahl, als zu siegen. Indem sie die Schiffe verbrannten, beraubten sie sich jeder Rückzugsmöglichkeit.

»Wir nehmen die Stadt ein oder sterben!«, soll Cortés seinen Männern zugerufen haben.

Ich identifiziere mich nicht mit den Konquistadoren jener Zeit, die gnadenlos über indigene Kulturen hinwegwalzten. Aber die Geschichte von Hernán Cortés und seiner Armee, die so viel kleiner war als die wilde und legendäre Streitmacht, gegen die sie in die Schlacht zog, ist mir im Gedächtnis geblieben. Im Zentrum dieser Geschichte steht immer Cortés. Aber stellen Sie sich bitte vor, einer der Soldaten zu sein. Sie haben Ihr eigenes Leben, Familie, Ziele und Träume – und mit einem Mal stehen Sie an diesem Strand und sehen die Schiffe in der Bucht brennen, elf Leuchtfeuer in der Ferne. Ihr Fluchtplan löst sich gerade in Rauch auf. Wie mag es sich wohl angefühlt haben zu erkennen, dass es kein Zurück gibt und Sie die Wahl haben, entweder alles zu riskieren oder am Ende ohne alles dazustehen?

Die Geschichte von Hernán Cortés, der seine Schiffe im Golf von Mexiko verbrannte, spricht uns an.[100] Irgendwie wissen wir alle, dass es möglich ist, mit einer unmöglichen Situation fertigzuwerden – allerdings nur, wenn es keine Alternative gibt. Das ist es, was wir heute unter Formulierungen wie »sein Schiff verbrennen« respektive »alle Brücken hinter sich abbrechen« verstehen: dass man sich keine Hintertür offen lässt, keinen Notplan und keine andere Möglichkeit hat, als trotz aller Widerstände weiterzumachen.

Wenn ich das »Schiffeverbrennen« unter dem Aspekt der Heilung betrachte, muss ich an Tom denken. Ich hatte ihn gefragt, ob er jemals schummelte und Sachen aß, die im Rahmen der nährstoffreichen Kost, die er zur Heilung seines Diabetes gewählt hatte, nicht vorgesehen waren. »Niemals«, lautete seine Antwort. Ich denke an Juniper Stein und wie sie in den Yogastunden immer tiefer in die Haltungen, in den Schmerz hineinging, um die Verknöcherungen aufzubrechen, die ihre Gelenke steif machten. Weil sie wusste, dass es funktionierte. Heute ist sie einer der gesündesten und vitalsten Menschen, die ich kenne. Ich denke an Jan(et), die ihre Kinder losließ, damit sowohl diese als auch sie selbst frei sein konnten – ein herzzerreißend schwieriger Schritt für eine Mutter, der ihr offenbar das Leben gerettet hat. Ich denke daran, wie Mirae an ihrem Küchentisch gesessen und überlegt hat, ob sie für ihr Leben kämpfen wollte oder nicht. Nachdem diese Menschen ihren persönlichen Schlüssel zur Gesundheit gefunden hatten, verdoppelten sie ihre Bemühungen.

Die meisten Menschen lassen, bewusst oder unbewusst, einen »Fluchtweg« offen: einen Weg zurück zu alten Verhaltensweisen, Gewohnheiten, Überzeugungen oder Vorstellungen von sich selbst. Wir fassen einen Plan, einen neuen Vorsatz, und halten uns dann in Gedanken ein Hintertürchen offen – wie ein Schiff im Hafen. So können wir jederzeit in unser altes Leben, zu unseren gewohnten Sicht- und Denkweisen zurückkehren, wenn der Stress zu groß wird. Es kann beruhigend sein, wenn ein Schiff in der Bucht treibt. Bei manchen Menschen sind dies Alkohol oder Drogen. Es könnte eine romantische oder andere Beziehung sein, von der Sie wissen, dass sie Ihnen in puncto Stress und Gesundheit nicht guttut. Es könnte das Essen sein. Vielleicht lehnen Sie sich auch zurück und lassen andere – Ärzte, Angehörige – den Kurs Ihres Lebens und Ihrer Gesundheit bestimmen, statt selbst zu entscheiden. Sie können auch einfach am Status quo festhalten, weil es anfangs unglaublich schwierig sein kann, die großen und umwälzenden Veränderungen vorzunehmen, die vielleicht nötig sind, damit Ihr Leben Ihrer Gesundheit und Vitalität zuträglich ist.

Menschen, die unheilbare Krankheiten überlebt haben, lassen keinen Ausweg offen. Sobald ihnen klar ist, welche großen Veränderungen ihnen helfen, sich besser zu fühlen und die Heilung zu beschleunigen, unterbinden sie unverzüglich alle Möglichkeiten, in alte Gewohnheiten oder Lebensmuster zurückzufallen. Das kann so aussehen, dass Sie alle ungesunden, entzündungsfördernden Nahrungsmittel im Vorratsschrank entsorgen, wie es Claire zu Beginn ihres Weges tat; oder gar eine Beziehung beenden, die Sie an einem authentischen Leben hindert, wie Jan es tun musste, um gesund zu werden. Um von Lupus erythematodes im Endstadium zu genesen, musste sie sich vollständig von ihrem alten Leben lösen, eine toxische Ehe, eine belastende Arbeit, finanzielle Schwierigkeiten und die angespannten Beziehungen zu ihren älteren Kindern hinter sich lassen, die sie nur als kranke Frau gekannt hatten. Sie flog nach Brasilien und ließ ihr Leben so abrupt hinter sich, als würde sie mit dem Fallschirm aus einem abstürzenden Flugzeug springen. Als es ihr besser ging, versuchte sie, in dieses Leben zurückzukehren, und erlitt einen Rückfall. Um radikal zu heilen, musste sie sich ein radikal anderes Leben aufbauen.

Alle, die ich in diesem Buch porträtiert habe, entwickelten ihre ganz eigenen Heilansätze. Sie fanden eigene Wege zur Heilung ihrer Identität wie Entdecker, die sich alle ihren eigenen Weg durch den Wald bahnten, um dieselbe Lichtung zu erreichen. Dort angekommen versperrten sie sich jeden Weg zurück. Sie verbrannten – im metaphorischen Sinne – ihre Schiffe.

NEHMEN SIE IHRE GESUNDHEIT SELBST IN DIE HAND

Die wissenschaftliche Erforschung der Spontanheilung hat unter anderem das Problem, dass sich nicht quantifizieren lässt, wie engagiert sich die Betreffenden tatsächlich an verschiedenen Behandlungsmethoden beteiligen. Millionen von Studien untersuchen, ob jemand ein bestimmtes Behandlungsprogramm absolviert hat, nicht aber, wie oder in welchem Umfang. Die Menschen bringen sich unterschiedlich stark in Aufgaben ein: manche, als hinge ihr Leben davon ab, und andere, weil sie am Ende fünfzig Dollar bekommen.

Die wissenschaftliche Methode ermöglicht eine standardisierte Herangehensweise an Versuche, die sicherstellt, dass studienübergreifend einheitliche Parameter gelten und wir wichtige Vergleiche ziehen können. Dadurch entsteht eine unverzichtbare Vorlage, an der wir in Wissenschaft und Forschung die Wirksamkeit von Medikamenten, Behandlungsmethoden, Veränderungen des Lebensstils und so weiter messen können. Aber nicht alles lässt sich auf diese Weise erfassen.

Die üblicherweise verwendete traditionelle wissenschaftliche Methode ist nur zur Untersuchung von Dingen gedacht, die wir sehen und anfassen können. Bei einer Studie, mit der die Wirkung eines Medikaments gemessen werden soll, wissen wir ganz genau, welche Wirkstoffmenge die von der Testperson geschluckte Tablette enthält. Eine Studie, mit der die Wirkung einer Methode wie der Meditation gemessen werden soll, gehen wir auf die gleiche Weise an. Wir erfassen, wie oft und wie lange die Probanden jede Woche meditieren. Wir können festhalten, dass »Erika Mustermann« dreimal die Woche je zwanzig Minuten meditiert hat. Wir können ihre Daten mit denen einer Kontrollgruppe vergleichen, die nicht meditiert. Doch es gibt vieles, was wir nicht über die Probandin wissen. Wie intensiv waren ihre Sitzungen? Wie stark ist ihr persönliches Engagement? Wie effektiv waren ihre Meditationstechniken darin, die Kampf-oder-Flucht-Reaktion zu beruhigen und die Entspannungsreaktion anzustoßen? Wie intensiv beschäftigte sie sich damit? Welche Bedeutung hatte ihre Meditationspraxis für sie? Wartete sie einfach, dass die Zeit verstrich, oder ließ sie sich intensiv und mit offenem Herzen auf den Prozess ein?

Für unsere sorgfältig kontrollierten quantitativen Studien sind so viele Nuancen, so viele innere Faktoren unsichtbar. Zu vieles bleibt ungeprüft, weil es nicht in den engen Rahmen der wissenschaftlichen Methode passt, wie sie derzeit konzipiert ist. Der Studienaufbau kann uns zwar sagen, dass Juniper Stein jeden Tag zwei Stunden Yoga übte, würde uns aber nicht verraten, wie viel intensiver sie sich mit ihrer Praxis auseinandersetzte als die Frau, die direkt neben ihr im Lotussitz saß. Er kann uns sagen, dass Patricia Kaine eine bestimmte Anzahl von Stunden betete, aber nicht, was ihr das Beten bedeutete.

Bei der Auseinandersetzung mit der Spontanheilung wird deutlich, dass es möglicherweise vor allem auf die Intensität der Beschäftigung mit einer Behandlungsstrategie ankommt. Doch die meisten Studien klammern diesen Faktor aus oder können ihm schlicht nicht Rechnung tragen. Wir sehen ständig, wie unterschiedlich die Menschen auf eine Maßnahme – von der Chemotherapie über die Ernährungsumstellung bis hin zur Meditation – reagieren. Dabei ist mir in den Sinn gekommen, dass es vielleicht nicht die maßgebliche unabhängige Variable ist, ob eine bestimmte Maßnahme zur Anwendung kommt, sondern was der Einzelne daraus macht. Bevor ich als junger Mann zu studieren begann, sagten die Leute oft zu mir: »Das Studium ist, was du daraus machst.« Sie wollten damit sagen, dass ich mich nicht einfach in einen Hörsaal setzen und erwarten konnte, jene Breite und Tiefe an Bildung und Wissen wie von selbst zu erwerben, die mein Leben wirklich verändern würde. Da musste ich mich schon aktiv einbringen.

Damit lautet die Frage: Wie sehr vertieft sich jemand in die verschiedenen Heilungsstrategien? Und wie stark fällt dies tatsächlich ins Gewicht?

Ganz allmählich akzeptiert die Medizin, wenn auch oft widerwillig, die Rolle des Geistes bei der Heilung des Körpers. Einige Ärzte empfehlen endlich auch Techniken zum

Stressabbau, da sie erkannt haben, wie stark die Kampf-oder-Flucht-Reaktion die Entstehung von Krankheiten begünstigt. Aber irgendetwas hält uns zurück. Die meisten Menschen, sowohl Ärzte als auch Patienten, sind nach wie vor darauf trainiert, nach Allheilmitteln Ausschau zu halten. Wir suchen nach einer einfacheren Möglichkeit, als unser Leben zu verändern. Die Spontanheilung lehrt jedoch, dass es unsere Physiologie verändern kann, wenn wir erwachen und ein tieferes Bewusstsein für unseren Wert und unsere Stärke gewinnen. Wenn wir davon ausgehen, dass der Geist mächtig ist und das Voranschreiten von Erkrankungen beeinflussen kann, folgt daraus, dass eine wesentliche geistige Veränderung eine wesentliche physiologische Veränderung – in manchen Fällen sogar eine Remission – nach sich ziehen kann.

Ende der Achtzigerjahre zeigte eine Studie David Spiegels an der Stanford University,[101] dass Brustkrebspatientinnen im Durchschnitt achtzehn Monate länger lebten, wenn sie zweimal wöchentlich eine Gruppentherapie besuchten. Es wurde viel über die Studie berichtet, sie bekam viel Aufmerksamkeit. Sie wird auch heute noch gern zitiert und gilt als richtungsweisend. Versuche, die Studie zu wiederholen, blieben jedoch erfolglos.

Bis Alastair Cunningham es versuchte. Cunningham ist Professor und Psychologe, und seine große Leidenschaft ist der Schnittbereich zwischen Verhaltensmedizin und Gesundheitspsychologie. Er entwickelte eine Studie, um ebenjenen Zusammenhang zwischen Therapie und Überleben zu erforschen. In den Neunzigerjahren leitete er eine Krebsklinik der University of Toronto. Mit 47 Jahren hatte man auch bei ihm Darmkrebs, Stadium III, festgestellt und ihm eine 30-prozentige Überlebenschance gegeben.

Es gibt einiges, was Dr. Cunningham ungewöhnlich macht,

und seine besonderen Eigenschaften ließen mich aufhorchen. Traditionell werden Psychologen im Studium des Geistes geschult und haben kaum etwas mit der Medizin zu tun – und umgekehrt. Er dagegen arbeitete als Psychologe an einer medizinischen Klinik für Krebspatienten, kam beruflich mit der Behandlung von Krebs in Berührung und erhielt selbst eine Krebsdiagnose. Für ihn war es nicht nur eine Abstraktion oder berufliches Interesse; es ging ihn persönlich an.

Im Jahr 1998 stellte Cunningham eine Studie vor,[102] die Spiegels Arbeit widersprach, da kein Zusammenhang zwischen Therapie und Genesung oder Langlebigkeit festgestellt werden konnte. Die Gruppentherapie, folgerte Cunningham, habe keinen signifikanten Einfluss auf den Krankheitsverlauf oder die Überlebensrate.

Doch Cunningham entdeckte etwas Interessantes. Ein winziger Teil der Studiengruppe zeigte nach der Therapie tatsächlich eine signifikante Verbesserung. Sieben Frauen der Interventionsgruppe lebten bedeutend länger als die anderen; zwei von ihnen waren acht Jahre nach Studienbeginn noch am Leben und offenbar in Remission. Da die Gruppe zu klein war, um statistisch signifikant zu sein, musste Cunninghams Gesamtfazit nach wie vor lauten, dass »keine signifikante Wirkung festgestellt« wurde. Nachdem er die Berichte dieser Patientinnen über ihre Erfahrungen mit der Studienteilnahme durchgesehen hatte, regte sich in Cunningham der Verdacht, dass das Ausmaß des eigenen Engagements bei der Therapie viel mit dem Behandlungserfolg zu tun hatte.

Über die sieben Überlebenden brachte er Folgendes in Erfahrung: Sie suchten zusätzlich zu der Therapie, an der auch alle anderen teilnahmen, aktiv nach weiteren Heilansätzen. Diejenigen, die länger lebten, widmeten sich selbstständig einer Reihe von Maßnahmen, die im Rahmen der Studie nicht vorgeschrieben waren. Sie zeigten persönliches Engagement, und das zeigte Wirkung. Sie berichteten, dass sie intensiv meditierten, engagiert Yoga praktizierten, Tagebuch schrieben, sich bewusst um Dankbarkeit bemühten und vieles mehr. Sie offenbarten im Grunde nicht nur ein Muster, wonach sie Verantwortung für die eigene Behandlung übernahmen, sondern auch eine Bereitschaft, ihre Gewohnheiten, Tagesabläufe und sogar das Gesamtgerüst ihres Lebens radikal zu verändern. Cunningham stellte die These auf, dass ein Zusammenhang zwischen einer »zupackenden Art« und dem Überleben oder der Remission bestehen konnte, räumte aber ein, dass auch andere Deutungen möglich waren.

Cunningham hatte nicht mit diesen Ergebnissen gerechnet und erst recht nicht danach gesucht. Aber er konnte nicht ignorieren, was er entdeckt hatte: dass diejenigen, die länger lebten oder eine Remission erlebten, noch einen Schritt weiter gegangen waren und sich ganz der eigenen Gesundheit gewidmet hatten.

Daraufhin stellte er eine gezieltere prospektive Längsschnittstudie zusammen,[103] um das Verhältnis zwischen der Langlebigkeit und der, wie er sagte, »psychologischen Arbeit« von Patienten mit metastasierendem Krebs zu untersuchen. Der Begriff der »psychologischen Arbeit« ist sehr weit gefasst, und wir können viele der von den Überlebenden in diesem Buch verwendeten Methoden darunter vereinen. Bestimmt hätte Cunningham Therapien und andere Formen der Selbsthilfe dazugezählt. Ich muss sofort daran denken, wie intensiv Mirae, Patricia und andere an sich gearbeitet haben, an die tiefgreifende Neubewertung ihrer Identität sowie ihrer Ziele und Wünsche. Dieses Mal konzentrierte sich Cunningham auf hochmotivierte Patientinnen und Patienten, die bereits Interesse an Selbsthilfetechniken bewiesen hatten. Er fand einen signifikanten Zusammenhang zwischen der »Beschäftigung mit Selbsthilfetechniken« und der Dauer des Überlebens. In seiner nächsten Studie versuchte er, noch tiefer zu gehen. Was bedeutete »Beschäftigung mit Selbsthilfetechniken« für die Probandinnen und Probanden?

Cunninghams Studie aus dem Jahr 2002, deren Titel übersetzt etwa lautet »Kampf ums Leben. Eine qualitative Analyse des Vorgangs der psychotherapeutisch unterstützten Selbsthilfe bei Patienten mit metastasierendem Krebs«,[104] war ein ungewöhnlich intensiver Versuch, ganz genau hinzuschauen und herauszufinden, was sowohl quantitativ als auch qualitativ betrachtet im Leben der Patienten vor sich ging, wenn sie an derartigen Studien teilnahmen. Die Studie war klein, aber sehr gründlich, und jedem Teilnehmer wurden über einhundert Stunden gewidmet. Nur wenige Studien zeigen auch nur ansatzweise dieses Maß an Engagement. Cunningham stellte fest, dass sich die neun Patienten, die er als »äußerst engagiert« einstufte, jeden Tag – oft mehrere Stunden – mit Meditation, geistigen Bildern, kognitiver Kontrolle, Tagebuchschreiben oder Entspannungsaktivitäten beschäftigten. Acht dieser neun Personen genossen eine hohe Lebensqualität und lebten mindestens zwei Jahre länger als ursprünglich prognostiziert. Zwei dieser acht Personen erlebten unerwartet eine vollständige Remission, woran sich auch Jahre nach der Veröffentlichung der Studie nichts geändert hatte.

Am anderen Ende des Spektrums griff Cunningham acht Probanden heraus, die sich erheblich weniger einbrachten als der Durchschnitt. Sie waren nach eigenen Angaben entweder nicht überzeugt davon, dass sie ihren Krankheitsverlauf mit Selbsthilfemaßnahmen wirklich verändern konnten, oder wurden von Problemen wie etwa einem geringen Selbstwertgefühl behindert. Sie fühlten sich der Bemühungen mit anderen Worten nicht würdig. In dieser Gruppe hatte niemand eine gute Lebensqualität. Nur eine Probandin überlebte die Diagnose um mehr als zwei Jahre. Damit befand sie sich am unteren Ende der Kurve, obwohl ihre medizinische Prognose bei Therapiebeginn nicht ungünstiger gewesen war als die der Probanden in der »sehr engagierten« Gruppe.

Alles in allem stellte Cunningham fest, dass diejenigen, die sich sehr stark im Bereich der, wie er später sagte, »Selbsthilfetherapien« ins Zeug legten, fast dreimal so lange lebten wie diejenigen, die kaum etwas unternahmen. Interessant ist zudem, dass die von Cunningham ausgemachten Selbsthilfetherapien sehr genau die spirituelle, psychologische und lebensverändernde Arbeit von Menschen mit Spontanremissionen abbilden.

Cunningham fasste seine Forschungen in einem einfachen Rahmenkonzept zusammen, das Umstände oder Charakteristika unterschied, die mit einem kürzeren oder längeren Überleben einhergingen, und wartete mit folgenden Informationen auf:

Umstände, die mit einem kürzeren Überleben einhergingen:

- Inflexibilität, verbunden mit geringem Selbstwertgefühl oder einem starren Weltbild.
- Skepsis bezüglich der Selbsthilfetechniken oder die eingeschränkte Fähigkeit ihrer Anwendung.
- Andere Aktivitäten erschienen unmittelbar reizvoller.
- Sinn wurde gewohnheitsmäßig außerhalb des Individuums in äußeren Quellen gesucht.
- Stark konträre Ansichten bezüglich der Gültigkeit spiritueller Ideen.

Umstände, die mit einem längeren Überleben einhergingen:

- Starker Lebenswille.
- Tatsächliche Veränderungen der Denk- und Aktivitätsgewohnheiten.
- Entspannungsübungen, Meditation, geistige Bilder, kognitive Kontrolle.
- Beschäftigung mit der Suche nach Sinn im eigenen Leben.

Gab es psychische Unterschiede zwischen den Überlebenden und ihren Mitpatienten, die das Prognosedatum nicht überlebten? Worin bestand dieser Unterschied?

Cunningham versuchte, diese Frage mit einer Studie zu klären.[105] Er fand heraus, dass sich die Überlebenden üblicherweise schon früh in größerem Umfang mit Maßnahmen der psychologischen Selbsthilfe beschäftigen als andere. Eine weitere Studienreihe zur Wirkung von Yoga bei der Genesung von einer Krebserkrankung ergab, dass die wenigen, die tatsächlich wieder gesund wurden, eine völlig andere, erheblich tiefere und bedeutungsvollere Beziehung zu ihrer Praxis hatten als diejenigen, die sich nicht erholten. Die Ergebnisse dieser und der vorangegangenen Studien überzeugten Cunningham, dass die Beschäftigung mit derartigen Methoden zur »Heilung der Identität« möglicherweise ein wichtiger Heilungsfaktor war. Studien betrachten bewusst den Durchschnitt, doch der Durchschnitt wäscht das Außergewöhnliche heraus und lässt die Wirkung der von Cunningham getesteten Maßnahmen »minimal« erscheinen.

Sosehr sich Cunningham auch bemühte, das Kernproblem des traditionellen wissenschaftlichen Studienansatzes konnte er nicht überwinden – dass Studien von vornherein darauf ausgelegt sind, genau die Frage auszuklammern, die er zu beantworten versuchte. Es macht einen riesengroßen Unterschied, wie man zu der Aktivität steht. Doch wie Cunningham feststellte, ist es so gut wie unmöglich, eine Studie zu entwickeln, die tatsächlich berücksichtigt, wie stark sich die Probanden engagieren. Sie müsste ganz auf Selbsteinschätzung und Transparenz setzen und wäre den Unwägbarkeiten von Sprache und Wahrnehmung unterworfen.

Alastair Cunningham war genau der Richtige, um dieses Problem anzugehen. Inzwischen ist er im Ruhestand, leitet aber immer noch Gruppen für Menschen, die ihre Behandlung selbst in die Hand nehmen möchten. Entscheidend ist, dass er schon auf beiden Seiten des Schreibtischs saß, als Psychologe und als Patient.

Bei den Forschungen, die den Großteil seiner Karriere ausmachten, entdeckte er, dass es enorme Auswirkungen auf den Krankheitsverlauf haben kann, wie sehr wir uns in diese Heilmethoden vertiefen. Das sagt uns eigentlich schon der gesunde Menschenverstand. Im Sport gehen wir ganz selbstverständlich davon aus, dass sich die Quantität und die Qualität des Trainings auszahlen werden; wenn es dagegen um die Gesundheit geht, haben wir diesen Zusammenhang aus den Augen verloren.

Auf eines möchte ich unbedingt hinweisen: Wenn man die Verantwortung für den Heilungsprozess übernimmt, bedeutet das nicht, dass man die Schuld für die Krankheit auf sich nähme. Es stimmt natürlich, dass wir es besser machen, wenn wir es besser wissen. Es stimmt aber auch, dass wir wenig Einfluss darauf haben, in welche Familie, kulturelle Programmierung und genetische Struktur wir hineingeboren werden. Der Widerstand der Schulmedizin gegen die »Körper-Geist-Medizin« ist zum Teil in der Überzeugung begründet, dass dieser Heilungsansatz den Patienten die Schuld an ihren Erkrankungen geben würde. Die ausschlaggebende Theorie lautet, die Nachteile (dass die Menschen das Gefühl bekommen, sie hätten die Erkrankung dadurch angezogen, dass sie etwas getan oder unterlassen haben) würden gegenüber allen potenziellen Vorteilen überwiegen. Ich stimme dem zwar nicht zu, muss aber einräumen, dass etwas Wahres dran ist. Manche Menschen empfinden die Vorstellung, dass sie die Verantwortung für ihre Gesundheit und ihre Heilung übernehmen sollen, als Vorwurf und sind damit überfordert. Selbst in der Körper-Geist-Medizin gelingt es nicht immer vorbildlich, »Schuld« und »Verantwortung« voneinander zu trennen.

WENN SIE KRANK SIND, IST DAS NICHT IHRE SCHULD

Einer der positiven Aspekte des aktuellen Medizinmodells ist, dass man oft einfach zum Arzt gehen kann und behandelt wird, ohne sich verurteilt oder unter Druck gesetzt zu fühlen. Manchmal möchte man die Erkältung einfach eine Erkältung oder die Herzkrankheit einfach eine Herzkrankheit sein lassen, das Alkoholproblem oder die bipolare Störung als Krankheit verstanden wissen. Das ist wichtig und hat seine Berechtigung. In einem Artikel für das *New England Journal of Medicine*[106] bringt Marcia Angell dieses Argument auf den Punkt. Sie räumt ein, dass es durchaus einen gewissen Wert habe, den geistigen Aspekt von Erkrankungen zu untersuchen, und dass ein Zusammenhang bestehen könnte. Sie hält es aber nicht für erforschenswert. Der mögliche Schaden, wenn sich die Menschen die Schuld an ihren Krankheiten gäben, sei zu groß.

Dr. Angell kritisiert die Vorstellung scharf, dass Krankheit ein Spiegelbild der Psyche sei. Sie liefert das hervorragende historische Beispiel der Tuberkulose, bei der man von einer psychischen Ursache ausging, bis man entdeckte, dass sie mit dem Mycobacterium tuberculosis zusammenhängt und auf die Behandlung mit Rifampicin anspricht. Das Gleiche ließe sich über die Behandlung von Syphilis und Gonorrhö sagen, die historisch als moralische Erkrankungen galten, obwohl sie bakterieller Natur sind und inzwischen problemlos mit Antibiotika behandelt werden können. Doch eine biologische Basis spricht nicht immer für eine biologische Ursache. Man könnte auch sagen: Die Beteiligung der biologischen Ebene bedeutet nicht, dass auch die eigentliche Ursache immer hier zu finden ist.

Dr. Angells Ablehnung hat offenbar weniger mit der Frage zu tun, ob es etwas zu erforschen gibt, als vielmehr mit der Sorge, dass die Menschen die Schuld für ihre Krankheiten bei sich suchen könnten. Ihre Haltung, dass sich niemand Vorwürfe machen sollte, wenn er sich nicht erholt, ist richtig und wichtig. Aber sie existiert unabhängig von der Frage, welche Rolle unsere tiefen Überzeugungen über uns und die Welt bei Gesundheit und Krankheit spielen. Wir dürfen diese beiden Aspekte nicht verwechseln. Wir können und sollten die Ansicht vertreten, dass wir einerseits keine Schuld an den Krankheiten haben, die uns treffen, und dass wir gleichzeitig mehr Macht haben, als uns bewusst ist, wenn es um ihre Heilung geht. Wie Maya Angelou so schön sagte: »Wenn wir es besser wissen, machen wir es besser.«

Der Fall von Dr. John Sarno ist das perfekte Beispiel. Sarno ist vor einiger Zeit im Alter von 93 Jahren gestorben. Er war Arzt an der New York University, und sein Behandlungsansatz bei chronischen Schmerzen war, gelinde gesagt, umstritten. Er glaubte, dass chronische Schmerzen meist eine psychische Ursache hätten. Er verstand dies keineswegs als Schuldzuweisung, sondern als Chance. Er konnte Patienten helfen, bei denen die traditionellen Methoden keinen Erfolg gebracht hatten, und sagte oft, dass etwa 80 Prozent von ihnen Verbesserungen erzielten.[107]

In seinem Nachruf in der *New York Times* wurde ausführlich beschrieben, wie seine Kollegen an der New York University ihn »beim Mittagessen hinter seinem Rücken schlechtmachten … während sich einige von ihnen wegen ihrer Beschwerden privat an ihn wandten«. Ich habe diese Dynamik selbst erlebt. Es ist tragisch und widerspricht dem wahren Geist wissenschaftlicher Forschung, dass die Gesundheitspolitik die Menschen veranlasst, öffentlich eine solche Position einzunehmen. Wir müssen aber auch wissen, dass sich viele kluge Fachleute wünschen, freier über diese Themen sprechen zu können.

Nach seinem Tod gibt die Wissenschaft Dr. Sarno nun recht. Nach all den Jahren des Zweifels und der Skepsis zeigen neue Studien,[108] dass chronische Schmerzen oft tatsächlich eine emotionale Grundlage haben. Sarno war der Wissenschaft voraus und machte ohne den »Goldstandard« doppelblinder Studien weiter, die ihm geholfen hätten, den Test des Establishments zu bestehen. Er wusste, dass seine Patienten radikale Heilungen erlebten, wenn man ihre chronischen Schmerzen aus der Perspektive von Emotion und Angst anging. Und er hatte recht.

Ich glaube, wir Ärzte müssen unseren Patienten mehr zuhören, und zwar nicht nur im Untersuchungszimmer. Wir müssen die grundsätzlichen Botschaften, die vielen flüsternden Stimmen im ganzen Land und auf der ganzen Welt hören, die uns von ihrem intuitiven Wissen über ihren Körper, über

Krankheit und Heilung erzählen möchten. Viele Menschen haben John Sarno ihre Erfahrungen schriftlich mitgeteilt und erklärt, seine Methode habe ihnen das Leben gerettet. Die Reaktion der medizinischen Fachwelt war: »Die Studien stützen es nicht.« Inzwischen ist dies endlich der Fall.

Ich kann mich an einen Patienten erinnern, der im Rahmen eines längeren Gesprächs sagte: »Ich weiß, dass ich länger an Verletzungen festhalte als andere.« Der Satz ist mir im Gedächtnis geblieben, und inzwischen weiß ich auch, warum: Er bringt perfekt auf den Punkt, was viele Menschen intuitiv, instinktiv über die Art und Weise wissen, wie ihr Körper heilt oder an Verletzungen und Krankheiten festhält, und die Medizin vermag sie einfach nicht zu hören.

Wenn wir im gesundheitlichen Bereich radikale Fortschritte erzielen möchten, müssen wir anfangen, nach der ganzen Wahrheit zu suchen und nicht nur nach Halbwahrheiten, die uns in unseren Vorurteilen und unserer Skepsis bestärken. Die Polarisierung von Schulmedizin und Körper-Geist-Medizin ist zu stark, um produktiv zu sein. Beide Seiten verteufeln einander und können nicht zugeben, was am jeweils anderen Heilungsansatz richtig ist. Wenn es uns nervös macht, die Wahrheit hinter den gesundheitlichen Überfliegern zu erforschen, weil wir uns sorgen, dass sich jemand schuldig fühlen könnte, erweisen wir damit allen einen Bärendienst.

Wer hat die Macht, diese Dynamik zu ändern?

Sie.

Im Laufe der Jahre habe ich beobachtet, dass Veränderungen nur langsam vonstattengehen, während sich die Technik rasant entwickelt. Wir haben Zugriff auf unglaubliche neue Möglichkeiten von kleinen tragbaren Geräten (»Wearables«), die uns mithilfe von Big Data Einblick in die inneren körperlichen Abläufe gewähren, bis hin zur Speerspitze der Immuntherapie, deren Forscher körpereigene Zellen umprogrammieren, um sie als neue und verbessere Anti-Krebs-Einheit im Körper freizusetzen. All das ist aufregend und bietet unglaubliches Potenzial für revolutionäre neue Ansätze für Gesundheit und Heilung. Werden wir diese Chance nutzen? Die nötige Veränderung verlangt, dass wir die Ausgangspunkte der Medizin überdenken. Sie verlangt, dass wir einige unserer grundlegenden Annahmen dahin gehend hinterfragen, wie wir Medizin praktizieren und an das Thema »Krankheit« herangehen. Triebfeder dieser Veränderung werden nicht Ärzte und andere Therapeuten sein, sondern Menschen »wie du und ich«. Menschen, die nicht warten wollen, bis die Experten die Lösungen gefunden haben, die sie brauchen. Der Fortschritt wird von jenen angetrieben, die den Drang nach Höherem verspüren. Ihre Entscheidungen haben die Macht, nicht nur Ihre eigene Gesundheit und Vitalität, sondern die gesamte Medizin zu verändern.

Wenn Sie etwas hören, was Ihnen das Gefühl gibt, man würde Ihnen die Schuld oder die Verantwortung für Ihre Krankheit geben, statt Ihnen mehr Macht zu verleihen, sollten Sie es ignorieren. Vergessen Sie's. Es ist nichts für Sie, und das ist in Ordnung. Nicht alle Botschaften sind für alle Ohren bestimmt. Nicht alles wird bei Ihnen Anklang finden oder Sie inspirieren. Und nicht alles muss sofort passieren. Manchmal brauchen wir die Krankheit als Atempause, um wieder ins Gleichgewicht zu finden, uns auszuruhen, alles neu zu bewerten. Manchmal sind wir noch nicht bereit, uns von einem Aspekt zu verabschieden, der uns bremst. Manchmal brauchen wir Zeit – wie Mirae und viele andere, die eine Spontanheilung erleben. Geben Sie sich diese Zeit. Es gibt keinen festen Zeitplan. Es sollte eine Chance, keine Last für Sie sein. Wenn es sich wie eine Last anfühlt, ist es vielleicht noch nicht der richtige Zeitpunkt, Ihr Schiff zu verbrennen, und das ist okay. Es ist Ihr Weg, niemandes sonst.

Um weitermachen zu können, ohne sich beschuldigt, verurteilt oder verantwortlich zu fühlen, dürfen Sie nicht vergessen, dass es letztlich nicht um die Krankheit geht. Es geht nicht um Richtig oder Falsch oder um bestimmte Dinge, die Sie tun oder nicht, die Sie heilen oder auch nicht. Es geht darum, ein Leben zu bekommen, das einen Sinn hat, in dem Sie Ihren Wert kennen und erfahren und in dem Sie wissen, was Ihre Aufgabe ist und was Sie für sich erwarten, wie kurz oder wie lang es auch sein mag.

Sarah war 38 Jahre alt und befand sich in einer manischen Phase, als sie ins McLean Hospital eingeliefert wurde. Sie hatte den größten Teil ihres Lebens mit einer bipolaren Störung und in jüngster Zeit auch mit Rückfällen in die Alkoholsucht gekämpft. Sie wohnte bei ihrer Mutter, hatte ihren Job verloren, und das Geld rann ihr nur so durch die Finger. Die Familie hatte ihr finanziell immer wieder aus der Patsche geholfen und sie einweisen lassen, wenn ihre Symptome außer Kontrolle gerieten. Sie nahm mehrere Medikamente, aber offenbar hatte deren Wirkung nachgelassen.

Sarahs eineiige Zwillingsschwester Theresa bat mich um einen Familientermin. Auch bei ihr war in der Jugend eine bipolare Störung diagnostiziert worden, und auch sie hatte jahrelang damit gekämpft. Sie wusste genau, was Sarah durchmachte, und wollte helfen. Als Theresa am Tag der gemeinsamen Sitzung zu mir in die Praxis kam, war ich sprachlos. Ich konnte kaum eine Ähnlichkeit zwischen den Zwillingen erkennen. Sarah litt unter den körperlichen Beschwerden, die oft mit psychischen Erkrankungen und Depressionen einhergehen. Eine bipolare Störung kann viele Auswirkungen auf die körperliche Gesundheit haben, von

Übergewicht bis hin zu Herz- und Schilddrüsenerkrankungen. Der Grund dafür könnte der Cocktail aus Stresshormonen sein, der Zellen und Gewebe des Körpers bei einem Schub bombardiert. Sarah wirkte um Jahre älter, und die vielen Episoden mit einer Mischung aus körperlichem Raubbau, Depressionen und Manie hatten von ihrem Körper ihren Tribut gefordert.

Theresa erzählte mir ihre eigene Geschichte. In ihren Zwanzigern verlief ihre Entwicklung scheinbar parallel zu der ihrer Schwester. Sie hatten den gleichen Psychiater, der ihnen ein Medikament verschrieb, es wieder absetzte und das nächste ausprobierte. Es war schier unmöglich, ihre Symptome unter Kontrolle zu bekommen. Theresa fiel auf, dass andere Ansätze sie meist besser stabilisierten: Vor allem, wenn sie die Finger vom Alkohol ließ und darauf achtete, was sie aß und ob sie abends ausging oder zu Hause blieb und schlief. Mit 28 Jahren beschloss sie: *Sie hatte genug.*

»Ich entschied, dass ich damit durch war: mit dem endlosen Kreislauf aus Medikamententests, Gesprächstherapie und Rückfällen«, sagte sie. »Ich habe mein Leben selbst in die Hand genommen.«

Sie strich alle industriell verarbeiteten Nahrungsmittel vom Speiseplan und vertiefte sich in eine buddhistische Meditationspraxis. Die Meditation ist natürlich kein Wundermittel, das schwere psychische Erkrankungen heilen kann. Doch für Theresa war sie der Angelpunkt, der sie erdete und um den sich alle anderen Veränderungen drehten. Ich zweifle nicht daran, dass sie dank ihrer großen Hingabe und ihres großen Lerneifers tiefgreifend auf ihr Gehirn und in der Folge auch auf ihren Körper einwirkte.

Es war schwer, manchmal sogar furchtbar schwer, wirklich etwas zu ändern. Doch Theresas Meditationspraxis ermöglichte weitere große Veränderungen, führte zu einem erfüllenden Beruf und einer liebevollen Ehe. Heute hat sie das Gefühl, durch jene Selbstfürsorge Reserven aufgebaut zu haben, sodass Rückschläge sie nicht mehr erschüttern. Sie ist seit acht Jahren gesund, glücklich und nimmt keinerlei Medikamente. »Du schaffst das«, sagte sie zu ihrer Schwester. »Du musst dich nur dafür entscheiden.« Die Schwestern saßen nebeneinander und sahen aus, als kämen sie aus verschiedenen Welten. Im Hinblick auf ihre Lebenszeit trennten sie sechzig Sekunden, im Hinblick auf die Gesundheit Jahre.

Das Beispiel dieser Zwillinge verdeutlicht, dass die Biologie kein Schicksal ist. Die DNS eineiiger Zwillinge ist zu 99 Prozent gleich, und doch entwickelt sich ihre körperliche Gesundheit nicht ebenso parallel wie ihre Gene. Inzwischen unterscheiden sich Sarahs und Theresas Gesundheitsprofile so sehr, dass ein Arzt bei ihrem Anblick niemals auf die Idee käme, dass diese Frauen Schwestern sind. Theresa hatte einen Augenblick erlebt, in dem sie »ihr Schiff verbrannte«; Sarah nicht. Von jenem Moment an entwickelten sie sich in grundverschiedene Richtungen.

Es ist keine Charakterschwäche, wenn man sich auf alte Gewohnheiten, Routinen, Denk- oder Lebensweisen verlässt. Es ist menschlich. Wie bereits beleuchtet wurde, sorgt das Ruhezustandsnetzwerk dafür, dass das Leben gut funktioniert und leichter zu bewältigen ist; trotz bester Absichten kann es uns aber auch sabotieren. Selbst Menschen, die lebensrettende Veränderungen vornehmen und auf dem Weg der Gesundheit und Genesung sind, lassen sich einen Ausweg offen. Dies geschieht oft unbewusst – es ist ein Sicherheitsventil, eine Möglichkeit der Rückkehr zu ungesunden Gewohnheiten, die Ihnen, warum auch immer, in schwierigen oder belastenden Zeiten helfen. Falls in Zeiten von geringem Stress und optimalen Bedingungen – in denen Sie den Kampf gewinnen – ein Schiff draußen auf dem Meer treibt, ist das vermutlich nicht weiter schlimm. Problematisch wird es erst, wenn Schwierigkeiten auftauchen. Wenn es aussieht, als könnten Sie den Kampf verlieren. Wenn Sie Ihre Entscheidung zu kämpfen infrage stellen. Dann fallen Sie in alte Muster zurück – sofern dies möglich ist. Der Körper fühlt sich wohl mit dem altbekannten Gleichgewicht.

Um – besonders, wenn Sie krank sind – Ihren Wunsch vom Leben zu verwirklichen, müssen Sie herausfinden, welche Schiffe im Hafen warten, und sie ein für alle Mal niederbrennen. Weiter oben haben wir kurz erwähnt, wie diese »Schiffe« aussehen können. Es kann sich um eine Gewohnheit, ein Nahrungsmittel oder eine Substanz handeln. Ein offensichtliches Beispiel wäre eine Sucht, etwa nach Alkohol oder Tabak, doch in diese Kategorie fällt alles, was eine Belohnungsreaktion in Ihrem Gehirn auslöst. Nahrungsmittel, Aktivitäten, Routinen und sogar Menschen können die Dopaminschleife aktivieren und dafür sorgen, dass Sie in Gewohnheiten gefangen bleiben, obwohl Sie wissen, dass sie Ihnen letztlich nicht guttun. Manche Schiffe sind noch schlechter zu erkennen. Oft sehen sie aus wie »Gründe, die dagegensprechen«.

Angesichts einer weitreichenden oder schwierigen Veränderung suchen wir manchmal nach Argumenten dafür, dass es nicht funktionieren wird oder der Mühe nicht wert ist. Wenn Sie sich Veränderungen ausreden, von denen Sie wissen, dass sie nötig sind, ist das eine Art Schiff. Beziehungen können sich auf überraschende Weise als Schiffe erweisen. Mitunter kann sogar die bereichernde Verbindung zu einer Freundin, einem Geliebten oder zu Angehörigen dazu dienen, sich um nötige Veränderungen zu drücken, weil wir uns solche Sorgen machen, wie sich dies auf das Verhältnis auswirkt, dass es unsere Fortschritte blockiert. Radikale Veränderungen können für Menschen in unserem Leben tatsächlich schwierig sein. Dann werden die Emotionen und Erwartungen der anderen zu einem Schiff – einem scheinbar triftigen Gegenargument, weil Ihre Furcht vor dem, was Sie dabei verlieren könnten, zu groß ist.

Es ist leicht – nahezu mühelos –, sich Gegenargumente auszudenken. Sie können Ihre Schiffe unter anderem dadurch identifizieren, dass Sie sich der Einwände bewusst werden, die Ihnen wie von selbst durch den Kopf schießen, wenn Sie sich Ihr Leben nach der nötigen Veränderung ausmalen. Fürchten Sie den Zorn oder die Enttäuschung eines Menschen? Haben Sie Angst vor dem Ungewissen? Empfinden Sie Wut und Widerstand bei der Vorstellung, ohne eine Routine leben zu müssen, auf die Sie sich verlassen?

Manchmal bringen radikale Veränderungen tatsächlich Verluste mit sich. Ich verlor viel, als ich von zu Hause fortging, um das Leben zu leben, von dem ich wusste, dass es richtig für mich war. Ich verlor mein Zuhause, meine Gemeinschaft und einen großen Teil meiner Familie. Ich verlor eine Version von mir, die ich in jener Kleinstadt inmitten der Maisfelder zurückließ. Aber ich gewann so viel mehr. In der Geschichte verliert Cortés' Armee zwar eine Flotte von Schiffen, aber sie gewinnt ein Imperium. Damit wir den Mut finden, das Streichholz anzureißen, dürfen wir uns nicht auf das konzentrieren, was wir verlieren, sondern auf das, was wir gewinnen können.

DAS STREICHHOLZ ENTZÜNDEN

Die Menschen werden auf die unterschiedlichste Weise zu radikalen und dauerhaften Veränderungen motiviert. Claire Haser erzählte mir, dass sie anfangs in erster Linie von Angst motiviert gewesen sei. In den ersten Tagen nach der Diagnose, als ihr übel war vor Angst bei dem Gedanken, so bald schon zu sterben, stieß sie im Internet auf Studien, wonach man eine ursächliche Beziehung zwischen Salz und Bauchspeicheldrüsenkrebs festgestellt habe. »Ich liebe Salz«, sagte sie. »Deshalb war ich baff, wie schnell ich es vom Speiseplan gestrichen hatte.« Doch die motivierende Wirkung der Angst ist begrenzt.

Die Angst sorgte dafür, dass Claire in die Gänge kam, aber sie lodert heiß und brennt schnell aus. Sie kann den langen Kampf gegen eine chronische oder unheilbare Erkrankung nicht befeuern. Die Bemühungen, die Claire unternahm, um sich dem Tod zu stellen und zu entscheiden, wie sie in der Zeit leben wollte, die ihr noch blieb, ließen die Angst verschwinden und dienten als besser erneuerbare Quelle der Motivation und der Kraft. Sie begann, Fragen zu stellen wie »Was will dieser Krebs mich lehren?«, »Welche Botschaft verbirgt sich in dieser Krankheit?«, »Welche Chance?« und so weiter. Claire fand die Motivation für das kompromisslose Streben nach dem ersehnten Leben, indem sie auf ihren Körper hörte, sich besser auf ihn einstellte und sich auf Lebens- und Denkweisen zubewegte, mit denen sie sich körperlich, geistig und seelisch besser fühlte.

Juniper Stein hatte ja gesagt: »Ich akzeptierte die Diagnose, aber nicht die Prognose.« Sie akzeptierte, dass sie mit dieser Krankheit würde leben müssen; doch die Erwartung, wie sie damit leben würde, lehnte sie ab. Sie wollte als frisch verheiratete junge Frau nicht im Rollstuhl sitzen. Sie wollte sich körperlich nicht einschränken lassen. Sie wollte ihrer Familie nicht zur Last fallen. Sie hatte eine Vision der Dinge, die sie stattdessen wollte: eine Familie; einen funktionsfähigen Körper, der sie durch die Welt tragen und mit dem sie alles schaffen konnte, was sie sich wünschte; ein Leben ohne die ständige Ablenkung lähmender Schmerzen. Als sie sich durch die schwierigsten und schmerzhaftesten Tage ihrer Yogapraxis kämpfte, bewahrte sie sich ihre Vision von dem, was sie wollte.

Mirae Bunnell sagte, es sei nicht schwer gewesen zu verstehen, was sie verändern musste, wohl aber, ihren Kopf davon zu überzeugen. Er wehrte sich, da er in einer Feedbackschleife aus Reiz und Belohnung gefangen war: den chemischen Signalwegen des Genusses, die durch die Ausschüttung von Dopamin und Serotonin alte Muster verstärken. »Es ähnelte einer Verhandlung«, sagt sie heute. »Mein Körper sagte meinem Kopf, was er brauchte, um gesund zu werden und zu bleiben. Aber mein Geist scheute die Disziplin, die dazu nötig war.«

Bei starkem Stress greifen wir auf alte, eingefahrene Bewältigungsstrategien zurück. Die Wissenschaft zur Funktionsweise des Gehirns sagt klar: Unter Druck oder in einem gewissen Augenblick spielt das Gehirn uns einen Streich und überzeugt uns davon, dass es das Richtige sei, uns genauso zu verhalten wie immer; den vertrauten Weg einzuschlagen. »Nur dieses eine Mal«, reden wir uns ein und glauben daran. Der Geist besitzt in dieser Hinsicht große Macht. Das ist am einfachsten bei einer Sucht erkennbar, bei den Nervenbahnen, die einen unmittelbaren Bogen zu Lust und Trost spannen. Doch es zeigt sich in den verschiedensten Szenarien, die unsere Gesundheit und unsere Fähigkeit zu radikaler Heilung beeinflussen. Wir haben bereits über Abhängigkeiten gesprochen, von Alkohol oder Drogen und auch von Nahrungsmitteln, Gewohnheiten, Abläufen. Sogar bestimmte Denkweisen können süchtig machen. Auch ein negatives oder einschränkendes Denkmuster kann zum Beispiel abhängig machen und den Aufbau heilender Schaltkreise im Gehirn verhindern. Es ist ebenso schwierig, diese alten Denkmuster, Gewohnheiten und Überzeugungen zu brechen und zu überschreiben, wie sich von einer Sucht zu befreien. Unsere Biologie und Neurologie werden wirklich alles tun, um zu verhindern, dass wir Änderungen vornehmen.

Wie also gelingen dauerhaft radikale Veränderungen, wenn man es mit einem derart tückischen Gegner zu tun hat, dem eigenen Kopf und Körper?

Manche Menschen markieren Veränderungen mit einer Zeremonie. Andere nehmen von heute auf morgen große Veränderungen vor: Jan(et), die nach Brasilien übersiedelte; Pablo, der blitzschnell seine Ernährung umstellte und nie mehr zurückblickte. Bei wieder anderen wie Claire klappt es besser, wenn sie nach und nach lernen, wie sie ihre tieferen Bedürfnisse stillen können, sodass die alten, ungesunden oder überholten Verhaltensweisen allmählich von selbst wegfallen. Sie »stopfen das Loch in der Seele«, das sie mit dieser Überzeugung oder Gewohnheit zu füllen versuchten, bis sie einfach nicht mehr nötig sind.

Wenn Sie mit dem Rücken zur Wand stehen und Gefahr laufen, auf alte Gewohnheiten, Überzeugungen oder Entscheidungen zurückzugreifen, kann es Ihnen momentan schwerfallen, die richtige Wahl zu treffen. Sie müssen unbedingt im Voraus planen, was Sie in dieser Situation tun werden, da Ihr Geist (Ruhezustandsnetzwerk) Sie austricksen wird, wenn Sie den Druck des Augenblicks spüren. Folgende Fragen können Sie sich stellen:

- Auf welche Schlüsselreize reagiere ich? In welchen Situationen oder Umständen fällt es mir am schwersten, an meiner Entscheidung festzuhalten? Kann ich sie meiden oder mich besser darauf vorbereiten?
- Welche Vision habe ich vom Leben? Was inspiriert mich so sehr, dass ich dafür die sofortige Befriedigung opfern würde? Was wird mir helfen, dies zu verwirklichen? Was könnte mich davon abhalten?
- Auf wessen Rat kann ich mich in dieser Situation verlassen? Wen kann ich anrufen, um Unterstützung zu bekommen, statt unterminiert zu werden?
- Wie kann ich mich fürs Durchhalten »belohnen«? (Es sollte eine echte Belohnung sein, die umgehend erfolgt. Kontakt zu einem Menschen, der Ihnen am Herzen liegt? Ein Lieblingslied anhören? Es sollte etwas sein, wobei Sie sich gut fühlen.)
- Was hilft mir, meinen Nutzen und meinen Wert sowie das Wichtige und Gute zu erkennen, das ich der Welt schenke?
- Warum habe ich mich für diese Veränderung im Leben entschieden? (Denken Sie an die Gründe. Erinnern Sie sich an die Vision vom Leben und von einem gesunden Körper, die Sie sich wirklich wünschen. Erlauben Sie sich, es zu fühlen.)

Bestimmte geistige Programmierungen halten uns davon ab, unsere Schiffe zu verbrennen beziehungsweise die Brücken hinter uns abzubrechen und uns ganz auf etwas Neues einzulassen. Diese Verknüpfungen bestehen seit Langem und drängen uns zu Gewohnheiten, Routineabläufen und Überzeugungen, die uns schaden, unsere Heilung hemmen und uns bremsen können. Warum sollten Sie sich einen neuen Weg durch den Wald bahnen, wenn bereits ein ausgetretener Pfad existiert? Denken Sie an Wasser, das durch Flussbetten fließt und tiefe Furchen in die Erde gräbt. Gedanken, die sich als elektrischer Strom im Gehirn manifestieren, nehmen den Weg des geringsten Widerstands wie Wasser, das sich seinen Weg durch eine von Furchen durchzogene Landschaft sucht. Im Laufe der Zeit werden diese Flussbetten immer tiefer, und der Fluss lässt sich immer schwerer umleiten. Das Ruhezustandsnetzwerk kann Sie an Denkmuster und Gewohnheiten fesseln, die dann letztlich Ihr Leben und Ihre Gesundheit bestimmen. Es zeichnet einen Plan von Ihrer Zukunft, den Sie befolgen, ohne sich dessen bewusst zu sein. Wir wissen aber auch, dass sich das Ruhezustandsnetzwerk verändern lässt.

Das Knüpfen einer neuen Nervenverbindung ist wie ein Sprung ins Ungewisse. Die gute Nachricht lautet, dass unser Gehirn nicht fest verdrahtet ist. Wir können neue Neuroassoziationen bilden, die Genuss und Belohnung mit gesünderen Gewohnheiten verbinden. Doch das ist nicht leicht. Wir müssen die Schiffe alter Neuroassoziationen verbrennen, um neue bilden zu können. Denken Sie daran, wie sich Indiana Jones am Ende des Films »Indiana Jones und der letzte Kreuzzug« durch den mit tödlichen Hindernissen gespickten Gralstempel schlägt. Er gelangt an eine breite Schlucht, wo der Weg endet. Es gibt nur eine Möglichkeit weiterzukommen: Er muss den Schritt nach vorn in die Schlucht machen, ohne zu wissen, was geschehen wird. Er wagt es, und sein Fuß landet auf einer festen Brücke. Sie war immer da – getarnt, aber da. Wenn unser Gehirn neue Synapsen bildet, wagen die Transmitter in unseren Nervenzellen einen ähnlichen Sprung. Sie wagen sich hinaus in eine Schlucht, um eine Verbindung herzustellen, eine neue Brücke zu bauen. Auf der anderen Seite angekommen wirft Indy eine Handvoll Sand auf den Weg, um ihn sichtbar zu machen, damit er ihn beim nächsten Mal besser sehen und schneller überqueren kann. Neuroassoziationen im Gehirn funktionieren ähnlich. Sie sorgen dafür, dass der Weg leichter und vertrauter ist, wenn wir ihn das nächste Mal gehen müssen.

Es dauert 45 Tage, um eine neue Nervenverbindung zu knüpfen. 45 Tage sind eineinhalb Monate. Im Vergleich zur Gesamtlebensdauer ist das gar nicht so lang! Wenn Sie sich innerhalb dieser Zeitspanne befinden, Ihren Alltag leben und versuchen, eine lebenslange Gewohnheit, ein Denkmuster, eine Überzeugung zu ändern, kann es sich freilich endlos anfühlen.

Machen Sie es wie Pawlow mit seinen Hunden, um diese 45 Tage zu überstehen. Sie müssen sich konditionieren wie eine Laborratte. Gönnen Sie sich jedes Mal, wenn Sie etwas dafür tun, dass Sie auf dem Weg der Heilung bleiben, umgehend etwas, was Ihnen großen Genuss bereitet. Ob Sie ein negatives oder einschränkendes Denkmuster erkennen oder anstelle eines entzündungsfördernden ein heilendes Nahrungsmittel wählen – alles ist eine Belohnung wert. Machen Sie Ihre ganz persönliche Liste: Was empfinden Sie als Belohnung?

Denken Sie dabei stets daran, dass Sie gerade eine völlig neue Karte erstellen. Es ist schwer, einen neuen Weg zu bahnen. Es ist frustrierend. Aber es geht vorwärts. Sie haben den Strand verlassen, und der Hafen liegt weit hinter Ihnen. Es wartet ohnehin kein Schiff auf Sie. Umkehren ist keine Option. Wir erobern die Stadt – oder wir sterben.

Sie können alles 45 Tage lang schaffen. Denn nach diesen 45 Tagen beginnt der Rest Ihres Lebens.

In den vergangenen fünfzehn Jahren habe ich viele fantastische Genesungen gesehen. Wie wir im Laufe dieses Buches entdeckt haben, ist jede davon einzigartig. Claires Geschichte gibt es nur einmal, genau wie Miraes Geschichte. Doch im Persönlichen finden wir das Allgemeine – und, wie ich glaube, den Weg in die Zukunft.

Damit die Medizin den nächsten wichtigen Entwicklungssprung machen kann, müssen wir einige der dringlichsten Lehren aus den Spontanremissionen anwenden. Sie offenbaren uns, dass wir folgende Aspekte heilen müssen, um tiefer zu genesen: unsere Ernährung, unser Immunsystem, unsere Stressreaktion und unsere Identität. Diese vier Elemente ziehen sich wie glitzernde Fäden durch den Stoff nahezu aller von mir analysierter Heilungsgeschichten, und sie könnten die Basis für eine medizinische Revolution schaffen. Zuerst aber können wir diese Revolution im kleineren Maßstab in unserem Leben erreichen, wie es die in diesem Buch vorgestellten Überlebenden tun – wenn wir unsere Schiffe verbrennen.

Als ich zu studieren begann, zog ich endgültig von zu Hause aus. Jahrelang hatte ich nur halb gelebt. Es war mein Versuch eines Kompromisses gewesen zwischen den Wünschen und Erwartungen meiner Familie an mich und dem, was ich mir vom Leben wünschte: was ich brauchte, um ein gesunder und glücklicher Mensch zu sein. Sie waren in einem Modell gefangen, das auf harten Regeln und engstirnigen Überzeugungen beruhte und das ich nicht mehr ertrug. Gleichzeitig war es schmerzlich zu gehen, denn es stand viel auf dem Spiel: Wenn ich ging, konnte ich nicht zurück. Ich würde exkommuniziert. Ich wäre für sie gestorben.

Es war einer der schwierigsten Schritte, den ich je gegangen bin, und sollte sich als eines der größten Geschenke erweisen. Denn nachdem ich meine Wahl getroffen hatte, versperrten sie mir den Rückweg. Ich verließ das Schiff, um an Land zu gehen; sie steckten es in Brand. In schwierigen Zeiten – wie etwa bei einer Krankheit – entschließen sich die Menschen oft dazu, ihre Schiffe zu verbrennen. Aber betrachten Sie die Geschichte von Cortés: Die Entscheidung lag nicht bei den Soldaten; er gab den Befehl. Manchmal verbrennt die Krankheit das Schiff für Sie. Die Frage lautet nun: Bleiben Sie am Strand liegen, oder gehen Sie weiter?

Keiner von uns weiß letztlich mit Gewissheit, wie viel Zeit ihm im Leben bleibt. Es gibt keinen Schlüssel zur Unsterblichkeit. Wie gesagt: Nicht einmal Spontanheilungen währen ewig.

Die Menschen in diesem Buch, die unheilbare Krankheiten überlebt haben, fanden Möglichkeiten weiterzumachen; sie akzeptierten, dass es irgendwann zu Ende sein würde. Doch unterdessen würden sie so gut, authentisch und erfüllend leben wie möglich. Sie würden herausfinden, mit welchen weitreichenden und tiefgreifenden Veränderungen sie sich besser und lebendiger fühlten, und sich so fest hineinknien wie möglich.

Wenn sie dafür ihr Leben umstrukturieren mussten, taten sie es. Wenn sie dafür Beziehungen aufgeben mussten, die sie einengten, ließen sie los. Sie betrachteten sich im Spiegel und fragten sich: *Was erzähle ich mir über mich, und warum ist es falsch?* Keiner von ihnen ließ sich nur halb auf diese Reise ein oder trat sie in der Vorstellung an, den Tod zu überlisten. Sie zogen mit dem Vorsatz aus, sich das Leben zu holen, das ihnen gehörte, solange es eben dauerte. Darüber wurden sie gesund. Sie heilten ihren Umgang mit ihrem Körper. Sie heilten ihre Reaktion auf den Stress und die Herausforderungen des Lebens. Sie heilten ihre toxischen oder schädlichen Überzeugungen im Hinblick auf die Welt und das, was möglich war. Zu guter Letzt heilten sie die Geschichte ihrer Identität, was ihnen die Freiheit und die Fähigkeit verlieh, lebensrettende Veränderungen vorzunehmen.

»Es war zuallererst ein geistiger und spiritueller Kampf«, sagte Mirae über ihre Genesung. »Der Körper folgte.«

SCHLUSSBETRACHTUNGEN

EINE MEDIZIN DER HOFFNUNG UND DER MÖGLICHKEITEN

Draußen am Rand sieht man alle möglichen Dinge, die von der Mitte aus nicht zu erkennen sind… Große, unerhörte Dinge – die sehen die Leute am Rand als erste.

Kurt Vonnegut

GRIECHISCHE KÜSTE, 300–350 V. CHR.

Lassen Sie uns gemeinsam in eine andere Zeit reisen: Stellen Sie sich einen Augenblick lang vor, im antiken Griechenland zu leben. Sie wohnen in einem kleinen Dorf auf dem Land in einem Haus aus Ziegelsteinen. Hölzerne Fensterläden verhindern, dass die Mittelmeersonne hereinbrennt, wenn es tagsüber heiß wird. Es gibt einen Hof, wo Ihre Kinder mit dem Astragal-Spiel beschäftigt sind. Es ähnelt dem modernen Geschicklichkeitsspiel Jacks, allerdings muss man gewaschene und polierte Ziegen- oder Schafsknöchelchen einsammeln. Ihre Familie holt Wasser aus dem Brunnen im Hof und backt Kuchen mit Honig und Feigen in einem Lehmofen im Haus.

Sie stammen aus einer Familie von Bauern oder Fischern. Sie gehen mit der Sonne schlafen. Sie arbeiten schwer und haben kein leichtes Leben. Wenn Sie krank werden oder sich verletzen, würde ein Arzt im Ort wohl Kräuter oder Gebete verordnen. Vielleicht würden Sie einen Tempel aufsuchen und Asklepios, dem Gott der Heilung, Gold oder Silber opfern – wahrscheinlich mehr, als Sie sich leisten können. Wenn Sie sehr krank sind, würden Sie sich vielleicht auf die schwierige Wallfahrt zu einem der großen Tempel begeben, die sich etwas weiter entfernt an der Küste befinden, einem sogenannten Asklepieion.

Das nach dem Gott der Heilung benannte Asklepieion dient der griechischen Gesellschaft als Zentrum der Heilung. Hier kümmert man sich um die emotionalen, spirituellen und körperlichen Aspekte. Gleich nach der Ankunft beginnt die sogenannte »Inkubation«, und Sie verbringen eine Nacht mit anderen Patienten in einem Schlafsaal. Am nächsten Morgen treffen Sie einen Priester, dem Sie berichten, was Sie geträumt haben. Dieser Priesterarzt stellt einen Behandlungsplan zusammen. Für gewöhnlich beginnt man mit einer Phase der Reinigung oder »Katharsis«, die durch die Umstellung auf eine einfache, nährstoffreiche Kost und einen Abstecher in die heilenden Bäder gekennzeichnet ist. Vielleicht verordnet er sogar eine Kunsttherapie, bei der Sie sich über den schöpferischen Ausdruck von Emotionen befreien oder sie verarbeiten. Vielleicht bekommen Sie von dem Priesterarzt auch ein persönliches Gebet oder eine Art »Mantra«, das Sie im Kopf behalten und im Geiste wiederholen werden, um eine positive Perspektive zu bewahren. Sollte eine größere Behandlung oder gar eine Operation nötig sein, wird sie hier im Asklepieion vorgenommen. Sie werden mit Opium in eine Art Narkose und Traumzustand versetzt, und geschulte Chirurgen nehmen den Eingriff vor. Vielleicht wird man Ihren Namen sogar in eine Marmortafel meißeln und damit für alle Zeit festhalten, woher Sie kamen, welcher Art Ihre Erkrankung war und wie sie behandelt wurde – Marmortafeln, die zweitausend Jahre später von Menschen entdeckt werden, die auf der Suche nach einem besseren Weg der Heilung sind.

Die große Ähnlichkeit zwischen einigen dieser uralten Rituale und den Schritten, die so viele Menschen unternahmen, die eine Spontanheilung erfuhren, fasziniert mich. Die unmittelbare radikale Umstellung der Ernährung. Das Insichgehen. Der Abstand zum Stress und der Plackerei des Alltags an einem Ort der Heilung sowie eine ganze Gemeinschaft, die nach körperlicher und spiritueller Heilung strebt. Das in der Arbeit mit Träumen, Gebeten und Meditation enthaltene Eingeständnis, dass die Heilung oft jenseits des physischen Körpers oder auf einer tieferen Ebene beginnt.

Ich plädiere hier keineswegs für die Rückkehr in die Antike. Es geht nicht darum, einen Schritt zurück zu machen. So vieles über den Körper und seine Erkrankungen war damals noch unbekannt. Man warf Münzen in heilige Quellen, um Heilung zu erbitten. Ich werfe einen Penny in einen Brunnen und wünsche mir etwas – aber ich denke nicht, dass es mich heilen wird. Es lohnt sich jedoch zu fragen, ob wir über unserem hastigen Fortschritt nicht etwas Wichtiges vergessen haben. Wie würde die Medizin aussehen, wenn wir in der Zeit zurückgingen, uns dieses in Vergessenheit geratene Wissen zurückholen und in das unglaubliche Gefüge aus Wissenschaft, Innovation und Technik einbauen könnten, das heute existiert? Die Medizin der Zukunft wird sich zweifellos Teile jener verloren gegangenen Vergangenheit wiederholen – sie wird es tun müssen, um neue Ebenen möglicher Heilung zu erschließen.

HONOLULU, HAWAII, 2049

Guten Morgen, Claire. Herzlich willkommen in der Wellnessklinik. Wie fühlen Sie sich heute?

Die Frau betritt das für sie reservierte Zimmer in der Klinik. Optische Sensoren tasten ihr Gesicht ab, das Programm erkennt sie und ruft sofort ihre gesamte medizinische Vorgeschichte auf. Die Daten stammen aus vielen verschiedenen Quellen: Sie werden aus Fitnesstrackern, Umgebungssensoren, kleinen tragbaren Geräten (»Wearables«), Apps, den digitalisierten Daten ihrer Krankenakte und mehr ausgelesen. Die künstliche Intelligenz (KI) begrüßt Claire herzlich wie eine alte Freundin und fügt zeitgleich alle diese Daten – eine Million Mal schneller als menschliche Synapsen – zu einem detaillierten Bild zusammen. Die KI weiß mehr über Claires Gesundheit und medizinische Vorgeschichte, als sie selbst oder ihre Ärztin je wissen könnte. Sie weiß um eine familiäre Vorbelastung für Krebs. Claires Großtante, nach der sie benannt ist, war an der Krankheit gestorben, bevor sie selbst geboren wurde. Inzwischen sind Krebserkrankungen sehr viel seltener geworden. Seit der Generalüberholung des Gesundheitssystems gehen die Fälle von Erkrankungen, die früher als Zivilisationskrankheiten bezeichnet wurden, wie Krebs, Diabetes und Herzkrankheiten sowie andere chronische Erkrankungen wie Autoimmunstörungen und Depressionen, so rapide zurück, dass es schwierig ist, aktuelle Statistiken zur Hand zu haben.

Während Claire es sich bequem macht, wird sie von der beruhigenden Stimme der KI gebeten, sich umzuziehen und in einen Bademantel zu schlüpfen. Unterdessen verbindet die KI Claires Daten über einen einzigartigen Algorithmus und sucht nach Verbindungen zwischen Krankheitsanfälligkeiten und Möglichkeiten für ein noch blühenderes Leben. Mühelos stellt sie Zusammenhänge her, die zu erkennen die Menschen früher *ein Leben lang* brauchten. Sie kennt Claires Gewohnheiten und weiß, was sie verändert hat oder gerade zu verändern versucht. Dank der übermenschlichen Fähigkeit, Hunderttausende von Datenpunkten zu verbinden, wird die KI Empfehlungen vorlegen, wie sich Claires Gesundheit verbessern ließe. Sie kann diese Datenpunkte auch in einen Bezug zu den neuesten wissenschaftlichen Daten setzen, die gerade erst veröffentlicht wurden. Die KI schnappt sich alle neuen, von Fachleuten geprüften Studien, sobald sie ins Internet gestellt werden, und packt sie in die Dateien aller Patienten, auf die sie zutreffen könnten.

Die KI weiß auch, ob und wie gut ihre bisherigen Empfehlungen geholfen haben. Sie weiß, ob Claire sie umgesetzt hat oder ob es ihr nicht so recht gelungen ist, sich daran zu halten. Sie kann neue maßgeschneiderte Empfehlungen geben oder die Daten analysieren, ein neues Tempo festlegen oder einen neuen Plan erstellen, was möglicherweise attraktiver oder machbarer ist. Sie arbeitet gänzlich urteilsfrei. Wenn Claire die Klinik betritt, weiß die KI zudem längst über alles Bescheid. Seit Wochen fließen Daten in Claires Datei und werden mühelos in ihr gesamtes Gesundheitsprofil integriert. Sie muss nichts offenbaren oder beichten. Alles ist bereits bekannt. Es ist Aufgabe der KI, ein vollendet unvoreingenommener Beobachter zu sein. Sie ist ausschließlich für die Patienten da und soll ihnen bei der Entwicklung eines gesunden, vitalen und blühenden Lebens helfen.

Moment mal – wo bleibt Claires Ärztin in diesem Szenario? Wurden die menschlichen Ärzte durch die KI ersetzt?

Keineswegs.

Im Jahr 2049 ermöglichen die KIs es den Ärzten, echte Ärzte

zu sein. Das englische Wort für Arzt lautet *physician* und ist eine Art Mischung aus Latein und Altfranzösisch. Das lateinische Substantiv *physica* heißt »Naturkunde« beziehungsweise »Dinge, die mit der Natur zu tun haben«, während wir das altfranzösische Wort *fisicien* als »Kunst der Heilung« übersetzen können. Heute, im Jahr 2049, sind Ärzte wahre Heilkünstler. Sie sind absolut unverzichtbar.

Claire hätte das Portal auf ihrem Laptop aufrufen und mit der KI im heimischen Schlafzimmer konferieren können, aber heute steht ein persönlicher Besuch in der Klinik an. Die KI, die sie auch zu Hause nutzen kann, eignet sich wunderbar für eine schnelle Überprüfung ihrer Ernährung und ihrer Ziele, ihres Stressniveaus und dazu, sich einen schnellen Eindruck über die Dauer der Aktivierung ihres Parasympathikus zu verschaffen. Aber heute braucht sie mehr als einen kurzen Check. Heute braucht sie die intensive, persönliche Betreuung durch ihren langjährigen Gesundheitscoach, der sie kennt und sich auf eine Weise um sie sorgt, die sich ganz anders anfühlt als die wohlwollende, informationsbezogene Präsenz der KI.

Claire weiß nicht viel über die Großtante, nach der sie benannt ist. Aber ihre Mutter hatte ihr nahegestanden und früher von ihr erzählt. Ihre Großtante war eine Art glühendes Vorbild für die Familie gewesen, jemand, der immer wusste, was zählt, der offen und ehrlich war und keinen Nonsens erzählte. Sie hinterließ einen Ratgeber über die Genesung von Bauchspeicheldrüsenkrebs, der sich zu einer Art Geheimtipp entwickelte. Die ursprünglich im Selbstverlag als E-Book erschienene Broschüre bestand aus kurzen Artikeln, die dem Blog ihrer Großtante entnommen waren. Sie legt auf erfrischend ehrliche und einfache Weise dar, welche Schritte und Entscheidungen ihre Großtante im Umgang mit der tödlichen Krankheit unternahm, als sie dachte, sie habe nur noch wenige Monate zu leben. Am Ende dann die überraschende Wendung: Sie blieb am Leben. Der Krebs verschwand über zehn Jahre lang. Die Ärzte waren verblüfft und zweifelten in ihrem Bemühen, das Unerklärliche zu erklären, an ihrer Diagnose. Doch Claire kannte ihren Körper; sie wusste, dass die Krankheit echt gewesen war. Als der Krebs nach einer unglaublich langen Remission schließlich wiederkam, war dies endlich die Bestätigung. Allmählich musste die medizinische Fachwelt sie ernst nehmen.

Claires Fall war nicht der einzige. Überall in den Vereinigten Staaten, überall auf der ganzen Welt wurden Stimmen laut. Die Menschen waren nicht mehr bereit, den Standardspruch zu akzeptieren, dass sie einfach »Ausreißer« seien und es keine Erklärung für ihre verblüffende Genesung gebe. Sie waren entschlossen, ihre Geschichte zu erzählen, damit andere von ihren Experimenten und hoffentlich auch von ihren fantastischen Erfolgen profitieren konnten.

Es funktionierte. Der von Claires Großtante gebahnte Weg wird inzwischen häufig genutzt. Viele Menschen traten in ihre Fußstapfen, und viele von ihnen fanden genau wie sie selbst vor all den Jahren radikale Heilung. Damals, zu Beginn der Nullerjahre des 21. Jahrhunderts, hatte Claire kaum Unterstützung. Sie bahnte sich allein den Weg durch diese Wildnis und stieß dabei auf Schritt und Tritt auf Skepsis und Widerstand. Als jedoch immer mehr Menschen einen anderen Heilungsansatz forderten, begann sich die Medizin allmählich zu verändern.

Es gab auch technologische Veränderungen. Die Entwicklung machte rasante Fortschritte: Inzwischen können problemlos Nanobots in die Blutbahn injiziert werden, um entstehende Krebszellen aufzuspüren und zu vernichten, Gefäßwände auszubessern, seneszierende (alt werdende) Zellen zu beseitigen, eine kranke Schilddrüse oder ein krankes Herz zu reparieren und vieles mehr. Man bekommt auch immer leichter Zugang zu derartigen Behandlungen. Tragbare Geräte, die wichtige Daten sammeln, Blutdruck und Sauerstoffsättigung und Stressniveau aufzeichnen, sind erschwinglich und allgegenwärtig. Wie bei den Computern und Apps zu Zeiten ihrer Großtante hat sich ihre Leistungsfähigkeit sprunghaft verbessert, während die Kosten stark zurückgingen, als die digitalen Gesetze der Dematerialisierung und Demonetarisierung weiterhin ihre magische Wirkung entfalteten.[109] Einmal programmierte Algorithmen lassen sich ohne weitere Kosten milliardenfach reproduzieren, sodass ihre Dienste für die Menschen nicht mehr unerreichbar sind.

Diese Technologien sind leicht und unauffällig,[110] fügen sich unsichtbar in Claires Leben ein und wissen, auch wenn sie es nicht weiß, ob und wie lange ihr Parasympathikus oder ihre Kampf-oder-Flucht-Reaktion aktiviert sind. Sie wissen, in welchen Situationen sie leichter in einen parasympathischen Modus gelangt und welche das Gegenteil bewirken. Sie können sie sogar auffordern, die empfundene Belastung nicht als Bedrohungs-, sondern als Herausforderungsstress zu sehen. Wenn Claire bei der morgendlichen Tasse Kaffee auf das Icon der App auf ihrem Smartphone tippt, taucht ein Kalender auf dem Touchscreen auf. Die farbliche Kennzeichnung der Ereignisse zeigt, ob sie eine Gelegenheit zur Aktivierung des Parasympathikus bieten (etwa der Spaziergang in der Mittagspause in der Nähe ihres Büros, um eine Freundin zu treffen) oder eine Chance sind, Stress als Herausforderung zu betrachten (wie die Besprechung mit einer streitsüchtigen Kollegin, die alle ihre Ideen niedermacht).

Die ganze Woche über lädt Claires KI Lebensmittellisten und Speisepläne auf ihr Telefon, die sie jederzeit an den

Lebensmittelladen schicken kann. So ist ihr Einkauf abhol- oder gar lieferbereit, wenn sie sich auf den Heimweg zu den Kindern macht. Im Laufe des Tages vibriert ihr Armband, um sie daran zu erinnern, Wasser zu trinken und Entspannungspausen einzulegen. Da sie zu Kopfschmerzen neigt, sind eine gute Flüssigkeitsversorgung und Stressmanagement die beste Möglichkeit, diese zu verhindern und zu vermeiden, dass sie sie mit Medikamenten vertreiben muss.

Als ihre Ärztin hereinkommt, spürt Claire den gleichen Oxytocinausstoß wie bei der Begegnung mit einer guten Freundin oder einem geliebten Menschen. Sie empfindet die Termine bei ihrer Ärztin als echte Freude. Für gewöhnlich finden sie in Abständen von wenigen Monaten statt und dauern so lange wie nötig (zumindest hat es diesen Anschein!). Claire weiß noch, wie sie als kleines Mädchen mit ihrer Mutter zum Arzt gegangen war und die meiste Zeit mit den Arzthelferinnen verbracht hatte. Sie wogen und vermaßen sie und arbeiteten sich durch endlos lange Checklisten. Wenn der Arzt dann endlich abgehetzt erschien und nur wenige Minuten Zeit für sie hatte, galt sein erster Blick dem Computerbildschirm, nicht ihr.

Zu ihrer Ärztin hat Claire eine echte Verbindung. Diese Frau war bei der Geburt ihrer Kinder dabei gewesen und hat sie durch so manche gesundheitlich schwierige Phase gelotst. Sie beherrscht die Kunst der zwischenmenschlichen Verbundenheit, die mittlerweile ein wichtiger Bestandteil des Lehrplans der besten medizinischen Fakultäten ist. Claire schildert ihre Anliegen: Sie hat in letzter Zeit viele berufliche Sorgen, ein Geschäftsabschluss erweist sich als große Herausforderung, und sie hat das Gefühl, dass ihr Körper nicht sonderlich gut auf den Stress reagiert. Sie hat Probleme mit der Verdauung und der Thermoregulation sowie Einschlafschwierigkeiten. Bei einer Frau ihres Alters und mit ihrer familiären Vorgeschichte besteht das Risiko, eine Autoimmunerkrankung zu entwickeln, und sie macht sich Sorgen, dass dies frühe Warnsignale sein könnten.

»Das wäre möglich«, stimmt ihr die Ärztin zu. »Stress kann der Auslöser für viele Autoimmunerkrankungen sein, vor allem dann, wenn eine genetische Veranlagung besteht. Aber lassen Sie uns alles tun, was in unserer Macht steht, um diesen Auslöser zu beseitigen.«

Die KI hat Claires Ärztin bereits darauf aufmerksam gemacht, dass ihr Cortisol- und Adrenalinspiegel hoch und ihr Schlaf in den meisten Nächten gestört ist. Die Ärztin wischt rasch über den Bildschirm des Tabletcomputers, den sie vom Tisch genommen hat (sie hat ihn bislang kaum gebraucht, da ihr eigentliches Ziel darin besteht, bei Claire zu sein und Kontakt zu ihr aufzubauen). Sie sieht, dass bei der letzten Überprüfung der Telomere – einem schnellen Abstrich der Wangenschleimhaut – eine gute Länge und ein guter Zustand festgestellt wurde. Claires Fitnessalter, ein besserer Maßstab zur Bestimmung ihres wahren Alters als das chronologische Alter, ist sogar ziemlich gut. Falls sich allerdings ein weitreichendes Stressmuster abzeichnet, ist es sinnvoll, sofort etwas dagegen zu unternehmen. Tun Patienten dies nicht, kann eine Spirale in Gang kommen, bis sie am Ende mit einem Leben dastehen, das sie nicht wollen, sich gefangen fühlen und unter starken körperlichen Störungen leiden.

Bis zum Ende des Termins bespricht Claire nun mit ihrer Ärztin, welche Daten die KI gesammelt und welche Schlüsse sie daraus gezogen hat, und sie erstellen einen Maßnahmenplan. Dieser sieht auch vor, dass Claire mit ihrem Mann über die beruflichen Probleme spricht, damit er weiß, dass sie mehr Unterstützung braucht. Es bedeutet, zu einer entzündungshemmenden Kost zurückzukehren, die ihr schon früher erstaunlich gut geholfen hat, und sich morgens Zeit zu nehmen, um zum Schwimmen oder in die Yogastunde zu gehen oder auch nur einen schnellen Spaziergang um den Block zu machen – alles Maßnahmen, die der KI zufolge ihren Cortisolspiegel sofort verlässlich senken und dafür sorgen, dass er auch an stark belastenden Tagen ausgeglichener bleibt. Die Ärztin tippt ein paarmal auf den Touchscreen, um die KI so zu justieren, dass sie künftig Claires Stressniveau und Entzündungsmarker überwacht. So können sie beginnende Entwicklungen erkennen, bevor sie Schaden anrichten.

Jahrzehnte zuvor hatten wir – bildlich gesprochen – ja den Wunsch, das Gesundheitssystem möge wie ein Geländer entlang der geschwungenen Klippen des Lebens dafür sorgen, dass sich die Menschen gesund und sicher auf den Straßen bewegen können. Stattdessen entwickelten wir ein System, das Rettungswagen am Fuße der Klippen parkte und wartete, bis jemand herabstürzte, um ihn dann eilends ins Krankenhaus zu bringen. Damit retteten wir natürlich Leben, aber an die wichtigsten Ursachen von Leiden und Tod kamen wir nicht heran. Dies ist inzwischen dank einer von Technologie, Hoffnung und dem leuchtenden Vorbild der gesundheitlichen Überflieger getragenen Revolution in der Medizin gelungen. Bei Claire fungieren ihre Ärztin und das ganze Gesundheitssystem im Hintergrund schon ihr Leben lang wie ein solches Geländer.

Im Jahr 2049 ist die gesundheitliche Versorgung von Körper und Geist dank der unsichtbaren, nahtlosen Verbindung der materiellen Welt mit der Welt der KI vollkommen integriert. Algorithmen kennen uns besser als wir uns selbst. Sie können die Ursachen unserer Gefühle und Sorgen aufspüren, die uns normalerweise entgehen. Sie verraten uns, welche Beziehungen und Begegnungen wir als belastend und erschöpfend empfinden und welche uns Energie und Frieden schenken. Es fällt uns leichter, das störende Rauschen von Druck und Zwängen, von den Bitten anderer und dem eigenen Wunsch, es allen recht zu machen, zu durchdringen. Wir werden immer wieder sanft an unsere Verantwortung gegenüber unserer geistigen, körperlichen und spirituellen Gesundheit erinnert.

Heute stehen Ärzte nicht mehr vor der unmöglichen Aufgabe, über die Fülle an medizinischen Studien zu unzähligen Krankheiten und Behandlungen auf dem Laufenden bleiben zu müssen, und können sich stattdessen unmittelbar auf den Menschen konzentrieren. Die KI nimmt Claires Ärztin diese intellektuelle Aufgabe ab, sie *ist* gewissermaßen ihr Intellekt. So hat diese Zeit, zuzuhören und eine mitfühlende Beraterin und ein Coach zu sein. Sie wurde nicht deswegen zum Medizinstudium zugelassen, weil sie riesige Datenmengen auswendig lernen konnte, sondern wegen ihrer Empathie und ihres Interesses für menschliches Verhalten und Kommunikation. Sie ist nicht mehr die Expertin für Claires Körper, das ist Claire selbst. Aber sie ist ein lieb gewonnener Coach, und es ist nicht übertrieben zu sagen, dass die beiden eine gewisse Liebe verbindet. Claire fühlt sich auf eine herzliche, objektive, professionelle und unvoreingenommene Weise gesehen und geliebt. Nach jedem Termin verlässt sie den Raum in dem Gefühl, gerade bei einer weisen Frau gewesen zu sein, die offensichtlich über Jahre hinweg ein tiefes Verständnis für das menschliche Verhalten sowie Respekt für die Entscheidungen der Menschen und für ihre Ermächtigung entwickelt hat.

Nachdem bewiesen war, dass die Aufmerksamkeit und die Fürsorge des Arztes sogar auf subatomarer Ebene eine transformative Wirkung haben, kam es in der Medizin zu einem dramatischen Wertewandel. Von Ärzten wird nicht mehr verlangt, als Informationsspeicher zu dienen. Das ist die Aufgabe der KI, die in ihrer unterstützenden Rolle unverzichtbar ist. Der Arzt muss eine Verbindung zum Patienten aufbauen, ihn verstehen, sein gesamtes Lebensgefüge berücksichtigen und die Versorgung mitfühlend auf seine individuelle Erfahrung der Welt anpassen. Die KI ersetzt ihn nicht; sie schenkt ihm die Freiheit, zuzuhören und Verbundenheit zu erzeugen, Neuerungen einzuführen, Freund und Coach zu sein und die wahre Kunst der Medizin zu praktizieren. Diese Kunst verbindet auch die vier Säulen der modernen Medizin: die Heilung unserer Ernährung, die Heilung unserer Stressreaktion, die Heilung unseres Immunsystems und zu guter Letzt die Heilung unserer Identität. Inzwischen gibt es stapelweise Studien, wonach die vierte Säule die wichtigste ist, und heute verschreiben Ärzte eher Taten, Erfahrungen und weitreichende Lebensveränderungen als Medikamente.

Am wichtigsten aber ist, dass wir herausgefunden haben, welche Aufgaben die KI mit Bravour erfüllt und wo ihre Fähigkeiten enden. Die ganze KI der Welt ist nicht in der Lage, die eine Sache zu vermitteln, die wirklich heilt: Liebe.

Die KI kann eine enorme Fülle von Daten ausfindig machen und im Hinblick auf eine Verbesserung der körperlichen und sogar geistigen Gesundheit ordnen. Sie kann Probleme mit sowie den Ursprung von Krankheit und Kummer besser aufdecken als der Verstand des größten Experten. Aber sie kann nicht lieben. Die Technologie mag uns mit einer Welt unvergleichlicher körperlicher Annehmlichkeit und revolutionärer Behandlungen bekannt machen, doch in manche Bereiche können nur die Liebe, nur urteilsfreies Mitgefühl, Bestätigung und Verbundenheit vordringen. Es wäre möglich, dass die Welt der Liebe und die höheren Ebenen, zu denen sie uns Zugang gewährt, gleichbedeutend mit der Welt der Heilung sind. Unter bestimmten Bedingungen, die wir zugegebenermaßen noch nicht sehr gut verstehen, beugt sich die materielle Welt ihren Gesetzen und wird sogar davon geformt. Wenn dies geschieht, kann Krankheit vergehen.

Als Claire die Klinik verlässt, ist ihr Kurs korrigiert. Sie wird weder an diesem Tag noch in nächster Zeit »die Klippe hinabrutschen«.

BOSTON, MASSACHUSETTS, GEGENWART

In meinem Sprechzimmer hängen zwei Dokumente an der Wand. Die Patienten bemerken sie oft beim ersten Besuch, wie es meine Absicht ist. Das eine ist die Unabhängigkeitserklärung der Vereinigten Staaten, das andere die Emanzipationserklärung, in der es um die Abschaffung der Sklaverei geht.

In der Unabhängigkeitserklärung steht: »Wir halten diese Wahrheiten für ausgemacht, dass alle Menschen gleich erschaffen worden, dass sie von ihrem Schöpfer mit gewissen unveräußerlichen Rechten begabt worden, worunter sind Leben, Freiheit und das Bestreben nach Glückseligkeit.«

Sie sollen mich und meine Patienten daran erinnern, dass wir in Wahrheit oft keine Medikamente und auch keine Gesprächstherapie mit Menschen wie mir benötigen (obwohl dies zuweilen hilfreich sein kann). Vielmehr müssen wir die Fesseln der Dinge abschütteln, die uns unterdrücken, damit wir ein Leben aufbauen können, in dem wir die beste, höchste und authentischste Ausgabe unserer selbst sein können. »Gott sei Dank waren keine Psychiater bei der Boston Tea Party«, sage ich manchmal zu meinen Patienten, um sie zum Lachen zu bringen. »Sie hätten diesen Menschen ein Rezept ausgestellt und sie nach Hause geschickt. Aber diese Leute brauchten kein Zoloft. Sie mussten die Fesseln der Unterdrückung abschütteln und sich ein Leben aufbauen – ein Leben in Freiheit, Respekt und Würde. Sie mussten eine bessere Welt erschaffen, in der sie ihr wahres Potenzial verwirklichen konnten; in der sie ihr einzigartiges Licht leuchten lassen konnten.«

Die Unabhängigkeitserklärung der Vereinigten Staaten war in mancher Hinsicht eine Art Geschichte. Alle Revolutionen sind Geschichten. Sie helfen uns zu erkennen, was möglich ist und bislang nicht möglich war. Sie zeichnen das Bild einer besseren Zukunft, und dies ist der Grund, weshalb sie sich ereignen: Was wir sehen, können wir auch realisieren.

Wir brauchen eine weitere Revolution. Eine Revolution der Geschichten. Geschichten von Remission und Genesung und Leben nach der Krankheit. Geschichten, die erzählen, wie Menschen dies gelungen ist.

Alle meine Gesprächspartnerinnen und -partner in diesem Buch, die eine unheilbare Krankheit überwunden haben, brachten den Wunsch zum Ausdruck, ihre Geschichten mit der Welt zu teilen, so schmerzlich und persönlich sie auch waren. Es ist nicht leicht, andere daran teilhaben zu lassen und der Welt sein Innerstes zu offenbaren. Diese Menschen gaben Einblicke in den Vorgang ihrer Gewissensprüfung – jenen furchterregenden Prozess, bei dem sie sich dem Tode stellten und ihr wahres Selbst entdeckten und der demütig werden lässt. Sie taten dies, weil sie sich angesichts ihrer Krankheit und der Konfrontation mit einer tödlichen Diagnose allein gefühlt und nicht gewusst hatten, wie es weitergehen soll.

Als Claire Haser die Diagnose erhielt, suchte sie weit und breit nach Geschichten von Menschen, die von Bauchspeicheldrüsenkrebs im gleichen Stadium genesen waren. Sie fand nichts. Aus diesem Grund beschloss sie, ihre Geschichte in dieser Ausführlichkeit und Tiefe zu erzählen. Sie wollte, dass der Nächste, der nach den Berichten Überlebender suchte, ihre Geschichte fand. Wie so viele, die sich an mich wandten, tat sie dies in der Hoffnung, anderen zu helfen. Sie wollte sich revanchieren, da sie erkannte, dass es bei ihrer Heilung von Bauchspeicheldrüsenkrebs nicht nur um sie ging, sondern darum, anderen und der Welt eine Möglichkeit zu eröffnen.

Die Menschen in diesem Buch haben sich als N = 1 behandelt: als alleinigen Gegenstand ihrer eigenen intensiven Studien. Dies ist das entscheidende Element einer neuen Wissenschaft und einer neuen Medizin der Zukunft, bei der wir uns nicht mehr ausschließlich auf randomisierte Studien verlassen, die für Ihr Leben womöglich nicht von Belang sind, sondern vermehrt Ihre echten Daten berücksichtigen werden. Wie uns die Menschen in diesem Buch gelehrt haben, ist das Persönlichste das Allgemeinste. Bei unserer Heilung geht es nicht nur um uns selbst oder die Menschen, die wir lieben und die vielleicht mit einer Krankheit kämpfen. Wir alle tragen zur Geschichte der menschlichen Gesundheit bei, die sehr viel größer ist als unser persönlicher Schmerz, unsere eigene Sterblichkeit oder Genesung, die vor Tausenden von Jahren ihren Anfang nahm und uns weit überdauern wird. Der Beitrag, den wir zu dieser ständig im Wandel befindlichen Geschichte leisten, wird ihre weitere Entwicklung bestimmen.

Wir brauchen Hoffnung für die Medizin. Gründe dafür existieren zum Glück bereits. Sie existieren in den Geschichten der Menschen, die unheilbare Krankheiten überwunden haben. Sie existieren dank der Ärzte und Krankenschwestern und Chirurgen, die bereits eine Medizin der Hoffnung praktizieren, so schwer es ihnen auch fällt, innerhalb eines Systems und gleichzeitig auch dagegen zu arbeiten, das offenbar versessen darauf ist, Krankheiten aufzubauschen und Menschen Wundermittel zu verabreichen, statt Gesundheit von Grund auf aufzubauen. Sie existiert in den wissenschaftlichen Studien; sie ist verschleiert vom Mittelwert, aber dennoch da. Suchen Sie nach den Ausreißern. Suchen Sie nach den Punkten, die an den Rändern der Grafik verteilt sind. Lassen Sie nicht zu, dass sie unter dem Gesetz des Durchschnitts begraben werden. Es gibt sie, und es gibt mehr davon, als wir vermuten. Glauben Sie daran, dass Sie dazugehören können, wenn Sie es wirklich wollen. Und dringen Sie auf die Unterstützung Ihrer Ärzte und Gesundheitsdienstleister, um dies möglich zu machen.

Veränderungen passieren nicht einfach. Sie geschehen nicht, wenn sie sollten. Sie treten ein, wenn Menschen lautstark protestieren. Wenn sie nicht länger zulassen, dass man sie missachtet. Wenn sie ihre Geschichten von den Dächern schreien. Helfen Sie uns, die Revolution auszurufen. Teilen Sie diese Vision der Medizin mit Menschen, die krank sind und leiden und sich eine andere Geschichte über ihre Gesundheit erzählen müssen. Teilen Sie sie mit Ihren Ärzten und anderen Gesundheitsdienstleistern, denn sie haben die Macht, die Geschichte aus dem Gesundheitssystem heraus zu verändern. Teilen Sie sie mit Ihren Lieben, die vielleicht noch nie mit einer schwierigen Krankheit konfrontiert waren, damit sie es vielleicht auch niemals sein werden. Meine Hoffnung und die Hoffnung aller Menschen, die uns an ihren Lebens- und Genesungsgeschichten teilhaben ließen, beruht darauf, dass ihre Geschichten und die Geschichten von Ihnen allen irgendwann so laut sein werden, dass alle Menschen aufhorchen müssen.

HINWEIS DES AUTORS

Als ich im Jahr 2003 mit meinen Recherchen begann, fühlte ich mich allein. Doch in den letzten Jahren machen auch andere mit der gleichen Fragestellung Fortschritte, während in unserer Kultur allmählich eine größere Aufgeschlossenheit gegenüber der Berücksichtigung und der Erforschung des Wohlergehens entsteht. Wir müssen uns auch der wichtigen Arbeiten anderer Autorinnen und Autoren bewusst sein, während diese Bemühungen an Fahrt aufnehmen.

Kelly A. Turners hervorragendes Buch *9 Wege in ein krebsfreies Leben* (2015) untersucht Spontanremissionen bei Krebs. In jüngerer Zeit hat sie ein Netzwerk für Menschen gegründet, die etwas für ihre Gesundheit tun möchten. In ihrem Buch *Warum Gedanken stärker sind als Medizin* (2014) setzt sich Lissa Rankin mit dem Thema »Spontanremission« auseinander und bietet einen hervorragenden ganzheitlichen Ratgeber für alle, die eine neue Ebene der Selbstfürsorge und des Wohlbefindens in ihrem Leben anstreben. In den letzten Jahren haben viele weitere Autorinnen und Autoren dazu beigetragen, den Weg zu bereiten: Caryle Hirshberg und Mark Ian Barasch mit *Spontan-Heilungen. Wenn Krankheiten von allein verschwinden*, Bernie Siegel mit *Prognose Hoffnung*, Kenneth Pelletier mit *Die neue Medizin* und Louise Hay mit *Heile deinen Körper*. Jedes dieser Bücher hat die Diskussion auf seine eigene wichtige Weise vorangetrieben.

Ebenfalls im Jahr 2014 verkündete das National Cancer Institute die Entwicklung einer »Exceptional Responder Initiative« (etwa »Initiative zur Untersuchung von Personen, die außergewöhnlich gut ansprechen«) und sammelte Gewebeproben zur Analyse von über hundert Patientinnen und Patienten.

Im Jahr 2018 stellte Dr. Isaac Samuel Kohane, der Leiter der Abteilung für biomedizinische Informatik an der Harvard Medical School, schließlich ein Netzwerk für Menschen bereit, die außergewöhnlich gut auf ihre Behandlung ansprechen. Er möchte daraus die erste US-Datenbank für Patientinnen und Patienten entwickeln, die aller Wahrscheinlichkeit zum Trotz auf Behandlungen reagieren, obwohl diese bei anderen keinen Erfolg zeigten. Mit dem Projekt möchte man Daten sammeln, um schließlich Muster auszumachen, die erklären, was richtig gelaufen ist.

Die im vorliegenden Buch geschilderten Recherchen nahmen im Jahr 2003 ihren Anfang. Deshalb war es möglich, die Entwicklung bei vielen der genannten Personen über Jahre hinweg zu verfolgen. Bei Spontanremissionen ist dies von besonderer Bedeutung. Die Recherchen sollen zeigen, dass wir Spontanremissionen nicht nur bei Krebs, sondern über das gesamte Erkrankungsspektrum hinweg untersuchen sollten. Ich hoffe, diese und andere Initiativen werden eine neue Ära der wissenschaftlichen Untersuchung und Forschung einläuten, damit wir die aus Spontanremissionen gezogenen Lehren wirklich verstehen und nutzen können.

DANK

Zuallererst möchte ich sagen: Meine tiefe Dankbarkeit gegenüber all jenen, die mir so großzügig Einlass in ihr Leben gewährten, die ihre Krankenakten und die Geschichten ihrer bemerkenswerten Genesungen mit mir teilten und die ich oft über Jahre begleiten durfte, lässt sich nicht in Worte fassen. Die Erfahrung hat mich unwiderruflich verändert – sie hat mich zu einem anderen Menschen und einem viel besseren Arzt gemacht.

Ich stehe auch in der Schuld der Patientinnen und Patienten des McLean Hospital und des Good Samaritan Medical Center, die mir seit vielen Jahren – und meist in den extremen Momenten ihres Lebens – ihre intimsten Geschichten anvertrauen. Dadurch zeigen sie mir immer deutlicher, was in uns Menschen wirklich vorgeht, und beleuchten, wie vollständig das Geistige im Körperlichen und wie sehr das Körperliche im Geistigen präsent ist.

Ich kann kaum ausdrücken, wie dankbar ich dem Team der Idea Architects bin. Alyssa Knickerbocker war unglaublich klug, kompetent und bewahrte während des gesamten langen Projekts auch angesichts von Babys, schlaflosen Nächten und meinen Fehlern als Autor einen derart enormen Gleichmut, dass man sie nur als brillant in dem bezeichnen kann, was sie tut. Der außerordentliche Beistand und die ewige Weisheit von Doug Abrams und Ellen Stiefler (Transmedia Agency) sowie vieler weiterer Mitarbeiter der Idea Architects waren mir eine unendlich große Hilfe: Ich danke Boo Prince für ihr wunderbar einfühlsames Coaching, Ty Love, Lara Love, Janelle Julian und anderen dafür, dass sie allesamt so viel geduldiger und bedachter, klüger und taktvoller waren, als eigentlich nötig gewesen wäre.

Mein aufrichtiger Dank und meine Liebe gelten dem gesamten Team von Flatiron Books, vor allem Bob Miller und Sarah Murphy, in deren unermesslich tiefer Schuld ich stehe und deren Charakter und Weisheit mich für immer geprägt haben. Viele weitere Mitarbeiter von Flatiron Books erledigten ihre Arbeit so unermüdlich und mit einer solchen Freundlichkeit und Hingabe, dass ich davon immer wieder gerührt und beeindruckt war. Es ist ein großes Privileg, mit Menschen von derart meisterhaftem Können und charakterlichem Format verbunden zu sein.

Ohne die Unterstützung und Weisheit von Jill Bolte Taylor wäre dieses Buch nicht, was es heute ist. Sie ist mir nicht nur eine gute Freundin, sondern auch eine kluge Ratgeberin. Sie zeigt mir, wie man seinen innersten Überzeugungen treu bleibt und sich in der Welt der Autoren und Redner zurechtfindet. Mit ihrem genialen Talent, aus dem Stegreif unvergessliche Formulierungen zu prägen, sagte sie bei unserer ersten Begegnung: »Ich warte schon seit 22 Jahren auf Sie. In 22 Jahren hat mich kein einziger Arzt gefragt, wie es mir gelungen ist, vollständig von meinem Schlaganfall zu genesen.« Das ist bemerkenswert, und ihre Aussage trifft den Kern des Problems, das ich mit diesem Buch zu lindern hoffe.

Ich danke den Kolleginnen und Kollegen, Freundinnen und Freunden am McLean Hospital und Good Samaritan Medical Center, die mir seit Jahren ihre unverzichtbare Unterstützung und Freundschaft schenken. Insbesondere das Führungsteam des McLean Hospital hat trotz aller Höhen und Tiefen dieses Projekts zu mir gehalten, unter anderem Drs. Scott Rauch, Joe

Gold, Gail Tsimprea, Duncan MacCourt, Simona Sava, Lisa Llanas sowie Mark Longsjo, Darlyn Scott und Rich Silva. Ich möchte keinesfalls unser Assistenzpersonal mit MaryAnn Betts und Sue McPhee vergessen, die großzügig mehr Details koordinieren, als man sich vorstellen kann, oder Ruth Byrnes, einen steten Quell der Unterstützung und der Inspiration. Darüber hinaus danke ich dem Führungsteam des Good Samaritan Medical Center mit Drs. Marisella Marrero, Kenneth Lawson sowie Mathew Hasketh und Matthew Cotti für die Geduld angesichts der vielen Stunden und Tage, an denen ich aufgrund meiner Tätigkeit als Autor und Redner fehlte. Zu guter Letzt gewährten mir Drs. Karim Malek (Onkologe, ImmunoGen), Kaushal Metha (Neuroradiologe, Good Samaritan Medical Center) sowie Chris Katavolos (Internist, Good Samaritan Medical Center) entscheidende Einblicke. Gleiches taten Drs. Andreas Merhsin (MIT), Henry Stapp (UC Berkeley) sowie Michael Rohan (McLean/Harvard) für den Bereich der Physik. Für alle Fehler im vorliegenden Text bin ich jedoch ganz allein verantwortlich.

Viele von uns haben den Lehrern in ihrem Leben sehr viel zu verdanken. Für mich gilt dies auf jeden Fall. Da die Aufzählung ohnehin unvollständig wäre, werde ich mich darauf beschränken, nur einer kleinen Gruppe zu danken: Dr. Richard Butman, Kenny Dodd und Jerry Root vom Wheaton College, den bereits verstorbenen Drs. James Loder und Diogenes Allen vom Princeton Theological Seminary, den bereits verstorbenen Drs. Les Havens und John Mack sowie Dr. Ellen Langer von der Harvard University, deren Menschlichkeit und Visionen meinen persönlichen und intellektuellen Weg nach wie vor stark beeinflussen.

Ich danke Dr. Issam und Kathy Nemeh für ihre unermüdliche Geduld in all den Jahren, als es mir schwerfiel zu verstehen, wie Menschen heilen und welche Faktoren mit einer solchen Genesung verbunden sind. Die beiden sind ein tolles Team, haben eine wunderbare Familie, widmen ihr Leben der Heilung und dem Wohlbefinden der Menschen und sind nach wie vor Vorbild und Inspiration für mich. Gleiches gilt für Miguel Coll, der ein heller Stern in meinem Leben und ein lebendiges Beispiel für Resilienz und Hingabe ist, aber auch für Anne Cuvelier und die Newport-Gruppe – alle, die mein Verständnis für das Rätsel und das Wunder dieser menschlichen Reise mehren. Darüber hinaus profitiert das vorliegende Buch von der großzügigen Unterstützung durch Bill Hanes bei den Recherchen und von seiner Freundschaft, ebenso wie von Kim Scheflers klugem Rat.

Ich möchte auch meiner Familie danken. Damit dieses Buch entstehen konnte, brachten viele Familienmitglieder Opfer – allen voran meine Kinder Landon, Bryn und Simeon, deren strahlendes Licht diese Welt erhellt. Dann ist da noch David, mein Bruder und Freund. Er und ich leben in verschiedenen Welten, umgeben von Menschen und Medien mit sehr unterschiedlichen Weltanschauungen. Er hilft mir – unter anderem – zu verstehen, dass wir alle das Gleiche brauchen und wünschen und die Polarisierung im tiefsten Grunde nicht annähernd so stark ist, wie die Medien, das politische Getöse und die politischen Verzerrungen aktuell vermuten lassen.

Ein besonderes Dankeschön geht an meine Kollegin und beste Freundin Rachael Donalds. Sie inspiriert mich und motiviert mich auf unendlich vielfältige Weise zum Handeln. Ihre Arbeit als Gründerin von Biosay ist besonders richtungsweisend. Dahinter steht die Vision, die Menschen mit dem nötigen Handwerkszeug auszustatten, damit sie Gesundheit und Wohlbefinden radikal in die eigenen Hände nehmen können. Ihre Arbeit diente auch als Anregung zu einigen Ideen in diesem Buch. Meiner Ansicht nach wird sie dazu beitragen, uns in eine neue Welt zu führen, in der wir immer deutlicher erkennen, dass weniger eine neue Medizin als vielmehr eine neue Form der Zusammenarbeit im gesundheitlichen Bereich sowie eine neue Einstellung über Gesundheit und Vitalität an entscheiden (www.biosay.com). Ich glaube und investiere in diese Mission und betrachte sie als praktische Ergänzung zu diesem Buch. Wenn auch Sie die Biosay-App herunterladen und sich dieser Wellness-Community anschließen möchten, scannen Sie den folgenden QR-Code:

Zu guter Letzt danke ich David und Neri Donalds dafür, dass sie sind, wie sie sind – große Unterstützer und weise Ratgeber, die mir helfen, mich klug und anmutig auf den Meeren verschiedener Welten und Vorstellungen zurechtzufinden. Mein besonderer Dank gilt Neri, die sich souverän, mit großer Sorgfalt und enormem Geschick um viele Details meines Lebens – von Verträgen über allerhand berufliche bis hin zu privaten Angelegenheiten – kümmert.

ANMERKUNGEN

Einführung

1 Varro, Marcus Terentius: *Gespräche über die Landwirtschaft.* Buch 1. Darmstadt: Wissenschaftliche Buchgesellschaft 1996, S. 181.

2 Hirshberg, Caryle, und Brendan O'Reagan: *Spontaneous Remission: An Annotated Bibliography.* Petaluma, CA: Institute of Noetic Sciences 1993.

3 Rogers, Carl R.: *Entwicklung der Persönlichkeit.* Stuttgart: Ernst Klett Verlag 1976, S. 41.

1. Sprung ins Unmögliche

4 Sie werden feststellen, dass einige Erkrankungen zu diesem Zweck wiederholt im Buch auftauchen. Ich habe mich über die Jahre bei meinen Recherchen in Brasilien und anderswo an diese Verpflichtung gehalten. Bei den untersuchten Erkrankungen handelte es sich um die Krankheiten, bei denen praktisch keine Chance auf Heilung besteht, weshalb sie am besten für meine skeptische Überprüfung geeignet waren.

5 Coley, William B.: »Contribution to the Knowledge of Sarcoma«, in: *Annals of Surgery* 14, Heft 3 (1891), S. 199–220, https://www.ncbi.nlm.nih.gov/pmc/articles/PMC1428624/?page=1.

6 Torgan, Carol: »Immune System Shaped by Environment More Than Genes«, in: *National Institutes of Health*, 2. Februar 2015, https://www.nih.gov/news-events/nih-research-matters/immune-system-shaped-environment-more-genes.

7 Rappaport, Stephen M.: »Implications of the Exposome for Exposure Science«, in: *Journal of Exposure Science and Environmental Epidemiology* 21 (2011), S. 5–9.

2. Geborene Killer

8 Als Inspiration für dieses anschauliche Beispiel diente das im Jahr 1912 im *Iowa Health Bulletin* veröffentlichte Gedicht »The Fence or the Ambulance« von Joseph Malins.

9 Langreth, Robert: »Six Miracle Cancer Survivors«, in: *Forbes,* März 2009, https://www.forbes.com/2009/02/11/cancer-cure-experimental-lifestyle-health_0212cancer.html706b82966277 (Stand 29.9.2020).

10 »White Blood Cells Can Sprout ›Legs‹ and Move Like Millipedes«, in: *Science Daily*, 4. Mai 2009, https://www.sciencedaily.com/releases/2009/05/090504094424.htm (Stand 29.9.2020).

11 Schmidt, Charles W.: »Questions Persist: Environmental Factors in Autoimmune Disease«, in: *Environmental Health Perspectives,* Juni 2011.

12 Barasch, Marc Ian: »Remarkable Recoveries: Research and Practice from

a Patient's Perspective«, in: *Hematology/Oncology Clinics of North America* 22, Heft 4 (2008), S. 755–766, www.academia.edu/20207816/OncologyHematologyArticle (Stand 29.9.2020).

13 Ebenda, S. 756.

14 Bowers, M.K., und C. Weinstock: »A Case of Healing in Malignancy«, in: *American Academy of Psychoanalysis Journal* 6, Heft 3 (1978), S. 393–402. Der Text ist auch in der Spontanremissionsdatenbank des Institute of Noetic Sciences zu finden: https://library.noetic.org/library/publication-bibliographies/spontaneous-remission, Anhang 2, S. 541 f. (Stand 29.9.2020).

15 Vor über einem Jahrhundert definierte Sigmund Freud geistige Gesundheit als die Fähigkeit, sowohl lieben als auch arbeiten zu können – tiefe Liebe geben und empfangen sowie über einen langen Zeitraum hinweg einer produktiven und sinnstiftenden Tätigkeit nachzugehen. Da überrascht es nicht, dass sich Daniels Genesung in dramatischen Kompetenzsprüngen in diesen beiden Bereichen spiegelte.

16 Endlich wenden sich Wissenschaftler der Frage zu, wie positive Emotionen auf das Immunsystem wirken. So berichteten zum Beispiel Jennifer Stellar, Dacher Keltner und ihr Team, dass in zwei verschiedenen Studien positive Emotionen bei gesunden Menschen mit einer geringeren Menge an entzündungsfördernden Zytokinen einhergingen: Stellar, J.E., N. John-Henderson, C.L. Anderson, A.M. Gordon, G.D. McNeil und D. Keltner: »Positive Affect and Markers of Inflammation: Discrete Positive Emotions Predict Lower Levels of Inflammatory Cytokines«, in: *Emotion* 15, Heft 2 (2015), S. 129–133, www.ncbi.nlm.nih.gov/pubmed/25603133 (Stand 29.9.2020). Wir wissen aus anderen Studien, dass ein Zusammenhang zwischen dauerhaft erhöhten Zytokinspiegeln und einer schlechteren Gesundheit sowie einem breiten Spektrum an Krankheiten wie Herzerkrankungen, Typ-2-Diabetes und Autoimmunerkrankungen besteht.

17 McIntosh, James: »What Is Serotonin and What Does It Do?«, in: *Medical News Today*, 2. Februar 2018, https://www.medicalnewstoday.com/articles/232248.php (Stand 29.9.2020).

18 Yano, Jessica M., Kristie Yu, Gregory P. Donaldson et al.: »Indigenous Bacteria from the Gut Microbiota Regulate Host Serotonin Biosynthesis«, in: *Cell* 161, Heft 2 (2015), S. 264–276, https://www.ncbi.nlm.nih.gov/pmc/articles/PMC4393509/ (Stand 29.9.2020).

19 Enck, Paul: »Spore-Forming Bacteria Regulate Serotonin Biosynthesis in the Gut«, *Gut Microbiota for Health*, 22. Juni 2015, https://www.gutmicrobiotaforhealth.com/en/spore-forming-bacteria-regulate-serotonin-biosynthesis-in-the-gut/ (Stand 29.9.2020).

20 Longmore, Murray, Ian B. Wilkinson, Andrew Baldwin und Elizabeth Wallin: *Oxford Handbook of Clinical Medicine*. Oxford: Oxford University Press 2014, S. 417.

21 Diese Vorstellung macht die Bakterien eher zu einem Co-Faktor als zur Ursache einer Erkrankung. Jeder von uns hat ständig Kontakt mit unzähligen Bakterien – sowohl im eigenen Körper als auch außerhalb davon.

Sie können nur dann zu Eindringlingen werden, wenn wesentliche Aspekte des Immunsystems gestört sind.

22 Diese Geschichte hat eine gewisse Ähnlichkeit mit dem, was wir weiter oben bei Daniel gesehen haben. Ihm war es eine Hilfe, die beständige und bedingungslose Liebe seiner geliebten Großmutter auf eine Weise zu spüren, die sie zu einer dauerhaften Präsenz für ihn werden ließ. Diese Dynamik tritt in Geschichten von Spontanremissionen immer wieder zutage.

23 Foster, H.: »Lifestyle Changes and the ›Spontaneous‹ Regression of Cancer: An Initial Computer Analysis«, in: *International Journal of Biosocial Medicine* 10, Heft 1 (1988), S. 17–33.

3. Essen Sie sich gesund

24 Pollan, Michael: *Lebens-Mittel.* München: Arkana 2009, S. 9.

25 Boller, Emily: *Starved to Obesity: My Journey Out of Food Addiction and How You Can Escape It Too!* New York/Nashville: Post Hill Press 2019.

26 Typ-2-Diabetes gehört streng genommen nicht zu den »unheilbaren Krankheiten«, wird aber im Allgemeinen so behandelt. Woods Ärzte hielten die Erkrankung für unumkehrbar und waren schockiert, als Tom wieder gesund wurde.

27 *Global Report on Diabetes.* Genf, Schweiz: World Health Organization 2016, https://www.who.int/publications/i/item/9789241565257.

28 Ebenda. Der Prozentsatz der Diabetiker hat sich seit dem Jahr 1980 weltweit nahezu verdoppelt: Er ist bei den Erwachsenen von 4,7 auf 8,5 Prozent gestiegen. In den letzten Jahren breitet sich Diabetes nicht nur bei Erwachsenen, sondern auch bei Kindern immer schneller aus. Diese vermehrte Verbreitung wirkt sich in zunehmendem Maße nicht nur auf die Lebensqualität und die Finanzen von Einzelpersonen und ganzen Familien aus, sondern hat auch volkswirtschaftliche Folgen. Man vermutet, dass dies in einem wichtigen Zusammenhang mit der steigenden Zahl der Übergewichtigen und Fettleibigen steht.

29 Nyamai, D.W., W. Arika, P.E. Ogola, E.N.M. Njagi und M.P. Ngugi: »Medicinally Important Phytochemicals: An Untapped Research Avenue«, in: *Research and Reviews: Journal of Pharmacognosy and Phytochemistry* 4, Heft 1 (2016), S. 35–49, http://www.rroij.com/open-access/medicinally-important-phytochemicals-an-untapped-research-avenue-.php?aid=67696 (Stand 29.9.2020).

30 Haser, Claire: *Living with Pancreatic Cancer* [Weblog], https://livingwithpancreaticcancer.com/ (Stand 29.9.2020).

31 Chassaing, B., et al.: »Dietary Emulsifiers Impact the Mouse Gut Microbiota Promoting Colitis and Metabolic Syndrome«, in: *Nature,* März 2015.

32 Campbell, T. Colin: »Nutrition, Politics, and the Destruction of Scientific Integrity«, T. Colin Campbell Center for Nutrition Studies, 16. August 2016, https://nutritionstudies.org/nutrition-politics-and-destruction-of-scientific-integrity/ (Stand 29.9.2020).

33 Campbell, T. Colin, und Thomas M. Campbell: *China Study: Die wissenschaftliche Begründung für eine vegane Ernährungsweise*. Bad Kötzting/München: Verlag Systemische Medizin 2011, S. 38.

34 Appleton, B. S., und T. C. Campbell: »Effect of High and Low Dietary Protein on the Dosing and Postdosing Periods of Aflatoxin B1-Induced Hepatic Preneoplastic Lesion Development in the Rat«, in: *Cancer Research* 43, Heft 5 (1983), S. 2150–2154.

35 Parpia, Banoo: Cornell-China-Oxford Project [Videocast], Cornell University. https://www.cornell.edu/video/playlist/the-china-project-studying-the-link-between-diet-and-disease (Stand 29.9.2020).

36 Anfang des 19. Jahrhunderts war der Genuss von Zucker hauptsächlich den Wohlhabenden vorbehalten. Damals verzehrte der Durchschnittsamerikaner ein knappes Kilogramm Zucker im Jahr. Das war weniger als 1 Prozent der Kalorienzufuhr. In den letzten zweihundert Jahren hat sich diese Zahl stetig und so stark erhöht, dass die Menschen nun im Durchschnitt etwa 69 Kilogramm Zucker (und Maissirup) im Jahr verzehren. Wenn Länder die westliche Form der Ernährung übernehmen, folgen sie meist ebenfalls diesem Trend – vor allem in den Großstädten, wo die westliche Kost am stärksten verbreitet ist. Der Zuckerverzehr ist so hoch, dass Diskussionen über eine »ausgewogene Ernährung« oft wenig Sinn haben, da bereits das, was wir als »normal« bezeichnen, völlig verzerrt ist. »How Much Sugar Do You Eat? You May Be Surprised!«: New Hampshire Department of Health and Human Services, http://www.dhhs.nh.gov/dphs/nhp/documents/sugar.pdf (Stand 29.9.2020).

37 Sanborn, Lily: »Sugar Cravings: Evolution, Addiction, or Both?«, in: *Frontiers: Washington University Review of Health*, 20. April 2015.

38 »2019: The Year for Nutrition«, in: *Lancet* 393, Heft 10168 (2019), S. 200, https://www.thelancet.com/journals/lancet/article/PIIS0140-6736(19)30080-7/fulltext (Stand 29.9.2020).

39 Ich machte eine ähnliche Erfahrung mit der Macht der Ernährung und der Gemeinschaft, als ich auf Einladung eines Freundes etwas Zeit auf den griechischen Inseln verbrachte. Dort sitzen die Menschen wie seit Jahrhunderten abends stundenlang im Freien, genießen die Gesellschaft und das Gespräch und essen nährstoffreiche Mahlzeiten aus Gemüse, Fisch und Wein (Mittelmeerdiät). Es ist tragisch, dass in den großen Städten wie Athen eine gesundheitliche Katastrophe ihren Lauf nimmt, da die Menschen in Scharen in die Fast-Food-Restaurants strömen, die als »cool« gelten, weil sie aus dem »Westen« und aus Amerika kommen. Die Häufigkeit von Herzerkrankungen, Diabetes, Übergewicht und anderen Krankheiten nimmt nicht einfach nur zu; sie steigt sprunghaft an. Wir können und müssen es besser machen – nicht nur in den Vereinigten Staaten, sondern auch im Hinblick auf unsere weltweite Führungsrolle. Die Führungsautorität eines Anführers wächst in dem Maße, in dem er aufrichtig hilft, statt zu schaden.

4. Unterbinden Sie den Krankheitsmechanismus

40 Dodson, John A., Andrew Petrone, David R. Gagnon et al.: »Incidence and Determinants of Traumatic Intracranial Bleeding Among Older Veterans Receiving Warfarin for Atrial Fibrillation«, in: *JAMA Cardiology* 1, Heft 1 (2016), S. 65–72.

41 »The Top 10 Causes of Death«, World Health Organization, 24. Mai 2018, https://www.who.int/en/news-room/fact-sheets/detail/the-top-10-causes-of-death (Stand 29.9.2020).

42 Glenn, B.A., C.M. Crespi, H.P. Rodriguez, N.J. Nonzee, S.M. Phillips et al.: »Behavioral and Mental Health Risk Factor Profiles Among Diverse Primary Care Patients«, in: *Preventative Medicine* S0091-7435(17)30495-4, 22. Dezember 2017, doi:10.1016/j.ypmed.2017.12.009 (Stand 29.9.2020). Bortolato, B., T.N. Hyphantis, S. Valpione, G. Perini, M. Maes et al.: »Depression in Cancer: The Many Biobehavioral Pathways Driving Tumor Progression«, in: *Cancer Treatment Reviews* 52, Januar 2017, S. 58–70, doi:10.1016/j.ctrv.2016.11.004 (Stand 29.9.2020).

43 Nasef, Noha Ahmed, Sunali Mehta und Lynnette R. Ferguson: »Susceptibility to Chronic Inflammation: An Update«, in: *Archives of Toxicology* 91, Heft 3 (2017), S. 1131–1141.

44 Ebenda, S. 1131.

45 Es ist ein weitverbreiteter Mythos, dass große Mengen Fett im Blut Cholesterinablagerungen an den Wänden der Arterien und diese wiederum Arteriosklerose verursachen würden. Wir wissen inzwischen, dass dies ein Missverständnis ist. Ohne Schädigung des Endothels können keine Ablagerungen entstehen. Hoffman, Robert P.: »Hyperglycemic Endothelial Dysfunction: Does It Happen and Does It Matter?«, in: *Journal of Thoracic Disease* 7, Heft 10 (2015), S. 1693 ff. Siehe auch: Weiss, E.P., H. Arif, D.T. Villareal, E. Marzetti und J.O. Holloszy: »Endothelial Function After High-Sugar-Food Ingestion Improves with Endurance Exercise Performed on the Previous Day«, in: *American Journal of Clinical Nutrition* 88, Heft 1 (2008), S. 51–57.

46 Nasef, Mehta und Ferguson, a.a.O. Deak, T., A. Kudinova, D.F. Lovelock, B.E. Gibb und M.B. Hennessy: »Neuroimmune Mechanisms of Stress Across Species«, in: *Dialogues in Clinical Neuroscience* 19, Heft 1 (2017). Hackett, Ruth A., und Andrew Steptoe: »Type 2 Diabetes Mellitus and Psychological Stress – A Modifiable Risk Factor«, in: *Nature Reviews: Endocrinology* 13, Heft 9 (2017), S. 547–560. Wirtz, Petra H., und Roland von Känel: »Psychological Stress, Inflammation, and Coronary Heart Disease«, in: *Current Cardiology Reports*, 20. September 2017, S. 111.

47 »Autoimmune Disease List«, American Autoimmune Related Diseases Association, https://www.aarda.org/diseaselist/ (Stand 29.9.2020).

48 Hage, F.G.: »C-reactive protein and hypertension«, in: *Journal of Human Hypertension* 28, Heft 7 (2014), S. 410–415.

49 Shrivatava, Amit Kumar, Harsh Vardhan Singh, Arun Raizada und Sanjeev Kumar Singh: »C-reactive protein, inflammation and coronary heart

disease«, in: *The Egyptian Heart Journal Review* 67, Heft 2 (2015), S. 89–97.

50 Watson, Jessica, Alison Round und William Hamilton: »Raised inflammatory markers«, in: *British Medical Journal* 344, Heft 454 (2012), 344:e454. doi: 10.1136/bmj.e454 (Stand 29.9.2020).

51 Nerurkar, A., A. Bitton, R.B. Davis, R.S. Phillips und G. Yeh: »When Physicians Counsel About Stress: Results of a National Study«, in: *JAMA Internal Medicine* 173, Heft 1 (2013), S. 76f.

52 Wirtz, Petra H., und Roland von Känel: »Psychological Stress, Inflammation, and Coronary Heart Disease«, in: *Current Cardiology Reports*, 20. September 2017, S. 111.

53 Stojanovich, Ljudmila: »Stress and Autoimmunity«, in: *Autoimmunity Reviews* 9, Heft 5 (2010), S. A271–A276.

54 Stojanovich, Ljudmilla, und D. Marisavljevich: »Stress as a trigger of autoimmune disease«, in: *Autoimmune Review* 7, Heft 3 (2008).

55 »How Stress Influences Disease: Study Reveals Inflammation as the Culprit«, in: *Science Daily*, 2. April 2012, https://www.sciencedaily.com/releases/2012/04/120402162546.htm (Stand 29.9.2020).

56 Powell, Nicole D., Erica K. Sloan, Michael T. Bailey, Jesusa M.G. Arevalo, Gregory E. Miller et al.: »Social Stress Up-Regulates Inflammatory Gene Expression in the Leukocyte Transcriptome via β-Adrenergic Induction of Myelopoiesis«, in: *Proceedings of the National Academy of Sciences* 110, Heft 41 (2013), S. 16 574–16 579.

57 Østensen, M., L. Fuhrer, R. Mathieu, M. Seitz und P.M. Villiger: »A Prospective Study of Pregnant Patients with Rheumatoid Arthritis and Ankylosing Spondylitis Using Validated Clinical Instruments«, in: *Annals of the Rheumatic Diseases* 63, Heft 10 (2004), S. 1212–1217.

58 Scher, Jose U., Andrew Sczesnak, Randy S. Longman, Nikki Segata, Carles Ubeda et al.: »Expansion of Intestinal *Prevotella copri* Correlates with Enhanced Susceptibility to Arthritis«, in: *eLife,* November 2013.

59 Dimitrov, S., E. Hulteng und S. Hong: »Inflammation and Exercise: Inhibition of Monocytic Intracellular TNF Production by Acute Exercise via β2-Adrenergic Activation«, in: *Brain, Behavior, and Immunity* 61, März 2017, S. 60–68, https://www.ncbi.nlm.nih.gov/pubmed/28011264.

5. Aktivieren Sie den Heilmodus

60 Brown, Theodore M., und Elizabeth Fee: »Walter Bradford Cannon: Pioneer Physiologist of Human Emotions«, in: *American Journal of Public Health,* Oktober 2002.

61 Cannon, Walter B.: *Der Weg eines Forschers*. München: Verlag Hermann Rinn 1945, S. 62.

62 Benson, H., J.A. Herd, W.H. Morse und R.T. Kelleher: »Behavioral Induction of Arterial Hypertension and Its Reversal«, in: *American Journal of Psychology* 271, Heft 1 (1969), S. 30–34.

63 Harrington, Anne: *The Cure Within: A History of Mind-Body Medicine.* New York: W.W. Norton 2008.

64 Lazar, S.W., C.E. Kerr, R.H. Wasserman et al.: »Meditation experi-

ence is associated with increased cortical thickness«, in: *Neuroreport* 16 (2005), Heft 16 (17), S. 1893–1897, https://www.ncbi.nlm.nih.gov/pmc/articles/PMC1361002/ (Stand 29.9.2020).

65 Donalds, Rachael: »›*Digital*‹ *Determinants of Health*«, TEDx New Bedford, 23. Februar 2018, https://www.ted.com/talks/rachael_donalds_digital_determinants_of_health (Stand 29.9.2020).

66 Tan, Sian Yong, und Yvonne Tatsumura: »Alexander Fleming: Discoverer of Penicillin«, in: *Singapore Medical Journal* 56 (2015), S. 366 f.

67 Epel, E.S., J. Daubenmier, J.T. Moskowitz, S. Folkman und E. Blackburn: »Can Meditation Slow Rate of Cellular Aging? Cognitive Stress, Mindfulness, and Telomeres«, in: *Annals of the New York Academy of Sciences* 1172, August 2009, S. 34–53.

68 Epel, E.S., E.H. Blackburn, J. Lin, F.S. Dhabhar, N.E. Adler et al.: »Accelerated Telomere Shortening in Response to Life Stress«, in: *Proceedings of the National Academy of Sciences of the United States of America* 101, Heft 49 (2004), S. 17312–17315.

6. Das heilende Herz

69 »The Inflammatory Reflex: A New Understanding of Immunology«, in: *SetPoint Medical*, https://setpointmedical.com/science/inflammatory-reflex/ (Stand 29.9.2020).

70 Fredrickson, Barbara L., Michael A. Cohn, Kimberly A. Coffey, Jolynn Pek und Sandra M. Finkel: »Open Hearts Build Lives: Positive Emotions, Induced Through Loving-Kindness Meditation, Build Consequential Personal Resources«, in: *Journal of Personality and Social Psychology* 95, Heft 5 (2008), S. 1045–1062, https://www.ncbi.nlm.nih.gov/pmc/articles/PMC3156028/ (Stand 29.9.2020).

71 Fredrickson, Barbara: *Die Macht der Liebe*. Frankfurt: Campus 2014, S. 256.

72 Kok, Bethany, und Barbara Fredrickson: »Upward Spirals of the Heart: Autonomic Flexibility, as Indexed by Vagal Tone, Reciprocally and Prospectively Predicts Positive Emotions and Social Connectedness«, in: *Biological Psychology* 85, Heft 3 (2010), S. 432–436.

73 Valtorta, Nicole K., Mona Kanaan, Simon Gilbody, Sara Ronzi und Barbara Hanratty. »Loneliness and Social Isolation as Risk Factors for Coronary Heart Disease and Stroke«, in: *Heart* 102, Heft 13 (2016), S. 1009–1016, https://heart.bmj.com/content/102/13/1009 (Stand 29.9.2020).

74 Holt-Lunstad, Julianne, Timothy B. Smith, Mark Baker, Tyler Harris und David Stephenson: »Loneliness and Social Isolation as Risk Factors for Mortality: A Meta-Analytic Review«, in: *Perspectives on Psychological Science* 10, Heft 2 (2015), S. 227–237. Siehe auch: »Loneliness Has Same Risk as Smoking for Heart Disease«, in: *Harvard Health Publishing*, Juni 2016, https://www.health.harvard.edu/staying-healthy/loneliness-has-same-risk-as-smoking-for-heart-disease.

75 Siehe: Brody, Jane E.: »The Surprising Effects of Loneliness on Health«, in: *The New York Times*, 11. Dezember 2017, https://www.nytimes.

com/2017/12/11/well/mind/how-loneliness-affects-our-health.html (Stand 29.9.2020). Donovan, N.J., O.I. Okereke, P. Vannini, R.E. Amariglio, D.M. Rentz et al.: »Association of Higher Cortical Amyloid Burden with Loneliness in Cognitively Normal Older Adults«, in: *JAMA Psychiatry* 73, Heft 12 (2016), S. 1230–1237, doi:10.1001/jamapsychiatry.2016.2657 (Stand 29.9.2020).

76 Adams, Tim: »John Cacioppo: ›Loneliness Is Like an Iceberg – It Goes Deeper Than We Can See‹«, in: *The Guardian*, 28. Februar 2016, https://www.theguardian.com/science/2016/feb/28/loneliness-is-like-an-iceberg-john-cacioppo-social-neuroscience-interview (Stand 29.9.2020).

77 Brulliard, Karin: »A Woman's Dog Died, and Doctors Say It Literally Broke Her Heart«, in: *The Washington Post*, 19. Oktober 2017, https://www.washingtonpost.com/news/animalia/wp/2017/10/19/a-womans-dog-died-and-doctors-say-her-heart-literally-broke/ (Stand 29.9.2020).

78 Maiti, Abhishek, und Abhijeet Dhoble: »Takotsubo Cardiomyopathy«, in: *New England Journal of Medicine* 377, Oktober 2017, e24, https://www.nejm.org/doi/10.1056/NEJMicm1615835 (Stand 29.9.2020).

79 Mehta, Neeta: »Mind-Body Dualism: A Critique from a Health Perspective«, in: *Mens Sana Monographs* 9, Heft 1 (2011), S. 202–209, https://www.ncbi.nlm.nih.gov/pmc/articles/PMC3115289/ (Stand 29.9.2020).

7. Glaubensheilung und heilender Glaube

80 Levin, J.: »Prevalence and Religious Predictors of Healing Prayer Use in the USA: Findings from the Baylor Religion Survey«, in: *Journal of Religion & Health* 55, Heft 4 (2016), S. 1136–1158, https://www.ncbi.nlm.nih.gov/pubmed/27075199 (Stand 29.9.2020).

81 Worthington, Everett L. Jr., und Michael Scherer: »Forgiveness Is an Emotion-Focused Coping Strategy That Can Reduce Health Risks and Promote Health Resilience: Theory, Review, and Hypotheses«, in: *Psychology and Health* 19, Heft 3 (2004), S. 385–405, https://www.tandfonline.com/doi/abs/10.1080/0887044042000196674 (Stand 29.9.2020).

82 Der Name dieser Person wurde geändert, um ihre Privatsphäre zu schützen.

8. Die Macht der Placebos

83 Langreth, Robert: »Six Miracle Cancer Survivors«, in: *Forbes*, März 2009, https://www.forbes.com/2009/02/11/cancer-cure-experimental-lifestyle-health_0212cancer.html4001675c6277 (Stand 29.9.2020).

84 Vaziri-Bozorg, S.M., A.R. Ghasemi-Esfe, O. Khalilzadeh, H. Sotoudeh, H. Rokni-Yazdi et al.: »Antidepressant Effects of Magnetic Resonance Imaging-Based Stimulation on Major Depressive Disorder: A Double-Blind Randomized Clinical Trial«, in: *Brain Imaging Behavior* 6, Heft 1 (2012), S. 70–76, https://www.ncbi.nlm.nih.gov/pubmed/22069111 (Stand 29.9.2020).

85 Cromie, William J.: »Depressed get a lift from MRI«, in: *The Harvard Gazette*, 22. Januar 2004, https://news.harvard.edu/gazette/story/2004/01/depressed-get-a-lift-from-mri/ (Stand 29.9.2020).

86 Erwin Schrödinger, einer der Begründer der Quantenmechanik, erzählte eine berühmte Geschichte über eine Katze. Damit wollte er zeigen, dass die Quantenmechanik zwar korrekt, aber auch absurd ist. Bevor Sie die Katze sehen, ist sie sowohl tot als auch lebendig, bis Ihre Beobachtung dazu führt, dass entweder das eine oder das andere eintritt. Die Beobachtung der Katze erschafft die Geschichte einer Leichenstarre. Sofern Sie eine lebendige Katze vorfinden, erschafft dies beispielsweise eine Geschichte von Hunger. Die Beobachtung erschafft die Vergangenheit. (Als Psychiater galt mein erster Gedanke dem, was dies für meine Patientinnen und Patienten heißt: *Für eine schöne Kindheit ist es nie zu spät!*)

9. Die Heilung der Identität

87 Tas, Faruk: »Metastatic Behavior in Melanoma: Timing, Pattern, Survival, and Influencing Factors«, in: *Journal of Oncology,* Band 2012, Article ID 647684, http://dx.doi.org/10.1155/2012/647684 (Stand 29.9.2020).

88 Katz, K.A., E. Jonasch, F.S. Hodi et al.: »Melanoma of Unknown Primary: Experience at Massachusetts General Hospital and Dana-Farber Cancer Institute«, in: *Melanoma Research*, Band 15, Heft 1 (2005), S. 77–82. Vijuk, G., und A.S. Coates: »Survival of Patients with Visceral Metastatic Melanoma from an Occult Primary Lesion: A Retrospective Matched Cohort Study«, in: *Annals of Oncology*, Band 9, Heft 4 (1998), S. 419–422.

89 Eine gute Beschreibung findet sich bei Pollan, Michael: *Verändere dein Bewusstsein.* München: Verlag Antje Kunstmann 2019, S. 333.

90 »Dr. Vincent Felitti: Reflections on the Adverse Childhood Experiences (ACE) Study« (YouTube-Video), Timecode 32:33, veröffentlicht vom National Congress of American Indians, 23. Juni 2016, https://www.youtube.com/watch?v=-ns8ko9-ljU (Stand 29.9.2020).

10. Sie sind nicht Ihre Krankheit

91 McGurk, Harry, und John MacDonald: »Hearing Lips and Seeing Voices«, in: *Nature* 264, Heft 5588 (1976), S. 746ff., www.nature.com/articles/264746a0.

92 Crum, A.J., und E.J. Langer: »Mind-Set Matters: Exercise and the Placebo Effect«, in: *Psychological Science* 18, Heft 2 (2007), S. 165–171.

93 Levy, Becca R., und Ellen Langer: »Aging Free From Negative Stereotypes: Successful Memory in China and Among the American Deaf«, in: *Journal of Personality and Social Psychology* 66, Heft 6 (1994), S. 989–997.

94 Pagnini, F., C. Cavalera, E. Volpato, B. Comazzi, F. Vailati Riboni, C. Valota, K. Bercovitz, E. Molinari, P. Banfi, D. Phillips und E. Langer: »Ageing as a Mindset: A study Protocol to Rejuvenate Older Adults with a Counterclockwise Psychological Intervention«, in: *BMJ Open* 9, Heft 7 (2019), e030411. https://www.ncbi.nlm.nih.gov/pubmed/31289097 (Stand 29.9.2020). Smith, E., M. Desai, M. Slade und B. Levy: »Positive Aging Views in the General Population Predict Better Long-Term Cog-

nition for Elders in Eight Countries«, in: *Journal of Aging and Health*, 24. Juli 2018. https://doi.org/10.1177/0898264318784183 (Stand 29.9.2020).

95 Pico della Mirandola, Giovanni: *Über die Würde des Menschen*. Zürich: Manesse 1988, S. 7f.

96 Logan, J.E., E.N. Rampersaud, G.A. Sonn, K. Chamie, A.S. Belldegrun et al.: »Systemic Therapy for Metastatic Renal Cell Carcinoma: A Review and Update«, in: *Reviews in Urology* 14, Hefte 3–4 (2012), S. 65–78.

11. Den Tod heilen

97 Wang, Lulu: *This American Life*, »In Defense of Ignorance«, Act One, Chicago Public Media, 22. April 2016, https://www.thisamericanlife.org/585/in-defense-of-ignorance (Stand 29.9.2020).

98 Crettaz, Bernard: *Cafés Mortels: Sortir la Mort du Silence*. Genève: Labor et Fides 2010.

99 Elmhirst, Sophie: »Take Me to the Death Cafe«, in: *Prospect*, 22. Januar 2015, http://www.prospectmagazine.co.uk/magazine/take-me-to-the-death-cafe (Stand 29.9.2020).

12. Verbrennen Sie Ihr Schiff

100 Die möglicherweise apokryphe Geschichte von Cortés und der Schiffsverbrennung wird gern erzählt. Ich danke Tony Robbins dafür, dass er mich an diese bekannte aussagekräftige Analogie erinnert hat.

101 Spiegel, D., J.R. Bloom, H.C. Kraemer und E. Gottheil: »Effect of Psychosocial Treatment on Survival of Patients with Metastatic Breast Cancer«, in: *Lancet* 2, Heft 8668 (1989), S. 888–891, https://www.ncbi.nlm.nih.gov/pubmed/2571815 (Stand 29.9.2020).

102 Cunningham, A.J., C.V. Edmonds, C. Phillips et al.: »A Randomized Controlled Trial of the Effects on Survival of Group Psychological Therapy for Women with Metastatic Breast Cancer«, in: *Psycho-Oncology* 7, Heft 6 (1998), S. 508–517.

103 Cunningham, A.J., C.V. Edmonds, C. Phillips, K.I. Soots, D. Hedley und G.A. Lockwood: »A Prospective, Longitudinal Study of the Relationship of Psychological Work to Duration of Survival in Patients with Metastatic Cancer«, in: *Psycho-Oncology* 9, Heft 4 (2000), S. 323–339, https://www.ncbi.nlm.nih.gov/pubmed/10960930 (Stand 29.9.2020).

104 Cunningham, A.J., C. Phillips, J. Stephen und C. Edmonds: »Fighting for Life: A Qualitative Analysis of the Process of Psychotherapy-Assisted Self-Help in Patients With Metastatic Cancer«, in: *Integrative Cancer Therapies* 1, Heft 2 (2002), S. 146–161.

105 Cunningham, A.J., und K. Watson: »How Psychological Therapy May Prolong Survival in Cancer Patients«, in: *Integrative Cancer Therapies* 3, Heft 3 (2005), S. 214–229.

106 Angell, Marcia: »Disease as a Reflection of the Psyche«, in: *New England Journal of Medicine* 312, Juni 1985, S. 1570ff., https://www.nejm.org/doi/full/10.1056/NEJM198506133122411 (Stand 29.9.2020).

107 Belluz, Julia: »America's Most Famous Back Pain Doctor Said Pain Is in Your Head. Thousands Think He's Right.« *Vox*, 23. Juli 2018, https://www.vox.com/science-and-health/2017/10/2/16338094/dr-john-sarno-healing-back-pain (Stand 29.9.2020).

108 Burger, A.J., M.A. Lumley, J.N. Carty, D.V. Latsch, E.R. Thakur, M.E. Hyde-Nolan, A.M. Hijazi und H. Schubiner: »The Effects of a Novel Psychological Attribution and Emotional Awareness and Expression Therapy for Chronic Musculoskeletal Pain: A Preliminary, Uncontrolled Trial«, in: *Journal of Psychosomatic Research* 81 (Februar 2016), S. 1–8, https://www.ncbi.nlm.nih.gov/pubmed/26800632 (Stand 29.9.2020).

Schlussbetrachtungen

109 Diamandis, Peter H., und Steven Kotler: *Überfluss: Die Zukunft ist besser, als Sie denken.* Kulmbach: Börsenmedien AG 2012, S. 199.

110 Donalds, Rachael: *»›Digital‹ Determinants of Health«*, TEDx New Bedford, 23. Februar 2018, https://www.ted.com/talks/rachael_donalds_digital_determinants_of_health (Stand 29.9.2020).

REGISTER

F

G